晚清身體診療室

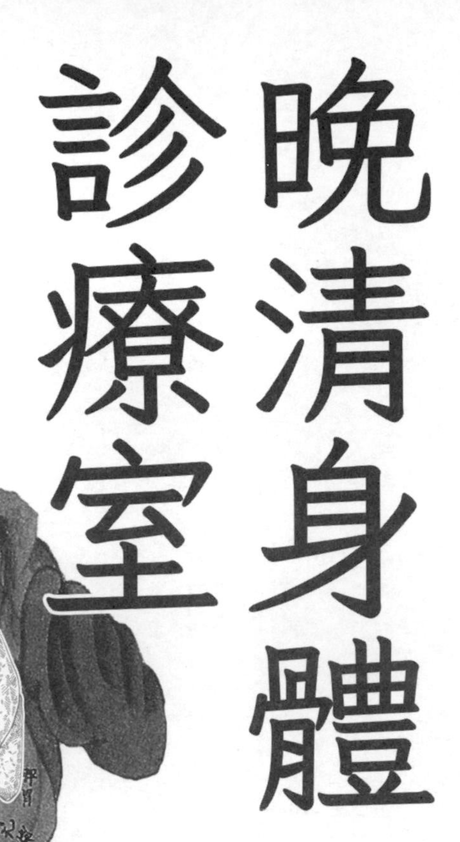

唐宗海與中西醫的對話

皮國立 著
李建民 主編

東大圖書公司

「養生方技叢書」總序

　　這是一套展現人類探索生命、維護身心以及尋求醫治的歷史書系。

　　中國早期的「醫學」稱之為「方技」。《漢書・藝文志》有關生命、醫藥之書有四支：醫經、經方、房中、神仙。西元第三世紀，漢魏之際世襲醫學與道教醫療傳統的陸續成形，表現在知識分類上有極明顯的變化。《隋書・經籍志》的醫方之學與諸子之學並列，而「道經部」相應道教的成立，其下有房中、經戒、服餌、符籙之書。醫學史整體的趨勢，是逐漸把神仙、房中之術排除於「醫」的範疇之外。

　　醫學雖與神仙、房中分家，但彼此間的交集是「養生」。中國醫學可以界說為一種「老人醫學」、一種帶有長生實用目的所發展出來的學說與技術。養生也是醫學與宗教、民間信仰共同的交集，它們在觀念或實踐有所區別，但也經常可以會通解釋。中醫經典《素問》的第一篇提出來的核心問題之一即是：「夫道者年皆百數，能有子乎？」養生得道之人能享天年百歲，能不能再擁有生育能力？答案是肯定的。這不僅僅是信念與夢想，歷來無數的醫者、方士、道家等各逞已說、所得異同，逐漸累積經驗，匯集為養生的長河。

　　醫學史做為現代歷史學的一個分支時間很短。完成於五十年前的顧頡剛《當代中國史學》中祇提到陳邦賢的《中國醫學史》一書。事實上，當時的醫學史作品大多是中、西醫學論戰的產物。反對或贊成中醫都拿歷史文獻作為論戰的工具。撰寫醫學史的都是醫生，歷史學者鮮少將為數龐大的醫學、養生文獻做為探索中國文化與社會的重要資源。余英時先生在追述錢賓四先生的治學格局時，有句意味深長的話：「錢先生常說，治中國學問，無論所專何業，都必須具有整體的眼光。他所謂整體眼光，據我多年的體會，主要是指中國文化的獨特系統。」今天我們發展醫學史，不能祇重視醫學技術專業而忽略了文化整體的洞見。余先生的話無疑足以發人省思。

如今呈現在讀者面前的醫學史書系，除了有幾冊涉及傳統中國醫學之外，我們還規劃了印度、日本、韓國的醫學史。有些史料第一次被譯介，有些領域第一次被研究。我們也邀請西洋醫學史的學者加入，日後我們也將請臺灣醫學史、少數民族醫學史研究有成的學者貢獻他們最傑出的成果。

我們同時期待讀者通過這一套書系，參與各時代、各地域的人們對生命的探索與對養生的追求，進而反省自己的生活，並促進人類在疾病、醫療與文化之間共同的使命。

李建民

增訂二版序
寫於二十年後——
我們從不曾認識的醫者唐宗海

一、故事重啟

2004 年，我完成碩士論文，倏忽已過了將近二十個年頭。若和當年的我說說現在的我，時空的轉換，恐怕不是當時的我可以理解的，未來的事誰會知道呢？就像當時我寫完碩士論文的那一刻，深覺有關唐宗海的學術研究，應該可以告一段落了，因為是以一人傳記為主的寫作，資料不算多，自信已掌握了大部分的細節，且今後不會有人寫同一傳記，還能再超越這本著作的貢獻，頗有過度自信之失；經過 2006 年修改出版、2008 年再增補出版的新著，更為全面交代有關唐宗海的一切相關歷史，此後已可收筆，不要再碰觸這類主題，以免有炒冷飯之嫌。其實，大部分學者都是如此，常在僵化的學術規範中失去對細節的追求和創新。我們在經歷一段探險歷程、集結成專書出版後，一般都不會再關注自己的舊課題，特別是新的工作、計畫挑戰一直到來，目不暇給導致分身乏術，很難停下腳步去反覆咀嚼舊著。

正如前述那般限制，故非常感謝有此機緣，我的第一本書竟然要再版了。我可以動手改動些什麼，讓它重新問世。我很高興的和指導教授張哲嘉分享這個消息，並自陳感到慚愧，這本學術書竟然賣了這麼久才賣完。張老師隨口一句，問題不是賣多久才賣完，而是出版社願意再版你的學術書吧，老師這句話給我很大的鼓勵。是的，一位學者的第一本學術書，還是碩士論文改寫後出版的，再版的機率能有多高？我思索這個問題，結論是我不能辜負出版社敦促之美意、讀者的期待和對自身的要求。故於再版前，還是願意花時間用新方法和新視野，來寫就這一篇新的長篇序論，讓讀者能對唐宗海思想的意義和影響，有更多的瞭解。

再版的書，就好像故事重啟，今天的文化環境與讀者，不可能和過去一樣，同樣的，在唐宗海的故事結束後的近代中國，仍以不同的方式來解讀唐宗海的志業。有鑑於此，本書原名《醫通中西——唐宗海與近代中醫危機》，也趁這個機會更替為新的書名。畢竟和原版相比，這本著作在內容上新添了四萬餘字，賦予它新的書名，也能夠讓新舊讀者一同見證它改變的歷程。學歷史的我們，彷彿總是處在時空轉換，若虛若實，史家就好比是穿越時空來書寫故事的旅人。那些年，我寫了唐宗海，儘管他已離世，但史學家卻可以賦予他新的生命。而現在，我想書寫讀者還不認識的唐宗海和唐宗海無法參與的那個時代——民國時期，人們是怎樣認識他的醫論和醫書，這是唐宗海也無法知道的後來，只有歷史學家能幫他完成這個認識。倘若唐宗海地下有知，他應該會贊同而且想要閱讀這本新書的，並以此獻給原傳主、老讀者和新讀者。

二、唐宗海醫書的出版史

在本書中，我們將看到許多唐宗海醫書內所呈現的身體史與思想史之分析，不過，唐宗海的醫書，對後來到底產生了什麼樣的影響，及其醫書後來的刊印狀況，過去卻缺乏細緻分析。而現在新序之寫作，拜更多目錄書和電子資料庫的誕生而變得可能。筆者首先採用目前中醫學界較為認可，積累許多書目後編輯出版的《中醫古籍總目》分類為依歸。統計起來，唐宗海的第一本醫書《血證論》（1884 年）八卷，自出版後至整個民國時期，[1] 一共有二十一個版次，[2] 算是相當風行。另一本可能也是於同年完成的《中西匯通醫經精義》（1884 年）二卷，另外又以《中西醫判》、《中西醫解》、《中西醫學入門》等名稱行世。還有一本 1892 年由瀛洲書屋出版之《醫精通解詳談》，也列名是唐宗海所著，但因歷來論者皆無談及是書，故可能為上書之盜印版，只是換了一個書名來行世。[3] 《中西匯通醫經精義》自出版以來，加上抄本，[4] 一共有二十六個版次，[5] 可以說等同或超越民國時期佔中醫書籍最大宗的任何一本傷寒和溫病類著作的數量。[6] 此書加上其它某些醫書，也一同被收錄在《(繪

1 以下統計方法相同。

2 薛清錄主編，《中醫古籍總目》（上海：上海辭書出版社，2007），頁 530–531。

3 薛清錄主編，《中醫古籍總目》，頁 47。

4 同一書局再版或有其他版本，則算第二版，依此類推。

5 薛清錄主編，《中醫古籍總目》，頁 15–16。

6 民國時期最熱門的熱病學書籍是清代吳瑭（鞠通）的《溫病條辨》，共有二

圖）中西醫學叢書》（1895 年）、《中外醫書八種合刻》（1901 年）、《中西醫學勸讀十二種》（1908 年）、《中西醫學全書》（1911 年，羊城醫學會輯）等綜合型醫書內，足見晚清以降中西醫匯通思潮之興盛。

另外幾本醫書，包括比較為人所熟知的《傷寒論淺註補正》（1894 年）七卷，後附〈長沙方歌括〉與〈靈素集注節要〉等篇章，共二十二個版次。[7]《金匱要略淺註補正》（1893 年）九卷，共十五版。[8]《本草問答》（1893 年）九卷，共二十七版，刊印版次的數量都非常驚人。[9] 以上五本書，又被收在一起，編成一套《中西匯通醫書五種》，於 1894 年正式問世，這套書也有十六個版次。[10] 其他比較有名的著作，例如探討《易經》和醫理關係的《醫易通說》（1892 年）有五版行世。[11] 又有類似習醫的通俗著作《醫學一見能》（1890 年），共六版；[12] 爾後，秦伯未（1901–1970 年）在 1924 年，又出版了一本他的批校本《醫學見能》四卷，一共有八版，[13] 該書依舊掛唐宗海著，秦氏只列名批校者，算是非常尊重原著。另外，唐宗海有《痢症三字訣》一書，可能於 1884 年就已寫完，共有四個版次。[14] 不過，後來又與張子培的著作一同印製合刊

十五版，其次則為王士雄（孟英）的《溫熱經緯》，共有二十一版。參考皮國立，《「氣」與「細菌」的近代中國醫療史——外感熱病的知識轉型與日常生活》（臺北：國立中國醫藥研究所，2012），頁 329–359。

7 薛清錄主編，《中醫古籍總目》，頁 70–71。

8 薛清錄主編，《中醫古籍總目》，頁 117。

9 薛清錄主編，《中醫古籍總目》，頁 221。

10 薛清錄主編，《中醫古籍總目》，頁 956–957。

11 薛清錄主編，《中醫古籍總目》，頁 35–36。

12 薛清錄主編，《中醫古籍總目》，頁 437。

13 薛清錄主編，《中醫古籍總目》，頁 453。

本《春溫痢症三字訣合璧》(1895 年),又還有三個版次,[15] 皆可見當時重編、合編醫書之盛,但也可能存在拆解與割裂原書的問題。

由於當時還未有現今著作權的概念,所以很多時候又出現了盜印、各式掛名、換書名再出新版等各種光怪陸離的現象,以下一一分析之。[16] 先行補充有關唐宗海生平的一些論述,可以幫我們理解他的生平和寫作動機。一位作者文琢之(1911–1991 年),乃四川知名的中醫外科醫者,他在 1947 年寫了一篇〈唐宗海先生遺族訪問記〉,很有意思。在當中的描述,有些可補充本書所論,但部分內容也和本書所論述的「史實」有不一樣的呈現。雖然唐氏遺族所論,也未必完全貼近事實,但在筆者重新審視唐宗海生平時,因資料不多,故這篇報導還是很可貴的,可讓讀者在閱讀唐氏傳記時有另一些不同的體會。該訪問記錄顯示,唐宗海在光緒年間離開四川前往北京的原因,是因為要幫慈禧太后治病,而唐氏除了精於醫學外,還堪稱書畫雙絕,慈禧太后曾御賜端硯一方。更重要的是,當時唐似乎已在北京寫好中西醫匯通醫書六種,乃由當時御醫孫雲航在上海代印,唐氏並未抽取版稅,而後來翻印、盜印漸多,已無法一一追究,隨後,唐就僑寓於北京和上海兩地。他著有中西醫學匯通醫書六種,但後來卻變成五種,是因為出版商把前述《醫易通說》拿掉,所以傳世者只有五種,也比較為人所知,而且已為全國醫師視為重要的醫著。和本書所述唐氏傳記最為不同的是,唐氏遺族表示,

---

14 薛清錄主編,《中醫古籍總目》,頁 496。

15 薛清錄主編,《中醫古籍總目》,頁 473。

16 對近代以來版權概念與盜印現象之分析,可參考王飛仙 (Fei-Hsien Wang),《版權誰有?翻印必究?:近代中國作者、書商與國家的版權角力戰》(臺北:商務印書館,2022)。

唐宗海並非於異地任官時死去，而是晚年回到原籍，在家鄉終老。[17] 這些歷程大概可以解釋唐的醫書不斷被盜印，但他本人卻未在後來著作中抱怨被翻印、盜印；亦即他本來就是要其醫理獲得大眾認可，而不是為了賺取版稅。當然，以當時的資訊來研判，如果他確實死於 1897 年廣西遷徙或湖北之路途中，而非在故鄉養老以終，很可能唐並不知道後來的發展吧。

那些後來發生的事情與出版的醫書，唐宗海並不知情。他生前寫的一本醫書《六經方證通解》(又名《六經方證中西通解》)，原作為稿本存在，另有一抄本，1917 年才由上海千頃堂書局正式出版。[18] 經過筆者考證是書，無論筆法或思路，都可以證實是唐宗海所寫，故本書內也另闢一章，來說明唐氏對於傷寒學說的中西匯通概念。[19] 有關該書的新資料，要從唐宗海的兒子唐鏡民開始說起。鏡民雖承家學，卻未以醫為業，主要是從政與從事教育業，並於 1944 年過世。傳說唐宗海有非常多的著作，只是尚未刊行，其子也並未積極處理宗海遺著。在 1944 年時，四川省醫藥學術會成立後，就開始蒐集鄉賢遺著，但未獲進一步消息。直至 1947 年，作者才收到一本由藍筆寫的「唐宗海遺著《六經方證通解》」，為唐宗海的孫女婿楊照臨主持此事。據說，唐宗海遺著頗多，但不幸在 1917 年軍

---

17 唐宗海最後到底有沒有回到四川？恐怕說法不一，可以參考本書正文。於家鄉終老之說法，出自文琢之，〈唐宗海先生遺族訪問記〉，《醫藥研究》1 卷 4 期 (1947)，頁 15。

18 此說不一定正確，1901 年 (光緒 27 年)《六經方證中西通解》石印本第一次印行，推測是因為刊行量不多，現在已不常見，故才會產生 1917 年正式出版的說法，詳見本書正文。

19 薛清錄主編，《中醫古籍總目》，頁 897。

閥戰爭時唐宗海的故居被焚毀，只有這本《六經方證通解》和當年御賜的硯臺還留下來，由於唐鏡民較為保守，所以隱藏父親遺作，不肯輕易示人，結果不幸焚於祝融，只剩該書最後流傳到楊照臨之手。該書原為手稿，內容以行書撰寫，共分為八冊，約達十多萬字，據說此書為唐氏晚年所著，還屢易其稿，且較原來的中西匯通醫書五種更為精彩。[20]

由上可知，尚有很多唐宗海的著作還未出版，不過，更奇怪的是當時出版商盜用或挪用唐氏出版品或作者姓名之現象。當時有一位屬名「逸人」的作者（筆者：可能是時逸人，1896–1966），寫到他在 1919 年冬天於朋友周伯屏處見到有木刻版《中西醫解》一書，他取來翻閱，才發現裡面就是《中西匯通醫經精義》的原文，一字一句完全一樣，甚至序言都一模一樣。他說到，《中西醫解》乃 1899 年四川成都中醫羅定昌（字茂亭）刊刻《中西醫粹》時，並集該醫士所著臟腑圖說症治合壁、醫案類錄等，共同編成《中西醫粹》。[21] 而其實《中西醫粹》早在 1882 年就出版，顯然 1899 年的版本，再多收錄了許多醫書，皆非羅氏所撰寫。是羅氏刻意攫取他人著作權？還是書商為了銷路，把別人的書一起合編收了進來？實不得而知。[22] 只知道極可能唐宗海的醫書在他死後，在他個人與家人

20 文琢之，〈唐宗海先生遺族訪問記〉，頁 15。

21 逸人，〈答李調之君談唐氏《中西醫判》〉，《紹興醫藥學報》10 卷 3 期 (1920)，頁 31。

22 筆者並沒有看到這個有剽竊嫌疑的版本，目前看到的單行版版本，應該是羅定昌自己寫的，其編排方式或回應的問題，與唐宗海醫書都不一樣，略為相同的只是當時中醫對西醫解剖生理學的好奇與回應，編排稍有雷同，但絕非一模一樣。參考清・羅定昌，《中西醫粹》（臺北：正源出版社，

都不知情的狀況下，被挪用甚至抄襲了。直至例如 1922 年，千頃堂的書籍廣告於《申報》上刊出，裡面就有唐宗海的醫書，但就是收錄在羅定昌的《中西醫粹》內，後面有附唐氏之《春溫痢疾三字訣》，可見當時出版商會任意將二、三本醫書合編成一本「新書」出版。不過，當時唐宗海已過世，如此將醫書合編或拆解，應該未得作者同意。[23]

更有意思的是，1901 年正字山房又把《中西醫解》（即《中西匯通醫經精義》）之外再加入數種醫書，合編成《中西醫學八種》，重新刊刻出版，把《中西醫解》又改為《唐氏中西醫解》，已見三種不一樣的書名，但內容其實都一樣。後來逸人又於朱姓友人家看到一本《中西醫判》，其內容竟然也和《中西匯通醫經精義》一模一樣，但該書有註明校字重錄者十餘人，皆姓唐，而且刻印者有寫到乃四川彭縣某書坊藏板之字樣，所以他推測該書乃唐氏族人所刊印。[24] 他認為，中國自古以來這種合併數本書出新版，或換一個書名又變成新書的狀況不少，不管是作者騙出版商，或出版商騙書店，還是書店騙消費者，他都呼籲「高明之士當細辨之」，特別是以售書來營業者，必須具備辨識和審閱之能力，才不會上當受騙。[25]

1979），序言與目錄，頁 1–2。

23 《申報》，1922 年 3 月 24 日，頁 8。

24 筆者手上的《中西醫判》是千頃堂版本，敘言確實和《中西匯通醫經精義》一樣，但後面卻多了「七方十劑」，還有一段唐氏所述醫理未於後書見到，不過，或許是千頃堂出版的關係，唐氏族人重刻的字樣，也都看不到了，至於版本先後，已很難判斷。參考清・唐宗海，《中西醫判》（臺北：新文豐，1985），頁 89–91。

25 逸人，〈答李調之君談唐氏《中西醫判》〉，頁 31–32。

據以上陳述與資料佐證，唐宗海的醫書應該只有這些，但我們若審視《中醫古籍總目》，又可以「新」發現唐宗海所著《中西醫通錄函》，又名《醫書匯通》（1908 年），是由上海朱氏煥文書局出版的石印本。[26] 不過，當時唐宗海已過世，不可能再寫新書，所以這本書很可能是書商以唐之某書直接改名後出版，或是割裂重編某書再行出版，因未見原書，故不敢貿然推斷，但實情恐八九不離十。透過《中醫古籍總目》，又不只新「發現」一本而已，還有以前從未被論述的唐宗海著作《最妙眼科神方》，該書標記是 1892 年完成，但出版者卻是 1910 年上海瀘州匯文堂之刻本。[27] 由於當時唐宗海已過世，他在生前所論或死後的各種二手研究中，皆未提及唐氏曾經寫過眼科醫書。在未閱原書的狀況下，很難判定這本書就是他本人所寫，再加上從唐氏所擅長的領域來看，眼科究非其所長，有沒有可能是冠上唐宗海的醫名來牟利？也不無可能，但因唐已過世，也無法追究了。另外，還有《六經指髓》（1915 年）一書，由裘荊山編進《裘氏醫書指髓》，也載明是唐宗海所撰，裘氏只是編書而已。不過，當時唐宗海已過世，所以較為合理的推測是，此書應是裘氏剪裁唐宗海醫書內容而重新出版的另一本書，或甚至是幾乎整本都一樣的「舊作換新衣」。[28]

---

26 薛清錄主編，《中醫古籍總目》，頁 445。

27 薛清錄主編，《中醫古籍總目》，頁 728。

28 薛清錄主編，《中醫古籍總目》，頁 100。

三、大眾媒體與廣告中的唐宗海醫著

唐宗海的醫書，大多在其過世前寫完，這句話似乎有語病？而事實上是，唐氏過世後，他的舊醫書透過被重編、拆解後再出版，彷彿給讀者一種「新醫書」還是一直出版的假象。而且自十九世紀末至二十世紀初，乃近代中國報刊創刊之高峰，各種廣告透過新式報刊媒體，成為形塑大眾文化與推動消費文化的主體，在中西藥品的部分，已有不少學者關注，[29] 而「醫書」也是一個要被行銷的對象，卻少有人關注。光緒 18 年 (1892)，正值唐氏《中西匯通醫書五種》出版之時，一位署名古越高昌寒食生桂星何在《申報》上發表〈中西醫解跋〉，寫到他的好朋友鄧雲舟拿了唐宗海的《中西醫解》（即《中西匯通醫經精義》）給他看，看完後他大嘆該書「中外一家、大公無私」，並寫到：「中西醫法不同，論者不免有入主出奴之見。蜀中唐容川主政宗海，著《中西醫解》，獨能持之以平，其自序云：『西醫亦有所長，中醫豈無所短？西醫初出未盡周詳，中醫沿訛，率多差謬。』斯真名論不刊。此書集《靈》、《素》諸經而兼中

29 有關中國近代的藥品文化史，有許多研究推陳出新，包括黃克武、張哲嘉、張寧、張仲民、楊祥銀、李培德、趙粵、皮國立等人，都有專門討論，筆者多次引述，也論述其對研究疾病史的意義，此處不贅，參考皮國立，《全球大流感在近代中國的真相：一段抗疫歷史與中西醫學的奮鬥》(臺北：時報出版社，2022)，頁 35–38。已經成書者，則可參考張仲民，《弄假成真——近代上海醫藥廣告造假現象透視》(上海：復旦大學出版社，2023)，頁 1–22。以及吳詠梅、李培德編著，《圖像與商業文化：分析中國近代廣告》(香港：香港大學出版社，2014)，全書引言。

西之義以解之，無異同之見，但求折衷於一是，誠可謂元箸超超者矣。」[30] 這則短文，很明顯的是藉由文人的稱許來為醫書博取知名度，該文並說唐宗海乃進士，為文著書，已出版《血證論》等多種中西匯通醫書，這些細節的交代，更可見刻意推薦之痕跡。

1894 年《申報》上又出現推銷唐宗海醫書的廣告，當時《中西匯通醫書五種》正式問世，報紙上誇讚唐氏為：「岐黃妙手，天下皆知。」這則廣告代表唐氏的《中西匯通醫書五種》正式出版，廣告寫到這套叢書「妙在揭西醫之短而取其長，刺今醫之謬而證諸古，使軒岐仲景之書復昌明於天下，真足定衆說之紛，立醫道之準也。習醫者如有疑團，但將此書一觀，自能渙然冰釋。」[31] 而且該廣告在《申報》上大打廣告，在 1894 到 1895 年間，一共見報二十六天

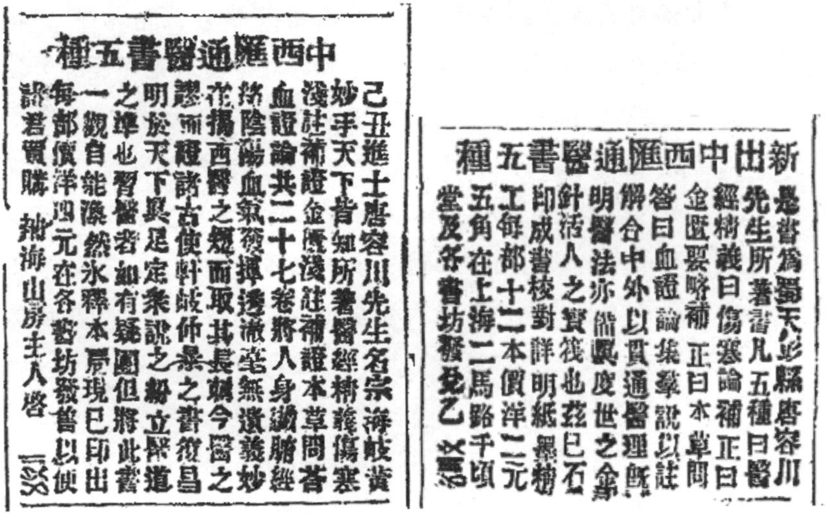

中西匯通醫書五種

己丑進士唐容川先生名宗海岐黃妙手天下皆知所著醫經精義傷寒淺註補證金匱淺註補證本草問答血證論共二十七卷將人身臟腑經絡陰陽血氣發揮透澈毫無遺義妙在揭西醫之短而取其長刺今醫之謬而證諸古使軒岐仲景之書復昌明於天下真足定衆說之紛立醫道之準也習醫者如有疑團但將此書一觀自能渙然冰釋本房現已印出每部價洋四元在各書坊發售以便諸君購買　抻海山房主人啓

新出中西匯通醫書五種

是書為蜀天彭縣唐容川先生所著書凡五種曰醫經精義曰傷寒論補正曰金匱要略補正曰本草問答曰血證論集羣說以註解合中外以貫通醫理既明醫法亦備誠度世之金針活人之寶筏也茲已石印成書校對詳明紙墨精工每部十二本價洋二元五角在上海二馬路千頃堂及各書坊發兌

圖 1　先後兩波《中西匯通醫書五種》的廣告

30　〈中西醫解跋〉，《申報》，1892 年 11 月 29 日，頁 4。

31　〈中西匯通醫書五種〉，《申報》，1894 年 12 月 23 日，頁 6。

（次），當時是由上海袖海山房出版。至 1900 至 1903 年，唐宗海當時已過世，廣告上並沒有說明，但這三年《中西匯通醫書五種》的廣告更是見報一百七十六次，可見新的出版商（上海千頃堂）對這套醫書的重視。最後一則廣告，則是於 1903 年 4 月 9 日刊出，後續則未再持續刊布廣告。[32] 有意思的，當時旁邊同時刊出的廣告，有各種名醫和中西藥物的介紹，將醫書廣告置於其間，頗讓人有同列熱門商品之感，可見當時出版商對書籍行銷之重視。

至 1896 年時，金陵天祿閣書局新出《繪圖中西醫學入門》、《孫真人千金方寶要》等書籍，也在報紙上刊出廣告。其中針對第一本書，指出：

> 是書係蜀天唐宗海先生，採西人格致試驗臟腑各圖，按《靈》、《素》諸經摘其要語，分編詳註，使人見即能解，誠醫學津梁，救失之綱領也。夫西醫雖詳於形迹，而未知《靈》、《素》、《內》、《難》之精，中醫雖熟讀《內經》，而訛差誤殺人甚夥，海內之士無不欲觀西學之書，讀之渾然莫解，咸因西藥不諳或因語句難通。今先生濟世心切，以西語、西藥化爲華語、華藥，五臟六腑全體各式細繪成圖，可謂無美不備，有志之士先睹爲快。[33]

上載同樣之書籍廣告一連刊載了兩個多月，極言唐氏醫書的價值。很特別的是，廣告說明該書作為研究西醫、西學的橋樑，翻譯

---

32 〈新出中西匯通醫書五種〉，《申報》，1903 年 4 月 9 日，頁 11。

33 《申報》，1896 年 4 月 30 日，頁 4。

了西方許多名詞和學說，賦予該書新穎性與習醫的實用性。而這本書名為《繪圖中西醫學入門》，筆者推斷就是《中西匯通醫經精義》，此又顯示出版商任意更改書名、一書「二出」、甚至「多次出版」之一例。1915 年，上海千頃堂又刊出醫書廣告，指出：「蜀天彭唐宗海容川先生名著《中西醫判》出世，是書爲海內醫家所必需欲購而不得，莫不引爲憾事。敝局悉心搜羅，業已數載，今覓得抄本原稿，因即刋印以廣流傳而公同好。凡景慕先生學問文章者，請速購置以快先睹，並購有先生所著之中西醫書匯通者，尤不可不購。」[34] 先給讀者一印象，該醫書廣告的旁邊，依舊布滿各式藥品廣告，顯示這則醫書廣告之特性。而文中所述《中西醫判》乃千頃堂悉心搜羅而來，很難買到，其實根本就不是實情；因為它其實和唐宗海的《中西匯通醫經精義》是一模一樣的書，而且就前文所述，這本書乃唐氏族人所刊印，不知是否和千頃堂的為同一本？但不論如何，內容都是一樣的，透過這種一書多刊的方式，不論是刻意還是巧合，都讓唐宗海的醫名更為世間醫者所景慕。

1925 年唐宗海的醫書又再被「重編」，依舊由千頃堂書局出版，還有當時上海南市的石皮弄中醫學會也有出售。該學會有一廣益醫院，不僅是上海中醫專門學校的教學地點，也是上海中醫學會會員活動場所，秦伯未也是學會的會員。當時報紙廣告上寫著：「吾國之融會中西醫說，最早者為唐容川氏所著《中西匯通五種》，幾醫者人手一編，今由秦伯未君，將《醫學見解》批校行世，是書蓋唐氏集臨診所得，而作有證有方，不啻醫案。」[35] 文中「幾醫者人手一編」

34 《申報》，1915 年 1 月 10 日，頁 4。

35 〈「醫學見解」之發行〉，《申報》，1925 年 11 月 27 日，頁 18。

的說法，可能是廣告的誇大效果，但也很有可能是唐氏醫書在當時仍頗受歡迎，不然不需要再重新出版。而該書是秦伯未改訂的，這則廣告啟示上有清楚說明，不過該書有添加自己的見解或醫案入內，因為唐氏本身並無醫案行世，而且唐宗海也並無《醫學見解》一書刊行。可以說秦氏避免了剽竊唐宗海醫論的嫌疑，但可能是書商偷天換日，還是把舊書名改了一下，加上秦氏的批校，又變成一本新書。

隨著時間流逝，唐宗海的醫書是否已退流行了，應該銷聲匿跡了吧？1935 年，又出現上海千頃堂書局的啟示：「敝局出版唐容川氏所著《中西滙通醫書五種》，垂二十餘年，頗蒙國醫界諸同志贊許，有家弦戶誦之概。茲為普及暨鄭重起見，特延醫學界聞人秦伯未先生重加校訂斷句，刻已告竣，並蒙醫界先進謝利恆先生、張錫純先生等題序，諸先生皆推重本書備至，調為中醫科學化之先進，價值可知。本書用三四五號字精印，人體各圖均用鉛版影印，非常清晰。」[36] 可見到了抗戰前，唐宗海的醫書仍有不少醫者關注，此處重行刊印，秦氏已進行重新校訂與斷句，再找來名人代言推薦新書，可見其持續受關注的程度；而推崇此書的話語從「中西匯通」轉向「科學化」，也可見 1930 年代輿論界看重的新發展。[37]

當時中醫仍對唐氏非常仰慕，誇張一點說，即使唐已過世二十多年，都還有人想要找他請教醫理，令人驚訝。有位名為俞鑑泉的

---

36 〈千頃堂書局為重校斷句鉛印中西滙通五種出版敬告本外埠同業公鑒〉，《申報》，1935 年 5 月 26 日，頁 2。

37 不過，這本醫書可能是之前就出版過，1935 年只是用鉛印本重刊而已。為什麼如此推測？因為推薦者之一的張錫純，已於 1933 年過世，除非推薦序在書成前二年已經寫好，但不合常理。

中醫，在 1924 年時寫文章，說他買了唐宗海的《中西匯通醫書五種》來仔細閱讀、加以分析，他說他知道唐宗海似乎還有撰寫其他醫書，但他卻沒有買到，語帶遺憾。他從各書的撰寫年代來推估，認為唐應該已經七十多歲，認為唐宗海可能還在某座山林中頤養天年，可惜四川路途遙遠，他沒有辦法前往探尋唐氏蹤跡。他在文章中寫到，當時醫藥類報刊雜誌之出版已非常興盛、流通廣泛，他希望有人知道唐宗海的「下落」，能告訴他，以滿足他景仰唐宗海的私情。[38] 至 1934 年，還有醫者在上海《醫界春秋》上詢問：「唐容川著《中西匯通醫經精義》下卷，臟腑通治篇所載文字，遍檢群書未見，不知出於何種醫經？務希海內名賢，詳為見告，不勝盼切之至。」[39] 仍對唐氏醫書的內容感到好奇與探究之心。可惜的是，世間已無唐宗海，但他仍以書籍、思想和歸隱山林的想像，活在人們的心中。

四、唐宗海醫理之評論與挪用

唐宗海醫論的核心，是以中西醫理的匯通與對照為主，其他專科醫學，例如血證、痢症等療治技術為輔。而即便唐已過世，大家討論的焦點仍不脫上述重點，對其醫理之挪用與評論，也不脫離這些範圍。自唐宗海提出中西醫匯通以來，可以說「匯通」已成為中國整體醫學發展的一個最高理想。整體而言，或因時代遞嬗而重點有所不同，例如唐氏之時為解剖生理學時代，民國肇建後，則細菌

---

38 俞鑒泉，〈通訊問四川天彭唐容川先生之存在〉，《三三醫報》1 卷 30 期 (1924)，頁 5–6。

39 王龢臣，〈問答：徵求答案〉，《醫界春秋》86 期 (1934)，頁 15。

學、病理學的對照接力躍上檯面，[40] 至 1930 年代之後，中西醫藥物的匯通與實驗，成為重要的議題，配合到中日戰爭之爆發與代用藥品概念之誕生，[41] 中藥的實驗與分析，更成為中西醫匯通的焦點。[42] 無論眾所矚目的焦點為何，中西匯通、尋求對話空間，一直是一條重要且延續的主線。

上海中國醫學院的教務主任嚴蒼山（1898–1968）於 1931 年指出，醫藥發展也有風潮變換，多年來中西醫藥匯通之說響徹雲霄，很多學生炫於新潮，不明步驟，也盲目想要追求「中西一貫」；這些非驢非馬、不中不西之輩，在治療上只會落入徘徊歧途，無所適從。嚴氏認為，要匯通中西醫學，對中醫來說，必須先將中醫學理，自古至今、融會貫通，知道哪些醫理是精華、哪些是糟粕，然後才能去學習西醫。而西醫之理也有其精到之處，必須花大量精力去理解，最後才能談「中西醫匯通」。嚴氏之述未免陳義過高，他所謂「十年學中醫、十年學西醫、十年著述最終成就匯通」之時間預估，少有人能做到。不過先打好基礎，認真學習且通貫中醫理論，對自己的本體進行最深刻的瞭解後，方能跨出匯通的第一步。[43] 在這一點上，唐宗海在論述中是有做到的，應該說他堅持中醫本體的理論，其實

40 嚴國政，〈論說論中西醫學宜求其匯通〉，《中西醫學報》3 卷 8 期 (1913)，頁 1–4。

41 皮國立，〈「國藥」或「代用西藥」？戰時國產藥物的製造與研究〉，《中醫藥雜誌》30 卷 2 期 (2019)，頁 27–47。

42 譚次仲，〈論中西匯通及中醫今後所應為之工作〉，《華西醫藥雜誌》3 卷 10–12 期 (1949)，頁 3–4。

43 嚴蒼山，〈教職員雜著中西醫藥匯通之步驟〉，《現代國醫》2 卷 2 期 (1931)，頁 9–10。

是基於他對中醫醫理的重視與理解，並以此為基礎，來思考對西醫身體觀可能的解讀和指涉，故對於中西醫理有興趣的讀者，很多人都關注過他的書。

一位作者投稿到《青島時報》上指出：「近百年來，歐風東漸，西醫流入吾國，立細菌等學說，詆吾國運氣、六淫等說為謬，其間尚有唐容川等，衷中參西，詳解《內經》之旨，棄短取長，折衷歸一，俾中外交泰，同登熙皞，取法可謂大矣。但此後學術不能同樣研究進步，是一問題，現西洋科學之發達，已至原子時期，中國則不惟不見發達進步。」[44] 這位作者認為，即便他身在濟南，各處也都在研究西醫、推銷西藥；應當留心的是，很多人都說中醫「六淫說」等於細菌學，但卻很少有人肯好好注意研究，導致後繼乏人；長此以往，中醫只會被淘汰，甚至發生中國人不服中藥、也不知中藥之窘境。他呼籲中醫界要急起直追，要能向西醫學習並尋求對話，開發知識上的創新。這段話顯示，唐宗海的醫論不僅代表一個時代的創新，也喻示了伴隨中西匯通思潮而來的，是中醫界即將面臨日益嚴峻的危機與挑戰。

雖然民國時期不少醫者仍對唐氏闡述的中西醫理有興趣，但也有不少人是帶著批判的態度來詮釋唐氏的各種見解。像是 1913 年，天津大費家胡同合濟施醫院院長沈漢卿，自稱精通醫理且學貫中西，著有《傷寒論淺註補正問答》，顯然是針對唐宗海的《傷寒論淺註補正》一書而來，並在報刊上刊載部分內容來加以辯駁。可以發現，這本「問答」是沈氏以反面論證，來批評唐氏解說西醫或西方科學

---

44 巢閣，〈關於鄭丁二先生之於國大建議醫藥〉，《青島時報》，1946-12-31，第 4 版。

理論之錯誤。[45] 姑不論是非對錯，但可見唐氏「以西解中」來闡述傳統醫理的模式，引起當時或後來醫者不少迴響，甚至以此模式再進行發揮，闡述自己所認為正確的中西醫匯通之道。同樣類似的文字也刊載在《中華醫學白話報》上，沈漢卿注意到唐宗海論述三焦油膜的形質與生理特性，並針對唐氏的「膀胱化氣」學說提出批評。沈氏認為，「氣化」是三焦的功能，膀胱內只有尿液，不可能氣化後還能將水液輸布全身；所以沈氏的想法是，膀胱僅與排尿有關，他肯定唐宗海的三焦是油膜說，但是他認為唐宗海卻錯誤解讀了《內經》的文字。[46] 1921 年一位作者趙之定認為，唐宗海援引西說，定義三焦就是網油、腸油，其說「天下皆靡從之」，影響甚鉅。他認為，唐宗海的學說確實有功於醫學，但是三焦功能複雜，很難用二、三種具體形質來推斷所有《內經》所指陳之身體功能，所以他認為唐談的三焦，貢獻在於描繪形質，但卻無法解釋所有經典所陳述的功能與病理現象。[47] 讀者在書內就可以讀到，三焦論述真是唐宗海匯通學說的一大核心，當然也引發後世較為熱烈的議論。

對唐宗海學說提出批評者，還有嶺南傷寒名家鄧鶴之。他在 1932 年指出，自歐美醫學輸入中國後，「學者病其學說之殊途，而思有以融洽之、共通之。」唐宗海以「匯通中西」為號召，乃這類潮流中的第一人，後代學者紛紛響應，大部分都說唐氏理論「為古

---

45 沈漢卿，〈畿輔近事：傷寒論淺註補正問答〉，《北洋官報》2808 期 (1911)，頁 9–11。

46 沈漢卿，〈評古：傷寒淺說補正卷一上（續）漢張仲景原文修園陳念祖淺注容川唐宗海補正〉，《中華醫學白話報》2 期 (1913)，頁 11–14。

47 趙之定，〈論說門：研究唐容川三焦之說與《內經》有未盡合處〉，《醫學雜誌》2 期 (1921)，頁 32–34。

今醫者之巨擘」，卻沒有發現他的醫理有若干誤謬之處，秉持研究醫理之精神，他必須指出這些缺失。可見當時不少醫者都認同唐氏著作風靡一時，但仍會提出不同的批評意見。不過，細審這位鄧鶴之提出的「風傷營、寒傷衛」之說，顯然與現今醫者的認知相左，當然也與唐宗海之論相左，誰是誰非，恐怕還很難講；而且該作者不少批評唐氏醫理之條目，皆非唐氏融合西說之論，於是仍落入陳舊的文字解釋迴圈，無法超越舊有的理論框架。[48]

還有人以唐宗海的書《本草問答》為本體，來進行梳理。一位作者名為路登雲，常以「登雲」為筆名發表文章。[49] 他自言其為中醫，曾於 1927 年在北伐戰場上跟西醫一起共事，甚至在楊虎城 (1893–1949) 的部隊擔任軍醫，說明了他與西醫合作之經驗。他自述在平日閒暇時讀了不少西醫著作，1929 年才因生病回到家鄉開封開業。他認為，傳統醫書要能用西方理論來加以說明、印證，則更能使人明白。[50] 七七事變前夕，他認為中醫理應在戰場上為國努力，但中醫對止血法、人工呼吸、外科手術、創傷、毒氣、繃帶等技術，在實際操作上皆成問題；中醫之外科雖集數千年經驗，但所記載的方法已失去實際應用，應該要急起直追，思索新的應用之道。[51]

---

48 鄧鶴之，〈唐容川錯誤之一瞥〉，《廣東光漢醫藥月刊》14–15 期 (1932)，頁 25–31。

49 路登雲，〈國難期間中醫應有之準備及工作〉，《醫學雜誌》94 期 (1937)，頁 11–14。

50 路登雲，〈中醫界提倡讀書之必要：八、個人讀書生活之經過〉，《現代中醫》3 卷 1 期 (1936)，頁 42–44。

51 登雲，〈國難期間中醫應有之準備及工作〉，《中央醫學雜誌》 1 卷 1 期 (1937)，頁 10。有關古代外科手術史與其技術脈絡，可參考李建民，《近世

1934年，路氏以唐宗海的《本草問答》為本體，並提出自己的見解，文中有贊同、有補充，也有不少指正辨誤之處。他在文章一開始，就說這本《本草問答》市面上還買得到，接著舉書內中藥來進行說明、辨誤。例如唐氏以為西方人喝咖啡是為了消食以利腸胃，咖啡其實就是中藥之「巴豆」，經過西方人烘焙，巴豆強悍的瀉藥性質已消失，所以可以幫助消化，唐還稱讚西方人很會運用巴豆。路登雲則指出其中錯誤，所謂咖啡其實是另一種植物，根本不是巴豆，讀者不能為唐氏之說所誤。[52] 但可以見到路登雲這類對中西醫理對照有興趣的讀者，還是會關注唐的醫書。

由於唐宗海具有高知名度，而其說又牽涉到西方理論，難免也引起西醫的關注。一位作者在丙寅醫學社編輯的《醫學週刊集》上著文批評，這份刊物是當時華北地區很重要的一份醫學期刊，特別是對1920年代末至1930年代初的天津、北平等處崇尚新醫學的讀者而言，具有一定的影響力。這位作者指出：「有些中國學者，竊『溝通中西』之美名，硬把近代西洋許多極重要的發明都說成我國古籍中已有的東西。這是『傅會』，[53] 那裡能算溝通！」他引述的就

中醫外科「反常」手術之謎》，臺北：三民書局，2018。以及李建民，《華佗隱藏的手術——外科的中國醫學史》，臺北：東大圖書公司，2011。李建民有數篇論文討論古代之外科手術，僅舉一篇代表：李建民，〈中醫近世外科「反常」手術之謎——中醫為什麼沒有「手術」傳統〉，《大韓韓醫學原典學會誌》26卷4期(2013)，頁155–179。還有于賡哲，〈被懷疑的華佗——中國古代外科手術的歷史軌跡〉，《清華大學學報　(哲學社會科學版)》24.1(2009)，頁82–96。

52 路登雲，〈本草問答今按〉，《現代中醫》1卷7期(1934)，頁12–13。

53 即今「附會」之意，今人較多用「穿鑿附會」。

是唐宗海《中西匯通醫經精義》中的文字：「人之所以靈於物者，以其秉五行之秀也。夫此靈秀之氣，非空無所寄而已。實則藏於五臟之中，是為五臟之神。」唐宗海還有談到許多神、氣與靈魂的關係，本書也有專章介紹；但這位作者卻認為，說臟腑內有神、有魂、有魄等說法，都是「野蠻思想的遺跡」，實在不可取。今後人們要走的路，應該是真正的中西溝通大道，而非牽強附會的羊腸小徑；要引導人們「疑古」，而非「信古」，[54] 並呼籲人們丟棄中醫經典《靈樞》和《素問》，好好用西方近代科學的方法去研究生理學和心理學。[55] 這段批評出現在中西醫論爭較為激烈的時代，而當時科學化思潮之盛，遠非唐宗海所能預料。唐氏所論醫理之所以成為「箭靶」被引述，代表他的醫論在當時廣為人知，甚至西醫也引述他的醫書。

從另一個視角來檢視，就專科醫書而論，唐宗海的醫書算是受到相當重視的暢銷專著，至 1923 年，王一仁 (1897–1949) 和秦伯未還在中醫期刊上刊載一些中醫書籍的內容，其中有關吐血、鼻血的治法，就特別談到唐宗海的《血證論》脈絡分明、治法兼備，值得仔細閱覽。[56] 當時醫藥報刊出版之興盛，引導許多醫者在這些報刊上開闢類似醫籍考述的小專欄，將歷代醫論刊載於其上，以供讀者參考，頗類似文獻學說之整理與分享。而有關瀉痢類的醫書，王一仁和秦伯未也同樣引述唐宗海的《痢症三字訣》，並評論其書淺顯易

54 有關當時知識分子對中醫理論之看法與討論，可參考皮國立，《國族、國醫與病人：近代中國的醫療和身體（修訂版）》，臺北：五南圖書，2022。

55 不著撰者，〈野蠻思想的遺跡之一唐容川〉，《醫學週刊集》2 卷 (1929)，頁 10。

56 王一仁、秦伯未，〈醫藉考：類書提要：吐衄類〉，《江蘇全省中醫聯合會增刊》16 期 (1923)，第 8 章。

懂、切於實用。[57] 在報紙上，還有人提出想法，認為唐宗海的醫論頗有啟發性。這篇作者甘北泉指出，西醫的解剖、生理、細菌、病理、診斷等知識，皆以科學為依據，而中醫針灸卻仍在說「古法」，可見中醫無法日新月異，是落後西醫的。不過，西醫只從物質上來鑽研，但中醫卻從氣化上來推求，過去未有從形質上來推求者；而近代唐宗海創立三焦形質說，將氣化和形質結合起來，論證中醫之理其實無悖於西醫的科學實驗，他更從這一點推展神經與腦之連結，來說明針灸之功效。[58] 本書有專章討論晚清以來醫者對神經和腦之生理功能的認識，唐宗海略有關注，但卻未全面展開，但是他的形質與氣化傳導之說，竟成了這位針灸醫師的靈感，讓他能回應某些對中醫技術的質疑，可見唐宗海的理論和其論證模式，持續影響了後世的醫者，這些是屬於正向的部分。這是研究唐宗海最有意思的地方，他引起的討論與質疑聲音，與他發揮的影響力和風從其學說的兩種發展趨勢，可謂並存不悖；唐氏醫理並非被定於一尊，反倒顯見其醫理具備引起後世不斷討論的歷史價值。

唐宗海醫論不僅引起了上述正、反兩方之論辨，還產生一些學說挪用的現象。例如在 1920 年，神州醫學編輯社編輯一本《醫學南針》，寫到：「習醫之難百倍他業，舊有醫書深淺不一，深者非解不明，淺者頗少精義，求合初學程度之書，竟不可得。本社欲使習醫者以最短日期獲最速效果，編成是書，匯萃古今醫學名著，擷其精理名言，貫以極整齊之統系，達以極顯暢之文字。凡臟腑經絡、望

57 王一仁、秦伯未，〈醫藉考：類書提要（三續）：瀉痢類〉，《江蘇全省中醫聯合會增刊》3 期 (1922)，第 8 章。

58 甘北泉，〈中國醫學源流問答 （五）〉，《南寧民國日報》，1934 年 5 月 28 日，第 8 版。

色聞聲、問證切脈、說藥釋方，無不繪圖列說，提綱挈步驟井井，一目了然，誠醫學初步第一善本也。」[59] 這顯然是一本初步習醫的指南，從後面介紹的文字來看，這本書應該有非常多的圖像，其中的〈帶脈釋義〉，書籍廣告中即陳述是出自唐宗海的學說。

唐宗海醫論之風行，甚至也被廣告商所注意，筆者即發現有藥品廣告挪用唐宗海的醫理與身體觀來論證藥品療效，一位讀者周養浩指出：

> 九造真正血行世以來，人皆知其為補血聖藥，而不知亦能補腦。人皆知其為精血妙劑，而不知亦能清腦也。《內經》云：「腦為髓之海。」又云：「腎藏精，精生髓。」唐容川先生謂精生於胞中，由先天腎中之精氣與後天水穀所化之血液相化而成，可知腦由髓聚，髓由精生，精之生生不絕，由於血之化化無窮。血旺而後精足，精足而後髓滿，髓滿而後腦充。九造真正血既能補血，亦能補腦必矣。人身諸經百絡為行血之道路，腦藏為諸經百絡之總關鍵，腦髓賴血液中之養氣以榮養，血清則腦潤而思想靈敏，血熱則腦脹而神志糢糊。九造真正血既能清血，亦能清腦必矣。余腦力素弱，用腦之後輒覺耳鳴、頭痛，近更增劇，懼而謀諸醫。醫者曰：「腦病治血，購九造真正血服之，病當不發。」余如其言，服半打而前患已絕，更服之而腦力倍加，九造真正血與腦藏之關係如是，神哉真正血。[60]

---

59 〈醫學南針〉，《申報》，1920 年 8 月 4 日，頁 16。

60 〈九造真正血典六藏之關係——腦藏〉，《申報》，1919 年 2 月 20 日，頁 1。

這則陳述篇幅不小，很明顯的就是一則藥品廣告，而非單純的醫理評述。藥商巧妙的運用「補血」這個傳統中國人非常重視的補養問題，[61] 並置入專家（唐宗海）不斷解釋醫理與藥品功效之間的密切關係，來營造一個客觀解釋與值得信賴之形象，此即唐氏醫理具有商業實用性的一面。

五、小結——另一個起點

為什麼要研究唐宗海?若是鑽研政治與軍事史的朋友提出疑問，我完全不意外，因為每個領域都有一些重要人物，歷史的領域本來就非常寬闊，不能讓既定的眼光限制了歷史學應有的全面性。而更令我驚訝的是，大部分的現代中醫也不解唐宗海的事蹟或貢獻，今日他們被迫在體制內學習西醫，已習慣成自然，但對於歷史上「中西醫匯通第一人」，如此具有開創性和影響力的醫者，卻不甚留意。我們（史學界加醫學界）對他的認識，竟如此的不足。

一如前述，當我在將近二十年前寫完他的故事後，我認為可以暫時收手了，豈料透過這次再版，又讓我們認識更具多元面向的唐宗海。我不禁感嘆，其實，我們根本不曾認識唐宗海，那「不曾認識」的意義，在於提醒史家要不斷透過新方法、新材料來重新詮釋一位歷史人物，除了認識到以前從未挖掘出來的史實，也論述未曾揭露過的、人們對唐宗海醫書之翻印與學說之挪用。透過不斷追問與思索，為什麼這樣一位醫者，在那樣一個時代，會產生如此這般

61 吳章 (Bridie Andrews–Minehan)，〈「血症」與中國醫學史〉，余新忠主編，《清代以來的疾病、醫療和衛生》(北京：三聯書店，2009)，頁 159–188。

的想法？學習歷史可以讓人聰明，就是要我們從時代脈絡中去理解一個人的思想為何成形？他透過什麼樣的方式來認識世界？為什麼又與現在我們理解的中西醫結合是如此的不同？此次新撰序文，已揭露更多不為人知的故事，我想再配合閱讀全書內容，無論是老讀者還是新讀者，必定可以對唐宗海有一個更新且更全面的理解。

本次新序，著重於分析後人對於唐宗海的想法、評價和唐氏出版醫書對後世產生的種種影響。可以看出，在他的著作中，有註解《內經》、《傷寒論》、《金匱要略》、《易經》等經典之作，也擴及本草學與疾病治療學，包括了用歌訣、入門書等方式來呈現的習醫著作，擴及範圍之廣，上到經典下及普羅大眾，可謂雅俗共賞。唐宗海只活了四十七歲，扣除他考上進士所花的努力，還要能兼通醫學且善於著述，實屬不易；他出版醫書的數量與版次，在當時醫者中都是非常罕見的，自晚清至民國時期中醫學醫書出版的歷史上，唐氏都算是佼佼者，很少有醫者能夠超越他的貢獻，甚至他還有許多未出版的著作，堪稱近代醫界著書之「快手」。更為重要的是，面對這些知識內涵，唐宗海抓住時代脈動，用西醫的方式來詮釋傳統醫理，打開了當代中醫界面對西醫知識的一扇窗。唐宗海傳記的歷史意義，就在於對各個時代、地區的人而言，中西醫匯通的意義都有所不同，例如唐的醫書在十九世紀末出版時，確實是首創且非常具有新穎性，但到了 1920 年代前後，西醫的力量已非同日可語，史家呂思勉在編寫《中國醫學源流論》底稿時，[62] 就指出：「若如近日中

62 近幾年經過幾位學者考證，皆已說明民國時期著名的醫學史著作《中國醫學源流論》乃出自呂思勉之手。其中，王珂更經過考證，定下了該書乃「呂思勉撰，謝觀增訂」之創見。參考王珂，〈必也正名乎——呂思勉《醫籍知津》與謝觀《中國醫學源流論》關係辨證〉，《華東師範大學學報（哲學社

醫奉爲枕中祕之《中西匯通醫經精義》等，一味牽强附會，及近今治西國醫學者，動以今日之學術繩古人，一味深閉固拒，均無當也。」[63] 呂雖身為史家，但也閱讀不少古醫書，他認為中醫的發展可以走上「匯通」之路，只是需要時間和不偏不倚的態度，方能有新醫學之創生。他認為仍風行於當時的唐宗海醫書，已有牽强附會之嫌，那是因為西醫知識已經更深刻進入到中國的各種知識系統內，故唐的醫書已略顯不合時宜。但其傳記的意義在於，他促使各個時代的人去思考中西醫匯通的原貌與後續可能的發展，特別是唐氏還保有一種初心，不太受後來西醫發展的強勢干擾，那種堅持中醫傳統理論的思考出發點，頗值得現今的醫者省思。除了從序言中所引用的那些對唐氏理論、醫書的評論或推崇來判斷，再加上其醫書影響力並不只限於上海，若分析評述其醫理的報刊分布情況，就可發現還擴及浙江、廣東、廣西、山西、山東、河南、天津、北京等地，受人們討論的時間也延續至民國時期，足見其學說歷久彌新與顯著的影響力。

我們從未認識唐宗海，當然，唐宗海也未曾知道後來的發展，他的醫書和醫理尚未被遺忘，還持續被人們以這樣或那樣的方式記憶著，並於本書的故事中，被重新訴說與探究，等待著讀者去探索。因此，小結只是另一個開始，筆者以不算短的篇幅，交代我們過去不曾認識的唐宗海。將近二十年前寫的結論，此刻彷彿又成為探討

會科學版)》第 1 期 (2019)，頁 57–64。還可參考祖述憲，〈《中國醫學源流論》真正的著者是誰？——史學家呂思勉的《醫籍知津》顯露真相〉，《中華讀書報》，2013 年 3 月 20 日，第 13 版。

63 呂思勉，《醫籍知津》，收入《中國文化思想史九種》(上海：上海古籍出版社，2009) 上冊，頁 67。

歷史新意義的契機，終究體會，每次文章段落中的小結只是另一個故事的開始，它預視了讀者在讀完這本書後，也將有其它新的價值和意義誕生，正等待著您來解謎、挖掘。

本書之再版，要謝謝三民書局的大力支持推展，還要謝謝中央歷史所的畢業生周明秀閱讀全書書稿，給了我若干修改建議。最後，還必須感謝本書系「養生方技叢書」主編李建民老師當初的鼓勵與推薦，讓我能持續在這個領域耕耘下去，挖掘更多有趣的故事。還有在那些年、這些年支持我的師長、朋友們，謝謝大家的幫助。最後，不免俗的要感謝我的家人，一如過往的支持，大家可以對著原序看，那位在母親肚子內無憂無慮翻滾的「小饅頭」，現在都已長成高中生了。歲月飛逝，古今皆然，書內包括唐宗海在內的，那些近代中西醫匯通史上出現的醫者，他們所留下的蛛絲馬跡，再請讀者一一探尋，自有不同的新意。

皮國立

2023 年 4 月 17 日序於國立中央大學歷史所

自序
吾以文化思醫史

醫史研究的復興，是近十年來史學界的新氣象。除了專業醫生外，有愈來愈多的史學家投入這塊園地進行耕耘，使其內滿是春風、生機盎然。我年輕時對歷史研究的天賦不是頂好，講白了就是「史識」不足。幸好得了許多老師、摯友的幫助，才投入到這塊園地，取得一點成績。當然，我也對中醫充滿了莫名的情感。回憶接觸中醫之初，大多是因為自己「外強中乾」、「體弱多病」的因素居多。愛打籃球，又無良方制止運動傷害之發生，每每舊傷發作，苦不堪言。日積月累，遍訪中西醫師，正所謂「內行人看門道，外行人看熱鬧」，我本是外行人，聽醫生說多了，現在也懂得看一些門道了；再加上我又有「逛醫生」（試醫）的壞習慣，所以對醫藥、醫生、醫療這三層文化意涵與互動早已產生很濃厚的興趣；再加上我和歷史學結下不離之緣，所以當下決定索性做一個醫學與歷史論述的匯通。

醫學的發展受到當代思想、社會環境、文化、身體觀念等諸多因素的影響，無疑地也是文化的一環、歷史巨流中的一份子。在浩浩蕩蕩的歷史潮流與趨勢中，我們之所以肯定醫史還有一點用處，正如余英時說的：「今天許多史學家已不再相信鑒往可以知來；嚴格科學意義的預言也誠然不在史學的範圍之內。但是史學家通過精闢的研究使我們認清這種『勢』的性質與作用，對我們眼前的處境有指點方向之功。」[1] 於是，醫史乃具有無限可能。而在近代這股「勢」的流動內，中西醫是兩個截然不同的文化醫學體系，自清末以來，西方文化與知識接踵而輸入中國，西醫學也不例外。隨著西醫東漸，知識分子從對西醫（學）感興趣，延續到民初後全盤西化、打倒國故運動與「廢醫」理想等等，愈演愈烈，「罵中醫」竟成了西化派的飯後運動，丁文江一首：「爬山、吃肉、罵中醫，年來心不老」[2] 的隨筆，道盡了中國文化與中醫所面臨殊途同歸的文化危機。面對此千年未有之巨變，中醫選擇了「中西醫匯通」這樣的概念，希望能在配合當時時代背景潮流的要求下，為傳統醫學殺出一條血路。只是，長久以來，「中西醫匯通」卻只在中醫學界引起若干迴響，西醫對這一個議題的歷史、發展與願景等諸多議題選擇置之不理；換句話說，西醫一開始並不會因為中醫們採用了部分科學而給予適當的尊重，「中西醫匯通」一直以來只是中醫們重視的論調，西醫學界並不存在這樣的問題。

若深究醫史，就可以發現「西化」與「西醫化」有某種程度是完全相同的。對中醫過度「西醫化」的情況相當憂心，這類情況不僅是對傳統中國文化危機的一分擔憂，也是對中醫未來的延續發展感到悲觀。余英時認為，中國的文化危機今天仍在持續之中，甚至更為深化了。一百年來，在中國文化界發生影響的知識份子，始終

---

1 余英時著，李彤譯，《十字路口的中國史學》（上海：上海古籍出版社，2004 年），頁 91。

2 鄧文初，〈「失語」的中醫——民國時期中西醫論爭的話語分析〉，《讀書》第 3 期 (2004)，頁 130。

擺脫不去「尊西人若帝天，視西籍如神聖」的心態。

近代醫史是一面鏡子，它恰恰反射出了中醫學所面臨的文化衝擊，及其勢必要面對的全面知識轉型；而這分隱喻後的巨大陰影，正是西醫與科學、技術、現代化的綜合體。無論怎麼觀察，都只顯示出傳統中醫的不適性，若是沒有一代醫家的堅持，我們難保今日有中醫可看。唐宗海（1851–1897 年）的歷史能占有一席之地的原因，在於他堅持傳統氣化、五行的學說──那是我們看待中醫的最初方式，並將傳統醫學的經典──《內》、《難》之書巧妙的與新的西醫解剖學相比較，這是過去歷代中醫們所沒有的經驗。他給了後來的中醫一個可以論述和切入的主軸，並找出其他更深入的說法來面對日後愈來愈多人對中醫理論的質疑。如果我們能夠適度抽離唐宗海思想中極端「復古」、「保守」的負面形象而不談的話，他堅持傳統醫療文化的那點初衷，還是值得今日中國人深思的[3]。

讀者有能力閱讀此書，是因為我們現在大都已具備初等程度的生理學（西醫）知識，許多人反而對中醫的身體觀不太清楚；而本書所討論的中醫們，正好是我們現代觀念認知的倒反：他們很難僅僅透過幾本西醫書去真正瞭解西醫的一切形質身體觀與理論。那麼，現代某些中醫讀了幾本西醫書，就奢談他們受過「專業訓練」，這是標準的過度膨脹。連自身的傳統都無法把握，又如何能夠去吸收新知。本書的淺言能對當前中醫問題有著怎麼樣的貢獻呢？現在的醫生們（當然包括西醫），忙著賺大錢的多，有理想與抱負，想要振興傳統醫學的人卻寥寥無幾，反正事不關己，己不操心。正式成為中

3 余英時，《歷史人物與文化危機》（臺北：東大圖書，1995 年），自序，頁 10。

醫後，若不讀經典也不讀傳統醫籍，很快就會變成一位西化的中醫——血壓高降血壓、糖尿病降血糖、關節炎就消炎，每次還要問問病人：「西醫檢查報告怎麼說？」——這個「半盤西化」可不是仲景「辨證論治」的精神[4]。有中醫師對我說：「民眾不懂，不用說那麼多。」那麼，中醫界是否該檢討為什麼病患聽不懂中醫的治病之道，卻能輕易的接受西醫的呢？中醫界也絕不缺乏學習西醫的人，因為具備中西醫資格的醫生，往往因現實生活考量之所趨，而放棄職業中醫，轉而成為西醫；再不就是學了西醫後，譏笑中醫同志「對現代生理學認知不足」，這才是真是「騎牆派」的行徑；臺灣成名的中醫們，放棄了健保，選擇了自費方式，賺取高額藥費，也獲取了「大國手」之名，但對於基層中醫之權益和中醫藥文化發展之未來關心的人，卻寥寥無幾。

令人感到憂心的是，中醫系學生一開始讀的全是西醫的生理、解剖、病理學，等到接觸中醫臟腑理論時，他們已經無法接受中醫的傳統了——應該說他們難以拋棄既有的觀念而去真心認識中醫；可是他們現在還要閱讀的經典，如《內經》、《傷寒論》等，卻和西醫根本沾不上邊，這是一個什麼「盲人騎瞎馬」的狀態？出了醫學院，披上西醫的「白袍」，骨子裡也變成西醫了。用一套診病開藥的電腦系統就可以開業了，診脈不精、針灸不會、經絡推拿太累不願意作……在我看來，真正傳統的中醫只剩「有效」一詞可以引以為傲了，這也是很多民眾唯一肯相信中醫的地方——總是西醫說不行了才來找中醫，中醫治療又不行，病人撒手西歸，馬上又被西醫指責「偏方害人」，這又能怪誰呢？中醫經典的知識，傳統醫學的經

4　王爾敏，《水手的話》，〈半盤西化〉，臺北：世界文物出版社，1977 年。

驗，不是現代中醫要的。

幸好，中醫作為一門傳統學術，仍有其豐厚的文化生命力，札根於廣大華人的社會之中。要能細細體會品嚐：「中醫學是一門藝術」，一位具有中西醫學背景的醫師這麼跟我說。緣於一次我罹患重感冒，來到這位醫師開業的診所尋找治方；他對我說：不管醫生們是用桂枝湯也好、麻黃湯也罷、銀翹散也行，再配合症狀加減用藥，感冒皆可迎刃而解，端看醫生怎麼思考；而傳統醫籍《內經》、《傷寒論》、《金匱要略》都有助於加深思考的功力。相對的，西醫是要找出確實引起感冒的病因，並加以抑制與消滅，開藥時可不能「藝術」，必須按既定檢查與規則來施藥，思路與中醫南轅北轍。那麼，這兩個醫學到底要怎麼實際結合呢？這是專家的學問，我無從置喙；但中醫要如何保持學術獨立，堅持傳統，去信仰它、解釋它，而非拋棄它，我想唐宗海的例子可能可以給大家一些歷史啟發吧！

本書將回到「中西醫匯通」之初，透過唐宗海與當時西醫理論的對話，來探討當時中醫學可能面對的危機。透過這份來自西醫學所帶來的歷史挑戰，中醫們選擇了什麼方式來做回應？這其中包括了：可以讓讀者們反思中醫如何可能試著用另類的身體觀來理解、解讀我們所受到西醫對人體生理的「正確」看法。唐宗海所建立的「中西醫匯通」身體詮釋法，又如何引導我們去看待傳統中醫在轉型後可能即將面對的經典、身體文化與理論等諸多關鍵問題呢？最後，我們能從歷史的論述裡找到「中西醫匯通」本身的問題嗎？希望這些答案能在您讀完全書後找到解答。

本書之誕生，實獲得許多貴人的幫助，陳之藩嘗言：「得之於人者太多，出之於己者太少。」真是說到我心坎裡，在此請容我叨語數條。首先必須感謝呂芳上、桑兵、張哲嘉、李建民等諸位恩師。

他們各個學有專精，常以豐富的學識涵養，諄諄教誨我這晚輩，又提供本書不少寫作上的見解與鼓勵，讓我如沐春風，有如打通任督二脈，功力大增。圍繞著臺灣「生命醫療史研究室」與臺灣師範大學的眾位老師與好朋友們，也給予我不少寫作上的靈感與動力，支持供給我在這條路上的一切靈感泉源，也讓我念念不忘。家人的支持更讓我感念——父母與在臺灣近史所工作的小姑姑，都是我寫論文背後的推手，特別是母親，時不時的資助我「書費」，閒暇之餘還幫我查字典，讓我這個剛過而立之年的人還可以無後顧之憂的繼續研究下去。慧瑩老婆在我寫書時給予我相當多的包容，宇宏也還小，每天只顧睡覺和喝奶，我這不負責任的老公、父親，卻沒有太多時間能陪伴他們，深感愧疚，幸好丈母娘伸出援手照顧宇宏，真是謝謝大家，陪我走過這段時光，一切惱人過往，還好有老婆的引耳傾聽，並適時鼓勵我這有些偏執、又愛追求完美的古怪先生。老友葉鑫驊照顧我那臺常出問題的電腦董至善、曹忻則幫我校稿與初步排版，我也謹於此向他們致謝。

2007/2//14 於　臺灣　中壢

晚清身體診療室

——唐宗海與中西醫的對話

目　次

「養生方技叢書」總序

增訂二版序　寫於二十年後

——我們從不曾認識的醫者唐宗海

自序　吾以文化思醫史

第一章　緒　論　1

第一節　撰文動機與基本文路　1

第二節　近代中醫史的過往與展望　14

第二章　唐宗海與其時代　41

第一節　唐宗海傳略　41

第二節　王清任的《醫林改錯》與唐宗海對是書的解讀　58

第三節　近代西醫傳入中國之背景與引發的論題　71

小結——面向中醫未有之「奇變」　121

第三章　身體左右不分？——肝的形質與氣化位置　127

概　述　127
第一節　「肝生於左」所引起的問題　129
第二節　唐宗海與其同時代醫家的辯說　137
第三節　從治療方式確定傳統學說　148
小結——一個臟腑，各自表述　160

第四章　找尋人身內「氣」的道路——三焦論　163

概　述　163
第一節　唐宗海面對的原始論辯　165
第二節　三焦論的各個層次　181
小結——尋覓形質之新中醫論述　204

第五章　舊知識與新形質——中西醫消化作用的例子　209

概述與定義　209
第一節　王清任與西醫對人體消化管道的描述與問題　212
第二節　唐宗海的脾胰說　218
第三節　中西對消化器官的描述　234
小結——從古代醫學「發現」胰臟　247

第六章 探索「千古脈診之準繩」——中西脈學的對話 251

概 述 251
第一節 理論與技巧的融合——脈診文化 254
第二節 氣血不合——近代脈學被質疑的來龍去脈 260
第三節 血管、血（脈本質）之形質、功能、方向——唐宗海對脈與血管的新看法 278
小結——近代之脈診還值得依賴嗎？ 305

第七章 羽翼仲景——唐宗海對《傷寒論》「六經」之解讀 313

第一節 前言——問題意識與傷寒學史的一些研究 313
第二節 從《內經》時代的「六經」談起 316
第三節 六經的繼承與轉化 322
第四節 《六經方證中西通解》與《傷寒論淺註補正》335
第五節 六經問題之終？繼承者與反對者 344
小結——近代中醫的徬徨與躊躇 349

第八章　身體文化歷史的衝突與交會——當中醫心遇上西醫腦　355

第一節　心與腦　355
第二節　唐宗海面對心腦並論時的歷史課題　370
第三節　唐宗海醫論中的心腦關係　376
第四節　精氣的流動——腎與心、腦、髓　401
小結——近代中西醫心腦融合論的可能　413

第九章　結論——新中醫的歷史與現實困境　419

唐宗海年譜簡編　435

徵引文獻　437

第一章　緒　論

第一節　撰文動機與基本文路

多年來，「中西醫結合」的口號瀰漫於兩岸的醫界之中[1]。

大陸在 1958 年時由毛澤東（1893–1976 年）一聲令下：「中國醫藥學是一個偉大的寶庫，應當努力發掘，加以提高。」這個批示，使得大陸地區展開一連串實際的中西醫融合工作[2]。當代著名的醫

1 初步理論介紹，見區結成：《當中醫遇上西醫——歷史與省思》（香港：三聯書店，2004），頁 9–13。臺灣目前中西醫結合的議題，可參考杜建主編：《臺灣中醫藥縱覽》（北京：中國醫藥科技出版社，1993），頁 20–26。有關大陸地區中醫科學化，新醫學興起的歷史過程與內涵，可參考 Elisabeth Hsu, ed.: *Innovation in Chinese Medicine*, Cambridge, New York, Cambridge University Press, 2001, pp. 343–369.

2 1954 年，毛澤東談到：「我們對中醫常常片面的強調他們的缺點，沒有看到中醫是我國寶貴民族文化遺產之一。」這個談話，已開始修正中國過去重西輕中（醫）的局面。至 1955 年更確立「系統學習，全面繼承，整理提高」的方針，積極培養出既懂西醫又懂中醫，掌握兩套技術的「中西醫結

史學家陳可冀、李經緯等人，都是當時所謂「西醫離職學習班」的人才，為進行中醫理論探討，發掘理論與實際療效的代表人物；而90年代在美國和歐洲各國，也都有醫家倡導將現代醫學與傳統醫學相結合的想法[3]，足見這個「融合」概念對現代中醫的重要性。

回首臺灣的中醫藥發展史，在1945年左右時，具有正式中醫師資格者僅有10人左右；一直要到1970年代以後，臺灣的中醫藥事業發展才可以算正式進入發展期。目前中醫藥界普遍有了一些共識，包括：加強自身的科學性、中西醫結合的策略等。例如創辦於1958年的中國醫藥學院，其建校之願景雖然是「宏揚中國醫學」，但執中醫界牛耳的專業人士都認為，中醫必須加強自身的科學化、現代化，才能適應社會的發展，陳立夫（1900–2001年）就提出了「融匯中西醫藥學術」的中醫教育方針[4]。

那麼，作為一個歷史課題，這個中西醫融合的思想概念是如何產生與運作的呢？如果我們作一個深入的歷史考察後就可以發現，早在距今一百多年前就已經有人提出「中西醫折衷（或可稱為「匯通」)」的口號[5]，試著進行中西醫理論融合的可能性，他就是名聞

合」新式醫務工作者；直到1960年代，「中西醫結合」之基礎遂告穩定。詳見王振瑞，《中國中西醫結合史論》(石家莊：河北教育出版社，2002，頁50–51。

3 孟慶云，〈中西醫結合發展五十年概述〉，《中國中醫藥發展五十年(1949–1999)》(鄭州：河南醫科大學出版社發行，1999)，頁477。

4 杜建主編，《臺灣中藥縱覽》，頁7–12。

5 各家醫學通史類書籍對此段時期醫家之想法多用中西醫「融合」、「匯通」、「折衷」、「結合」、「一元化」等諸多說法來界定此一時期醫家的思想。唐宗海言：「西醫亦有所長，中醫豈無所短？蓋西醫初出，未盡周詳，中醫言訛，率多差謬。因集《靈》、《素》諸經兼中西之義解之，不存疆域異同之

近代醫界的唐宗海。

唐宗海（1851–1897 年），字容川，四川彭縣人。他既非出身於中醫世家，也不能歸為名門之後，他靠著自學與問學，就能在清末名醫如林的北京與上海，嶄露頭角[6]。1892 年，他最先期的五本著作，透過上海袖山房合印成書，名曰《中西匯通醫書五種》，此書是以「中西匯通」為名的第一部完整著作。於是，在此名士輩出之年代，後人遂有意將援引西醫學說至中醫理論內的醫家們，稱為「中西融合派」[7]。對於這個時期中醫們在想法上的各種轉變而言，唐氏的論點與思考理路，著實透露出許許多多可供研究與關心中醫發展者挖掘、注意的思考模式及想法，而他的志業則開啟了日後中西

見，但求折衷歸於一。」所以「折衷」一詞，應是唐最早之說法，而其他帶有中西醫結合意涵的語彙，泛指一切中醫與西醫理論之相合。詳見清・唐宗海，《中西醫判》（臺北：新文豐，1985），「敘」，頁 1。另外，上述各詞概念除了「結合」與「一元化」是指將中西醫學搓合成另一個統一的新醫學體系外（1960 年才基本定型），其餘皆可以是指清末以來宗海等醫家的主要思想。王振瑞，《中國中西醫結合史論》，頁 1、4–5、28–32。有關中西醫「匯通」、「結合」的一般歷史介紹，可參考祝世訥，《中西醫學差異與交融》（北京：人民衛生出版社，2000），頁 92–127。故本文所論之中西醫「折衷」、「匯通」、「融合」蓋同指這一時期的醫學思想，引用他書雖說法不同，但皆指同一概念，特於此說明之。

6 詳見第二章第一節之論述。

7 鄧鐵濤主編，《中醫近代史》（廣東：廣東高等教育出版社，1999），頁 49。鄭曼青、林品石也認為，唐宗海是清末最先提倡中西匯通說的醫家，詳見其《中華醫藥學史》（臺北：臺灣商務，2000），頁 376。另外，史仲序也認為唐氏為「最早」試圖匯通中西醫學的醫者。詳見氏著，《中國醫學史》（臺北：正中書局，1997），頁 190。

醫融合的先聲。

就本書所提出的問題意識而言，主要著眼於分析傳統中醫在此時期所面對來自西醫學衝擊的危機。選取唐宗海為論述的中心，有幾點考量：第一、唐宗海的著作齊全，他的知識體系新舊雜陳，內容豐富，包括了《內經》、《傷寒》、《金匱》與本草學等各方面的見解，相當完整，包括一些中西醫融合思想者的醫書內容在內，許多在今日已經是不管用的知識，但站在歷史學上卻是極為重要的一手史料，經過穿插分析，較能全面地分析出此時中醫學的變化，以避免單一的思想考察。第二、唐氏既被普遍認為是首位提出「中西醫匯通思想」的中醫，這種認知的建構是在何種基礎上的？若只是單純的強調他是「第一人」，那是不夠的，必須深入去探索他的「匯通」到底讓中國傳統醫學的知識起了一個怎麼樣的變化，亦即他怎麼去融合西方醫學理論來詮釋中國的醫學。最後，他的作為能否對讀者們有所啟發，當我們檢視了中西醫在身體論述上的一些各自差異後，可否給予我們在反思「中西醫融合」這種思想體系時的一些思考力。鑑往知來，或許能從中淬取一些中醫在今後發展史上可行的道路。

在進入正題以前，我們首先來探索「中西醫融合」本身的一些定義問題。不論在「醫學」或「醫史」的討論中，對「中西醫融合」的說法都相當不一致。廣義而言，有定義為「中西醫學一元化」者[8]；也有言「折衷中西派」者[9]、「中西匯通派」者，甚至有「衷

8 史仲序，《中國醫學史》（臺北：正中書局，1997），頁189。

9 見劉伯驥，《中國醫學史》下冊（臺北：華岡出版部，1974），頁624。劉氏有謂：「清代醫家，受西洋醫學之影響，稍開眼界。其折衷中西醫學，戔戔立言，多屬草創嘗試，而自成一家之說者」。這是他對這一派醫家的基本

中參西」者[10]，這些名詞有時只是一種籠統的概括名詞[11]，只要是理論中雜有任何中西醫醫論者，應該都可以被歸類為具有「中西醫融合」思想的醫家。根據丁福保（1874–1952 年）所編之《四部總錄——醫藥篇 · 現存醫學叢書總目》記載，清末至民初的醫書出版市場中，除了醫家個人的醫書單行本之外，以「中西」為名的合刊醫學叢書就有 《中外醫書八種合刻》、《中西六種》、《中西醫粹四種》、《中西匯通醫書五種》、《中西醫學群書國粹部第一集十種》、《中西醫學勸讀十二種》等至少六大刊本之多[12]。所以，談折衷也好、定義成匯通也罷，這其中並沒有太多意義，因為當時以「中西」並列的學問，是相當有出版市場的，至少當時人不會去費心討論名稱，而應該是讀者想知道「中西醫」並列這箇中裝的是什麼藥？及至今日，也可以尋出同樣的旨趣，我不認為醫學書目只有醫生可以閱讀，至少在古代，有許多知識分子甚至普羅大眾，都兼通一些醫

定義。不過，這裡要說明的是，「派別」這個名詞是後代醫史家為了論述需要而給這些醫家冠上一個頭銜，其實這些醫家並未對中西醫融合這個名詞下過定義，甚至也未有完全一致的共識產生，所以本文以「思想」為討論中心，而不是以「學派」為論述重點。

10 鄭曼青、林品石，《中華醫藥學史》，頁 376–379。此書認為「衷中參西」又較「中西醫匯通」更進一步，又其論乃秉張錫純之著作而來。詳見張錫純，《醫學衷中參西錄》，共 3 冊，石家莊：河北科學技術出版社，1999。

11 就筆者所參見的醫史著作所及，至少就有王宏翰、王孟英、陸以湉、陳定泰、朱沛文、羅定昌、唐宗海、張錫純、惲鐵樵、蔡小香、周振武、陶定蘭、劉廷禎、劉仲衡、王有忠、葉霖、張若霞等多人都被納入相同的「中西醫融合」鍋爐中。

12 丁福保，《四部總錄——醫藥編》附錄二（臺北：新文豐，1985），頁 4A–5B。

理，最簡單的道理即在於，每個人都會關心、想要認識自己的身體，而這樣一個由陌生到熟悉所建構出來的身體觀念，又往往是透過醫書來傳達、形塑的。所以檢視這段中西醫融合之初的歷史，應該要追問的是在所謂中西醫融合思想的影響下，傳統的醫學知識是否在解剖學與臟腑知識的實際認知上受到西醫的影響，而產生與傳統之不同轉型？人們對於身體知識的好奇與觀念的轉變，又有什麼可供探索之處，從當時醫書的內涵來切入，應可找到蛛絲馬跡。

換句話說，「中西醫融合思想」最初並不是一種僵化的思考「模式」，像是 Peter Burke 認為「模式」是一種「思維的建構」，它會簡化事實以便於理解。我們在從事歷史論述時也不知不覺地在使用模式，這使得我們對隨著時間流逝而發生的一些變化漠不關心[13]。所以，本書試圖藉由思想起源與特質的考察，來釐清這個時代思潮下，中西醫融合可能發生的問題，以及中醫們的態度，而非籠統的概括。這些醫論中的身體知識所代表的意涵，應該是近代中醫們受到同樣的刺激，所做出重新詮釋身體與臟腑功能的反應。雖然有著時代的侷限性，但他們仍是開風氣之先的領導者，而其呈現的正是中西醫融合最初的典型。

唐宗海所生活的時代，不論在政治、軍事、地理學、經學或科學各方面的思想，或多或少都產生了與舊傳統不同的改變[14]；代表

13 Peter Burke, *History and Social Theory*, Ch. 2。彼得・柏克 (Peter Burke) 著，姚朋等譯，《歷史學與社會理論》〈第二章：模式與方法〉，上海：上海人民出版社，2001。

14 這種改變，茲列舉數端：如在地理學方面，有所謂：「蓋道光中葉以後，地理學之趨嚮一變，其重心蓋由古而趨今，由內而趨外。」(梁啟超，《中國近三百年學術史》(臺北：華正書局，1989)，頁 352。在傳統經學方面，

每一個學門的知識分子，也都積極尋求知識與制度的創新。這些創新的內涵，一方面來自於對傳統的積極尋求，尋求突破與創新；另一方面，因為吸收了西方思想中的種種元素，也使知識份子們產生了新的想法，以之去解釋「舊傳統」，而有新的意涵出現。這類中與西的文化交會，即郭廷以（1904–1975 年）所說的：「『近代中國』是一個大轉變時代，致成這個轉變的力量雖頗複雜，而其主要或中心因素則為此期間的中西關係。」[15] 這是本文欲注意之動向。

當時中醫們對西醫學說之反應，頗似李文孫 (Joseph Levenson) 所說的：在西方文化衝擊下，由挫折感與屈辱感所產生對傳統知識的肯定、反思與回應[16]。雖然以西方傳統的論述架構——衝擊反應說[17]，來解釋近代中醫史發展的脈絡，並無不可，因為中醫在近代

湯志鈞認為，近代經學是受到西方資本主義的影響的。知識分子經歷了新觀念與時代的衝擊，紛紛出現「漢宋兼容」、「中體西用」的要求，用自己認知的觀念，去發揮、解釋經書裡的東西，也藉由經書裡的東西來證實自己的思想。詳見湯志鈞，《近代經學與政治》（北京：中華書局，2000），頁 34–35。

15 郭廷以，《近代中國史》第 1 冊（臺北：臺灣商務，1971），頁 1。

16 引自張灝，《烈士精神與批判意識》（臺北：聯經出版社，1988 年），序論，頁 7。

17 此觀念原來自湯恩比 (Arnold Toynbee)，詳見氏著，陳曉林譯，《歷史的研究》上冊（臺北：桂冠圖書公司，1978），頁 195–231。另外，關於近代保守主義（或稱「文化的保守主義」、「傳統主義者」）的討論，史華慈 (B. Schwartz) 言：「西方和中國一樣，保守主義作為一種自覺的意識現象，都是面對著實際的或已構成威脅的挑戰而產生的一個歷史性反應。」這也是基於衝擊與回應的正反解釋。可參考傅樂詩 (Charlotte Furth) 等著，《近代中國思想人物論——保守主義》（臺北：時報文化，1982），頁 19–37、42。

的轉變的確是脫離不了西醫知識的影響。但論者有謂，以舊有的帝國主義壓迫與中國民族主義興起的說法，來解釋整個歷史發展前進動力的說法，已受到質疑。如 Andrews 認為，近代中醫特別將西醫解剖學知識介紹到中國來，是因為此知識與古代中醫經典《內經》中的解剖知識有關，而非全然是中醫學家對西方科學（衝擊）的注意。所以，持所謂西方勢力「衝擊與反應說」這一論點已不能完整詮釋近代中醫史的發展與他們所要面對的問題；此「衝擊」應該有更好的解釋，而非將整個籠統的「西醫知識」套入解釋。當時的中醫學家們各有不同的議論，並非都是受西方醫學壓迫的結果，反而有自發學習與詮釋經典的涵義在內[18]，而且中西醫融合、匯通之方向還是以中醫為主體的論述[19]。

所以，如果我們不去談中醫在此時產生了什麼樣的變化，而去奢言西醫或近代化衛生體系如何征服了中國，不過是進行「以論代史，觀點先行」的研究[20]，是相當不切實際的作法。對此最具代表性的一段呼籲即為柯文 (Paul A. Cohen) 所言：「我相信，這也是大多數研究中國的西方學者共同願望——把中國歷史從神秘的煙幕中拯救出來，從狹隘的眼光所造成的框框裡釋放出來，使生活在中國境內的人的歷史經驗，對西方人民顯得更容易理解、更有意義、甚至更重要。」[21]是以，研究中醫史可以說是認識中國近代整個醫界

18 可參考李建民，〈禁方書——聖人與正典〉，《讀書》，2003，頁 64–70。

19 Andrews, Bridie J., *The Making of Modern Chinese Medicine, 1895–1937*, Ph. D. Dissertation, History and Philosophy of Science, University of Cambridge, London, 1996, pp. 47–49.

20 桑兵，《清末新知識界的社團與活動》（北京：三聯書店，1995），頁 4。

21 出自柯文，〈變動中的中國歷史研究視角〉，香港，《二十一世紀》第 78 期

的最佳切入點。

當然，近代中醫和西醫的纏結是無法分開的，所以在著眼於中醫近代史的研究時，還是不能忘記西醫在各方面如影隨形的影響力。本書擬用第二章作為探討中西醫融合思想的源流與背景，與中西各自醫學的內容、民眾對不同醫療的反應與背後所凸顯之文化意涵。另外，唐宗海的生平傳略也有必要交待清楚。唐宗海本人的生卒年曾引起討論，他的所作所為並沒有留下豐富記載，其生存之年代僅有短短的四十六年，這還不包括他在人生前半段都花時間在努力學習四書五經、參加國家考試上面。相對於其他醫家，他的著作可說是相當豐富，不但版本眾多，而且旁及中醫學的數個領域，有助於本書的開展。所以，本書才以唐氏的著作為切入點，而不考慮傳記式的寫作方法，冀望能釐清唐氏思想的脈絡。

閱讀是一種歷程，為了導引對中醫理論不甚熟悉的讀者，本書將預先交待唐的主觀意識，將更有助於讀者們解讀中醫的經典。唐氏在各章節中的討論，都是以中國傳統醫家經典《黃帝內經》與內科經典《傷寒論》、《金匱要略》中理論為主，來認識或詮釋西醫知識。當然可以想見，唐氏用他僅有的西醫知識來闡述中醫臟腑理論是絕對不足的，所以他仍使用相當多的傳統醫學概念諸如陰陽、寒熱等觀念來加入其中，形成特有的解讀方式。對《內經》知識的重建，可以說是對中國傳統臟腑知識的再肯定；而對仲景之學的註解與補充，唐氏的思想實受陳修園（1753–1823 年）註解醫書的影響，尤其是在傷寒學的部分[22]。

(2003)，頁 33–49。

22 這是唐氏依循「傷寒學派」的解釋而來，帶有強烈的復古思想。「傷寒學派」是指以研究闡發張仲景《傷寒論》的辨證論治，理法方藥為主要課題王清任（1768–1831 年）是另一個近代中醫史的要角，他的身影將出現於各章之中。其著作《醫林改錯》（1830 年刊）對傳統中醫學的錯誤毫不留情的批判，究其原因，王對中國傳統的臟腑與生理知識不滿，加上他對實際剖割屍體的觀察，故發為言論，使得其後中醫界人士如陳定泰、陸以湉、朱沛文與唐宗海等人把焦點放在對西醫相關學說中，與中醫臟腑知識相關的討論產生興趣，並回過頭思考、解釋自己所學的「聖人之言」，強化傳統醫學的各種理論[23]，這些都可視為中西醫融合思想生發的契機。透過唐宗海與王清任的對話，我們將更瞭解唐針對的焦點為何。

合信醫師（Benjamin Hobson M.B，M.R.C.S.，1816–1873 年）的言論也是各章的焦點。他於 1851 至 1858 年間將西醫學介紹到中國來，並引起中醫與士大夫們的關切，是繼王清任後再一次將身體內實際臟腑形質之重要性點出的人，可視為近代傳入中國之西醫知識的代表。流風所及，在隨後的報紙、醫書中，都對西醫學有若干討論，而後，隨著中國五口通商與門戶開放，西醫更廣泛地傳入中國，並成了中國求「富強」思想的一環。處理這個問題，是為了交

的眾多醫家形成的醫學流派。詳見任應秋，《中醫各家學說》（上海：上海科技出版社，1980），頁 8。

23 王清任的「腦髓說」可能受到西醫學說影響，雖然並不是直接影響，可能他也沒有讀過西醫之書，至少在史料上是看不到的，但《醫林改錯》正式刊於 1830 年，當時西來的傳教士醫生已經有一定數量，也創辦了很多醫院，是以王可能有間接受到西醫學說影響。另一方面，王也是一位「獨立自創的中國解剖革新家」，他作為一位中醫，以大膽的視角，直接切入中醫學的核心——《內經》，這種行徑，也帶出了中醫學家捍衛或重釋經典的行動。詳見馬伯英，《中外醫學文化交流史》（上海：文匯出版社，1993），頁 483–484。

代背景以及中西醫融合思想中的西醫知識，到底在當時有怎麼樣的特色。就目前所掌握的資料，當時人們對西醫的討論，雖然數量相對於其他西學來講，並不算多，但已可以證明此時國人對西醫已有若干認識，西醫在中國正逐漸發揮它的影響力。處理這個問題，是為了釐清當時人們認識的西醫，其實是比較偏重於解剖學所確立的形質臟腑知識。中西醫理隔閡與可以參酌討論之處，牽涉到廣大國人對傳統醫療觀念、身體的瞭解等細節。民眾對西醫解剖等知識的解讀與認識，可視作是中西醫融合思想的一個基點，一般人對西醫解剖一事特別有感想與意見，並將西醫傳教士的行為與中國養生家的「挖眼」、「取精」作類比[24]，總是西醫發揮了對大眾的影響力之後，中醫學家才會對此現象加以認識並著手融合，這應該是可以理解的。

處在新舊、中西文化紛呈、急遽變動的年代，我們還是可以加以分析，因為醫學的延續靠的是經驗的傳承；正因為醫者掌管生死之大事，所以醫學較其他傳統學術更加著重傳承，而較少人能夠發

---

24 西醫知識廣泛的傳入中國後，大家對於西醫的討論逐漸增多，中醫與新興的知識分子就是最好的例子。但是，作為一般醫學知識水準較低的民眾或部分士紳，他們卻並不會將中西醫融合的方法視為是一種亟待解決的問題。他們的觀念像是舊時代思想的反映，而且常是透過口傳的形式，一代代的傳承下來，所以，他們的思想往往是守舊的、迷信的、以訛傳訛的。中西文化的差異，透過民眾既有的傳統醫學知識來延伸解釋，並轉化成許許多多特殊的觀念。這些奇特的現象，就反射在反教言論當中。某些個案例如：挖眼製藥、解剖孩童、吃人肉補精氣，甚至是採陰補陽等等，都是人們用既有的中國醫療觀念去解釋西醫醫療行為的方式。這些帶有保守與排外的思想，實阻礙了西醫新式醫療制度在中國的施行，也顯示了近代人們以「傳統醫學」去驗證比附「西醫」的思考方向。詳見第二章第三節之論述。

驚世駭俗之論。唐宗海雖然頂著「中西融合」的招牌，但骨子裡卻還是一位道地的傳統中醫。他還是堅持一些中醫術語、概念，如陰陽、五行、氣化等基本概念，要言之，所謂融合西醫的動力，與醫學崇古思想絕對有關連。醫學崇古思想，和唐氏以「回歸原典」、「以西（醫）證中（醫）」的思想脈絡來從事中西醫融合的工作有關。這可以說是融合思想的前端，傳統理論免於被時代淘汰的學術生命力展現。

隨著唐宗海的醫書一再再版發行，話題圍繞著中西醫關係的言論也逐漸出現。雖不必然絕對是唐的醫書影響，但他的總體思想仍可算是這個時代醫家心中關切問題的縮影。在接下來的討論中，中西醫融合思想的發展呈現更多元的面貌，展現了學術思想延續與深化的一面，也出現了更多醫家與更深入的討論，包括張錫純（1860–1933 年）[25] 與惲鐵樵（1878–1935 年）等人，而一般知識分子也加入這場討論。

有了初步的認識後，第三章開始後的各章節，是以唐宗海的醫療身體論述為主。晚清傳入中國的西醫學，正巧碰上了「特別反對機械性生理、病理理論，尤其鄙夷外科的中國醫派，足以解釋許多十九世紀後半期以來中西醫學格格不入的內在理路」。[26] 於是，重視身體內部臟腑生理的要求，正是來自西醫知識的衝擊，合信言：「西醫皆明臟腑血脈之奧，華人習醫，無此一事，雖數十年老醫，不知臟腑何形，遇奇險不治之症，終亦不明病源何在，此不精之故。」[27]

25 生平事蹟可參考趙洪鈞，〈張錫純年譜〉，《中華醫史雜誌》第 21 卷第 4 期 (1991)，頁 214–218。

26 熊秉真，《幼幼——傳統中國的襁褓之道》(臺北：聯經事業出版，1995)，頁 50–51。

基於此，唐宗海以中醫的臟腑理論回應西醫時，其間的爭論焦點，就是本書要繼續釐清的歷史課題。

從文獻入手，從文字記載來追索思想的發展和醫學觀念的演變，是研究身體觀歷史的途徑之一[28]。以身體史的角度切入，來檢視中西醫融合思潮的可能方向，我們也許可以看到兩個不同醫學體系在交會時，在醫論中看待人體方式的轉變，從而釐清題目的主線——中西氣化與形質臟腑的不同目光。各章的分述，皆有獨立性，也有連貫性，可以合看，也可以分論。本書所選取討論的部分，皆就中醫文獻中所出現的特殊詞彙與觀念，如「肝在左」、「三焦」、「油膜」、「連網」、「腦氣筋」、「散膏」、「六經」與中醫的「氣、血、水、火」等觀念，藉醫典之「內容分析」來發掘唐宗海之實質臟腑與中醫理論折衷的特色[29]；帶有各別身體觀的融合焦點，集合起來就成為一種醫療體系對人體的綜合看法，讀者可悉心參看，認清在西醫知識與中醫傳統的交互作用下，新時代的中醫是如何去解釋、甚至是「自圓其說」此一新的思想體系。

---

27 合信，〈中西醫學論〉，《西醫略論》，江蘇上海仁濟醫館藏校，咸豐 7 年刊，頁 2A。

28 栗山茂久，〈身體觀與身體感——道教圖解和中國醫學的目光〉，《古今論衡》第 3 期 (1999)，頁 148。

29 「內容分析」轉引自杜維運，《史學方法論》(臺北：三民書局，1999)，頁 136。

第二節　近代中醫史的過往與展望

一、閱讀醫史之初

圍繞著日新月異的研究方法與著作，筆者希望提出一些個人的閱讀想法與對近代醫史的粗略回顧[30]。首先，兩岸在近十年來研究

30 由於本節之研究回顧是十多年前進行的，至今已有不少新的研究成果，讀者可自行參看。也幸好有許多學者已經行各種分析，此處即可不破壞原書風貌，呈現當初撰寫此書披荊斬棘、開拓不易之景況。以下依時間發表順序，讀者可逕自參考陳秀芬，〈醫療史研究在台灣 (1990–2010)——兼論其與「新史學」的關係〉，《漢學研究通訊》29.3 (2010)，頁 19–28。以及杜正勝，〈另類醫療史研究 20 年：史家與醫家對話的臺灣經驗〉，《古今論衡》25 (2013 年 10 月)，頁 3–38。另外有關醫療史領域研究在臺灣的發展，教學與研究社群，可參考李貞德，〈疾病、醫療與文化專輯導言〉，《漢學研究》34.3 (2016 年 9 月)，頁 1–7。有關中國大陸醫療社會史和衛生史的研究，可參考余新忠，《清代衛生防疫機制及其近代演變》(北京：北京師範大學出版社，2016)，頁 1–35。還有從宏觀醫療史研究視角出發的分析，參考劉士永，〈由庶而嫡：廿一世紀華人醫學史的重現與再釋〉，收入劉士永、皮國立主編，《衛生史新視野：華人社會的身體、疾病與歷史論述》(臺北：華藝學術出版，2016)，頁 2–42。最近幾年的新成果，則可綜合參考皮國立，〈新史學之再維新——中國醫療史研究的回顧與展望 (2011–2017)〉，《當代歷史學新趨勢：理論、方法與實踐》(臺北：聯經出版社，2019)，頁 439–462。杜正勝，〈「日常生活」的背後〉，《成大歷史學報》61

醫史的規模和深度都有長足的進步，但是，其不足與有待開發之處，仍值得學者們深思。自民國以來，許多歷史學門的前輩們，皆為各個領域的研究開築了寬廣的道路，醫史也不例外[31]。然而，自己在初踏入醫史殿堂的那一刻，卻總有茫茫然不知所措之感。除了醫史比較專門、年輕外[32]，此領域的前輩們，包括民初學者伍連德（字星聯，1879–1960年）、余巖（字雲岫，1879–1954年）、陳垣（字援庵，1880–1971年）[33]、范行準（1906–1998年）等人的醫史專著，都很難在一般的大學圖書館找到[34]。比較容易找到並閱讀的大

號(2021)，頁1–45。以及劉士永，〈臺灣地區醫療衛生史研究的回顧與展望〉，耿立群編，《深耕茁壯—臺灣漢學四十回顧與展望：慶祝漢學研究中心成立40周年》(臺北：國家圖書館，2021)，頁395–426。

31 有關現代中國醫史的研究史與研究者，可直接參考李建民，《方術、醫學、歷史》(臺北：南天書局，2000)，頁183–203。

32 就筆者知道臺灣的情況而言，許多大學的歷史系都沒有開設醫療史的課程，歷史研究所以上僅有臺灣清大、政大、中央、成大比較有系統的在安排講授此一領域的課程。關於臺灣學術界之醫療史新研究，可參考王晴佳，《臺灣史學五十年(1950–2000)：傳承、方法、趨向》(臺北：麥田出版，2002)，特別是頁183–200。

33 陳垣最大的貢獻一般被認為是在史學研究方面，包括宗教史、元史、文獻學、中西交通史等方面皆有相當大的貢獻。其著作《奉天萬國鼠疫研究會始末》以紀事本末體撰成，於1911年由光華醫社出版，後來並於《中西醫學報》上連載，是其對醫史學貢獻之一環。參見劉乃和、周少川等著，《陳垣年譜配圖長編》(瀋陽：遼海出版社，2000)，前言與頁51–53。

34 關於這些著作之蒐集與討論內容，余新忠已經蒐集並在其論文中清楚說明了；80年代以前的疾病史著作回顧，可直接參考氏著，《清代江南的瘟疫與社會：一項醫療社會史的研究》(北京：中國人民大學出版社，2003)，頁25–27。另可參考鄭志敏，〈略論民國以來臺灣與大陸隋唐五代醫學史的

概就是陳邦賢（1889–1976年）所撰的《中國醫學史》與謝觀（字利恆，1880–1950年）的《中國醫學源流論》吧[35]，一般都將它們拿來作為初步研究的入門書。當然，陳著重於醫療史料的考證與排比[36]、匯集與年代的敘述，這在余巖和范行準的著作中，也都可以尋出相同線索，這和民初之新史學重視史料之科學考證的大傳統脫離不了關係[37]；而謝的著作中僅有〈中西匯通〉、〈民國醫學〉等篇可供參考，也過於簡略[38]。這幾本書的真實價值並不在於對特定時代或特定論題的醫史作詳細的論述，而是在於他們開創了民初以來醫學史研究的風潮，提供了後進學者研究的新方向，例如陳邦賢稱唐宗海所發表的醫論是「假中西會通」的美名[39]，後人論史大部分就採用或發明中西醫「融合」、「匯通」、「一元化」等名詞，這放在歷史學來看，其實當初下定義的始祖就是陳邦賢，其開創價值在此。

初出茅廬，筆者還困惑於有關上述醫史著作之內，許多關於疾病或身體觀的分類研究法，多是以西醫的病名來衡量中醫的證名，

研究〉，臺北，《新史學》第9卷第1期（1998年3月），頁158。

35 蔡景峰，〈陳邦賢先生對中國疾病史研究的貢獻〉，《中華醫史雜誌》第20卷第1期(1990)，頁13。

36 像是陳邦賢，〈幾種急性傳染病的史料特集〉，《中華醫史雜誌》第5卷第4期(1953)，頁227–229。

37 參考瞿林東，《中國史學史綱》(北京：北京出版社，1999)，頁830顧頡剛之語；另外，金靜庵語：「近代史學可分兩趨勢來討論，即史料蒐集與整理和新史之編纂與建立，這兩個趨勢都可以在中國疾病史的建構中找到痕跡。」見氏著，《中國史學史》(臺北：漢聲出版社，1972)，頁278。

38 謝利恆、尤在涇，《中國醫學源流論‧校正醫學讀書記》合刊本（臺北：新文豐，1997)，頁137–138、140–144。

39 陳邦賢，《中國醫學史》(臺北：臺灣商務，1992)，頁184。

缺少決定性證據，其論述給人以西醫之眼光來度量中醫史的感受，而缺少深刻的歷史解讀[40]，這是醫史草創之初的最大問題。其他像是在1930年代前後，以近代科學方法研究中國醫學史的專書，例如秦伯未的《國醫小史》、盧明著的《中國醫學史》、張贊臣的《中國歷代醫學史略》、陶熾孫的《中國醫學史》、李濤的《中國醫學史綱》、李廷安的《中外醫學史概論》等[41]，也都相當簡略，甚至互相轉引、抄錄。所以，當顧頡剛（1893–1980年）在抗戰勝利後寫的《當代中國史學》中，只有陳邦賢的著作可被稱為專史中的「科學史」而已[42]。綜合而論，民初許多醫史書籍都不可避免的透露出一些問題：其一，資料過於簡略，論述有時交待不清，讓讀者不知道是作者自己的論述還是引自客觀的資料。二，論述的廣度尚可，深度則明顯不足，可能是因為這些專書的寫作背景都距離歷史光譜上的「近代」不遠，似乎有些「不識廬山真面目，只緣身在此山中」的味道。在研究論題上面，綜合李經緯、陳元朋等人的研究顯示，民初至1949年這一段時期，學者關注的焦點開始趨向多元化，大抵在「各專科醫學史」、「疾病史」、「本草藥物學史」、「醫事制度史」、「醫學教育史」、「醫林人物」、「醫療技術史」、「中外醫學交流史」、「醫學考古」等九個領域有相當多的研究成果陸續出現。而在1949年以後，則增加了「醫學起源與分期史」和「少數民族醫學史」兩個領域，近代醫學史的研究，放在整個醫史中來討論，其研究概況也不脫離這些範圍[43]。

40 朱建平，〈關於我國疾病認識史研究的思考〉，《中華醫史雜誌》第28卷第1期(1998)，頁47–49。

41 礙於篇幅，無法一一列出出版項，有興趣者可直接按圖索驥。

42 顧頡剛，《當代中國史學》(上海：上海古籍出版社，2002)，頁84。

另外是民初醫史撰寫的立場問題。舉陳垣早期所寫的〈牛痘傳入中國考略〉、〈肺癆病傳染之古說〉等文為例，雖以歷史考證的方法切入，然而其結論多為某某「崇尚西醫，偉哉」，或是「古醫說之不足據者」。[44] 故淺論其撰文立場，實與當時西醫初傳入中國的背景緊密結合，換句話說，中醫史從未被真正好好研究過。雖然存有方法和見解上的侷限，但這畢竟是民初學者對醫史論述所踏出第一步，但若沒有進到中醫們的思想歷程中去探索，則還談不上重大突破。所以魏子孝、聶莉芳在其著作《中醫中藥史》的序言中說的：「在科學技術高度發展的今天，中醫藥學仍能自強於世界醫學之林，也表現了其自身之價值。然而在汗牛充棟的古醫書中，醫史研究卻頗為冷清。」[45] 嚴格來說，直至今日仍是如此。

二、曙光——1980 年之後

幸好足堪告慰的是：如此的狀況在 1980 年前後有了些許的改變，直至 1990 年後更達到一個新的境界。一開始具有通史性質的專書，仍是醫史界的主流，例如劉伯驥的《中國醫學史》、鄭曼青、林品石的《中華醫藥學史》、史仲序的《中國醫學史》、魏子孝、聶莉芳的《中醫中藥史》、陳勝崑的《近代醫學在中國》等等[46]，有關於

43 其餘可參考張欽城，〈漫談中國醫學史與西方醫學史書中文譯本〉，臺北，《臺灣醫界》第 36 卷第 9 期 (1993)，頁 61–62。

44 收入陳垣，《陳垣早年文集》(臺北：中央研究院中國文哲研究所，1992)，頁 217–224、262–265。

45 詳見魏子孝、聶莉芳，《中醫中藥史》，(臺北：文津出版社，1994)，前言部分。

近代醫學的部分，散見於各著作的章節中。

更值得提起的，是許多著作都著眼於近代醫學史，讓初學者可以有較多元的入門書籍選擇閱讀，這對一個新興學科來說無疑是項利多。較具有研究視角與參考價值的專書，例如，《中國近代藥學史》論述了近代西醫、西藥在中國的興起，逐漸讓人們瞭解到西藥的重要性[47]。《西學東漸與中國近代醫學思潮》則系統論述了近代各種醫學思潮產生的文化根源、基本思想與代表人物，並進行析論，其精確度超過了一般通論性的著作。何裕民的《差異、困惑與選擇——中西醫學比較研究》一書，雖然算不上是專論近代醫學史的著作，但書中將中國醫學放在東西方文化和歷史的角度來剖析近代中醫遇到的困境，以及尋求融合的方法與可能，做出了不同角度的書寫。《中國醫學通史——近代卷》是一本巨著，明確提出近代醫史的三大趨勢為：中醫學的自我更新、西醫學的發展壯大、中西醫匯通探索；而且每個趨勢都還在延續當中，並有實際的成果展現，提供了學者研究近代醫史的初步線索[48]。《中外醫學文化交流史》與《中外醫學交流史》則從中國醫學與外國醫藥的交流來鋪陳，以雙方的交流促進了傳統醫學體系與技術的進步為基礎，展開論述，對於西方醫療對中醫所產生的重大影響，有很多著墨。趙洪鈞的《近代中西醫論爭史》，雖然對於近代中西醫融合思想的論述較少，但是他將重點放在近代中醫與西醫對於存廢問題的論戰上，進行發揮，

---

46 出版項詳見書後徵引文獻部分，此處不贅列。

47 陳新謙、張天祿，《中國近代藥學史》(北京：人民衛生出版社，1992)，頁25–26。

48 詳見靳士英，〈新撰《中國醫學通史》四卷本的評介〉，《中華醫史雜誌》第31卷第3期(2001)，頁189–193。

可以提供我們看待融合思想之後發展的一個長遠觀察。鄧鐵濤主編的《中醫近代史》則對 1840 年到 1949 年中醫發展做一個統括性的論述，還描述了一些中醫學校教育、期刊發行、醫藥社團和疾病治療的側面，也有一定的參考價值。《中國中西醫結合史論》是一本篇幅不大的小書，但其分析了「中西醫匯通」、「中醫科學化」、「中醫現代化」、「中西醫結合」等不同名詞與其時代內涵，對於釐清中西醫在近代以來的碰撞與離合，自有其參考之價值。祝世訥所寫的《中西醫學差異與交融》一書內容相當多元，比較了中西醫在病理診斷、哲學思維、藥物應用、歷史發展等各方面的差異，有助於讀者瞭解中西醫在各方面發展的不同面貌，進一步加以分析。

近二十年來，期刊論文逐漸有不錯的研究成果展現，但是近代醫學史的研究範疇，卻一向不是醫史研究的重心所在。直至最近十年來，總算有一些值得讚賞的成果出現。根據筆者在論文中粗略的統計，1980 至 2004 年至少有近三十餘篇左右的論文是關於近代醫史的研究[49]；而這些研究成果，又直接或間接的與中西醫融合思想有關。它們所探討的主題大都不外乎人物、西醫（學）、時代背景介紹（通論）、中醫著作與思想、社會等五大項目。而就「中西醫融合思想」這個論題來看，近年來直接探討到這個問題的文章也逐漸增加[50]，皆對這個思想產生的背景、倡說者、發展、影響等主題做了

---

49 李經緯，〈21 世紀的中國醫史學研究展望〉，《中華醫史雜誌》第 29 卷第 1 期 (1999)，頁 3。

50 例如江華鳴，〈中西醫匯通派著述瑣談〉，《中華醫史雜誌》第 15 卷第 4 期 (1985)、趙洪鈞，〈中西醫匯通思想初考〉，《中華醫史雜誌》第 16 卷第 3 期 (1986)、滿晰駁，〈中西醫融合方法論〉，《中國科技史探索》，香港，中華書局，1986、吳云波，〈正確認識和評價中西醫匯通醫家的業績〉，《中華醫史

一個大概的論述，提供研究者一個立足的基點。其次，近二十年來出現的近代醫史文章大多以人物為論述中心來做延伸，包括了王宏翰、王清任、唐宗海、張錫純等人的著作、生平與思想的相關討論，這些人都是中西融合思想的代表醫家，他們提出的論點各有不同，在治療疾病方面，也各有千秋[51]。重要的是，時代的推移使得中醫們必須去認識西醫，並反思或反證自己所擁有的傳統醫學，應該要扮演什麼樣的角色。以人物的角度來切入，是一個很好的作法，因為這些醫家就是時代的開創者，直接探討他們的思想，是瞭解中西醫融合思想最直接的方式。

不過，擁有這些豐富的入門讀物還是不夠的，學問貴在專精，不能只停留在平鋪直敘的介紹上，此外，這些著作的論點也有一些不約而同的固定結論。像是談到「中西融合」這一論題，俯瞰兩岸所有的通論性著作都可以發現一些特色，就是對「中西融合」的刻板解釋。這類解釋，總不脫離「醫學交流是歷史之必然需要」[52]、「西方帝國主義者，出於殖民主義的需要，造就服從於他們的知識幹部和愚弄中國人民」[53]、中西融合派醫家認為「有繼續提高和發展的必要，於是千方百計探索溝通」[54]、是一段在「民眾需求和自

雜誌》第 23 卷第 3 期 (1993) 等文章。

51 詳見拙著，《當中醫臟腑生理遇上西醫解剖形質——唐宗海 (1851–1897) 的中西醫折衷身體觀析論》（臺北：臺灣師範大學歷史研究所碩士論文，2003），頁 27–32 的圖表統計，無法涵蓋全部研究，但可窺見大略端倪。

52 黃侖、王旭東，《醫史與文明》（北京：中國中醫藥出版社，1993），頁 150。

53 楊醫業主編，《中國醫學史》（石家莊：河北科學技術出版社，1996），頁 165–166。

身發展慣性作用下繼續進行的歷史」[55]、必須「立下志願，來復興中國新醫學」。[56]這些基調，論述也正如前述那樣單一化，似乎這個思想早已被定位了。而在給予這個思想評價時，則始終不脫離「歷史條件的侷限」一語[57]，並沒有發揮太大的解釋意義，對於揭示中醫學術的發展過程、時代的聯繫以及釐清其內在本質的複雜網絡聯繫，參考價值有限[58]，顯然還有可以改善的空間。

至於論者大多主張西學在近代傳入中國，豐富了中國對西方進步科技的認識。在此認知上，即可知道近代以來中醫們必定碰觸到的幾個議題，包括解剖學、西醫診斷學、生理學、科技文獻的翻譯與傳入等諸問題，都是近代醫史研究可以著力之處。從這個角度來看，中西醫融合思想有許多部分是受到這些「西醫學」的影響，從產生心理危機到想出解決之道的進程；只是大部分的論述都沒有在資料與文化身體觀的關係上交代清楚，以致於我們對結果瞭解了，卻對中醫思索的歷程與有趣的現象一知半解，這是相當可惜的，箇中值得論述的地方，正是本書亟欲挖掘尋找的角落。

---

54 俞慎初，《中國醫學簡史》(福州：福州科學技術出版社，1983)，頁362。

55 林昭庚、鄢良，《針灸醫學史》(北京：中國中醫藥出版社，1995)，頁357。

56 史仲序，《中國醫學史》頁193。

57 顏克海，《論中醫學術淵源・體系・發展》(孝感：湖北科學技術出版社，1985年)，頁253。

58 吳云波，〈試論中醫史研究重心的轉移〉，《中華醫史雜誌》第22卷第3期(1992)，頁162。

三、醫史研究的兩大套路

鄧鐵濤在 1984 年曾發出學界要努力研究中國近代醫史的呼聲，因為在 1980 年代初期，有很多人單純的認為中醫近代史就是中西匯通史的一支分流，更有人將近代中醫廢存問題與鴉片、娼妓的廢除相提並論。人們這種誤解是有原因的，這與中醫學界重視臨床效能而忽略歷史定位與價值的大傳統有相當程度的牽絆[59]，而這也正是目前醫史研究上的一大問題。

正因為有危機意識，所以許多中醫紛紛投入醫史的研究，這些醫生所進行的是所謂「內史」的研究工作，與歷史學者所進行的「外史」研究，無論在方法、選題或目的上都有很大的不同。1980 年代以前，關於中國近代醫學史的研究並不完全是基於「外史」而進行的。醫史工作者甄志亞認為，在 1949 年之後的三十年間，從事中醫史的研究目的有兩點：其一，是以「發展中國醫藥學為目的」、其二，是以「掌握中醫藥學發展規律為目的」。一般研究者採用第一個研究目的之動機，是藉由對古典中醫學說的研究，冀求促進新時代中醫學的進步，又含有提升「民族自信心」的用意，這一點可由許多醫學叢書的編撰「前言」或「序文」中見到「發揚祖國醫學」或「祖國醫學歷史悠久」等字句中看出；至於以後者為研究目的的學者，則希望在探究造成歷代中醫學說演進改變的經濟、政治與思想因素，並將之歸納為一套明確的發展規律，以作為未來中國醫學發

59 可參考朱建平，〈五年來中國醫學史研究之概況〉，《中華醫史雜誌》第 29 卷第 1 期 (1999)，頁 6。

展的依歸[60]。

對醫史研究者而言，中國過去醫史體例的缺乏與不受重視，使得他們必須將「傳統中醫學」的學理與治則的變遷融入論述內容；而對重視中醫傳統的學者來說，面對西醫的強勢衝擊，他們也必須透過研究中醫的歷史傳承與理論精義，來證明固有醫學是在前人不斷的努力下，累積下來的寶貴遺產，並進一步為中醫的繼續存在，建立歷史與學理上的依據，研究醫史，恰可鑑往知來，這是前期研究中醫近代史學者所持的基調，也是「內史」研究者的初衷。近年來，有相當多的古籍醫書校勘整理，以及醫學史辭典與類書的編纂等[61]，這類書中都會加入本科（如婦科、內科）的相關歷史沿革、或是以疾病與治法的歷史考證為探討中心的文章著作[62]。這些「專

60 詳見甄志亞，〈關於我國醫史研究目的和任務的回顧與探索〉，《中華醫史雜誌》第 21 卷第 2 期 (1991)，頁 65–69。

61 例如：北京華夏出版社所編著的「歷代中醫名著文庫」一系列叢書即屬於此。主編高文鑄在總序中言：「以完整保存古籍、方便今人閱讀，有利於學術研究為整理準繩」為目的。(出自《外臺秘要方》，北京，華夏出版社，1993 年，序言部分。另外，又如江一平、儲水鑫、沈桂祥主編的《古醫籍各家證治抉微》(古醫籍圖書抉微)，北京：中醫古籍出版社，2000，則屬於另一種醫籍、治方與中醫學說的整理。而這幾位學者，都有中醫師修業的基礎，足見其醫史研究之特色。又例如：李茂如、胡天福、李若鈞所編著的《歷代史志書目著錄醫籍匯考》，北京：人民衛生出版社，1994；張燦玾，《中醫古籍文獻學》，北京：人民衛生出版社，1998。辭典部分：有趙法新、胡永信、雷新強、丁紅戰等人主編，《中醫文獻學辭典》，北京：中醫古籍出版社，2000。與李經緯主編，《中醫人物辭典》，上海：上海辭書出版社，1988。這些書的編者也大部分受過醫學訓練。

62 例如：吳瑭原著，李宗一、郭莉莉校注，《吳鞠通醫案》(明清中醫臨證小

科史」都顯示「內史」學者研究的醫史其實是有與「實用」目的相結合的味道[63]。

當然，以「外史」的眼光來看，歷史研究未必需要著眼於實用目的。當代中國科學史權威席文 (Nathan Sivin) 曾言：「中醫豐富而又漫長的歷史，可以幫助我們突破史家習以為常的研究角度，開啟另一個思考空間。」[64] 在過去與未來的互動之間，歷史學者希望的是能思考「人之所以為人的基本條件」[65]，這是一種人文、歷史的關懷。

在研究領域的拓展上，1990 年後兩岸醫史研究，似乎有另一股蓬勃的朝氣展現。歷史學者更重視的是與文化、生活、醫療身體觀念結合的「外史」研究導向[66]。繼承了前輩學者對資料的敏銳掌握

叢書)，北京：中國中醫藥出版社，1998；高彥彬、盧芳主編，《中國糖尿病文獻索引》，哈爾濱：黑龍江科學技術出版社，1991。

63 1980 年代之後，相當多的中醫專科史都標榜著中西醫結合，這種情況，也顯示出中西醫融合這個問題在中醫學界受重視的情況。詳見趙石麟，〈醫學專科史研究 60 年〉，《中華醫史雜誌》第 26 卷第 3 期 (1996)，頁 147–151。

64 Nathan Sivin, *Traditional Medicine in Contemporary China*, Vol. 2, *Science, Medicine, and Technology in East China*, Ann Arbor, Center for Chinese Studies, The University of Michigan, 1987, p. 14.

65 杜正勝，〈作為社會史的醫療史——並介紹「疾病、醫療與文化」研討小組的成果〉，臺北，《新史學》，第 6 卷第 1 期 (1995)，頁 137。

66 在 1990 年後，這種固定意識的研究取向已經逐漸改變，例如中研院史語所於 1998 年 5 月舉辦的「中國十九世紀醫學研討會」，已經有一些學者將近代醫史的研究範圍擴大了。中研院中山人文社科所主導的「明清至近代漢人社會的衛生觀念、組織與實踐」主題計畫，從觀念的變化到相關政策的實踐來探討漢人社會的衛生問題，也逐漸將近代醫學史的範疇擴大至「衛

功夫，發現到古代醫典與醫療行為和現代醫學理念交會所引伸的史學問題；以現代醫學理念俯瞰醫史的學者，往往視醫學體系的差異為醫學進步之必然；然而新一代的研究者卻發現：只以現代醫學去理解古代，不但排除了大部分古代醫學的內容，也使得古代的醫學知識無法和處在同一橫切面的文化範疇或社會實踐相容。這種反省促使新一代的醫史研究者視研究過往醫史為解讀歷代文化符號的工作[67]，並從這些文化符號中探尋其所呈現的社會文化問題[68]。與「內史」研究者擅長之醫技、醫具、診斷、分科科學之「正統醫療科技史」可說是大相逕庭，以歷史學而論，新的「外史」研究，真正還是趨近於歷史學門中的「社會史」或「文化史」之路數。

生」的歷史。其餘各研究會與研究機構的主題計畫，有時也會有類似關於近代醫學史其他層面的關照。又如 2005 年 12 月於中研院史語所舉辦的「從醫療看中國史」的研討會，以及 2006 年 8 月在天津南開大學舉辦的「社會文化視野下的中國疾病醫療史國際學術研討會」(可參考王濤鍇，〈「社會文化視野下的中國疾病醫療史」國際學術研討會綜述〉，《中國史動態》第 11 期 (2006)，頁 20–22）都可作為代表。

67 醫療史曾被認為是社會史的一個分支。杜正勝，〈作為社會史的醫療史——並介紹「疾病、醫療與文化」研討小組的成果〉，頁 113–143。他認為研究醫療史的學者，應多避開艱深的中醫學理論，並與歷史中的主體「人」作結合。詳見杜正勝，〈醫療、社會與文化——另類醫療史的思考〉，臺北，《新史學》第 8 卷第 4 期 (1997)，頁 143–165。不過，個人倒覺得，避開中醫學理論而研究醫史，只是見樹不見林，無法透徹，這些研究法仍值得加以討論。

68 詳見祝平一，〈展望臺灣的科技與醫療史研究：一個臺灣當代知識社群的分析〉，臺北，《中央研究院臺灣史研究所集刊》第 4 卷第 2 期 (1999)，頁 157–174；以及林崇熙、傅大為，〈歷史中的臺灣科學——關於「臺灣科學史」研究的回顧與檢討〉，臺北，《新史學》第 6 卷第 4 期 (1995)，頁 184–191。

許多與中西醫融合思想較有關的「外史」著作，都給予本書相當大的啟發[69]。王道還以王清任的觀察屍體史實為例子，說明解剖學在中西傳統醫學中的地位。王清任「愈改愈錯」[70]的醫書雖與西醫解剖學臭味相投，但畢竟中西醫對人體解剖與生理功能等認知上有所差距，故中西醫在近代仍是貌合神離。王清任終究在觀察屍體的技巧與方法上，受限於「肉眼」所及，實際的貢獻並不多。此文還揭示了西洋醫學在近代開始有系統的傳入中國，中醫首先面對的危機與挑戰，就是西方的解剖生理學[71]。到了唐宗海的醫論出現後，這種中西醫學的差距才開始在中醫學本體內產生融合與衝突的兩個剖面。王清任對傳統醫學的攻訐，推動中醫們開始去重視實質臟腑知識帶給傳統中醫的衝擊。王清任的重要性在於他以實際的觀察，直接討論到中醫的解剖學與生理學上的錯誤，那是他獨特的創見；但此問題一被提出，就造成了醫界一股探索醫學原典的風潮，找尋「舊路到底可不可行」的解答，試圖克服中醫所面對的危機。

其他的研究，雖然不一定將研究焦點放在近代中西醫融合思想上，但在近代中西醫對人體生理解釋的歧異前提下，則各種醫療身體觀、身體論述的研究取徑，就值得多去留意[72]。醫療是專技之學，

---

69 與本文有關的研究成果，並無法於此一一進行概括介紹，僅挑選一些簡述之。與各章主題有關的細部研究回顧、探討，皆於各章節中呈現。

70 李經緯、程之范主編，程祖培評〈王清任〉條，《中國醫學百科全書——醫學史》(上海：上海科學技術出版社，1987)，頁 147。

71 王道還，〈論《醫林改錯》的解剖學——兼論解剖學在中西醫學傳統中的地位〉，臺北，《新史學》第 6 卷第 1 期 (1995)，頁 96、105。

72 初步介紹，可參考李貞德，〈從醫療史到身體文化的研究——從「健與美的歷史」研討會談起〉，臺北，《新史學》第 10 卷第 4 期 (1999)，頁 117–

涉及到人的生活與生命，身體的歷史寓含的並不是只有醫生的觀念在其中而已，一些日常生活的身體認知往往成為、或被塑造成一般人的心態，可以透過醫史之研究加以挖掘。這類研究，尤以討論臟腑、經脈，身體內部之認知類研究，對本文啟發最大。像是李建民的《死生之域：周秦漢脈學之源流》，探討脈的文化與歷史意涵[73]；《生命史學——從醫療看中國歷史》則收錄了許多從身體、醫療歷史切入的研究論文[74]。另外必須提到的是栗山茂久在他的專書 *The expressiveness of the body and the divergence of Greek and Chinese medicine*[75] 中比較了中西文化看待人體的種種面向，他的切入方法，足以成為本書在處理中西醫理中不同身體觀的問題時，一個良好的論述典範。如果能從這些硬梆梆的身體臟腑中去進行「文化去蔽」的工作，將曾於軀體內可能的中西醫「文化成規」中挖掘出來分析[76]，也許我們會對中西醫匯通或論爭的本質有更深一層的瞭解。

西方學者 Andrews 也對近代中西醫相遇時在解剖學上迸出爭論這一個問題做出解釋：她著眼於當時的西醫們到底看到了中國醫

128。以及 Charlotte Furth（費俠莉），蔣竹山譯，〈再現與感知——身體史研究的兩種取向〉，臺北，《新史學》第 10 卷第 4 期 (1999)，頁 129–143。

73 李建民，《死生之域：周秦漢脈學之源流》，臺北：中研院史語所，2001。

74 李建民，《生命史學——從醫療看中國歷史》，臺北：三民書局，2022 年。

75 Shigehisa Kuriyama, *The expressiveness of the body and the divergence of Greek and Chinese medicine*, New York, Zone Books, 1999.（已出中譯本：（日）栗山茂久著，陳信宏譯，《身體的語言——從中西文化看身體之謎》，臺北：究竟出版社，2001。）

76 研究身體觀的文化史論著非常多，這裡無法一一列舉，有興趣者可自行參考。此處所引術語乃出自蕭春雷，《我們住在皮膚裡：人類身體的人文細節》(天津：百花文藝出版社，2006)，頁 5。

療的何種景象，亦即西醫主觀認定近代中醫有很多落後與不進步的部分，特別是外科學的領域，故而特別重視這方面知識的傳遞。而這也促使西醫解剖學所形成的實質臟腑學說在中國的流行；或者是當時國人錯誤的認知，認定西醫擅長於手術，而不去重視他們在診斷、藥物學各方面的成果。最終，中醫們站在傳統醫學的立場，一方面駁斥西醫解剖學的一些知識，同時又以西醫臟腑生理知識來驗證自己所學的傳統醫學，並無意中吸收融合了部分的西醫知識[77]。從解剖學所確立的身體觀，來對比過往中醫對身體各部認知的角度去思考，可以讓我們對許多既定觀念的「中西醫融合」史實有一個不同的考察與切入點[78]。何小蓮所寫的《西醫東漸與文化調適》，從西醫的傳教到建立醫院、西醫知識與衛生體系的建立等主題，來分析西醫東漸的過程與影響，但此著較偏向論述西醫的情況，對中醫則甚少著墨[79]。

雷祥麟的博士論文 *When Chinese Medicine Encountered the State: 1910–1949*（中譯名：《當中醫遇上近代國：1910–1949》）則以國家主權為主軸，試圖解釋中醫在近現代所遭遇的問題及其與國家權力的關係，並論述中醫在此時發生的轉變。作者運用國家統治權與中西醫生互動的視角，來凸顯醫生在國家獨立的行政權與衛生

77 這條「假設」的脈絡還有相當大的討論空間，例如李建民認為，中西融合派的學者多是試圖主動以自有的中醫學知識，來變易或者同化西醫的系統，而逐漸模糊了一些中醫與西醫不相容的因素。詳見氏著，《方術、醫學、歷史》，頁 163。

78 黃金麟，《歷史、身體、國家：近代中國的身體形成 (1895–1937)》（臺北：聯經出版社，2001），頁 3。

79 何小蓮，《西醫東漸與文化調適》，上海：上海古籍出版社，2006 年。

政策建立的衝突與權宜，中醫是如何的抗爭與努力改變自己，結果造成了一個與「傳統醫生」不同的新中醫在中國出現[80]。雷的論文與傅柯 (Michel Foucault) 的論點一致，都是從國家「規範化權力」的觀點出發[81]，來檢視醫療行為的轉變。

在雷的研究基礎上，本書試圖拿走國家規範化權力，檢視唐宗海自發性的思維，與其強烈的中醫本位論調。相對於雷所論的「新中醫」逐漸成形，唐宗海要考慮的似乎是他所學的傳統醫學在新時代應當如何處理在醫療市場中的定位問題，這種聲音一直沒有在中醫界消失。我們將可看到：在唐的深層思考理路中，那個時代的中醫仍沿用舊有的醫學術語來對身體、臟腑與疾病作解釋。換句話說，類似傅柯所謂「科學話語的全新用法」[82]，在唐宗海的醫論和臨床中都看不見。唐的醫論比較像是「新瓶」（西醫解剖形質的外衣）裝「舊酒」（傳統中醫的特色）的模式，學說的本質還是建立在傳統中醫性格與學術堅持上，這是中西醫融合思想在清末甚至延續到民初最大的內部基本型態。

受到 SARS 與禽流感在亞洲的疫情影響，以及順應醫療、身體

---

80 詳見 Hsiang-lin Lei, *When Chinese Medicine Encountered the State: 1910–1949*, Ph. D. University of Chicago, 1999. 後來又修改出版成：Volker Scheid, Sean Hsiang-lin Lei, 2014, *The Institutionalization of Chinese Medicine*, editor(s), Bridie Andrews, Mary Bullock, *Medical Transformations in Twentieth-Century China*, pp. 244–266, Bloomington and Indianapolis: Indiana University Press.

81 路易絲・麥克尼 (Lois Mcnay) 著，賈湜譯，《福柯》（哈爾濱：黑龍江人民出版社，1999），頁 121–123。

82 傅柯 (Michel Foucault) 著，劉北成譯，《臨床醫學的誕生》（南京：譯林出版社，2001），頁 219。

歷史研究的蓬勃發展，近幾年推出的一些著作也對本文有相當程度的啟發。像是廖育群的《醫者意也——認識中國傳統醫學》與山田慶兒寫的《中國古代醫學的形成》，從不同的角度探討了中醫史，例如從脈學、本草、針灸、湯液等子題切入，這些個別角度的討論，也可以挪用來討論中西醫各自的內涵，對本文的啟發相當大。楊念群對於近代醫療史的研究視角有相當深入的論述，大致而言，他主張醫療史的研究，不單是探索某種疾病發生、傳播與治療的現象，不能只描述一種異於傳統的醫療系統如何傳播，而應該去著墨近代不同醫療模式反覆權衡的選擇過程（重構現代傳統）[83]。基於此，我認為中醫的思索與改變的歷程是相當值得重視的。另一本《再造「病人」：中西醫衝突下的空間政治 (1832–1985)》討論近代中國在中西醫衝突下的三層轉變：身體、空間與制度化問題。中國人原來怎麼理解這三個概念？又如何在西醫傳入後被改變了？本書包含了西方的、醫療的、政治的、文化的、社會的規範等過程論述[84]，堪稱巨著。張大慶的《中國近代疾病社會史》則從不同的角度探討中國近代疾病所扮演的社會角色，以及西醫在中國建立制度與人民觀念的轉化等等，梳理了中國由中醫到西醫的觀念與制度層面轉變過程[85]。以上所簡介的多元論點，都可代表近年來醫史研究蓬勃發展之一隅。

83 楊念群，〈醫療史、「地方性」與空間政治想像〉，收入黃蘭東主編，《身體・心性・權力》（杭州：浙江人民出版社，2005），第 2 集，頁 282–314。

84 可參考楊念群，《再造「病人」：中西醫衝突下的空間政治 (1832–1985)》，北京：中國人民大學出版社，2006。

85 可參考張大慶，《中國近代疾病社會史》，南京：譯林出版社，2001。

四、展望——新史學中的新醫史

從民初被顧頡剛歸納為「科學史」的醫史，到 1990 年代往文化史、社會史的光譜中移動，再邁向今日醫療史研究的蓬勃發展，醫史研究已經逐漸成為新史學中的一支獨立生力軍，逐漸形成具有特殊研究社群、研究方法的新學門。然而，要從民初以來的舊醫史進化至新醫史時代，仍有許多藩籬需要打破，仍有許多研究，需要更多的後進投入研究行伍才能辦到。藉由以上粗疏的回顧與談論，不單只是狹隘地討論與本書有關的論點，筆者還希望試著提出一些拙見，多少能讓醫史界的研究更往前邁進幾步。首先，個人並不全然喜歡「內史」和「外史」的區別，因為這樣的二分法區隔了醫生和史家的可能情感。現在這種疏離狀況是存在的，大家各處理各自的論題，交流還不是很足夠。一方面，在官方政策傾向以西方醫學為主體來建立醫療體系的影響下，醫史或具有人文關懷的歷史知識絕對不可能是醫學院中的學科主流，作為一個研究領域來說，醫史始終未能在「醫學」（包括西醫與中醫）的專業領域中，占有舉足輕重之地位。放到對面來看，將醫療史歸於歷史學的一門學科來說，和政治史、社會史、婦女史、人物史等相比也仍是相當稚嫩，許多歷史學者認為治醫史者應要有醫學背景，就連專業醫生也這麼認為，最終遂不認同醫史是個「純歷史」。李建民對兩股牽絆醫史前進的反作用力有很深的體會，一方面「中醫反中醫」的情況，導致醫生視史學為「剪刀糨糊」之學，只不過是醫生業餘時怡情養性的酬庸之學；另一方面，正統史學界也視醫史為「下層文化」或「民俗遺跡」的研究心態，長期以來存在一些研究法上可能的誤解[86]。其實，只要肯回到古文獻中來認識醫史，不但醫生可以獲取實際經驗，史家也能恣意「上窮碧落下黃泉，動手動腳找東西」，醫史研究何難之有？況且，基礎醫學知識也不是醫生的專利，歷史學家不牽涉動刀、不實驗、不開藥，瞭解基礎醫學常識並不困難，為何要止步不前？雖然醫生和史家都有各自專業的訓練，本來就有所不同，但是醫史作為學術公器，當然應該對有心作醫史的學者加以鼓勵，而不是一直處在互相認定對方專業不足的指責中，畫地自限。

2004 至 2006 年的一些新研究，筆者也曾撰文分析過[87]，有關中西醫融合歷史的文章顯然減少了，這並不代表這個論題已無揮灑空間，因為可以切入這個論題的方式還有很多。就整體醫史的研究而言，沒有一個斷代是不重要的，不過，近代中醫史卻有一些特殊性是值得重視的。首先，就理論而言，李經緯曾提出「古為今用，洋為中用」與「厚古薄今」的概念強調近現代醫學史的研究[88]，點出了研究中醫近代史的重要意義。特別是今日仍有人持「廢除中醫論」來進行論戰，廢醫的幽靈又復生徘徊在中醫界內。從歷史中尋求認同的同時、一掃陰霾的力量，若一定要說醫史有什麼重要的「實用」性，恐怕在尋求歷史認同的當下，我想與西醫共同演出的中醫近代史，更有必要加以重視。

綜合上面簡單的回顧，筆者希望能提出一些簡單的建議作為日

---

86 李建民，〈追尋中國醫學的激情〉，收入《思想 4——臺灣的七十年代》（臺北：聯經出版，2007），頁 247–256。

87 參考拙著，〈探索過往，發現新法——兩岸近代中國疾病史的研究回顧〉，臺北，《臺灣師大歷史學報》第 35 期（2006 年 6 月）頁 251–278。

88 甄志亞，〈60 年來中國近代醫史的研究〉，《中華醫史雜誌》第 26 卷第 4 期 (1996)，頁 207。

後研究與努力的方向。作為主導中醫近代發展史的重要思想——中西醫融合思潮的研究，由於學者先天對於這個思想存有「派別之分」，容易將許多中醫混入某個流派之中，而喪失這個思想本身的面貌；後天又因為醫家們重視中西醫融合的實際治療層面，而忽略了它的歷史。歸納而言，近代中西醫融合思想始終未被深入的研究，只被簡單的定位為類似「受帝國主義壓迫下而產生的民族醫學思想」。所以，若將此時某位醫家放入這個發展規律中來論述，那我們所得到的結論應該是大同小異的，對於理解中醫學本身的發展軌跡與文化價值是不會有任何貢獻的。

既有前車之鑑，筆者認為今後有幾個方向是討論中西醫融合思想時可以多加留意的：第一，依程之范所論，中西醫學知識的論述因為牽涉到各自學科本質的不同而使論述有所差距，但透過「比較醫學史」，卻可以打破傳統的研究模式，而傾向討論跨學科的整合與比較之研究成果[89]。這樣的研究方法並不容易進行，但是如果不對中西醫各自基本概念有所瞭解的話，那麼研究出的歷史終究流於皮象之談；另一方面，也不能鑽進理論的死胡同中，因為歷史研究著重的不單如此，要進到西醫知識的傳入與中醫們的反映迴響這兩大主軸，跳脫既定的研究模式，就必須對這兩方面知識交錯的人（醫家）、事（背景、影響）、物（醫療技巧、模式、思想）進行檢視，才能產生有新意的論述。馬堪溫提出「比較醫學」的研究觀點，他認為醫學既然作為一個社會客觀存在的學科，在不同地區與國家，也必定會相互影響，中醫與西醫在近代的碰觸就是如此。所謂「西

89 詳見程之范，〈21世紀應該注重中西醫學史的比較研究〉，《中華醫史雜誌》第31卷第2期(2001)，頁67。

醫學」與「傳統醫學」之間的關係與思維、兩者相關事物的組成與聯繫，透過相互比較，不僅具有方法論上的意義，而且具有很大的理論意義[90]。

第二，本文所列舉的一些「通史」或通論性的著作其實只是醫史界研究的鳳毛麟角而已。據統計，1980年前的近半個世紀來已經有約三十多種通史著作產生[91]，近二十年來有更多通論性的醫史論著被出版發行，成果已經相當豐富。今後的研究視角必須更加廣闊，用社會史、思想史、日常生活史乃至物質文化等領域的研究範疇與方法，來切入論述並加深醫史本身的研究水準。就本論題而言，作為一個時代性的中醫思想，學者對思想本身的論述就已經不足，其實這個思想也有和社會或身體文化論述連結的一面，甚至是促成了近代人們醫療觀念與生理知識的大搬風，探討這些論題都極有意義。

第三，研究醫史的學者，大多承認近代醫學的研究是在整個醫史研究中比較薄弱的一環，雖然一些學者認為通史類的著作也具有「同中有異」的研究旨趣[92]，但他們卻不能指出每本著作的特色到底在那裡。其實只要對這些研究進行一番回顧，就可以發現學者對近代醫史的解釋實在是「大同小異」，甚至是「同中無異」或「同中小異」的狀況，無法完整的呈現近代以來中醫所面對的危機與解決之道，所以今後的近代醫史研究當朝更細緻、精確與多元化的方向

---

90 馬堪溫，〈一個值得開拓的醫史研究領域〉，《中華醫史雜誌》第17卷第3期(1987)，頁137–138。

91 第一屆全國醫史學術會議籌備組，〈醫史研究工作的回顧與前瞻〉，《中華醫史雜誌》第10卷第1期(1980)，頁6。

92 李經緯、張志斌，〈中國醫學史研究60年〉，《中華醫史雜誌》第26卷第3期(1996)，頁131–132。

努力。

第四，醫學史的研究往往有專業化的傾向，但這種特質也造成了醫界與史學界的代溝。「內史」與「外史」如何填平楚河漢界，當是醫史能繼續成為不朽學術的關鍵。為了縫合這條裂縫，學者治醫史之時應該盡量配合社會狀況，與時代結合；另外，食、衣、住、行本人生活之必行，生老病死又何嘗不是人生所必經之路，醫學既然負責為人類的健康把關，那麼醫學與人類社會所發生的聯繫也必定是多姿多彩。尤其在近代這樣大的變動環境中，人們醫療觀與當時的富強口號、中體西用乃至科學化、西化呼聲的關係建構，不同醫學理論體系的碰撞與轉型，更是今後研究者可以琢磨的論題。目前可行的一個好方法是就是把傳統醫學與一個時代的醫療文化背景或醫學理論相結合，但闡述時不宜過於艱深，否則寫出只有自己才能看懂的歷史，也是廢紙一疊，悉心檢視其他相關學科為傳統醫學提供什麼樣的歷史條件[93]，以更多元的角度來看待傳統醫學，才可以開拓研究視野。

第五，本書一開始企圖說明的問題，也就是中西醫融合思想的本質到底是什麼，及其所反映出來的中醫學危機。不論從廣義或狹義的角度來看，「中西醫匯通派」都是可以再被討論的。因為事實上中西醫匯通只是一種思潮[94]，並不是所有此時的醫家都叫「匯通派」，不能只引用幾句話就說某個醫家一生都在進行這種工作，代表中醫學主流的，還是醫學理論的本體[95]；而且這個論述的過程，前

93 李建民，《方術、醫學、歷史》，頁225。

94 可參考呂芳上對「思潮」與「思想」論述之差異，《革命之再起——中國國民黨改組前對新思潮的回應(1914–1924)》(臺北：中央研究院近代史研究所，1989)，頁7。

因後果、來龍去脈，都應該更加詳盡才對。而在此影響下，人們對醫療與身體觀的認知怎麼樣地改變了，更是箇中有趣的部分。

最後，就是中西醫融合的思想問題。李經緯等人曾提出三個不同層次的概念與範疇，即中醫學、中醫學思想與中醫學思想史三個領域，彼此不同，也各有特色。更具體的說，醫史不只是科學技術史而已，它也可以往學術史的方向來發展。每一代的醫家與醫論，都有其時代的特殊性，從醫籍中去建構醫者的閱讀歷程[96]，來書寫近代中醫閱讀經歷與當時醫家對過往醫史、學術流變的看法，並追溯這些知識如何影響了醫學門派或是醫家、病人的醫療習慣等諸多認知與轉化的可能。再者，藉助思想史學界的一些研究模式，所謂「探索中國學人內心深層的學術性格」之呼聲早已被呼籲，這與整個學界著眼於中國內部歷史動力的趨勢有關。吳展良對於現代學人「被研究者主體性」的失落與重建有所著墨，若可以撇開「面朝西方」的研究侷限，回到本土中國醫療來看，我們將會看到傳統一面的巨大連續性[97]。

最重要的是，研究學派或是思潮的種種層次，舉桑兵所言：「在沒有經過認真清理的史料上構築中國近代史的大廈，好比沙上築樓，

95 鄧鐵濤，〈對近代中國醫學史研究的幾點意見〉，《中華醫史雜誌》第 2 期 (1992)，頁 66–67。

96 潘光哲，〈追索晚清閱讀史的一些想法——「知識倉庫」、「思想資源」與「概念變遷」〉，臺北，《新史學》第 16 卷第 3 期 (2005)，頁 137–170。

97 關於回歸中國學人本身的思想研究，吳展良綜合（林毓生）*The Crisis of Chinese Consciousness: Radical* 和（柯文）*Discovering History in China* 等著作內涵加以提出之呼籲，詳見氏著，《中國現代學人的學術性格與思維方式論集》(臺北：五南，2000)，「導言」部分以及頁 3–5。

基礎很難穩固。」[98] 史料還是最能幫我們說話的人，一定要深入醫家的著作、貼緊時代風氣，並闡明創立、發展、演變、基本概念、思維方法等種種問題，研究才能全面[99]；可運用的尚有思維分析法，探討某個醫家或某個時代的思潮與臨床思維，一樣可以做到史論結合，提升研究水平[100]。展望未來中西醫融合思想的研究，當朝多元、全面的論述來發展，開創與舊解釋不同的新貢獻。

最終，讀者將能理解：近代中醫學的身體認知在變與不變的複雜交融中，所謂的「舊傳統」的身體知識要怎麼轉型，才能合於時代潮流？在所有當時新舊中醫知識的圖譜中，是否有什麼新的融合契機早已存在於傳統之中[101]，這個源流以及背景，可以用什麼方式

98 桑兵，《清末新知識界的社團與活動》(北京：三聯書店，1995)，頁 5。

99 思想史的切入角度，足資研究醫史與科學史的學者採行，其具體方法為：「人文學科的思想史往往是由於一些思潮、思想流派及其代表人物的思想與理論構成。不同時代的學術思潮、學術流派及其代表人物的思想，不僅受傳統思想的影響，而且直接受當時政治、經濟、文化水平及哲學思想的影響。正是這個原因，決定了該人文學科思想史內在的繼承、演變與發展的邏輯進程。而中醫學思想史由於受到『唯聖』思維與經學方式的影響，帶有相當比重的人文學科思想史色彩。」詳見李經緯、張志斌，〈開拓中醫學思想史研究領域〉，《中華醫史雜誌》第 31 卷第 1 期 (2001)，頁 3–5。

100 林功錚，〈醫史研究方法芻議〉，《中華醫史雜誌》第 17 卷第 2 期 (1987)，頁 86。

101 孔恩 (Thomas S. Kuhn) 認為，以「科學於思想史」為討論的議題中，一些著作與論文往往能反映當代社會的問題與價值，但重要的是，決定這些作品的內在因素，往往取決於此學科的「本性」(intrinsic nature)，部分來自該學科的往昔在其目前演變中所扮演的角色，這一點往往是史家容易忽略的。詳見氏著，程樹德譯：〈歷史與科學史的關係〉，收錄於康樂、黃進興主編，《歷史學與社會科學》(臺北：華世出版社，1981)，頁 287。

來理解呢？其次，當時的中醫們在選擇了「融合」西醫知識後，他們要如何用新的觀念來解釋傳統，又能不破壞所謂的「一線相傳」、「宗枝正脈」的醫統[102]。就在這新與舊、變與常、中與西的相互交織之下，而有新的意義產生，這些都是值得玩味的問題，且待本書一一分析之。

102 李建民，《方術、醫學、歷史》，頁 236。

第二章　唐宗海與其時代

第一節　唐宗海傳略

一、生卒考證

唐宗海，字容川，四川彭縣三邑人。作為本書的主角、靈魂人物，他是一個什麼樣的醫生？現在我們知道早期有關這位醫生的介紹文章，大多都在考究他的生卒年，這是因為早期出版的一些醫史書籍、（人物）辭典中對唐的生卒年都沒有明確的記載[1]。而後出版的醫史書籍、教材、辭典等，也呈現眾說紛紜之態[2]，其生卒年的定位差距竟高達十年以上[3]。而欲考證查明唐宗海的真正生卒年代，

1　例如陳邦賢《中國醫學史》、丹波元胤《中國醫籍考》、丁福保《四部總錄・醫藥編》、謝觀《中國醫學大辭典》等均無記載。

2　這部分的討論可參考陳先賦，〈唐宗海生卒新考〉，《中華醫史雜誌》第 1 期 (1987)，頁 18–19。

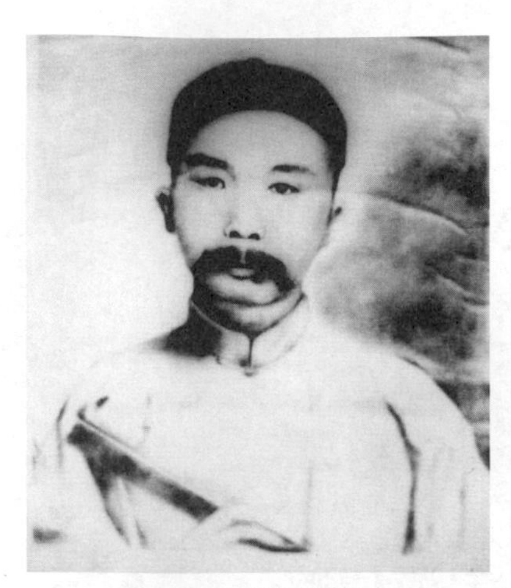

圖2　唐宗海像

就史料來論，可供訪求探索的資料極少。必須運用一些既有的研究成果與一手資料的輔助，才能拼湊出唐的生活年代與生平事蹟。

民國初年四川省志館修志，徵集全省名人事蹟，唐宗海之子唐祖鑑（鏡民）就曾親撰唐宗海傳記一篇，可惜遺失，王孟俠依據他抄錄鏡民之文稿時殘存的印象，留下記錄，是我們瞭解唐宗海的重要線索[4]。

早期宗海之子祖鑑曾寫過一本有關唐宗海的傳記。王孟俠根據他早年回憶，說他曾看過唐祖鑑所寫的傳記，宗海應死於 1899 年（光緒二十五年），享年五十一載，故唐宗海的生卒年當訂於 1848 至 1899 年間[5]。後來根據宗海的孫子唐重岳回憶：唐宗海應死於 1903 年以前，若上推五十一年，則是 1852 年，宗海的生年應該不會晚於此[6]。對唐宗海生卒年的論述，最多也只能訂出一個大概數

3 像是醫家干祖望曾寫一篇文章名為〈中醫界的青年作家〉，認為《血證論》著於 1884 年，「作者唐容川 (1863–1918)，定稿時 21 歲」，就本文所考，唐之生卒年應為 1851–1897 年，竟出現如此大的差距，足見釐清唐的生卒年，是研究人物的第一要事。干祖望，《干祖望醫話》(北京：人民衛生出版社，1996)，「前言」與頁 100–102。

4 王孟俠，〈唐容川傳聞瑣記〉，《成都中醫學院學報》第 4 期 (1982)，頁 58。

5 尚有其他說法，參考王孟俠，〈唐容川傳聞瑣記〉，頁 58、61。

6 陳先賦，〈訪唐容川親族故里記〉，《成都中醫學院學報》第 4 期 (1982)，頁 60。

字，以往的論述並無法考證出確切的年代。學界之前能下的定論僅僅是唐宗海逝世不會晚於 1903 年才對[7]，我就在這些研究的基礎上，開始了唐宗海生平的初步建構。

根據《清代官員履歷檔案全編》中的記載，唐宗海於 1896 年（光緒 22 年）上奏時自言他今年四十五歲，若往前推移，就可訂出唐的生年為 1851 年[8]（咸豐元年）[9]。再配合顧廷龍所主編的《清代硃卷集成》一書所載，唐宗海是生於「咸豐辛亥年十月二十九日」[10]（1851 年），應該可確定唐宗海生於 1851 年。

---

7 陳先賦先後寫了兩篇考證的文章，分別考訂唐的生卒年為 1845–1896 年以及 1846–1897 年之間，但以後者為更確切，因為陳後來得到彭縣莊巨川出示多年前由楊宗乾所輯《彭縣文征》卷下〈唐容川先生傳〉（即前文所說已經佚失之傳記部分）的摘錄，言「丙申（1896 年）春，選得廣西來賓縣。奉母由滬溯江，欲從湖南入桂，抵鄂而母病，時母年以七十有四，因氣血太虛，扶不能起，遂卒於鄂。明年（1897 年）扶柩回川，又經過梁山，大竹，是年大溫疫，遭其傳染，遂病，力疾扶柩回鄉，已不能言。子祖鑑於醫有聞，而不精習，集他醫商治，僅十日遽卒，年五十一。」由此可知，唐的卒年應為 1897 年，本文採用此說。詳見陳先賦，〈唐宗海生卒著述考〉，頁 60；以及〈唐宗海生卒新考〉，《中華醫史雜誌》第 1 期 (1987)，頁 20。不過，若從其他說法有言唐生於 1862 年，更是不可信的記載，詳見辛夫，〈唐容川生平置疑〉，《中華醫史雜誌》第 2 期 (1981)，頁 100。

8 參考柏楊著，《中國歷史年表》下冊（臺北，星光出版社，1977），頁 1285。

9 時為唐宗海於光緒 22 年（1896 年）3 月的上奏。見秦國經主編，《清代官員履歷檔案全編》第 28 冊（上海：華東師範大學出版社，1997），頁 231。

10 詳見顧廷龍，《清代硃卷集成》（臺北：成文出版社，1992），頁 177。

二、早年為學

宗海幼年時，家道漸衰，母親替人針黹，供其就學。清咸同年間，避兵禍於四川廣漢，跟從李本生習文習儒，兵平後又跟隨四川新都縣王利堂學習理學。他於1862年（同治元年）考中秀才；1863年（同治2年）入泮，時年十二歲，這時習事舉子業，是其人生正途，但因父親身體多病，才注意留心於醫學研究。唐在1885年（光緒11年）考中舉人[11]；1889年（光緒15年），唐再考取進士，這時他三十八歲[12]，曾被授與禮部主事一職。就其為舉子業看來，唐早年並不以當醫者為其志業，學習醫術既無家學淵源，也無拜名醫學藝。

唐曾拜於同邑品竹如先生門下，學習「鐘鼎、秦漢文字，稍知古人文法」。[13] 更重要的是彭縣有呂調陽（六如）者，著有《觀象廬叢書》、《六書十二聲傳》等書，呂知曉天地陰陽人物氣化之理，唐

---

11 李朝正編著，《清代四川進士征略》（成都：四川大學出版社，1986），頁192。

12 若據陳先賦的說法，唐是在四十三歲時考上進士的。但若根據顧廷龍所主編的《清代硃卷集成》一書所載，唐宗海生於「咸豐辛亥年十月二十九日」（1851年），而中進士是在「光緒己丑」年（1889年）時。若根據此說，則唐宗海中進士時應在三十八歲時。詳見《清代硃卷集成》，頁177、185。唐宗海當時名列第三甲第三十五名，賜同進士出身。詳見清・李周望輯，清・蔣元益、王際華等續輯，《明清歷科進士題名碑錄》第4冊（臺北：華文書局，1969），頁2787。本文採第一手文獻資料的說法，來定位唐的生年及中科甲的年代。

13 清・唐宗海，《金匱要略淺註補正》（臺北：力行書局，1993），「敍文」，頁1。

宗海曾於1890年同他學習，並研習其書，據考唐氏考證「三焦」，即從呂六如之說[14]，這是筆者在正文中所要討論的重點之一，而唐之《醫易通說》也深受其影響。

1868年（同治7年），唐鑑於其父瑞麟「體羸善病」，始「涉獵醫書學」[15]。1873年（同治12年），宗海父瑞麟驟得吐血，繼復轉為下血，宗海查閱各書，施治罔效，延請名醫，眾醫也無確定一致的意見，「大約用調停之藥，以俟病衰而已。」[16]其父延六年而卒。

唐宗海因鑑於父親患病之苦，才下決心精研岐黃治術，開始積極尋找學醫途徑。自言：

> 時里中人甚詡鄉先輩楊西山先生所著《失血大法》，得血證不傳之秘，門下鈔存，私為鴻寶，吾以先君病故，多方購求僅得一覽，而其書議論方藥究亦未能精詳，以之治病，卒鮮成效，乃廢然自反寢饋於《內經》仲景之書，觸類旁通，豁然

14 唐宗海在《傷寒論淺註補正》一書中曾說：「西洋論風最確，然中國自古造字風從『凡』從『日』，吾鄉呂竹如解『風』字，言『風』者隨陽進退，故古文從『日』，今文從『蟲』者，則又蟲因風化之義。詳觀造字之義，而西洋之說，與仲景所論厥陰風氣之為病，皆可曉矣。」筆者曾疑上文中「吾鄉呂竹如」即宗海所說的「彭縣呂調陽（六如）」，而唐在吸收西洋科學知識與撰寫醫書之前，其知識就已受呂的啟蒙，從文中就可見一斑，反而在唐的書中未見「呂調陽或呂六如」一人，故疑之；後才發現呂調陽乃唐在1990年所拜的老師，與呂竹如實為兩個不同的人。清・唐宗海，《傷寒論淺註補正》卷6（臺北：力行書局，1998），頁261；與王孟俠，〈唐容川傳聞瑣記〉，頁57。

15 彭縣志編纂委員會編，《彭縣志》（成都：四川人民出版社，1989），頁886。

16 清・唐宗海，《血證論》（臺北：力行書局，2000），「敘文」，頁1。

心有所得，而悟其旨外之用，用治血證，十愈七八。[17]

雖然唐有了一些基本的醫術，但其父卻已身故。幸好於 1879 年其妻又患血證時，他已經能以其術治癒其妻，所以後來才會有「大丈夫不能立功名於天下，苟有一材一藝稍足補救於當時，而又吝不忍傳陋哉」之語[18]。

唐的醫學啟蒙老師——楊西山，據考是新都縣河吞場人，此地和彭縣僅一水之隔，相距數十里。唐自言受這位「鄉先輩」的啟蒙，在《血證論》中所使用的方劑「甲乙化土湯」，就是楊西山《失血大法》中的主方，唐後來繼承使用之，並「極讚其妙」[19]。清末四川彭縣的醫療狀況多以中醫、中藥來醫治一般人的疾病，直到 1908 年時才有第一間由加拿大醫生高文明所建立的福音醫院。在此之前，中醫們都是靠著家傳、私授為主，自學執業者也很少[20]，故唐氏早年學習中醫仍靠自學與傳授為主；而且可以知道，在彭縣，唐氏應該並無深入接觸西醫的機會[21]，他的醫學知識，實以自學為主。

對於治療血證，唐有獨到心得，所以自癸酉至甲申（1873–1884 年）凡十一年，他經歷了父親與妻子的病情與學習而累積的經驗，逐步著手撰寫《血證論》，於 1884 年完成。此書一出，唐隨即名聞三蜀。曾居家築室授徒，有徒弟數十人從其學；早年也曾創辦

17 清・唐宗海，《血證論》，「敘文」，頁 1。

18 清・唐宗海，《血證論》，「敘文」，頁 1。

19 清・唐宗海，《血證論》，〈方解上〉，頁 199。

20 彭縣志編纂委員會編，《彭縣志》，頁 808–810。

21 承蒙李尚仁教授曾提醒，當時沒有西醫醫院並不代表沒有西洋傳教士在用醫療行為作傳教，所以唐宗海也未必完全無法得到西醫資訊。

「農桑會」，唐在故居附近租地六十畝，興農植桑，為同鄉人所讚美[22]。鄉中人患病則求治於宗海，曾有「病劇者，中夜叩戶，批衣輒往，未嘗告倦」，且不計資酬。稍有積蓄，亦以周濟親族鄉里，所以當地人都非常懷念他[23]。其餘成名著作，則在他遊歷各地時才陸續完成。

三、遊歷與軼聞

在1880至1884年期間，唐同時起步撰寫《醫經精義》、《六經方證中西通解》、《血證論》等書。之後，唐展開了他的遊歷生涯，只有在1889年，考上進士的同年，因為唐的妻子過世，才有回到四川的記錄[24]。

據宗海之孫唐重岳口述，宗海曾居上海，這就與他吸收西學之速可能有很大的關係。宗海曾言：「復遊上海，竊見中國皆今人不及古人；西洋則今人更勝古人，製造之巧，格致之精，實為中國所不及，則其醫學亦當高出於中國。」[25]可見上海對他見聞之增廣，有正面的助益。唐宗海曾說：「迺於醫院藥房留心咨訪，求其證論，考其方書器具，則精妙無比，治法則顢頇異常，始知尚形迹而略氣化。」[26]唐之「尚形迹而略氣化」一語，是他在考察醫院與西藥房而得來的，所以在大城市中的醫院，西醫的器具使用與方書理論，

22 陳先賦，〈訪唐容川親族故里記〉，頁60。

23 彭縣志編纂委員會編，《彭縣志》，頁886。

24 彭縣志編纂委員會編，《彭縣志》，頁886。

25 清・唐宗海，《傷寒論淺註補正》，「敘文」，頁1。

26 清・唐宗海，《傷寒論淺註補正》，「敘文」，頁1。

唐給了它們高度的評價；只是在人體臟腑生理的「氣化」功能上，他有不同的見解，這也構成了他醫學理論的重心。

1888 年唐遊學江南時，與鄧雲笠、雲航兩兄弟交好，醫名顯於滬中。而宗海在上海結交的鄧氏兄弟，次年與宗海成為同科進士，由於他們兼營出版事業，所以宗海著書都能順利出版。例如唐之《痢症三字訣》就是與張子培《春溫三字訣》兩書合刊，於 1895 年（光緒 21 年）首刊時，雲航並為之作序曰：「先是有友自蜀中來，攜有成都張子培所著《春溫三字訣》，頗愜余心，以早付諸石印，獨於痢症尚未發明，諸家論說俱不足恃，因懇請容川續成一卷，合印濟世。」[27] 後來鄧氏兄弟還請當時兩江總督出具批示，請他表明保護版權與倡導唐氏醫書之意，所以唐之醫書後來能迅速流通並遠及東南亞各國[28]，與這段因緣際會實不無關係。

1892 年前後，唐常往來於北京、上海與廣東之間。在北京時還曾與「戊戌六君子」之一的劉光第等人交好，劉與唐且有同鄉之誼（四川）。劉在《介白堂詩集》中，有一篇名為〈送唐容川大令宗海之任來賓〉（1896 年作）的短詩，是劉贈予唐赴任廣西來賓知縣前的一首送別詩，大意是希望唐做為一位取信於民的清官，希望他在百忙之中，不要忘了他這位同鄉老友，謂「寄將無惜墨一稜」，並於詩中稱讚唐氏「活人有奇術」[29]。

---

27 此段序文今日已難見到，因唐之《痢症三字訣》原刊本所存不多，現存大都為後人輯復，本段序引文乃轉引自王旨富，〈唐容川著作二題〉，《中華醫史雜誌》第 3 期 (1984)，頁 189。

28 王旨富，〈唐容川傳聞瑣記〉，頁 58。

29 劉光第言：「吾鄉唐子令來賓，喜無同年勸繳憑，羅城咫尺芳規在，清官有譜知相承。老桑怕奪柳州席，掀髯一笑豈所朋，況子活人有奇術，餘事亦唐曾於 1892 年復遊廣東省，並與號稱「安全國手」的張士驤（伯龍）[30] 討論醫理，並計畫出版有關本草學的著作。張氏閱讀之前宗海發行之醫書，認為在藥理方面的著作仍嫌不足，張建議宗海時說到：「今先生以博通西醫，參合黃炎仲景之書，以折衷于至當。若不將本草發明，其流弊又誰就哉？」[31] 故唐後來決定寫作發行《本草問答》一書，並與張以問答詰辯的方式，來構成此書的基本寫作架構；後來張也冠上「受業」一詞[32]，成為唐名義上的弟子。

傳言唐宗海居上海之時，還曾與 1874 年（同治 13 年）狀元陸潤庠（1841–1915 年）對醫學理論和醫案進行了討論，來往書信達兩百餘封。其中所撰寫之文章，刊載於陸在杭州主辦的《醫學導報》上[33]。唐也曾經幫同治皇帝的老師翁同龢（1830–1904 年）治病，翁於病癒後送宗海一個金線端硯，此硯一直被宗海後人所保留，可惜後來也遺失不見，無法作更進一步的證明。曾有傳言說宗海於庚子事變後受嫌，離開北京，到達上海[34]，其時已經 1900 年，宗海應早已死於三年前。

由上種種論述至少可知，唐曾遊歷於京、滬、粵等地，而這些

並荊關稱。我帆南溟上羅浮，陽朔山水到未曾，政嫌試寫象州山，寄將無惜墨一稜。」引自清・張元濟，《戊戌六君子遺集》（臺北：文海出版社，1986），頁 435–436。

30 張伯龍本為山東蓬萊人，曾遊廣東、江蘇、上海各地。其生平參考李經緯主編，《中醫人物辭典》，頁 347。唐宗海對其人之描述，見氏著，《本草問答》（臺北：力行書局，2000），「敘文」，頁 1。

31 清・唐宗海，《本草問答》，「敘文」，頁 1–2。

32 清・唐宗海，《本草問答》，卷上，頁 1 下。

33 彭縣志編纂委員會編，《彭縣志》，頁 887。

34 此為唐重岳回憶之語。見陳先賦，〈訪唐容川親族故里記〉，頁 59。

大城市正是當時許多洋人的聚集地，也是朝廷變法圖強的幾個重點都市，故而他能有不同於一般醫家的見識。

四、宗海之死與其著作精神

據陳先賦推測，唐宗海曾被朝廷授與廣西來賓縣知縣一職，應該在 1896 年[35]。這個推論得到了另一份一手資料的證明。1896 年唐上奏言：「臣唐宗海，四川彭縣進士，年四十五歲由禮部主事改歸進士知縣，因勞績出力保奏，請以本班雙單月，儘先選用，今籤掣廣西柳州府來賓縣知縣缺，敬繕履歷恭呈御覽。」[36]後來宗海被准許任職；再加上劉光第贈詩一事之佐證，故可以確信唐應在 1896 年赴任。當時宗海攜全家人共七口赴廣西[37]，至漢口時因宗海母吐血病發而卒；而宗海因遇丁憂，當下只得改道並扶母柩回四川。不巧船經西陵峽時，宗海突感染風寒之邪，臥病船中，至湖北秭歸時便撒手歸天，後由其子祖鑑將宗海葬於雙流縣袁家壩。

這段史實另有一個說法，唐要繼任廣西來賓縣知縣一職的行程不變，到了漢口，也遭遇到母親病重的狀況；不同的是，唐並沒有回四川，而是逗留在湖北，等到母親死後，才離開湖北往四川出發，所以才會有唐曾擔任湖北天門府知府一職，但歷時不久即因唐母病

35 陳先賦，〈訪唐容川親族故里記〉，頁 59。

36 時於光緒 22 年（1896 年）3 月上奏。秦國經主編，《清代官員履歷檔案全編》第 28 冊，頁 231。

37 據唐重岳族兄重春先生之陳述：唐宗海之母從未離開過四川，唐受任來賓知縣後，又一次回到四川接老母一起赴任，途中老母病故，宗海也只有打道回川，不久也病死。事見陳先賦，〈訪唐容川親族故里記〉，頁 61。

故而丁憂停職的傳言[38]。唐到達萬縣時改走陸路，途經梁山大竹，值瘟疫流行，宗海亦不能免，染病後苦撐，到四川後不久才過世[39]。此說法的破綻在於，如果唐只是「逗留」，就由知縣升級為知府，未免太說不通了，所以這種說法應該是錯誤的。

總計唐宗海生平的醫學著作有：《血證論》(1884 年)、《醫經精義》(又名《中西醫判》、《中西醫解》、《唐氏中西醫解》、《中西醫學入門》，刊行時間約在 1892 年，一說在 1880–1884 年間)[40]、《醫學一見能》(又名《醫學見能》，1890 年刊行)、《醫易通說》(又名《醫易通論》、《醫易詳解》，1892 年)，此書為唐宗海與其子共同合力完成，《金匱要略淺註補正》(1893 年)、《本草問答》(1893 年)、《傷寒論淺註補正》(1894 年)、《痢症三字訣》(1895 年合刊) 與

38 事載王孟俠，〈唐容川傳聞瑣記〉，頁 58。此事應屬訛傳，在一手文獻資料中並無唐的就職記錄，而被賦予廣西來賓知縣一職，距離唐去世不超過兩年，途經第三地、又逢丁憂而被賦予另外一職，實屬可疑，除非有其他更多史料證明才能成立。

39 詳見王咪咪、李林主編，〈唐容川醫學學術思想研究〉，《唐容川醫學全書》(北京：中國中醫藥出版社，1999)，頁 639–640。

40 現存中國醫學史之著作大多將《醫經精義》的刊行年代訂於 1892 年或 1904 年。王旨富認為，此書的刊行年代當在 1880 至 1884 年之間。因為《醫經精義》中說道：「西醫有《全體圖考》、《闡微》等書。」《全體闡微》為美國醫生柯為良所著，成書於 1880 年。而唐在 1884 年刊行的《血證論》中說：「是書單論血證，外有《中西醫判》(即《醫經精義》)、《六經方證通解》兩書，始於雜證，推闡無遺，今已刊出，惟希再求賞析。」(清・唐宗海，《血證論》，凡例，頁 2) 若此版本確是 1884 年刊出的，則王的認定就有其道理。詳見氏著，〈唐容川著作二題〉，《中華醫史雜誌》第 3 期 (1984)，頁 189。

《六經方證中西通解》[41]等。其中《血證論》、《醫經精義》、《金匱要略淺註補正》、《本草問答》、《傷寒論淺註補正》五本著作在1894年由上海袖山房合印成書，名曰《中西匯通醫書五種》[42]。唐宗海是清末最先提倡中西醫匯通說的醫家，而此套叢書遂成為以「中西融合」為名的第一種著作，「中西醫融合派」的名稱便由此而來[43]。

其他零星的著作，現在都已不常見，經過學者的整理考訂，尚有《法訣要語》，其書稿和抄本，現正由相關學者進行鑑定和整理的工作。1958年王孟俠於彭縣新豐鄉中醫張榮洪的手中獲得唐宗海著《醫柄》一冊，書前後分別有宗海之自序與跋語，宗海自言：

> 予自昨歲涉獵醫學，羅致醫書，汗牛充棟。每檢閱時，如大海茫茫，渺無涯際，究無片語隻音，可作半字羅經。後讀《傷寒》、《金匱》及時賢等書，每遇一症，務於總要切當處，細心體識，採其精確切當之論，以列於篇，或間錄千慮一得，接削膚存液，披沙揀金，於錯綜變幻之中，指字數言，以為把握，若網在綱，如衣在領，命之曰：「柄」。[44]

41 唐之著作《六經方證中西通解》現已不常見，學者統計，只剩下光緒27年的石印本和民國時少量的石印本而已；1949年後也無任何重印本，學者常忽略之。詳見王咪咪、李林主編，〈唐容川醫學學術思想研究〉，《唐容川醫學全書》（北京：中國中醫藥出版社，1999），頁664。

42 部分參考陳先賦，〈唐宗海生卒著述考〉，頁60–61。

43 以上可參考鄭曼青、林品石編著，《中華醫藥學史》，頁376；史仲序，《中國醫學史》，頁190；以及鄧鐵濤主編，《中醫近代史》（廣東：廣東高等教育出版社，1999），頁49。

44 出自《醫柄・序》，轉引自王孟俠，〈唐容川傳聞瑣記〉，頁58。

從早期深刻體會仲景之學，到後來堅持以西醫理論來驗證仲景之說，皆可看出他所堅持的傳統醫學即《傷寒》、《金匱》之流。全書雖僅萬餘言，但對醫理、診斷學與各科疾病，都有扼要的介紹。此書為1869年（同治8年）所著[45]，據言當時唐已入邑庠數年，嘗於友人家小住，一日見該書抄本，遂親跋數語於書後，足見唐很早即留心醫學理論[46]。

尚有《釣說》一書，鏡民稱是書乃闡述垂釣之方法，有位澄心靜慮，斟酌乎輕重緩急之間，恰如醫家切脈之功。據說唐宗海也兼攻書畫，雖今日已不能見，但王孟俠自述他在1958年曾見過原稿，其中有文曰：「秋月一簾蘇子賦，春煙半壁米家山」，現只存照片而已[47]。另一罕見醫籍，則為唐之《六經方證中西通解》一書，僅於1917年出版一次，唐重岳尚有保留一本手稿，今天世上版書所存極罕見。

在《中醫人名大辭典》及《全國中醫圖書聯合目錄》兩書中，都記載唐宗海曾經幫另一位中西醫融合思想家羅定昌校訂過《醫案類錄》，王咪咪等人經過考證後認為這可能是訛傳，唐並沒有幫羅校訂過醫書[48]；另外在《中國歷代醫學家傳略》一書中還記載有唐宗

---

45 王孟俠，〈唐容川傳聞瑣記〉，頁57。一說是唐二十三歲時所著，詳見李朝正編著，《清代四川進士征略》，頁192。

46 王孟俠，〈唐容川傳聞瑣記〉，頁57。

47 王孟俠，〈唐容川傳聞瑣記〉，頁58。

48 筆者查到一本名為《醫易通說》的書，其中收錄了唐的《醫易詳解》與羅定昌的《醫案類錄》，而且《醫案類錄》封面所署名的為「蜀都茂亭氏稿」與「天彭唐宗海校正」兩標題。唐宗海從未提及此書，而且羅定昌的自序中也沒提及唐的校正，只提到「勉從友人之議，將醫案分類附刻，藉以就

海曾經撰寫的《經脈奇經各穴》、《營衛精氣》等書，但因無任何實際上的文獻資料作為佐證，所以目前也存疑，並待後人考據證明之[49]。

關於唐宗海對醫理的態度，在此僅作部分陳述。他治學提倡：「好古而不迷信古人，博學而能取長舍短」[50]；而其著書立說的宗旨則是「醫人不如醫醫」。友人鄧雲航，曾以一個對醫理有興趣的世俗人角度，來看待宗海的志業，他說：「蓋病只愈一人，不如醫醫，其功當倍於醫病。《補正》云者[51]，原以醫前之醫，即以醫後之醫；既醫醫愈矣，將已愈之醫，治未愈之病，其所活當不啻恆河沙數。」[52]這是唐作學問的態度與基本精神，故其所著之書多裨實用且義正辭嚴。唐自言其書：「分別門類，眉目極清，即不知醫者，臨時查閱，無不了然，最便世用之書。」[53]其書行銷國內外，醫名由是遠播印支和南洋等地[54]。曾有一人名陶亨通，是明代僑居越南華

正四方，開其茅塞」；而唐也沒有任何篇幅來說明他的工作。這個「友人」，實在不能證明是唐宗海，唯一可證明的是羅定昌擁護《內經》與仲景之學，與唐宗海的立場頗為一致。故從待考之言，暫不將此書列為唐氏著作。詳見清・唐宗海，《醫易通說》，附錄，蜀都茂亭氏著，唐宗海校正，《醫案類錄》并言（臺中：瑞成書局，1974），頁1。

49 王咪咪、李林主編，〈唐容川醫學學術思想研究〉，《唐容川醫學全書》（北京：中國中醫藥出版社，1999），頁665。

50 李經緯主編，《中醫人物詞典》（上海：上海辭書出版社發行，1988），頁532–533。另外參考謝利恆，《中國醫學大辭典》上冊（北京：商務印書館，1995），頁2048右下。

51 《補正》是指唐宗海的著作《傷寒論淺註補正》。

52 清・唐宗海，《傷寒論淺註補正》，「敘文」，頁2。

53 清・唐宗海，《血證論》，凡例，頁2。

僑之裔，當時任越南邊和省葉和村地方官，此人在越南讀到宗海所寫的醫書，欽佩之餘，按書中署名「蜀天彭唐容川」，於 1913 年寄出六箱安桂和六個魚角藥匣贈與宗海[55]，其時宗海已去世數年，直到 1925 年，這分遲來的禮物才由宗海的兒子接收，只剩下安桂一箱和完整的六個藥匣[56]。

宗海也曾與友人，包括鄧氏兄弟、張士驤、陸潤庠等論究醫理。又與「同年」的秦儀鴻（名漸和），共同討論醫書中的「醫治之逆」；唐認為秦的議論「其說頗通」[57]。可見宗海亦有與同好討論醫理的實情，可能基於自己對探究醫理的喜好而為，故而唐的著作文字間，頗有深刻論辨的探究之道。

唐遊歷北京時，其書《血證論》已經出版，唐也因而名噪京師，覓診者盈門。據載唐曾治療總理衙門總辦陳蘭秋，其時陳之病症為：「肌膚甲錯，肉削筋牽，陰下久漏，小腹微痛，大便十日一行，脅內難受，不可名狀，腰內亦然，前陰縮小，右耳硬腫如石。」宗海診斷後曰：「此腎系生癰，連及脅膜，下連小腹，故時作痛，再下穿漏，乃內癰之苗也，法當治腎為主。」陳氏當場勃然大怒說：「西醫亦云病在腰背筋髓內，所以割治三次，而漏不止，無藥可治也。今君言與西醫同，得無束手無策乎？」宗海再曰：「君在各國衙門，習

---

54 彭縣志編纂委員會編，《彭縣志》，頁 887。

55 一說為 12 匣名貴月桂加上闔家照片，見彭縣志編纂委員會編，《彭縣志》，頁 887。

56 唐重岳回憶之語。見陳先賦，〈訪唐容川親族故里記〉，頁 60。此後陶亨通仍繼續與唐家通信不輟。

57 清・唐宗海，〈婦人妊娠病脈證治第二十〉，《金匱要略淺註補正》卷九，頁 263。

見西人，以為西法千古所無，不知西人算學，出於周髀，機器流傳，出於般巧、墨子，醫用剖割，亦華元化之流派，不必西人果宗數子，而其法要，不外是中國人未深考，乃轉震而驚之，可嘆也！夫且君病，西人知在腰內，試問君：耳何以硬？前陰何以縮？大便何以不下？西人不能知也。」陳君曰：「然，前問彼無以對。」唐接著說：「西人不知腎系即是命門，生出板油、連網，即是三焦。腎開竅於二陰，故前陰縮而大便秘；三焦經繞耳，命火位當屬右，故見右耳硬種；周身甲錯者，腎系三焦內有乾血死膿也」，後來唐氏依仲景法治之而得效[58]。所以後人才會有贊云：「(唐) 每有疑症問之，輒應如響。凡人身臟腑經絡，明若觀火，其談三焦，更能發人所未發。醫不能療者，一經容川診治，沈痼頓除，人俱驚為神奇」[59]，可見唐在對人體「三焦」的認識，有獨到之處，能治西醫剖割之術所不能治[60]。

近代著名中西醫匯通醫家張錫純，在 1935 年重校唐氏《中西匯通醫書五種》時，曾說到：「忽見唐容川先生之中西匯通五種，細閱一過不覺欣喜欲狂，盡其所著之《中西匯通醫經精義》，誠為盡善盡美；他如《血證論》、《本草問答》、〈傷寒、金匱要略淺註補正〉亦

58 以上引文詳見唐宗海學術研究會編，〈唐宗海傳〉，《成都中醫學院學報》第 3 期 (1983)，頁 67–68。另外，此段記載也出現在由陳先賦等人所組成的「唐宗海學術研究會」所輯復的《六經方證中西通解》一書中。詳見清・唐宗海，《六經方證中西通解》(四川：唐宗海學術研究會輯，1983)，頁 3–5。文章大同小異，皆名之「唐宗海傳」。

59 唐宗海學術研究會編，〈唐宗海傳〉，頁 67。

60 對於所謂「板油」、「連網」、「命門」與三焦的關係，本書將在第四章處理之。

莫不本中西醫理之精微而匯通之也。自見此書後，覺靈明頓開，遂撰《醫學衷中參西錄》，自一期續至七期，莫不以斯書以推衍之。」[61]可見宗海之醫書對一代學者影響至大。

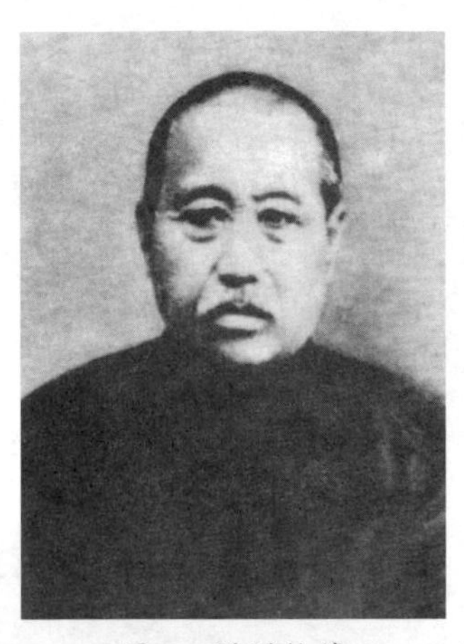

圖3　張錫純像

然而，雖言：「宗海之說，首倡一幟，學者應之，如朱沛文、張錫純、惲鐵憔諸君，謂之中西匯通派也。」[62]即使宗海之事業意義深遠，醫家的傳記卻往往仍被治史者所忽略，被逐為方技之流，在正史中所占的地位並不算大。金仕起認為，醫者在其時代、社會中所扮演之醫療角色，往往反映了當時醫學發展與運用的實況。重建傳統醫者活動的史跡，一定程度上可以反映醫者學習、吸取醫論的「環境背景」與「文化現狀」，作為探討此類課題的研究參考[63]。

所以醫家傳記的寫作，是處理一位醫者與其醫論的首要工作。陳先賦等人為唐寫傳記時說：「昔者，《後漢書》不為仲景立傳，人多嘆之。宗海雖非可比仲景，然《清史稿》未載其詳[64]，生平軼事，

---

61 王咪咪、李林主編，〈唐容川醫學學術思想研究〉，《唐容川醫學全書》，頁640。

62 清・唐宗海，《六經方證中西通解》（四川：唐宗海學術研究會輯，1983），頁5。

63 詳見金仕起，〈古代醫者的角色——兼論其身份和地位〉，臺北，《新史學》第6卷第1期（1995年3月），頁3。

64 《清史稿・藝術傳》僅載數語，且唐氏與另一名醫王清任並列而談，謂「清

殊多湮訛，蜀人尤憾之。」[65] 足見醫家生平事蹟多遺失，未被立傳者實占多數，編年也多傳抄錯誤。幸而此問題已逐漸被重視，唐的族譜、家譜也正在輯復中[66]；本文既以唐宗海思想為主，故不揣淺薄，為之立小傳，並附大事年表一篇於全書後，待有更多資料補充之。

第二節　王清任的《醫林改錯》與唐宗海對是書的解讀

一、概　述

相對於唐宗海研習傳統醫學的背景，王清任的醫書讓我們看到的是另一種對立的立場。王清任（1768–1831 年），字勳臣，清玉田人，曾為武庠生，納粟得千總銜。二十歲左右始習醫，後久居京師，

代醫學，多重考古，當道光中，始譯泰西醫書。王清任著《醫林改錯》，以中國無解剖之學，宋、元後相傳臟腑諸圖，疑不盡合，於刑人時，考驗有得，參證獸畜。未見稀疏，而與其說合。光緒中，唐宗海推廣其義，證以內經異同，經脈奇經各穴，及營衛經氣，為西醫所未及。唐氏著《中西匯通醫經精義》，欲通其郵而補其缺。兩人（王清任與唐宗海）之開悟，皆足以啟後者」。詳見清史稿校註編纂小組編纂，《清史稿校註》第 15 冊（臺北：臺灣商務，1999），頁 11540–11541。

65 唐宗海學術研究會編，〈唐宗海傳〉，《成都中醫學院學報》第 3 期 (1983)，頁 68。

66 對於唐氏族譜、家譜的介紹，王孟俠已有簡單的介紹文章，詳見氏著，〈唐容川傳聞瑣記〉，頁 61。

以醫為業，並開了一間「知一堂藥鋪」，名噪京師[67]。儘管他也是喝「傳統中醫典籍」的奶水長大，但他卻是第一位對傳統醫學體系提出嚴厲糾正的中醫，並被清末西醫德貞 (Dudgeon) 譽為：「近代中國解剖家」[68]。

其著作《醫林改錯》於 1830 年（道光 10 年）在北京刊行後，造成不小的震撼。據統計，該書自 1830 至 1950 年竟再版了 40 次，為古代任何一家之言的醫學著作所不及[69]，影響一代醫學思潮甚巨。對於他的評論，歷來不絕於醫界，褒貶不一，各有所重。近代醫家劉鍾衡（約生於 19 世紀末）曾說：「王清任先生《醫林改錯》一書，以獨見之智力，闢古人之非，驚喜交集，半生疑竇，一旦豁然。」劉自述他在 1884 年到上海購買西醫書數種，在閱讀過合信（Benjamin

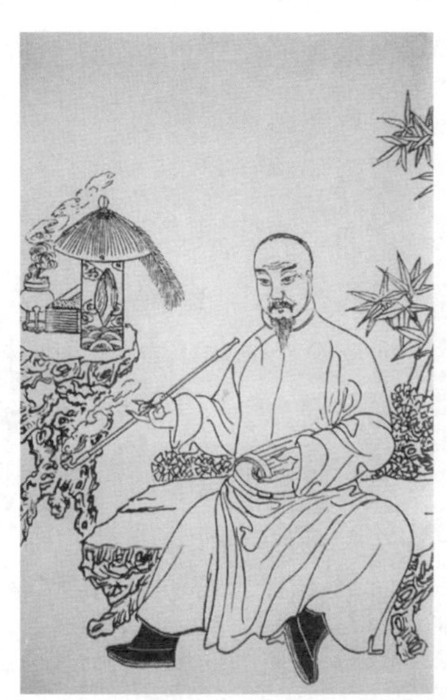

圖 4　王清任像

67 李經緯主編，《中醫人物辭典》，頁 60–61。有關王清任的一般介紹，可參考劉美文，〈王清任學有淵源〉，《中華醫史雜誌》第 17 卷第 1 期 (1987)，頁 24–25。而關於王清任之生平、著作以及他的藥方在現代之運用，已有相當的研究成果，可參考錢超塵、溫長路編著，《王清任研究集成》，北京：中醫古籍出版社，2002 年。

68 陳勝崑，《中國傳統醫學史》(臺北：時報文化，1979)，頁 228。

69 趙洪鈞，《近代中西醫論爭史》（石家莊：中西醫結合研究會河北分會，1983)，頁 49。

Hobson M.B.，M.R.C.S.，1816–1873 年）的《全體新論》後，發現其中描繪之「骨肉臟腑，半與前書脗合」。[70] 所以他給王清任的評價是：「西醫於骨肉臟腑逐層剖驗，形真體晰，中華向無此條」，而「千載而後，闡發餘蘊，實王先生《改錯》一書，為之嚆矢也。」[71] 可見後來被稱為中西醫匯通醫家的劉，在當時也受王書甚多的啟發；而王書與西醫之說有類似之處，兩者皆對當時的中醫傳統理論提出了質疑。

而王清任與唐宗海也常被拿來相提並論。在《清史稿．藝術傳》中謂唐宗海：「推廣其（王）義，證以《內經》異同，經脈奇經各穴，及營衛經氣，為西醫所未及。唐著《中西匯通醫經精義》，欲通其郵而補其缺 。兩人 （王清任與唐宗海） 之開悟 ， 皆足以啟後者。」[72] 修史者為何將兩人的事蹟合為一談？除了唐受王的醫書影響外，其實這兩人都是開創新時代醫學思想的啟蒙者。唐的中西醫匯通思想，王的改正中醫傳統生理學知識的舉動，在當時都是獨樹一格的見解。那麼，王在醫書中到底觸碰到，或是攻擊到中國傳統醫學的哪些痛處，而對唐宗海有所啟發並產生迴響？以下就針對兩人所論進行檢視，並為後面各章中王清任給予唐宗海在身體知識各方面的挑戰，做一初步論述。

70 清・劉鍾衡，《中西匯參銅人圖說》序言（上海：江南機器製造總局本，1899），頁 2A。

71 清・劉鍾衡，《中西匯參銅人圖說》，頁 2B。

72 清史稿校註編纂小組編纂，《清史稿校註》第 15 冊，頁 11540–11541。

二、王清任的觀察

造成王清任抨擊傳統醫學的背景是什麼呢？《清史稿》有言：「清代醫學，多重考古」，這裡的「考古」，當指解釋古籍或考據經典而論，常予人缺乏創新之感。道光中期，這個情況開始改變，除了「泰西醫書」開始被翻譯外，王清任寫《醫林改錯》時更「以中國無解剖之學，宋、元後相傳臟腑諸圖，疑不盡合，於刑人時，考驗有得，參證獸畜。」[73] 清代醫學，因為受到考據學風與醫學崇古論的影響，除仍延續以往醫家的研究，在許多方面都沒有特別的突破與見解。王清任能有與其他醫家不同的見解，並抨擊傳統中醫之固陋錯誤，乃在於他有親自觀察死囚之屍體、動物牲畜的實際經驗；而這種經驗，使他對於原本所學的傳統醫學知識提出批判，原來古醫書中「所繪臟腑形圖，與人之臟腑，全不相合」。[74]

對於傳統中醫典籍中的知識，王清任一直耿耿於懷的，是古人對五臟六腑的形質描述，他在書中談到：「治國良相，世代皆有，著書良醫，無一全人。其所以無全人者，因前人創著醫書，臟腑錯誤，後人遵行立論，先失病本，病本既失，縱有繡虎雕龍之筆，截雲補月之能，病情與臟腑，絕不相符，此醫道無全人之由來也。」清任更批評古人：「臟腑論及所繪之圖，立言處處自相矛盾。」[75] 古醫書中既然充斥著錯誤的知識，王於是想「示人以規矩」[76]，告訴後世

73 清史稿校註編纂小組編纂，《清史稿校註》第15冊，頁11540。

74 清・王清任，〈醫林改錯臟腑記敘〉，《醫林改錯》（臺北：力行書局，1995），頁3。

75 清・王清任，〈醫林改錯臟腑記敘〉，《醫林改錯》，頁1。

醫家正確的臟腑形質知識。

王清任難以苟同傳統臟腑知識中的錯誤與矛盾之處，也許是出自善意——擔心的是後世中醫不明基本臟腑形質，就進行醫人的工作，所以他說：「余於臟腑一事，訪驗二十四年，方得的確，繪成全圖。意欲刊行於世，唯恐後人未見臟腑，議余故判經文。欲不刊行，復慮後世業醫受禍相沿，又不知幾千百年。」[77] 足見王欲藉此書來喚起中醫界的重視與變革。於是，他在書前就提到古人的誤謬，其謂：「細思黃帝慮生民疾苦，平素以《靈樞》之言，下問岐伯、鬼臾區，故名《素問》。兩公如知之的確，可對君言，知之不確，須待參考，何得不知妄對，遺禍後世。」[78] 他以最嚴厲語氣，抨擊中醫傳統知識的錯誤；否定了臟腑理論，也否定了一些中醫在歷史上的經驗傳承。

但是，王清任雖然以解剖臟腑形質的標準，否定了很多中醫的臟腑理論；不過他在身體的認知上，卻仍習用中醫傳統理論去理解。例如他用中醫的陰陽學說，去解釋「氣血」的屬性。對於氣為陽、血為陰；衛為陽、營為陰；陽主動、陰主靜的基本特色，王還是會加以重申。在〈氣血合脈說〉中王說到：「氣府存氣、血府存血。衛總管由氣府行周身之氣，故名衛總管。榮總管由血府行周身之血，故名榮總管。」（對應關係：衛－陽－氣。榮－陰－血）[79] 所以，王

76 清・王清任，〈醫林改錯臟腑記敘〉，《醫林改錯》，「序言」，頁4。

77 清・王清任，〈醫林改錯臟腑記敘〉，《醫林改錯》，頁4。

78 清・王清任，〈醫林改錯臟腑記敘〉，《醫林改錯》，頁4。

79 清・王清任，〈會厭左氣門右氣門衛總管榮總管氣府血府記〉，《醫林改錯》，頁25。王在醫書中還提到「衛（總）管」、「榮（總）管」，雖描述的型態與今日動脈、靜脈相似，但顯然王氏是將陰陽觀念用在這邊來解釋他所看

並沒有完全放棄中醫理論中相關的氣血論述，他根據傳統氣血相生的道理，提出了「血盡氣散」、「氣散血亡」的論述。根據這種認知，他提出的一些理論也非常具有獨創性，例如，他在〈心無血說〉中提出：「心乃是出入氣之道路，其中無血。」[80] 王的「心無血說」，雖然是他從觀察「殺羊」而得來的心得[81]，但支撐起這個論述的，卻還是「氣」的觀念，他強調「氣散血亡」之理，故他臨床實踐也相當重視氣藥，所以才有以「黃耆半斤，黨蔘四兩，大補其氣」治破傷風，並發明家喻戶曉的方劑「補陽還五湯」以治半身不遂、中風等疾病[82]。

矛盾的是，以現今解剖的實質而論，王清任的觀察多有錯誤；打趣的說，王的經歷不過能使他勉強作一位獸醫而已。但在距今有超過一百六十年以上的醫書中，他的方劑卻又總能看見療效，而且他本人還能對生理及病理的說法，提出一套自圓其說的道理，這都是要歸因於他對中醫傳統理論陰陽、氣血等理論的認識，而不完全拜於實際觀察臟腑的餘蔭。換句話說，儘管王清任對於人體解剖有自己的創見，但在臨床用藥上他還必須是一位「傳統的中醫」。不論在解釋生理、用藥上，他還是遵循前人的經驗，例如他在〈方敘〉

到的人體實際狀況，並不等同於今日的解剖學知識。詳見石正桓，《王清任及其著作《醫林改錯》之研究》(臺中：中國醫藥學院碩士論文，1989)，頁 14–15。

80 清・王清任，〈心無血說〉，《醫林改錯》，頁 28。

81 王氏言：「看不刺破之心內，並無血，余見多多。試看殺羊者，割其頸項不刺心，心內亦無血。」清・王清任，《醫林改錯》，頁 29。

82 王清任善用氣藥，例如方劑「補陽還五湯」，黃耆用至 4 兩，而「可保立甦湯」，黃耆也用至 2 兩 5 錢。清・王清任，《醫林改錯》，頁 29、49、53。

中說：「病有千狀萬態，不可以（《改錯》）為全書。查證有王肯堂《證治準繩》；查方有周定王朱繡《普濟方》；查藥有李時珍《本草綱目》；三書可謂醫學之淵源；可讀可記，有國朝之《醫宗金鑑》；理足方效，有吳又可《瘟疫論》。」[83] 可見在審病之理、法、方、藥上，王還是遵循傳統醫學的；但另一方面，他的一些論調，仍以抨擊古人臟腑生理為出發點。在探討王與唐之對話前，我們先來看看唐宗海是如何談王以及其著作的。

三、初論唐宗海對王論的回應

要談唐宗海對《醫林改錯》的認識，首先要談《醫經精義》（以下簡稱《精義》）這本重要醫書。唐的主觀意識是尊重《靈》、《素》、《難》諸經的[84]，這些醫學典範中早已有關於臟腑知識的傳承，千百年來中國醫家都已奉為圭臬，或另有創見，也只以「註解」、「發揮」、「補遺」而名之[85]。王與西說既與傳統典籍論述不同，唐當然會起而攻之，其立言雖打著「匯通」招牌，實處處帶有捍衛傳統醫

---

83 清・王清任，《醫林改錯》，頁 30。《內經》歷來為醫家所宗，書中所建立的醫學知識體系，正是後來中醫學家作為學習、發展理論的「典範」。就像 Thomas Kuhn 說的，所謂「典範」是指研究者在研究工作中所「必須」且共同接受，但無法核證的一套具有指導功能的學術基礎。詳見張慧良，〈拖瑪斯坤與中國醫學的方法考察〉，《大同中醫》第 3 卷第 5 期 (1989)，頁 11。

84 所謂「摘《靈》、《素》諸經，錄其要義，兼中西之說解之」，是其著書的宗旨。清・唐宗海，《醫經精義》序文（臺北：力行書局，1998），頁 2。

85 如明代馬蒔撰《黃帝內經素問注證發微》九卷，補遺一卷；又如清代張志通著《靈樞經》，另名《靈樞經集註》，也未敢逾越藩籬，而有驚世駭俗之論。這類例子，是中國醫史上屢見不鮮的一種規律。

學的特色。故《精義》與《醫林改錯》的刊行時間前後差距雖達半個世紀，距西醫合信的第一本翻譯發行醫書也有四十一年了；然而《精義》一書中仍表現了許多唐氏對西洋醫學的理解和對於《醫林改錯》的評論，其原因就在於王的醫書，史載其「未見西書，而其說與合。」[86] 不論王是否見過西洋醫書，可以肯定的是，他可能有間接受到部分西說的影響[87]，而且他實際觀察臟腑所得的結論，也的確與西醫之說不謀而合。

唐宗海在其《精義》的「例言」中就開宗明義的說：「中國《醫林改錯》曾剖視臟腑，與西醫所見略同。」[88] 故可以解讀唐對身體知識的認知上，並沒有將王與西醫的說法截然二分，所以唐在說明問題時常將西醫與王清任的說法同擺在與傳統醫學的對立之處來看待，許多論爭的例子，都將於後面幾章加以說明。

四、王清任無法突破的障礙

儘管許多中醫認為王清任的見解與西醫理論有殊途同歸之感，但畢竟王是一位中醫，這是無法改變的事實。西醫解剖學之奠基，

86 清史稿校註編纂小組編纂，《清史稿校註》第 15 冊，頁 11540。

87 馬伯英，《中外醫學文化交流史》，頁 484。陳勝崑認為王之學說，並未受西洋解剖生理學的影響，僅其腦主記憶的說法，受到西方醫學的影響。而陳認為《醫林改錯》最大的遺憾，在於王未能見到明代翻譯的西洋解剖生理著作《人身圖說》、《人身說概》與清代翻譯的《人體解剖學》，所以未能在前人所留下的基礎上繼續發揮與修正。詳見陳勝崑，《赤壁之戰與傳染病──論中國歷史上的疾病》（臺北：明文書局，1983），頁 153–154。

88 清・唐宗海，《醫經精義》例言，頁 2。

始於荷蘭人維薩留斯（Andreas Vesalius, 1514–1565 年）[89] 於 1543 年寫了第一部完整的人體解剖教科書《人體構造》(*De Humani Corporis Fabrica*)[90]，當時他也常親赴墓地與刑場收集人骨而研究之，被視為是狂人[91]；王清任的研究，也有人批評他訕詆經文，標新立異者；在刑場、瘟疫區觀察屍體的行為，受人指責是：「教人於胔骼堆中，殺人場上學醫道矣。」[92] 比較這兩人，維氏的作為，啟發了後來的西醫，逐漸經過西方科學的證實，建立了一套與解剖學相關的規矩與典範，所以他的成就受到重視。但王清任的創見，卻引來了貶多於褒的評論，直至今日，他被醫家重視的部分，大多著眼於方劑學的部分，而非解剖學的開創，其原因就在於中醫傳統學術、時代風氣和他自身新創中國式解剖學本身的缺陷。

中國臟象論固然有其形質基礎[93]，但中國醫家深究的卻是人體的各種功能。人體臟器系統在《內經》中固定下來之後，「五臟六腑」的形質研究，就不再是醫家的關懷所在。五臟六腑成了組織功能知識的觀念架構。歷來對命門、三焦「有形」、「無形」的爭論，從未「定於一尊」，也沒有發展出系統的解決方法。而王新發現的

---

89 羅依・波特 (Roy Porter)，《劍橋醫學史》(長春：吉林人民出版社，2000)，頁 250–256。

90 貝特曼 (Bettmann, Otto L.) 原著，李師鄭編譯，《世界醫學史話》(臺北：民生報出版，1980)，頁 125。

91 劉伯驥，《中國醫學史》下冊，頁 254。

92 陸九芝、傅青主、戴天章原著，秦伯未、林直清校定，《世補齋醫書全集》(臺北：五洲出版社，1996)，頁 136。

93 廖育群，〈古代解剖知識在中醫理論建立中的地位〉，《自然科學史研究》第 6 卷第 3 期 (1987)，頁 245–250。

「臟器」，在前無古人、離經叛道的言論下，當然沒有能對中國醫家造成任何明顯的刺激與改變。

王清任的臟腑理論，以實質的臟腑為基礎。但是他並沒有留下查驗形質臟器的「方法」[94]。雖然趙洪鈞認為，王最大的貢獻在於跳脫了傳統中醫知識的範圍，指出中醫學術要進行一場「方法論上的革命」，才能有所突破[95]。但他僅僅意識到傳統中醫在臟腑知識與現實人體的差距，他卻從未闡明此「方法論」到底為何物、與實際治療又有何關連。王曾說：「今余刻此（《改錯》中之臟腑）圖，並非獨出己見，評論古人之短長，非欲後人知我，亦不避後人罪我。唯願醫林中人，一見此圖，胸中雪亮，眼底光明，臨症有所遵循，不致南轅北轍，出言含混，病或少失，是我厚望。」[96]對於「評論古人之短長」，王的確是做了不少，但問題是，他所說的「臨症有所遵循」，到底要遵循什麼呢？後代醫生，不論身分是中是西，都不可能去刑場查驗屍體以及腐爛惡臭的臟腑形質，從中「改錯」革新、釐正身體知識。

就如陸懋修（字九芝，1818–1886年）批評他的工作那樣：「思人之已死，瘍者瘍矣，倒者倒矣，氣已斷，何由知是氣門？水已走，何由知為水道？犬食之屍，刑餘之人，何由知其件數之多寡？心、肝、肺一把抓在手中，何由知其部位之高低？」[97]徐然石也言：「清

94 中西解剖學的差異何止一端，若比較中西古代醫學時就可見端倪。王道還對此有深入研究，他舉王之例子來說明中西解剖學差異，本節得其文啟發甚多。王道還，〈論《醫林改錯》的解剖學——兼論解剖學在中西醫學傳統中的地位〉，頁106–108。

95 趙洪鈞，《近代中西醫論爭史》，頁50。

96 清・王清任，〈醫林改錯臟腑記敘〉，《醫林改錯》，頁5。

任所親見，皆屬有形無氣。義塚之屍，氣已散者也；加刑之囚，氣初散者也。余故信先生明位之定而執之，余故僭疑先生未能擴氣之通而充之。」[98] 徐的意見也代表了：當時人對解剖一事在醫學知識上所帶來的可信度，仍存有相當大的疑問。

所以王本身在樹立新法時就已經有缺陷，而在傳統典籍中，也沒有什麼解剖臟腑的步驟或規矩可供揣摩學習[99]，所以中國醫家在臟腑知識的灌輸上，還是以《內》、《難》、《靈》諸經為準。即使用肉眼觀看新鮮的屍體，也必須有實際的「指引」：動、靜脈、神經、臟腑的生理特性都不是用「理解」或「觀看」就能知曉的。身體構造十分複雜，若無先見之明，實難憑一人之力可做解讀。而科學方法所謂的「觀察」、「實驗」，也往往需要累積許多世代的集體努力成就，才能建立一套模式，給予後進一個穩固的基礎。像人體解剖學這樣的描述科學，需要耗費的人力與歲月消磨，絕非憑觀察就能做天馬行空式的想像[100]。而王清任所僅能憑藉的，正是他那大力抨擊

97 陸九芝、傅青主、戴天章原著，秦伯未、林直清校定，〈論王清任《醫林改錯》〉，《世補齋醫書全集》，頁 136。

98 陳勝崑，《赤壁之戰與傳染病——論中國歷史上的疾病》，頁 154。

99 王道還，〈論王清任的醫學研究〉，生命醫療史研究室：《「中國十九世紀醫學」研討會論文集》（臺北：中央研究院史語所，2000），頁 37–45。

100 西方解剖學之發達進步的基礎與科學革命的進展是一致的。因為人類為了擴大知識領域，就必須藉助特殊器械，加強感官的能力，同時還要裝備各種工具，便於理解物體的內部，對物體加以剖析，研究它們隱藏的部分。詳見（法）克洛德・貝爾納 (Claude Bernard) 原著，夏康農、管光東譯，《實驗醫學研究導論》（北京：商務印書館，1991），頁 1。傳統醫生在接觸西方醫學後，其視覺感受與過往經驗仍會導引他去解釋新的事物與人體觀，這類討論可參考 Shigehisa Kuriyama, “Between Mind and Eye: Japanese

的古代醫學知識；故其立論的基點可謂先天不足，後天失調，非常不穩固，實難發揮重大影響，更莫談去撼動傳統中醫理論。

隨著西方醫學知識在中國本土日漸興盛，《醫林改錯》的影響力已轉向逐漸使國人瞭解「解剖學」一事乃「基礎醫學」，慨嘆「吾國解剖學之不振」[101]，因而王清任被冠上了「改革家」的頭銜，這已是後人的評價了。對於唐宗海而言，那個時代的關注焦點已經轉向西洋醫學的理論，以及王清任在《醫林改錯》論述中與西醫相符合的地方。也許宗海對於王糾正臟腑形質的工作是認同的，不然他不需要花費一大堆力氣將《改錯》中的臟腑圖拿來說明[102]。但更重要的一點是：不管西醫或王清任如何質疑傳統醫學的身體觀，氣、血、水、火、表裡、陰陽、寒熱等傳統醫學術語，不論看見或看不見的身體運作，似乎才是唐宗海更重視的一面。唐撰寫之《精義》在刊行的時候，已經是西醫理論在中國初步流行的年代，中醫與西醫開始處在一種界線分明的狀態，唐代表的是「正本清源」[103]的道地中國傳統醫家，王清任則是站在質疑傳統醫學理論的立場[104]，與當時

Anatomy in the Eighteenth Century," in Charles Leslie and Allan Young ed., *Paths to Asian Medical Knowledge*, University of California Press, 1992, pp. 21–40.

101 陳垣，《中國解剖學史料》，收於陳智超主編，《陳垣早年文集》（臺北：中央研究院中國文哲研究所，1992），頁362–369。

102 清・唐宗海，《醫經精義》例言，頁2。

103 清・唐宗海，《醫經精義》例言，頁2。

104 王清任說：「余少時遇此症，始遵《靈樞》、《素問》、仲景之論，治之無功。繼遵河間、東垣、丹溪之論，投藥罔效。輾轉躊躇，幾至束手。伏思張仲景論傷寒，吳又可著瘟疫，皆獨出心裁，並未引古經一語。」王對所謂「古經」是不認同的，他想自創救人之術，但也怕質疑「古經」會造成他人的

的西醫立場一致，而王所謂新（別於傳統）的、要去「遵循」的理法，卻還沒有建立起來。故中醫在當時所要面對的危機，不是自家鬧內訌，而是西醫已到家門內，實在無法視而不見。

王清任死後三年 （1834 年）， 第一位傳教士醫生伯駕 (Peter Parker) 來到中國，兩年後，他在廣州開了一家眼科醫院和藥局來治療民眾。1838 年博濟醫院開辦，它是中國第一家西醫醫院，也是孫文（1866–1925 年）的母校。1851 年合信著醫書五種，被認為是西醫解剖學輸入中國的開始。1900 年以後，新醫學大量從日本輸入中國，丁福保（1874–1952 年）翻譯了日文西醫書數種，至是以後，國人學習解剖學全用洋書，王清任欲建構中國本土解剖學的努力，也隨之灰飛煙滅[105]。

王清任死後，沒有其他的中醫學家繼續深入研究解剖生理學，王的著作僅成為醫家們口論筆戰的好題材。直到唐宗海過世後，中醫界也未有一人追隨王的腳步，繼續涉足在人體解剖與生理構造學問的軌跡上。所以具西醫知識背景的杜聰明（1893–1986 年）說：「直至清代，其醫學尚闕如真正之解剖學，是故生理學與病理學均離開人體思索矣。」[106]至此，中醫在近代史中並未形成一有系統之解剖知識。

王清任留給唐宗海的啟示，不在於融合新說或吸取西醫知識的迫切，而在於對中醫傳統理論的質疑，可能使千年以來建立的醫學傳統壞滅，形成中醫的時代危機。王用實際的觀察，直接討論到中

非議，所以他又說：「奈不敢以管見之學，駁前人之論，另立方法，自取其罪。」清・王清任，〈半身不遂論敘〉，《醫林改錯》卷下，頁 40。

105 陳勝崑，《中國傳統醫學史》（臺北：時報文化，1979），頁 228。

106 杜聰明，《中西醫學史略》（臺北：中華大典編印會，1965），頁 363。

醫的解剖學與生理學的錯誤，那是他獨特的創見；只是此問題一被提出，隨即造成醫界探索原典（《內經》）的風潮，找尋「舊路可行」的確切證據。唐宗海就是這樣的醫家。對於唐來說，雖然他被認為是一位中西醫匯通思想的醫家，但是他的立場卻是站在中醫傳統上來立論的。在傳統中醫臟腑、生理知識面臨挑戰的年代，若要討論唐的開創性，他又何嘗不是在樹立一個崇尚傳統、重視《內經》的典範呢？王清任所做的努力，我想唐宗海已經看到了，只是唐的回應，應非王的最初期待吧。

第三節　近代西醫傳入中國之背景與引發的論題

一、西醫東來與合信醫生

我們若將當時西醫所言的臟腑解剖形質當作一種思考與觀看身體的知識或角度來解釋的話，那麼這對當時的中國人來說無疑是一項全新的身體概念。西醫傳入中國的過程是漫長且多方向的。當時西方醫學透過建立醫院、開辦醫學校、吸引留學生、翻譯出版醫學書刊與建立西藥房、藥廠等五種方式來建立自己在中國的地位[107]。

---

107 史蘭華主編，《中國傳統醫學史》（北京：新華書店，1992），頁 303–307。關於西醫學教育的一般論述，可參考 Wang Zhenguo, *History and Development of Traditional Chinese Medicine*, Beijing, Science Press; Amsterdam, IOS Press; Tokyo, Ohmsha, 1999, pp. 258–267. 另可參閱王孝先，《絲綢之路醫藥學交流研究》（烏魯木齊：新疆人民出版社，1994），頁 457。

不過，我們若站在中國傳統醫學的發展脈絡下來探討的話，我們將會發現：除了透過翻譯出版醫學書刊這一項影響外，其餘都與後來中醫學內部所產生的中西醫融合思想甚少有直接的關係[108]。

以唐宗海等中醫們對西醫知識傳入的回應而論，他們對西醫的瞭解很顯然的是透過了當時翻譯出版的醫學書刊，甚至是報章雜誌。而翻譯西醫書籍的契機，則大多肇因於伴隨傳教事業而來的知識轉輸[109]。陳垣曾言：「抑吾聞之，治未開化之國，不可不從事於醫事為第一著手。歷觀宗教之輸入各國，首以醫學為傳道之輔助。」[110]陳的話說明了一個國家的開化進步，應以醫學為要；他也點出了近代西醫傳入中國，大都是以醫療傳教的方式來進行。據統計，從1850年代至辛亥革命之前，約有一百餘種外國人翻譯的西洋醫書在中國流傳[111]；而晚清翻譯西書的機構，更有八十四所之多[112]。所以，闡明當時西醫論述的大方向，成了釐清當時中醫危機與中西身體文化交流後，人們可能會如何認識新身體的關鍵。

在眾多從事醫療傳教的西醫中，要以英國醫生合信的影響最大。

---

108 這裡要加以解說的是，當時中西融合思想醫家並未直接與西醫診所有過直接的交流與接觸；而中國當時接受西方醫學教育的人諸如黃寬、金韻梅等人也未在中醫界內一展長才。最後，在當時的西醫藥房與藥廠，設備簡陋，應該未能發揮重大的影響。陳勝崑，《中國傳統醫學史》，頁307。

109 可參考楊念群，《再造「病人」：中西醫衝突下的空間政治(1832–1985)》，特別是一、二章。

110 陳垣，〈醫學衛生報發刊意見書〉，收於陳智超主編，《陳垣早年文集》，1992年，頁412。

111 陳勝崑，《中國傳統醫學史》，頁306。

112 陳永生、張蘇萌，〈晚清西學文獻翻譯的特點及出版機構〉，《中華醫史雜誌》第27卷第2期（1997年4月），頁80。

他所著的醫書在中國發揮極大之傳播西醫知識的功用，在中國醫界興起一陣風潮，最為論者所重。第一本合信醫書——《全體新論》在 1851 年出版時，就馬上再版了數次，並曾在日本出版；廣州更出現盜印版，可見其風行的程度[113]；這幾本醫書的影響力連合信自己都曾說：「中土士大夫皆知為有用之書。」[114]而《格致彙編》[115]中也載到：「合信氏所譯醫書，印行約二十年，中國醫士幾將家置一編，奉為圭臬。」[116]足見其影響之廣大。當時兩廣總督葉名琛曾評論《全體新論》曰：「欲究心醫理者，曉然于內外隱顯之本源，實足為望、聞、問、切之輔助爾云。」[117]可見這本書對當時醫界有一定的影響

113 陳勝崑，《近代醫學在中國》（臺北：橘井文化事業公司，1992），頁 20。

114 合信，《西醫略論》序言，頁 2。

115 《格致彙編》（*The Chinese Scientific Magazine* 這個英文名稱是光緒 2 年（1876 年）發刊時訂立的，但於隔年則改稱 *The Chinese Scientific and Industrial Magazine*，是清末發行的各種報刊中，最早向中國人介紹十九世紀西方進步科學的刊物。《彙編》中介紹的一些科學技術，在當時西方人看來是屬於淺易的。不過在當時，人們對於近代科學普遍無知的情況下，仍然有著很大的啟蒙意義。直到戊戌變法時，重新影印的《彙編》仍是最受歡迎的暢銷書之一，被知識界目為「極好之物」。詳見熊月之，〈1843–1898：上海與西學傳播〉，《檔案與歷史》第 1 期（1989 年 2 月），頁 44–54。另可參考王治浩、揚根，〈格致書院與《格致彙編》——紀念徐壽逝世一百週年〉，《中國科技史料》第 2 期 (1984)，頁 59–64。對這本刊物之醫療論述的初步分析，可參考拙著，〈西醫知識在中國的傳播——以《格致彙編》(1876–1892) 為討論中心〉，臺北，《史耘》第 11 期 (2005)，頁 33–56。

116 傅蘭雅主編，〈論《新譯西藥略釋》〉（光緒 2 年 9 月），《格致彙編》第 1 冊，頁 215–216。

117 趙璞珊，〈合信《西醫五種》及在華影響〉，《近代史研究》第 2 期 (1991)，頁 69。

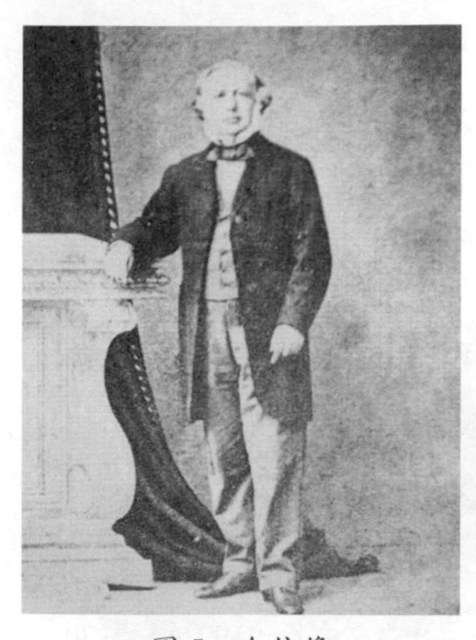
圖5　合信像

力；近代醫家王士雄、陸以湉、羅定昌、唐宗海與張錫純[118]等人都曾受合信醫書的啟示[119]，而各抒其對中西醫交會時身體論述上的各種想法，其影響力可見一斑。

合信編輯的醫書，起了近代國人身體觀轉化的一個知識啟蒙作用，讓西醫知識源源不絕的灌入國人的思想體系中，而這恰可反映出合信醫生著書的動機：簡單的說，就是他想要傳播正確的（西醫）醫學知識到中國來。合信也早知此事不易，他說：

> 欲將西國醫法流傳中土，大是難事。益華人偏信本國古書，西國醫理非所習聞，每多不信，此一難也。泰西所用藥品，各國皆同，中土未能通行，此二難也。西國醫書未經翻譯唐文，中土人不能遍讀，此三難也。中土醫學官吏不加考察，人皆墨守古法，不知集思廣益，此四難也。[120]

從此觀察細微的「四難」來看，可以顯示合信對中國醫學界的細微觀察，並富有其獨到的見解。其中第一難與第四難，更是指出了中

118 以上所列醫家，將於談述醫理時介紹。

119 趙璞珊，〈合信《西醫五種》及在華影響〉，頁78–81。

120 合信，〈醫理雜述〉，《內科新說》卷上（江蘇上海仁濟醫館藏校，咸豐8年刊），頁6。

國人信仰古醫籍內知識，已到了堅信不移的地步。所以，中醫信仰的知識多是古代傳下來的，不可全然相信[121]，而作為這些傳統知識的載體，中醫學之「醫書汗牛充棟，半屬耳聞臆斷，未可依據」。[122]可見，他認定中國醫書的內容多為臆斷之詞，是不可信、不科學的，在行之有數千年之久的中國醫學體系前，這種批評似乎顯得特別深刻而尖銳。

在身體認知上，在合信與中國友人陳修堂合作完成的《全體新論》中就曾經談到：「予來粵有年，施醫之暇時習華文，每見中土醫書所載骨肉臟腑筋絡，多不知其體用，輒為掩卷歎惜」；又說：「然以中華大國，能者固不乏人。而庸醫碌碌，唯利是圖者亦指不勝屈，深為惜之。」[123]而合信所謂：「不知部位者，即不知病源；不知病源者，即不明治法」[124]的這種實事求是的精神，是合信給予中國傳統醫學一次全新的時代挑戰，當他的西醫體系身體觀在中國傳播的那一刻開始，就啟動了中醫以「實質、可見地臟腑身體觀」視角，來重新審視中醫身體觀的可能。

《全體新論》三十九篇中所論，大多屬於對人體生理解剖學知識的闡述，內容相當豐富。還介紹了哈維（William Harvey，1578–1657年）的血液循環學說，以及用顯微鏡觀察到的肌肉組織與人腦構造。例如在《血脈運行論》中記載到：「前兩百年，西國醫士尚未知脈管、迴管之理。有哈斐（維）醫生者，致知格物、慧悟絕倫，

---

121 合信，《內科新說》，例言，頁 1–2。

122 合信，《西醫略論》卷上，頁 1。

123 合信，《全體新論》，《叢書集成新編》第 47 冊（臺北：新文豐出版社，1984），頁 192。

124 合信，《全體新論》，《叢書集成新編》第 47 冊，頁 192。

每割死人，輒將心房迴管、脈管口各門互相比驗，遂悟其理。」[125] 其中有一端值得指出的是：合信醫書的編譯也用了相當多的中醫學理論，例如：「小腸為受盛之官，化物出焉」；或是「《素問》曰：『肝者，將軍之官，謀慮出焉』」。[126] 採用這些中醫學的觀念並非代表合信想從事中西醫匯通的工作，而是礙於翻譯的困難以及冀求解說醫理的方便所致。必須指出的是：既是編譯醫書，則不免碰到翻譯語法與專有名詞是否相符的困難。清末翻譯西書的工作尚屬草創，翻譯出來的文意自然不如今日流暢，更何況是專門的醫學知識。所以合信自己也說：「是書文意，其與中國醫書暗合者，間或引用數語，其不合者不敢混入。是書本於譯述，恐失真意。故文辭斷續，語多不醇，閱者須以意會得之。」[127] 這是兩個不同醫學體系碰面時，欲理解對方理論的難處所在，是在解讀文獻時需要注意的地方。

《西醫略論》（1857 年）與《內科新說》（1858 年）是合信另兩本介紹西醫學的專書，基本上後書是前書的延伸。而前書「詳於外證，略於內證」，大多以介紹西醫學外科技術與器具為主[128]；後書則以介紹西醫內科學為主。這兩本書同樣都介紹到臟腑生理與疾病的相關知識，兼述診斷與用藥的方法。這些書並不完全是合信一人之創見，他自己曾說：「選泰西各國醫學，歷經考驗有據，可與中國參互並用者，譯述成書。」[129] 所以，合信醫師的著作除了有個人的論述外，也顯示出當時西方醫學的一般水平。

---

125 合信，《全體新論》，《叢書集成新編》第 47 冊，頁 274。

126 合信，《全體新論》，《叢書集成新編》第 47 冊，頁 211。

127 合信，《全體新論》，《叢書集成新編》第 47 冊，例言，頁 193。

128 合信，《西醫略論》，《內科新說》卷上，例言，頁 1。

129 合信，《西醫略論》，《內科新說》卷上，頁 1。

在這兩本書中，合信一方面介紹了歐洲醫學發展的概況與新知；一方面也點出了中醫學發展的盲點。他根據其在中國的行醫經驗評說到：「西國準割驗死者，凡老人院、癲狂院、聾啞等院，遇有死者無所歸，許醫局剖割以教生徒驗畢，復另仵作殮葬如法，故西醫皆明臟腑血脈之奧。華人習醫無此一事，雖數十年老醫，不知臟腑何形，遇奇險不治之症，終亦不明病源何在，此不精之故。」[130] 這是對中醫在解剖一事水準低落的批判；而同時代的傳教士醫生嘉約翰 (J. Kerr) 與麥高恩 (D. J. Maegowan) 等人，早已經相繼介紹解剖學的知識或技術到中國來，可見解剖學一門可能是西人認定下，在中國醫界較為缺乏、甚至落後的知識[131]。根據學者統計，在十九世紀結束前，將近有二十部解剖生理學專書問世；而早期的人體生理學，大多以解剖學為主，而且都是附於醫學類的書籍之中，合信醫書也屬於此一範圍，直到 1886 年才有第一部獨立的生理學專門譯著——《身理啟蒙》問世[132]。所以，在翻閱合信醫書時就可以發現，一些臟腑生理與解剖知識實為論述疾病時的重要依據之一，而所有這些基礎知識的來源，就是靠解剖學所確立的身體觀，包括臟腑與內部一切可見的形質。這些西醫重視之處，正是合信批評中國醫學「不知病源」、「不知部位」的、歷史悠久的缺失。

講缺失太傷感情，我們並沒有能力可以精確的評論出當時醫療技術的孰高孰低，不過，有時對事物觀察角度、眼光的不同，確實

130 合信，〈中西醫學論〉，《西醫略論》，頁 2–3。

131 詳見張大慶，〈中國近代解剖學史略〉，《中國科技史料》 第 15 卷第 4 期 (1994)，頁 21–31。

132 曹育，〈我國最早的一部近代生理學譯著——《身理啟蒙》〉，《中國科技史料》第 13 卷第 3 期 (1992)，頁 91–96。

會導致各自主觀認知上的歧異，而認為是彼方的「缺失」。略舉一些當時中西醫差異之所在：例如對疾病的診斷與治療，是西醫有別於當時中醫的特色之一。西方是以科學眼光來觀察病態，而非用陰陽、表裡、寒熱、虛實的中醫「八綱辨證法」。例如在《西醫略論．瘤論》中說到：「瘤類甚多，其生無定處，無定形。其大小多寡無定限，其中藏蓄無定物……或附皮、或附肉、或附骨，故曰無定處也。」[133] 這完全是以實際「觀察」得知，而不是用其他抽象的概念來貫穿病態。又如在診斷方面，西醫也不像傳統中醫運用「望、聞、問、切」來診病。至少在合信醫書中看到的西醫知識，在診斷學上並沒有一個特定的概念或方法來診病，而是用實際的觀察與事實的陳述來作為診斷之依歸。例如在《西醫略論．炎證論》中記載：「熱痛紅腫謂之炎，……四證不必全備，大概紅熱必有腫痛，或有或無，但見一證或旋止者，不以炎論。二三證俱見，移時不退，即是炎也。」[134] 而所謂對事實之陳述，就是對發病因子的觀察、實驗而歸納所得的結論，並運用在疾病的診斷上。

東西本草藥品的比較，也是近代中西醫互相比較時，常被拿來討論的問題[135]。當時合信醫師就對外科用藥的介紹細分為藥水門、藥酒門、藥油門等類。而內科的用藥，因為細目繁雜，又礙於翻譯的問題，所以仍然帶有相當多中藥本草學的敘述語法，包括「發表之劑」、「補火之劑」、「收斂之劑」等定義皆是，只是內容不同。例如用薄荷水、八角油能「補火」；用鉛散、水銀散來「收斂」。不過，

---

133 合信，〈中西醫學論〉，《西醫略論》卷上，頁 35。

134 合信，〈中西醫學論〉，《西醫略論》卷上，頁 12。

135 可參考陳新謙，〈中國近代藥學書刊的出版工作〉，《中國科技史料》第 9 卷第 1 期 (1988)，頁 20–36。

介紹西藥也有其困難之處，因為「西國藥名，欲用唐字翻譯甚難，故採用不多」。[136] 所以可察覺到在合信醫書中，大部分的藥方都是中西混雜的，並非全然是介紹西藥的。值得一提的趣事是，合信本人曾說明西藥販賣的狀況，顯示出當時西藥販賣並不普及。在商業繁盛的港口尚且供應不全，必要時還要去外國買，所以他說：「上海粵東各港口有番藥房，華人購買甚易。或有相識番友，託其寄資至泰西購致，價猶廉也」、「所列藥名皆各港番藥房現有者，華人不難據此指買也。」[137] 合信堪稱是中國最早的西藥推銷員；不過，一直要到 1880 年代以後，西藥商才從上海和廣州擴展到其他的城市[138]。所以就影響來說，合信在藥品方面介紹，應該是開創性的意義大於實質性的意義。

綜合而論，合信醫生的著作觸及到的範圍相當廣大，不過影響中國醫論與身體觀念最大的還是在於西醫的解剖與生理學帶來的身體內部形質之圖像世界。合信醫書的第一種，就是以人體生理與解剖知識為主的《全體新論》，各醫書中的精美臟腑與人體生理圖片和手術的進行過程，都給中國醫生很大的震撼。陳垣評論到合信醫書的影響時說：

> 猶憶咸豐時合信氏著醫書五種，為西醫輸入中國之始。其第一種為《博物新編》，第二種為《全體新論》，第三種為《西醫略論》，即外科，第四種為《內科新說》，藥物附之，第五

136 合信，〈東西本草錄要〉，《西醫略論》卷下，頁 1。

137 合信，〈東西本草錄要〉，《西醫略論》卷下，頁 1。

138 1840–1880 年代初，西藥市場大多被外商所壟斷，影響並沒有普及到其他中國的城市。詳見陳新謙、張天祿，《中國近代藥學史》，頁 25–26。

> 種為《婦嬰新說》。區區五種，且著於五十年前，已於前後期醫學略備。而吾人之讀合信氏書者，言以《博物新編》為無關醫學，多棄置之。《全體新論》亦以為不急之說，不知注意。及今舊坊肆中，《博物新編》之散種單行者倍夥，他無有焉，皆吾人以為無關醫學而棄之者也。吾國人醫學之程度不亦可笑哉。夫《博物新編》者，即尋常醫學校之物理、化學、動植物學也。《全體新論》者，即解剖生理學也。於此不卒業，不足以讀內外諸科也。吾國醫學則異是。歷代分科，均無所謂物理、解剖學……科目雖多，皆無本之學，吾國醫學焉得而不失敗也？[139]

陳認為當時中國不重視與醫學相關的物理學與解剖學的實際操作驗證，故中醫為「無本」之醫學。陳的話明確透露出中醫傳統學術在新時代中不合時宜的一面，已乍現被淘汰之危機。合信所重視的解剖學，正是中西醫理初次對談的好話題。

二、近代中國對西醫解剖一事的反應

自合信將西醫知識廣泛的傳入中國後，大家對於西醫的討論逐漸增多，中西融合的醫家們就是最好的例子。但是，作為一般知識水準較低的民眾或部分士紳，他們卻並不會將中西醫匯通的方法視為一種亟待解決的問題，不過，他們無意間於史料中透露出的身體認知與醫療觀念，卻往往反射出當時這些特定思想之圖景，一代代

---

139 陳垣，〈論江督考試醫生〉，《陳垣早年文集》，頁 189–190。

的傳承下來。在近代西學還未成為知識界的新「論域」(discourse)時[140]，人們的思想多是守舊又傳統的。當時許多西醫選擇以醫療傳教來深入中國社會，而中國人對於這種新事物的傳入也存有排拒之心理。這種排拒，與中西文化不同所造成的差異有關。

醫療文化當屬近代思想中差距相當大的一環，過去較少專書談及，那是因為許多研究者都將焦點放在民初後的發展，而忽略了中西醫衝突的源頭其實在近代已略顯端倪了。衝突不會單是醫生與醫學之間的事情，反而是作為病人的普羅大眾，才是真正突顯中西衝突的主體。民眾對自己身體狀況的瞭解與認知，以及對近代新事物——西醫知識的瞭解，往往是最直接的，他們沒有太多的抉擇，沒有金錢去接受多元的醫療，當時傳教士既以慈善醫療來傳教，民眾應該是樂於接受的。但有些情況卻礙於中西文化的差異，民眾也往往容易誣陷西洋醫生的行為，而產生許多形形色色的教案。近人對教案的研究相當多，透過民眾傳統的醫學知識來延伸解釋，轉化成許許多多奇特的觀念。這些奇特的新鮮事，大多出現在反教言論當中。某些個案，例如：挖眼製藥、解剖孩童、吃人肉補精氣、甚至是採陰補陽等等，都是用既有的中國醫療觀念去解釋西醫醫療行為舉措。這些帶有保守與排外的思想，實阻礙了西醫觀念在中國的傳播，也顯示了近代人們以「傳統醫學」去驗證比附「西醫」的思考。

中西醫之間的一些有趣比較開始出現在這個時代。有人說耶穌：「不過能醫，即為聖人」，那麼中國名醫扁鵲、華佗，還能：「起死

140 此說法與清末「下層社會」之研究，可參考李孝悌，《清末的下層社會啟蒙運動 1901–1911》(臺北：中央研究院近代史研究所，1998)，頁 1–14。

回生者，皆聖人矣！」[141]就算這些傳教士懂得醫術，善於治人，但講到治人，則中國醫生是不是應該更著名才是呢？近代劉坤一（1803–1902年）嘗問：「昔扁鵲為兩人戶易心，仲景穿胸納赤餅，華佗刳股去積聚，在腸胃則浣洗之。今其法華人不得，惟西醫頗用其法，而不盡得手，究竟中西醫理孰長？」[142]這是針對中西醫解剖學的操作來發問，這代表著當時人對西醫的好奇，是以解剖技術為主的論述，又帶有彼此較勁的意味。早在雍正2年，就有人對西醫的一些醫療行為提出批判，如：「有疾病不得如常藥醫，必其教中人來施針灸，婦女亦裸體受治。」或曰：「借殮事以刳死人睛，作煉銀藥。」[143]用「針灸」治療，是中醫的方法，這顯然是穿鑿附會之說，欲攻訐西醫之語。再者，華夷之分、中西之別是當時文化溝通的一大絆腳石，西洋醫生當時既以外科解剖學見長，其理論當然與傳統中醫學的觀念有所衝突，故有人言西人：「不知中國人自有臟腑經絡」，而中國人與西人的臟腑學說都正確，其間的不同只是人種差異所造成，故立論相異[144]，又為中西醫學思想較勁之暗爭。

---

141 中央研究院近代史研究所編，《教務教案檔》第1輯第2冊（臺北：中央研究院近代史研究所，1974–1981），頁919。

142 王爾敏，《上海格致書院志略》（香港：中文大學出版社，1980），頁58。

143 原載於《聖朝破邪集》卷四，轉引自蘇萍，《謠言與近代教案》（上海：上海遠東出版社，2001），頁69。

144 俞正燮（1775–1840年）將這種中國人與西方人的生理構造差異分為：「中土人肺六葉，彼土人四葉。中土人肝七葉，彼土人三葉。中土人心十竅，彼土四竅。中土人睪丸二，彼土人睪丸四。中土人腸二，彼土人腸六。中土人肝生左、肺生右，肝系在心、系左，彼土人心系在肝，系右。」詳見程鴻詔編，〈俞正燮傳〉，《有恆心齋全集》文集8（臺北：文海出版社，1969），頁409。還可以參考馮客(Frank Dikötter)著，楊立華譯，《近代中當時民眾對西醫學既感陌生，所以有一些牽扯到解剖學的相關教案與醫療糾紛，也不斷上演，從 1862 年到 1902 年，遍及全國各地，並非是個案或特例[145]。當時對於這些特殊行為的指控與批判，是相當嚴厲的；眾多攻訐之言論無非針對解剖、藥餌（引）、採精（血）進補等三大議題進行批判[146]，而大部分有關醫療的教案也圍繞著這三個問題打轉，例如：「剖心剜目，以身體為牛羊；餌藥採精，以兒童為螻蟻；採婦人之精血，利己損人；飲蒙汗之迷湯，蠱心惑志。總其權者白鬼子，行其事者黑老爺。種種所為，牢不可破，反禹湯文武，盡為妖魔。」[147] 並指西人將特定人之屍體「煎為膏脂」，再加上迷藥給人服食，就能控制人的思想行為；授與藥丸給婦女，「名曰『仙丹』，實媚藥也。服之慾火內煎，即不能禁，自就之。而伊與淫，名曰『比臍通氣』，伊習房術善戰，而婦女亦貪戀而甘悅之。」[148] 這種種傳言，皆為國人不信任西人之寫照。

其他教案不勝枚舉，在此僅舉幾例與醫療文化有關的史事來說明之。例如有「紳士夏某，拾獲血糕一塊，狀如山楂糕，又有銅管一具，長約三、四寸，眾口哄傳，以為血糕系熬精血而成，銅管乃

國之種族觀念》(南京：江蘇人民出版社，1999)，頁 39–45。

145 蘇萍，《謠言與近代教案》(上海：上海遠東出版社，2001)，頁 40。

146 詳見呂實強，《中國官紳反教的原因 (1860–1874)》(臺北：中央研究院近代史研究所，1966)。另外，作者也說明了中國知識份子反教的一些保守性格，詳見氏著，〈近代中國知識份子反基督教問題的檢討〉與〈揚州教案與天津教案〉，收錄於林治平主編，《基督教入華一百七十年紀念集》(臺北：宇宙光出版社，1977)。(以上兩篇論文承蒙呂實強老師贈送，在此一併致謝)

147 中央研究院近代史研究所編，《教務教案檔》第 1 輯第 2 冊，頁 574。

148 中央研究院近代史研究所編，《教務教案檔》第 1 輯第 2 冊，頁 916–917。

挖取眼睛所用。」[149] 這完全是對西醫外科用具的想像。末代皇帝溥儀（1906–1967 年）的乳母曾患乳瘡，請中醫治療始終不見效。後來找了一位法國醫生來治療，醫生說要開刀，結果遭到醇親王全家的反對，只好採取敷藥的辦法。敷藥之前一刻，西醫用酒精燈來給器具消毒，載灃還問：「這這這幹麼？燒老太太？」後來這位乳母也並未採用此醫生所開之藥[150]，西醫的器械令吃慣草藥的中國人感到害怕。就連喜歡自稱「維新派」的醇王府人士，也難以欣然接受這種「另類」療法。

其他誤解與指控傳教士的行為，真是五花八門，例如：「以口吸成童之精，併處女紅丸」，而「割女子子宮、小兒腎子，即以術取小兒腦精心肝」。[151] 以及「採取處女紅丸者，有吸取童精者，迷騙十歲以外童男，藥餌採精」。[152] 甚而有之，「吸取童精者，迷騙十歲以外童男，以濂水滴諸頂門；或作膏藥貼諸眉額，其童之精，即從下部流出，彼則如吮乳然，盡情取之。」隨後，被吸取精氣的孩童，則「瘦軟數日而死」。又有「以藥貼足心，以針破泥丸處（氣幪子），腦漿並通身骨髓自頂湧出，伊收取入瓶，餘則舔而食之，彼童即死」。[153] 最後，以人體臟腑作為想像的標的，說到：「從教堂中搜出惡物甚多，人眼珠、心肝、陽物等類，有數十缸。」[154] 這些指控，

149 中國第一歷史檔案館、福建師範大學歷史系編，《清末教案》第 1 冊（北京：中華書局，1996），頁 218。

150 愛新覺羅・溥儀，《溥儀自傳》（臺北：長歌出版社，1976），頁 42–43。

151 王明倫選編，《反洋教書文揭帖選》（濟南：齊魯書社，1984），頁 9。

152 中國第一歷史檔案館、福建師範大學歷史系編，《清末教案》第 1 冊，頁 220。

153 以上記載詳見中央研究院近代史研究所編，《教務教案檔》第 1 輯第 2 冊，頁 917。

涵蓋了中國人對西洋教士的不信任，另一方面也讓我們瞭解到，西醫以解剖方式來治病，確實帶給當時民眾一些擔憂與想像空間。

這些由中西文化對不同人體觀念的認識所造成的誤解與衝突，如果我們來看看李時珍（1518–1593 年）在《本草綱目》中所說的道理，就更能瞭解當時人們是以自身的文化去解讀外來文化。李時珍認為：邪術家常利用人體器官來作藥引，以行其養生之法，所謂：「邪術家蠱惑愚人，娶童女交媾，飲女精液或以己精和其天癸吞咽服食，呼為鉛貢，以為秘方，放恣貪淫。」[155] 很明顯的，近代有許多民眾都將西醫的治療與中國道教方術劃上等號了。

這種種駭人聽聞的教案，大多摻雜了中國傳統養生術、道家與中醫身體觀、以及近代西醫生理、解剖學的知識。民眾對於未知事物的詮釋本來就是比較誇張的，但是仍不脫離上述的範疇。對於那個時代的中國人來說，將傳統醫學的身體觀比喻化成實質的、科學的，用刀割剖視去瞭解身體的形式，仍舊存在許多疑問，甚至不贊同，遂直接以傳統醫療數術去驗證、解釋西醫與傳教士們的行為。

據考，中國第一位信奉基督教的平民是在 1583 年受洗的，他就是接受了傳教士的醫療服務後，治癒了滿身的「癩疙」，成為了一位基督徒[156]。而有更多的教徒因為受到教會醫院、診所的治療後，感到疾病消失而皈依於基督教。不過，無論是天主教的教堂或是新教教堂，其格局都類似一個封閉於中國社會之外的獨立單位，教徒或

---

154 轉引自李文海，《世紀之交的晚清社會》（北京：中國人民大學出版社，1995），頁 129。

155 明．李時珍，《本草綱目》卷 3 上（臺北：商務印書館，1968），頁 554。

156 （法）費賴之，《在華耶穌會士列傳及書目》上冊（北京：中華書局，1995 年 11 月），頁 77。

是學習西醫技術的少數人，在緊閉的教堂與醫院中，都讓當時民眾對於這些行為產生懷疑，並與中國傳統醫療觀作一個想像的連結，並加以詮釋。另一方面，人們在尋求正常的醫療管道無效後，往往將最棘手、最嚴重的病人送給懂得醫道的傳教士治療，治療無效而死，本是常有的事；就算發生糾紛，也應就事論事[157]，但民眾總是容易誤解成傳教士害人，而成為一樁樁駭人聽聞的教案[158]。必須說明的是，這些教案真假相雜，左宗棠（1812–1886 年）就曾對一些教案做出解釋，他說：「大約此等匪徒內地亦有之，不盡由西洋傳教士而起。」[159]

當時有許多宣傳品都在宣傳西醫在中國「掩耳盜鈴」、「掛羊頭賣狗肉」之醫療行為。例如 1883 年有位英國傳教士在福建租屋作為簡易的醫院，當時就有一張揭帖寫道：「自稱醫士救世，設禮教拜訓民，我大中國有華陀孫真人之門人先一神治之法，禮儀有孔聖先賢之教。汝醫者實欲盜我人體之寶，詐稱醫生，實欲刺人心肝，盜人腦髓，取人眼目，破人膳子。」[160]盜竊人體之寶——刺肝挖腦，顯然是對西醫解剖學的過度想像。所以薛福成（1838–1894 年）才會說：「即彼之精於化學醫學者，亦謂無心眼入藥之理，斯必灼知舊說

157 同治五年「直隸教務」記載有一人患了「昏迷病症，時發時止，知是被妖纏擾，每每醫治不愈」，後送入教會祝禱治療，而發生糾紛。詳見中央研究院近代史研究所編，《教務教案檔》第 1 輯第 1 冊，頁 591。

158 詳見中國第一歷史檔案館、福建師範大學歷史系編，《清末教案》第 2 冊，北京：中華書局，1996)，頁 876。

159 楊書霖編，《左文襄公（宗棠）全集》卷 4（臺北：文海出版社，1979），頁 3042。

160 中國第一歷史檔案館、福建師範大學歷史系編，《清末教案》第 2 冊，頁 22。

之訛傳，然後此案乃可下手。」[161] 瞭解西醫解剖學的人，就不會有這些謠言的流布。當時福建船政教練輪船監督德克碑即報告說：「教門施醫，率用刀圭，但中國無此醫法，易啟猜疑，以後如遇必須用刀之症，須令病人自願立據，戚屬作證，倘有不虞，便無干係。至檢驗病人死屍，大屬駭人聽聞，應永禁不用。」[162] 此話證明以外科與解剖實驗方式的醫療文化，與當時中國文化格格不入，代表了中西醫療文化上的一大差異。

民眾對於西醫的反對，也表現在砸毀醫院、藥材房上[163]，分析來說，這些舉動並非完全是醫療行為所引發的糾紛，不過，當時民眾找尋攻擊、洩憤的對象，卻常常集中在教堂、醫院與藥房這幾個場所。同治 3 年的平山教案，記載了一位董主教與傳教士龐貞分別與教民發生「男女同臥煉丹採精」[164] 的事情，董主教更被指控「常合教中婦女，當眾親對口，名為『補氣』；又遍身按摸，名為『活血煉精』」。[165] 其實對於這些指陳，史家若深入考究，也實難辨其真偽，因為這些資料往往只是片面之詞而已。但是，可以肯定的是，當時民眾對身體知識的認知，還是由傳統醫學與方術的理論所塑造的。中國人一方面對於傳教士的醫療傳教產生排斥，另一方面也用傳統

---

161 薛福成，〈分別教案治本治標之計疏〉，出自邵之棠輯，沈雲龍主編，《皇朝經世文統編》卷 46–55 外交部分（臺北：文海出版社印行，1980），總頁 2177。

162 呂實強，《中國官紳反教的原因》（臺北：中央研究院近代史研究所，1966），頁 187。

163 中央研究院近代史研究所編，《教務教案檔》第 1 輯第 1 冊，頁 23。

164 中央研究院近代史研究所編，《教務教案檔》第 1 輯第 1 冊，頁 437–439。

165 中央研究院近代史研究所編，《教務教案檔》第 1 輯第 1 冊，頁 442。

的舊知識去理解一切新事物，包括生理、醫療與宗教，都有一些脈絡可循。種種對西方傳教與醫療行為的指控聲浪，可以證明中國人正處於一個新知識與新文化的衝擊中。

若論到解剖學的意義與方法，對照於民眾的反擊，中國醫家就對西醫的知識感興趣多了。不同於一般民眾對解剖的疑慮，王清任給予中醫學的啟示在於解剖學的不振，顯然地，這個時代的中醫要尋找的是一個讓中西醫可以對話的空間，一個擺脫中醫學術衰弱的辯駁機會，故對人體內部臟腑以及生理的認知，顯然是一個好的對話主軸。西醫的大量傳入，更加深了這一個過程，於是乎解剖學帶來的以「眼睛」的「視」所足以呈現的身體觀，成為當時醫家論述的一大主軸。

解剖人體，以觀察研究臟腑知識，並非西方醫學所獨有。民初中醫兼醫史文獻家謝觀（1880–1950 年）曾言：「人死則可解剖而視之，其說原始之於《靈樞．經水篇》，《漢書．王莽傳》載王莽誅翟義，補得其黨，使太醫尚方與巧屠共刳剖之，度量五臟，以竹筳導其脈，知所終始，可以治病。莽最泥古，其所為必有所據。」[166] 其實，中國解剖學的發展其來有自，歷代解剖之事也經常被記載於史籍或醫籍當中，所以謝觀也認為：「解剖一事，數千年來，原未嘗絕跡，特必兵荒刑戮之際，而不能公然行之於平時，遂不能互相考求，日臻精密耳。然古者針灸之術，必託始於解剖，斷不容疑。今者欲援求古人之遺緒，亦斷不容不致力於此。」[167] 話雖如此，但中醫的

---

166 謝利恆、尤在涇，〈五運六氣說〉，《中國醫學源流論．校正醫學讀書記》合刊本（臺北：新文豐，1997），頁 93。

167 謝利恆、尤在涇，〈五運六氣說〉，《中國醫學源流論．校正醫學讀書記》，頁 94–95。

解剖一事，從未在正規的醫學教育或實驗中建立起規範，只能在戰亂或荒災時，偶一為之[168]。也有可能如謝觀所言：

> 解剖之學，或謂我國古代無之，非也。人身之臟腑經絡，苟非解剖，試問何由知之？至其不甚密合者，非由古書歲久傳訛，則由古人文義粗略耳。古人言語於數目方位，往往不甚精密。如《詩》三百十一篇，舉其大要而言三百篇，即其一證。人之心非在正中，而古書以為在中，亦是當時言語粗略，非必古人不知人心之所位也。凡古書言臟腑經絡之誤，皆類此。然則施之於用，何以不誤？曰古者圖書相輔而行之外，且有器以與圖書相證。書雖但存其粗，圖與器未嘗不精，正因精者必求知於圖與器，書遂不妨但舉其大要也。[169]

其實解剖學所建立的實質臟腑知識，已經存在於中醫學理論中了，而且醫療技術已有一定水準，故古醫書只「舉其大要」而已；亦或是如張哲嘉所言：「中國上古必有重解剖的醫派」，只是自東漢以後，《難經》為代表的醫學時代來臨，爾後中國解剖學的成就遂停留在無法經由剖割而觀察的身體——以氣為主的醫學體系[170]。但若真的

---

168 有關古代解剖與身體知識的闡述，詳見 Yamada Keiji, "Anatometrics in Ancient Chinese," *Chinese Science* 10 (1991), pp. 39–52. 另外，李建民、王道還的研究也相當豐富，將在各章中呈現。

169 謝利恒、尤在涇，〈五運六氣說〉，《中國醫學源流論・校正醫學讀書記》合刊本，頁 93。

170 詳見李建民，〈王莽與王孫慶——記公元一世紀的人體刳剝實驗〉，臺北，《新史學》第 10 卷第 4 期（1999 年 12 月），頁 22、25。

如此，近代面對西醫重視臟腑實質的解剖學，以不同方式來解釋身體，也就容易引發爭論。

1913 年 11 月在江蘇公立醫學專門學校中實行的屍體解剖，是中國醫界合法實行人體解剖之發軔。在此之前，醫史家陳邦賢論到：

> 解剖人體，非自泰東西始也。吾國《內經》有言，其死可解剖視之。昔華元化於三國時，曾著其技，惜其法不傳。西漢王莽頗有意於解剖，而舉世非之。清王清任生千載之下，致疑於古人，慨然欲觀人身之臟腑，而當時目為狂生。故歷代名家，雖各有發明，均詳於理論、而畧於實驗，根柢錯誤，相率牽泥辨論愈多，真理愈晦。此吾國醫學之所以日趨於退化也。[171]

陳的論述點出了中國解剖學所建立的臟腑知識，真是一團迷霧；理論很多，卻沒有實驗，定義也不明確，造成歷代醫家莫衷一是的情況；更重要的是，這樣的歷史歸結出的意涵即是中國醫學的日漸退化。值此西方醫學傳入之際，此論更加說明了中醫的危機。

解剖的形質身體觀如何重要？1644 年，一位醫生威利斯 (Thomas willis) 在其著作《大腦解剖》(*Anatomy of the Brain*) 的序言中，感謝了一位製圖師雷恩 (Christopher Wren)，因為雷多次以巧妙的手法，將顯微鏡與解剖刀下的光景給忠實的描繪下來；縱使威利斯有專業醫師的看法，他也必須靠著精確的解剖與實際人體圖像，才能不斷確認他的各種看法，使他的論點更為精確[172]。而西方這個

171 陳邦賢，《中國醫學史》，頁 302。

依靠解剖與認知人類實體的醫學，早在十七世紀就有了穩固的基礎[173]；到了十八世紀，西方一般解剖學家的工作不超出補充與注釋的範圍，對於人體的構造已經有了相當清晰的認識[174]。近代西方醫學的傳入，其所涉及的醫學知識，並不是西方文藝復興以前所出現的知識，而是科學革命後的新歐洲知識體系。

就當時的西醫知識而言，其醫學屬於客觀之科學，知識的累積是藉由不斷解剖與實驗而得。中國醫理望聞問切也是科學，是經由長期醫療實踐經驗所獲得。中西醫交會時所顯現的差距，最主要還是在獲取知識的方法不同[175]。但就是因為方法不同，中西對比之下，才導致解剖學傳入後，中醫理論被認為是虛無的、不可證實的，而有被取代之危機。中國的解剖學落後於西醫一大截，這是當時中醫理論不能透過實證來說服反對中醫者的部分。陳垣言：

> 自世界醫學輸入日漸發達，囂然者以為世界醫學之所長特解剖學，於是舉吾國昔日之近似解剖者以為爭勝之具。不知世界醫學豈徒以解剖為能事，解剖特基礎醫學耳。吾國《內》、

172 麗莎・賈汀 (Jardine, Lisa) 原著，陳信宏譯，《顯微鏡下的科學革命：一段天才縱橫的歷史》(臺北：究竟出版社，2001)，頁 112。

173 十七世紀若干臨床成就是得自病理解剖資料與臨床觀察之相互參證。(德) Ackerknecht 著，戴榮鈴譯，《醫學史概論》(新店：國立中國醫藥研究所，1983)，頁 62。

174 程之范，〈西方對疾病的認識和臨床診斷形式的歷史回顧〉，《中華醫史雜志》第 14 卷 1 期 (1984)，頁 33。

175 王爾敏，〈上海仁濟醫院志略〉，《基督教與中國現代化國際學術研討會論文集》(臺北：宇宙光) 1994 年 3 月，頁 419。

《難》、《甲乙》諸經何一非古代解剖學，第數千年來，未聞有能於古籍之外新尋出一物，新發明一功用，而拘守殘帙，相與含毫吮筆，嚮壁構虛而爭辯則有之，抑亦大可駭已。他人方日事探險，日闢新島，而我則日蹙百里，乃誇大其祖若宗開國雄烈以自慰，抑亦可謂大愚也已。[176]

陳的言論，顯示出西醫解剖學對中醫傳統學術衝擊的冰山一角。他說明了中國古代也曾有過解剖學，但從未有什麼新的發現足以自滿的，而且總是談論一些自我安慰之語，這些都是在與西醫知識比較下而產生的言論。再從中醫解剖學史的發展來論，陳垣接著說：

吾國解剖學之不振，其原因由於歷代施行解剖術者之不得其人也。一誤於紂，再誤於王莽，三誤於賊。千年古書，言解剖學者只有此數。其無名之英雄，私行解剖，不及著書，又無學人記錄其事者不論。其散見古籍，為吾弇鄙所未及見者，姑俟他時之續述亦不論。紂，世所稱為獨夫也，其行事宜不可法於後世。王莽所為原與紂異，其所規劃，秦漢不過也。漢人以為賊，後之人從而賊之，竟以人廢言哉！悲夫！唐宋以後之解剖人，又皆愍不畏死之草竊也。以為草竊，乃人人得而誅之，致剖之刳之不為過。然則凡天下被解剖者皆賊耶？解剖人者，皆紂、王莽耶？固有《靈樞·經水》之言在也。岐伯、黃帝非紂、莽，未聞岐伯、黃帝所剖者必罪人。安得將此數千年之輿論一旦改造之。[177]

176 陳垣，〈中國解剖學史料〉，《陳垣早年文集》，頁362。

陳認為自古以來，大部分著名的解剖史主角都不是名醫，除了岐伯、黃帝之外，皆無德之人，既私行解剖，又不著書立說，這樣建立起的解剖學是既陳舊又無學術性的，當然站不住腳；而在這樣的歷史條件發展下來的醫學，陳認為根本經不起考驗。

源於中國的傳統：「身體髮膚，受之父母」的文化限制[178]，影響在中醫歷史上，就是外科醫生的地位是較低的，與西洋的外科醫生能「提供必要人體知識，以利施行手術」[179]的貢獻與地位，顯然差了一大截，其結果就像是陳垣所說：

> 《內經》言解剖者甚夥。時在初民，有所錯誤，無可為諱。岐黃而降，只有方論，於人身構造之理，反闕而不詳。秦越人、皇甫謐諸人亦皆演述經文，無復實驗。以視東西各國醫事制度之以解剖生理等學為前期醫學，內外諸科為後期醫學者，僅得其半矣。蓋先儒持論，以戮屍為虐政，雖帝者猶有罪及枯骨之誠。醫術昔又儕於賤技，其不能如岐黃之剖視死者，有由然也。[180]

基於上述文化發展的限制條件，所以歷代醫家們只能延續解釋經文，毫無貢獻，解剖學只是停留在初民階段。

---

177 陳垣，〈中國解剖學史料〉，《陳垣早年文集》，頁 368–369。

178 余瀛鰲，《中華文化通志・科學技術典——醫藥學志》第 7 分冊（上海：上海人民出版社，1998），頁 74–76。

179 *Galen on Anatomical Procedures*, trans. C. Singer, London, Oxford University Press, 1956, pp. 33–34.

180 陳垣，〈王勛臣像題詞〉，《陳垣早年文集》，頁 166。

必須指出的是，西醫知識所牽涉的範圍極廣，何以當時西醫的解剖學與臟腑實質知識最受重視呢？除了王清任已經抨擊中醫理論的核心在先，還必須注意這一時期的西醫或教士相繼譯出醫書多達數百種，內容相當龐雜[181]。根據王揚宗的研究顯示，例如由江南製造局所編譯的西書大多屬於英美流行的科學教材，甚至是百科全書或專門的科學著作為主，《聲學》、《電學》、《化學鑑原》等都是通行於英美的高級教科書；而《代數述》與《微積溯源》則是譯自《大英百科全書》；其他如《汽機新製》與《造鐵全法》則為專門的科技著作。這些著作，對一般西方人而論已非淺顯的書籍，對於剛接觸西方科學的中國人來說，更屬無字天書之流，一般人根本無法理解[182]。

介紹西藥新知的書籍，在《西藥大成藥品中西名目表》與《西藥新書．中西藥名目錄》的內容中，記載了相當多的藥品名稱如：治療口瘡的「亞奧度芳，Iodoform」、治療氣喘的「代爾芬，Delphina」或是治療血虛的「鐵硫養丸，Pil. Ferri Carb」與治療小產的「苟弟恩，Codeina」等，看了實在是令人手足無措，不知所云。當時對科技文獻翻譯有功的英國人傅蘭雅（J. Fryer, 1839–1928 年）甚至說：「《西藥大成》一書內各種藥品名目，並化學料與植物、動物名。其中臘丁（拉丁）與英文具依字母排列，便於用此書者查考。」[183] 此聲明彷彿把中國的知識分子當成語文高手了。正所謂：

---

181 李經緯主編，《中外醫學交流史》，頁 297–300。

182 王揚宗，〈《格致彙編》與西方近代科技知識在清末的傳播〉，頁 36–47。

183 傅蘭雅主編，《西藥大成藥品中西名目表》（江南機器製造局，光緒 13 年），序 1，頁 2–3。以及《西藥新書．中西藥名目錄》江南機器製造局，1911，頁 1。

「不通文墨，難作醫工」，故這些西藥品的譯名相當難被當時的中國醫生接受，若不配合西醫院與藥房的普及，或是病名與藥名翻譯的全國統一，實在是很難作為開藥的準則，也難以打入一般人的生活中。

所以，即使從 1850 年至 1890 年這四十年間，是西方科技書籍被翻譯至中國最鼎盛的一段時期，但根據學者的研究，這一段時期的翻譯西書工作實際上是功虧一簣的：翻譯出版沒有整體計畫，譯書的機構缺乏鑑別能力，只以「實用」為準則，加上對西方科技的情況並不完全熟悉，因此譯出的書籍大多缺乏科學知識之間的系統性[184]。研究顯示，鴉片戰爭之後，雖然政府在統一譯名方面作了不少努力，但實際上礙於人才缺乏、力量分散，加上各國譯名都不盡相同，所以未能成功。西洋醫書的版本，或其內容呈現不斷更新，可反映西醫知識流傳的廣泛，例如：「美國嘉醫士所譯《西藥略釋》一書，頗嫌其誤差太大、脫落太甚，意是當時未竟之業。今秋嘉醫士送來《西藥略釋》一部，係與蒲田林君同述。較前譯者增改過半，可稱佳製。」[185] 這類醫書的翻譯，雖不斷翻新，也仍難到達一理想之水平，例如在《格致彙編》中就提到了當時的西醫書內：「中西權量並用不歸一例。草木形圖未載，難於採藥，皆瑕瑜互見之處。」[186] 藥名的不統一而醫書內又夾雜著各種藥品的名稱，往往使讀者不知其所謂為何，被攪的一頭霧水。又如同將藥名「土哇盧」譯成「土圭鼈」；「鴉片」譯成「鴉潑」，不要說一般知識分子了，恐怕連當時

184 潘玉田、陳永剛，《中西文獻交流史》（北京：新華書店，1997），頁 149–150。

185 傅蘭雅主編，〈論《新譯西藥略釋》〉，《格致彙編》第 1 冊，頁 215–216。

186 傅蘭雅主編，〈論《新譯西藥略釋》〉，《格致彙編》第 1 冊，頁 215–216。

一些專業的醫生也不見得看的懂，專業的醫學知識以這樣的內容呈現在中國人面前，其傳播知識的成效當然大打折扣。

診斷、藥物與西醫的治療方式，因為翻譯的名詞太過困難與西方醫療用語不普及的限制，而沒有能迅速在中國醫界興起熱烈迴響，一直要到民國初年以後才被大量討論。研究指出，一直到 1890 年代後，中國思想界才更加蓬勃發展，各種報刊雜誌的興起，使得各種新知識、新觀念不斷的打入中國人的心中[187]；到二十世紀初以後，西醫更瞭解到翻譯名詞必須清楚明確的重要性，所以呼籲：「西醫開方必用臘丁文，而不可用簡寫之法。因臘丁文為西國所通行者，惟指明如何服法，必用本國之文字記之。因病人能自知其服藥之法，為有益之事，而更為穩妥。又如本國人能知德國、法國等國之藥品書亦必為有益之事。」[188] 醫學名詞被要求「本國化」，到 1915 年，更有「醫學名詞審查會」的成立[189]。所以從合信以來所重視的另一個西醫知識重點——藥物學，在唐宗海的時代中較難做深入研究，大部分的知識分子，也相對的把焦點放在中西醫臟腑與生理知識不同的地方來論述。

面對這樣的時代背景，從知識分子對西醫「全體學」（人體內外生理知識的統稱）的仰慕，就可以看出西醫透過解剖學所確立的實質臟腑知識，是如何深入知識分子的心中。譚嗣同（1865–1898 年）是近代一位對西醫解剖學很有見解的維新人士，他說：

---

187 張灝，《梁啟超與中國思想的過渡 (1890–1907)》(上海：江蘇人民出版社，1997)，頁 1–5。

188 哈來著，傅蘭雅口譯，《西藥大成補編》卷 1（江南機器製造局，光緒 30 年本)，頁 3。

189 馬祖毅，《中國翻譯史》上冊（武漢：湖北教育出版社，1999)，頁 658。

然全體學又極難講。何則？無圖以供指點也，無蠟人以為模樣也。骨節如何承接？血脈如何周流？腦筋如何散布？肌肉皮膚如何層迭束固？則皆不能言矣。是僅即臟腑言之，亦只能言其部位功用，不能將其形狀，曲曲傳出。部位功用，中國醫書亦言之最詳；然必不如西國所言之確而可信者，則以彼有剖驗之術可憑也。今乍與人言剖驗，必詫以為怪，不知彼皆剖驗死後之屍，或醫生請剖，或病人遺囑。故剖驗之事，常常有之，醫學遂因之日精。亦有危險之證，必須剖腹洗滌始能療治者，則考驗尤為親切。吾故以為可憑也。[190]

可見知識分子也知道，人體的結構是相當複雜的。中醫並非沒有建立所謂的臟腑知識或解剖學經驗，問題是在中國解剖學是「另類解剖學」，是一種氣的醫學[191]；相對的，西醫所帶來的挑戰卻是建構於臟腑實質知識基礎上的生理知識，當時就稱為「全體學」。當時亟欲吸收西學之士，都相當重視西學的相關資訊；就醫學而論，譚就注意到西醫院中有很多「全體圖」繪製的相當精細[192]，直接反映在他對人體生理構造的認識，即顯現出與傳統中醫理論相當不同的一種

190 譚嗣同，〈論全體學〉，出自《譚嗣同全集》（臺北：華世出版社，1977），頁 133–134。

191 李建民，〈王莽與王孫慶——記公元一世紀的人體刳剝實驗〉，頁 21。有關中醫「氣」論在身體中所發揮的影響力，研究成果很多，可以參考石田秀實，《氣：流れる身體》（東京：平河出版社，1992）。李建民於《新史學》第 5 卷第 3 期，1994 年，頁 193–208 中有詳細的書評，文末並附有「氣」的相關研究專書，可供探索研究。

192 譚嗣同，〈致汪康年書〉7，出自《譚嗣同全集》，頁 352。

描述旨趣，他說：

> 古人謂肝左肺右，心居中央，此說實誤。心雖居中，而心尖略斜向左。肺則左右各一大塊，每塊分六葉，左右共十二葉。肺中大小管極多，酷肖樹木枝幹，其功用有三：一主呼吸；二主變血；三主聲音。肝則在右邊肺下，其用亦主變血。凡心生之血，必經肝家一過，方由淡紅色變成紅色，而有甜味；有甜味乃若養人。故西人或稱肝為「造糖公司」。[193]

這些深刻的認識，代表他對西醫生理學的鑽研與描述，絕非泛泛之論。西醫精美細緻的「全體圖」，展現出來的實質、精美、鉅細靡遺之臟腑形象，更與中醫給人簡單、不立體印象之「經脈圖」、「內景圖」相比，差距十萬八千里。中醫系統內的臟腑圖像，難道就是靠想像繪製的？當然不是[194]，中醫的臟腑知識，大部分也有依靠剖視的經驗累積而來的內涵，可惜就如陳垣說的：

> 扁鵲之割皮解肌，湔浣腸胃，元化之刳破腹背，抽割積聚（皆見本傳），與及諸史方術傳中醫人之能施行手術者，武林傳中

---

193 譚嗣同，〈致汪康年書〉7，出自《譚嗣同全集》，頁 134、135。

194 可參考皮國立，〈圖像、形質與臟腑知識——唐宗海三焦論的啟示〉，《古今論衡》第 15 期（2006 年 10 月），頁 71–98。另外，李建民也指出，中醫的圖雖然簡單，但卻蘊含了經典知識的重要內容，可以藉由圖與反溯論證，回到經典的世界中，印證經典中所言的臟腑知識。此見解出自李建民，《如何讀圖？——《類經附翼・內景圖》的秘密》，臺北：中央研究院史語所生命醫療史研究室，2004 年 5 月 27 日演講。

> 武人之能小說中所稱之西番僧、回回醫者，如是等等，世人之好以中國醫術比方泰西醫術者，類能詳引。甚至好援西人中以為泰西諸學盡出於我者，如格致古微、格致精華錄之屬，於此等故實，亦類能言之，無煩贅述。然此皆只可謂之手術學，而不得謂之解剖學。[195]

中醫也曾有解剖學，這是可以肯定的；問題不在有沒有，就像中西醫臟腑圖的比較那樣，在西醫精細的剖割技術與實際驗證下，中醫歷代檢驗臟腑的方式顯然太過粗糙、原始。陳更提出，中醫根本沒有所謂「人工解剖學」，只有「神話解剖學」；沒有西洋的「正規解剖學」[196]，只有區區一位王清任的「借觀解剖學」而已[197]。梁啟超（1873–1929 年）就曾批評很多中國醫生不明臟腑的實質型態，竟然到處為人治病，他說：「十室之邑、三家之村，固靡不有以醫鳴者。詢其為學也，則全部體位之勿知」、「嚚然以醫自命，偶值天幸，療治一二顯者獲愈，而國手之名，遂噪于時。今日所謂醫者，皆此

195 陳垣，《陳垣早年文集》，頁 368。

196 陳垣言：「至於扁鵲之隔垣洞見人臟腑，元化之裸人於日中而見其臟腑，皆與後世之稱得異人傳授者類。未必扁鵲、元化無解剖之實驗，第不敢以宣於世，則託之神目及非人，亦猶始種痘之託於神人也。然扁鵲等之果曾實行解剖與否，書記所缺，亦不可誣，故只可謂之神話解剖學，而不可謂之人工解剖學。……若徐遁之因歲饑而得睹人相食者之殘骸，以為實驗之用，則與王勛臣之考察叢冢露藏小兒同。曰解則有之，未可以為剖也。是可謂之借觀解剖學，而不可謂之正規解剖學。」陳垣，《陳垣早年文集》，頁 367。

197 以陳垣的標準來看，王清任的解剖學還是不及格的。也就是陳認為中國並沒有發展一套解剖學應有的規範，讓它成為一門合理、合法的研究科學。陳垣，《陳垣早年文集》，頁 367–368。

類也。」[198] 梁啟超的話，等於是對中醫傳統理論中的臟腑學說，提出嚴厲的質疑與不信任。

清代學者李經邦論到，中醫在臟腑形質的查驗上，明顯不如西醫，他說：「各國西醫雖無大異，而中醫與西醫，不特論病不同，即用藥亦大異。西醫精於臟腑功用，病形實在。」西醫的剖割技術與明識臟腑之科學精神，給予中國人耳目一新之感受；相對的，中醫卻沒有能繼續發展進步，在技術、制度與訓練各方面，皆不如西醫嚴謹，李言：

> 中醫則不然，其始也必明五運六氣之所在，七情九候之所異，以及臟腑之虛實，經絡之源流，陰陽之變化，氣血之周轉，然後從事於方藥，自然病無不起，而民無夭札之患矣。雖然今日之中醫每見笑於西醫者，亦自有故。西醫治病，必經該國醫院考取，方許行道。其考試之法，必先明臟腑之功用、病形之實在、藥性之遲速。遇有醫院中病死之人，準醫生剖腹詳驗，因端竟委，無微不至。似乎臟腑之形，明於犀照。然而病經既死，氣散血離，臟腑之形雖在，臟腑之機關已失，欲求其治無遺憾，難矣。中醫則向無此法。因上古聖人甄陶萬彙，品育群生，窺天察地，見微知著，爰視臟腑之分配，筋骨之岐異、皮肉之包裹、經絡之纏繞，常與岐伯等參詳民病，著為《內經》，為萬世法。千百年來，英賢輩出，如張長沙之獨創傷寒，劉河間之善治溫熱，李東垣之明於內傷，朱

198 梁啟超，《飲冰室文集・醫學善會序》，引自《戊戌變法》，中國近代史資料叢刊第 4 冊（上海：上海人民出版社，1961），頁 449–453。

> 丹溪之精於陰虛，自鄶以下者無論矣。夫聖人痌瘝再抱，仁術為心，已將臟腑之形，言之綦詳，後人遵而行之，自可無患。惟代遠年湮，碑板豈無漫漶，後之彌縫補罅，以誤傳誤，而臟腑之形，不無少變，此一失也。所幸者，方法猶存，尚可遵守，所以技之精者，生死決於指下，虛實驗之俄頃。而胸無點墨者流，熟讀湯頭[199]數方，便可出而問世，無怪中醫之為西醫笑也。[200]

中醫在臟腑之形論述上，已經完備，歷代也有所創新。但時代久遠，卻沒有再加考查，所以「以誤傳誤」，就算是職業醫生，也不需要明白臟腑實質，只要熟讀一些方劑藥名，即可成為醫生。中醫在探索實質臟腑上所做的努力，顯然是隨著時代推移而每下愈況；加上前述王清任的質疑，已經不是退步的問題，而已經發展到是不是應該推翻一些中醫臟腑知識的問題層級了，這就是對近代中醫的最大挑戰。

---

199 歷代中醫學家在長期醫療教學時發現，必須先克服中醫典籍浩瀚，難以下手研讀的困境，所以找出以歌訣詞賦的形式來傳授醫學知識，作為一般醫者入門的途徑。這個狀況以明清以來最多，方書、針灸、臟腑知識、醫學源流等都有相關的醫書編纂。詳見方文賢主編，《中醫入門必讀歌訣》（北京：中國中醫藥出版社，1996），前言，頁1。

200 李經邦，〈中西醫術醫理精粗優劣論〉，收入中央研究院近代史研究所編，《近代中國對西方及列強認識資料彙編》（臺北：中央研究院近代史研究所，1972），頁809。

三、唐宗海著書的立場

唐宗海被視為是中西醫融合的第一位醫家，對於這段中西醫融合的歷程，鄧鐵濤曾說：「近代中西融合思想可以視為是中醫界面對西醫傳入的一種本能的、同時也是學術上的反應。」可以解釋為是中醫學界對中醫學「在新的情勢與挑戰下，並運用新的視野，開始在中醫學上展開更新的探索與革新，這種歷程與整個中國社會近代化的歷程是一致的」。[201] 這些見解非常有道理，實際上還需要更深入的詮釋和著墨。依據前述新的挑戰，很明顯的是來自於西醫的解剖技術精進所帶來的醫家對實質臟腑探索的要求。那什麼是新的視野？又為何與中國社會近代化的歷程一致？陳垣在評《醫林改錯》的時候說：

> （清任）雖所論列，比諸古人，有楚則失矣齊亦未為得也之慨，然以先生（指王清任）局處於數千年學說之下，而能為是反古之言，譬之於儒，則黃梨洲之儔也。至其《改錯》中仍有錯誤，而必待後人之精察增補者，先生已自言之。使吾國醫林進效先生乎，則吾國醫學何至不競如是？[202]

陳垣的話，顯示出若中國醫家都能為「反古之言」，繼續致力於臟腑知識的增補，則中國醫學必然日新又新，迎頭趕上西方。然而，就

---

201 鄧鐵濤主編，《中醫近代史》，頁 61。

202 陳垣，《陳垣早年文集》，頁 166–167。

如前面已經談到的那樣：王清任的努力，唐宗海已經看到了，只是唐的醫學理論與王的期望相差甚遠，也與陳垣的「反古之論」背道而馳。

中醫學在近代所附帶的尊古意向，已是不辯自明。試觀近代學者鄭觀應（1841–1923 年）所言：「今之醫者，類多讀書不就，商賈無貲，稍獵方書，藉謀衣食。偶然奏效，便負神奇，逞其聰明，高其身價，以謬傳謬，以盲引盲，古法徒存，無能變通，所以驗有不藥為中醫之說也。」所以鄭於《盛世危言》（1893 年）中力倡西醫之長、中醫之短，反映的是當時中醫「古法徒存，無能變通」的守舊缺失以及將被西醫所取代的危機[203]。

唐宗海也尊古。但要先釐清一個觀念，新與舊往往被拿來作一個對比的象徵。舊的概念，又包括保守、守舊、本位等負面的語言；相對於新，創新、前進、蛻變，則又是正面的肯定語氣，常被近代史學者所使用，作為各種解釋的學術語言[204]。但必須注意的是，有時為了創發傳統，舊史料必須為了新的目的而有新的型態[205]。唐宗海所持的傳統醫學論點，往往就是發展新的知識型態以解釋舊醫學的濫觴，此乃舊知識足以為新視野的一種可能。

從中醫的歷史來看，何謂傳統醫學的守舊、保守面？醫史家劉伯驥在其《中國醫學史》曾論到：

---

203 有關時人對中西醫之長處與短處的言論，可參考鄭觀應，〈醫道〉，《盛世危言》卷 9，頁 20–23。

204 郭廷以認為，中國的保守「成見」乃基於「自信」與「自衛」。詳見郭廷以，《近代中國的變局》（臺北：聯經出版社，1993），頁 94–97。

205 霍布斯邦 (Eric Hobsbawm) 等著，陳思文等譯，《被發明的傳統》（臺北：貓頭鷹出版社出版，2002），頁 16。

> 自金元四子後，醫者各成學派，自立門戶，診病處方，趨舍殊途，明代亦受其影響，流風所及，去古愈遠，雖有用力，僅得一偏。清初，史學考證之風勃興，乾嘉以後，漢學益熾，經史如此，醫術亦莫不然。[206]

劉認為醫學自宋元以來有自立門戶的傾向，而這種趨勢，導致了中醫理論本身的僵化；復又與乾嘉考據學為依歸，只對於醫籍之考證下功夫，卻在理論及治法上沒有長足的進步，這又是醫史發展與社會思想變遷契合之一顯例。與之如出一轍的詮釋還有史仲序在《中國醫學史》中談到的：「明代中葉以後，由於西方醫學的東漸，使我國的傳統醫學，逐漸步上沒落的命運。其沒落的原因，是由於滿清入主中原以後，對外採取『閉關自守』的政策，對內實行『考據』經典與『八股』取士方法，錮蔽了知識分子的思想發展；以致在醫學上，也沾染了因循守舊、缺乏革新開創的精神。」[207]這兩位醫史家所論的分派與守舊，是指這一時期的醫學思想守舊的一面，完全以《內經》、《難經》、《傷寒論》、《本草經》等為理論基礎，所謂「理必《內經》，法必仲景，藥必本草」，並且展開一波又一波的論戰，這其中又以《傷寒論》的考證與其衍伸出來的「經方派」、「時方派」的爭論為最激烈[208]；因此不可能有創新的進展，史氏更將此時期定為「醫學沒落時期」[209]。

---

206 劉伯驥，《中國醫學史》下冊，頁604。

207 史仲序，《中國醫學史》，頁121。

208 劉伯驥，《中國醫學史》下冊，頁604–606。

209 史仲序，《中國醫學史》，頁121–122。張仲景的《傷寒論》，因為其條文的精要難懂，往往將病因、症狀與出方簡要融合為一個條文，其文義高古又創新絕不能自外於傳統。所謂崇尚古代醫學典籍的傾向，並非完全是造成中醫學不進步的主因，這樣的解釋過於薄弱。事實上，西醫傳入前，中醫的內容其實一直不斷被反省而歷經變化。Marta Hanson 有關溫病學派的研究把這點已經說得很清楚[210]。如果沿襲明清乃是中醫思想停滯時期的論點，是絕對有問題的。我們的目的不在探索唐宗海或醫家們為何尊古，那並非解決問題之關鍵。而是要說明唐的著作帶有這樣內涵，從他所學的東西與客觀環境就可以瞭解，他固有的知識就是這些古代醫學典籍，其論也是根據於這個基點來做論述，在舊有的基礎上，才可能運用西醫的實質臟腑來說明傳統中醫的理論。

那麼唐宗海著書的傳統以及他固有的知識，展現在何處呢？唐宗海曾說：「若秦漢三代所傳《內》、《難》、仲景之書極為精確，迥非西醫所及。」[211] 已經為他尊（醫）經的主觀意識明確定義。陳念祖（1753–1823 年）在《醫學三字經》中已經簡單將古代醫學典籍的傳統代表性給提出了：「醫之始，本岐黃，《靈樞》作，《素問》詳；《難經》出，更洋洋。越漢季，有南陽，六經辨，聖道彰，《傷寒》著，《金匱》藏，垂方法，立津梁。」[212] 醫學經典之有註解，始

意在言外，而以為是王叔和出自一己之意重編，歷代醫家不得其解，因此造成各家的論戰。關於《傷寒論》的歷代爭論通述，可參考李順保，《傷寒論版本大全》（北京：學苑出版社，2000），頁 1–9。

210 詳見 Marta Hanson, *Inventing a Tradition in Chinese Medicine: From Universal Canon to Local Medical Knowledge in South China, The Seventeenth to the Nineteenth Century*, Ph. D. Dissertation, University of Pennsylvania, 1997, pp. 1–21. 此書感謝張哲嘉教授提供。

211 清・唐宗海，《醫經精義》，「敘」，頁 1。

於三國而備於明。兩宋以來，《素》、《難》、《傷寒》之學，治之者漸多。至明代後期，所有《素問》、《靈樞》、《難經》、《傷寒》、《金匱》幾部經典醫書，都有了註解。尤其是《傷寒》一門，註釋發揮，更達兩百餘種。由於《素》、《靈》、《難經》詳論醫理，而仲景方書又詳示治療之法，所以醫者莫不講求[213]。故清代著名溫病學家吳瑭（約1758–1836年）言：

> 儒書有經子史集，醫書亦有經子史集。《靈樞》、《素問》、《神農本經》、《難經》、《傷寒論》、《金匱玉函經》，為醫門之經。而諸家註論，治驗類案，本草方書等，則醫之子史集也。經細而子史集粗，經純而子史集雜，理固然也。學者必不可不尊經，不尊經則學無根柢，或流於異端，然尊經太過，死於句下，則為賢者過之。孟子所謂：「盡信書則不如無書」也。不肖者不知有經，仲景先師所謂：「各承家技，終始順舊，省疾問病，務在口給，相對斯須，便處湯藥。」自漢時而已然矣，遑問後世。此道之以常不明而常不行也。[214]

---

212 註解云：「王肯堂謂《傷寒》義理如神龍出沒著。」誠溢美之詞，但其言：「然仲師，醫中之聖人也。儒者不能捨至聖之書而求道，醫者豈能外仲師之書以治療。」且仲景之書，皆本《內》、《難》而來，實已道出古醫籍典範的崇高。詳見清・陳念祖原著，王屢康校注，俞長榮審閱，《醫學三字經》卷 1（福州：福建科學技術出版社，1993），「醫學源流第一」，頁 2–3。

213 孔建民，《中國醫學史綱》（北京：人民衛生出版社，1989），頁 165。

214 清・吳瑭原著，楊東喜編著，〈醫書亦有經子史集論〉，《溫病條辨解析》（新竹：國興出版社，1999），頁 506。

即使是溫病學派的大家，也不會去背離《傷寒論》的傳統，在立論時也是相當謹慎謙虛，並說明「不尊經則學無根柢」的重要性；另外，只敢補充說不要尊經過頭，以免「死於句下」而已[215]。唐宗海既尊仲景之書，當然極言仲景六經辯證是 「萬病之櫽括也」[216]。以《傷寒論淺註補正》與《金匱要略淺註補正》這兩本書為例，這兩書的原著者都是東漢的張機，號稱「醫聖」，其醫學知識 （尤以內科為最）， 是現今所有習醫者所遵循的圭臬，具有神聖不可侵犯的威望，即使現在的中醫院校也必須修習其書。而對唐宗海而言，張仲景的著作同樣有一種代表中醫學術的權威，故他在從事中西醫論的比較前也不免要為之立說一番，他說：「仲景書。本於《內經》，法於伊尹，《漢書．藝文志》及黃甫謐之言可據。蓋《內經》詳於針灸，湯液治病，始自伊尹，扁鵲倉公因之，至仲景耑以方藥為治，而集群聖之大成，醫門之仲景，即儒門之孔子也。」[217]可見唐宗海的著書，確實存有希望延續中醫學術傳統的初衷。如果一開始就認為中醫的論述無懈可擊，又為何要「融合」西說呢？問題就出在唐宗海所處的時代，中醫學已經受到王清

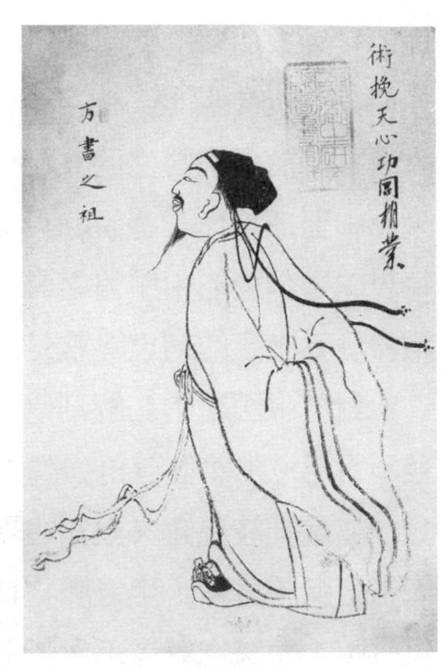

圖 6　張仲景像

215 清・吳瑭原著，楊東喜編著，〈醫書亦有經子史集論〉，《溫病條辨解析》，頁 506。

216 清・唐宗海，《傷寒論淺註補正》卷 1，頁 38–40。

217 清・唐宗海，《傷寒論淺註補正》卷 1，頁 13。

任的質疑與西醫解剖學所確立的形質臟腑的挑戰。這些尖銳的矛頭，顯然都指向中醫學一成不變的醫學經典所確立之傳統人體臟腑知識[218]。基於中國醫生的立場，也許是到了唐必須站出來著書立說，來為中醫理論作一些說明與辯護的時刻了。宗海言：「近日西醫釋藥每攻中醫，適能中中醫之弊，而中國醫士不能發西人之覆。」[219]唐宗海「立言」的初衷，就是冀望改變這種「中醫挨打」的劣勢。

對於中國醫學在解剖學的形質論上落後於西醫的現實，唐宗海並不否認。雖然他一再強調：「中醫少見臟腑，多失其真，而西醫笑之，並謂軒岐先謬。豈知古聖精核，更過西人。此等位次，便見聖人審定臟腑最精，至經脈穴道，尤為西人所不知也。今必謂古聖洞見臟腑，尤屬空談，不足折服西人。即以剖視例之，古創制作，亦斷無未經剖視之理，且軒帝戰坂泉涿鹿，何難剖割之有。」[220]中國本來也有解剖學，雖然在精細程度上比不過西醫，但若拿中醫對人體生理的認識來說，傳統醫學所言也是有憑有據地，而且像是經脈與穴道被發現的知識，西醫就望塵莫及了。然而，一時代終究有一時代的思想動向，偏偏上面列舉的知識分子以及西醫們，都如此確信中醫在解剖學上的貢獻是微乎其微的；民眾的大驚小怪，更加顯示中國人對傳統的身體觀念，與西方人認知身體之方式有很大的不同。與真實解剖學的溝通是如此困難，近代中醫所面對的是全新的知識體系，問題的焦點就在中醫傳統的臟腑學說必須如何迎接西醫

---

218 例如《內科學綱要・序》(光緒 34 年) 批評到：「吾國舊時醫籍，大都言陰陽氣化、五行五味生剋之理，迷亂恍惚如蜃樓海市，不可測繪。」出自陳邦賢，《中國醫學史》，頁 259。

219 清・唐宗海，《本草問答》(臺北：力行書局，2000)，頁 1。

220 清・唐宗海，《醫經精義》下卷，頁 132。

新知識的挑戰，這才是當時中醫必須思考的第一要務。

唐宗海在《醫經精義》的「敘文」中就闡明當前中醫學應該發展的方向。唐認為：「守方隅之見者，不能馳域外之觀；而好高務廣輩，又往往舍近求遠，趨新奇而廢正道。」[221] 其文意在說明：處在這個時代，不論是「守方隅之見」的人士，或是「好高務廣輩」也好，其實都是錯誤的。他也有一套歷史觀點，認為陳相師、許行、梁武帝固守「尊佛」傳統，不及趙武靈王融合胡漢的「胡服騎射」政策來的睿智；三皇、五帝也並非只有「一材一藝彰明較著於天下」。在此「四海為家、五洲同軌」的時代，當然應該「上可損益古今，下可參酌乎中外」[222]。唐宗海說了這麼多，無非是希望他的讀者知道，他融合中西醫學說的初衷與時代應然之趨勢。

唐宗海在《傷寒論淺註補正．勸讀十則》中則有另一番對中醫學術史的看法：「仲師為醫中之聖人，非至愚孰敢侮聖」，所以「醫門之仲師，即儒宗之宣聖。凡有闡揚聖訓者則尊之，其悖者則砭之。」[223] 宗海仍是延續明末清初以來「法必仲景」的風氣；只是，他對於晉以下醫家只忙於考查，註解醫書的迂腐風氣，提出了抨擊：他認為醫學之發展史，有去古愈遠，則失真愈多的情況，他說：「自軒岐以逮仲景，醫法詳明，與政治聲教相輔佐。晉唐以後漸失真傳，宋元以來尤多紕謬。」[224] 可見「復古」是要的，但這個「古」必須是漢代的仲景之學，此即面對西醫解剖學的實質臟腑挑戰下，唐提出的主見，他再解釋說：

221 清・唐宗海，《醫經精義》下卷，「敘」，頁 1。

222 清・唐宗海，《醫經精義》下卷，「敘」，頁 1。

223 清・唐宗海，《傷寒論淺註補正》，頁 281–282。

224 清・唐宗海，《醫經精義》，頁 1。

> 其文義高古（指《傷寒》、《金匱》），往往意在文字之外，註家不得其解，疑為王叔和之變亂……成無己註後，諸家皆有移易，若陶節庵、張景岳、程山齡輩無論矣。而方中行、喻嘉言、程郊倩、程扶生、魏念庭、柯韻伯，皆有學問有識見之人，而敢擅改聖經，……細心體認，方知諸家之互相詆駁者，終無一當也。[225]

晉代以下的醫家，論證了幾千年，卻沒有進一步發揚解釋仲景之學，使中醫面臨西醫解剖形質的質疑聲浪。要注意的是，此處理論也是奠基於中國古代（晉以前）是有很好的解剖學與臟腑實質知識的前提上，換句話說，古代曾有很好的解剖技術與實質臟腑知識——這仍是一種復古、尊古之意向。

為什麼唐宗海可以理解古代醫論而晉唐以下之諸多醫家都不能，除了後面將要談到之西醫影響外，這裡可以先討論的，就是他認為一些醫家「於章節句讀往往讀錯，是以不得其解」。從中醫文獻學的角度來看，他認為：「古篆今隸變遷致誤」，而且「漢人文法不似後人之板也」[226]，所以古代醫書要理解或解讀確有困難。唐宗海曾拜師學過漢文文義與法則，所以他認為要瞭解經典，還是必須從古文的解讀上下功夫。唐曰：「讀仲景書，正須從文法間搜討」[227]，或言：「仲景全書辨證之細，皆如此類，讀者逐句，當審其詞氣之輕重」[228]，而非僅從字面上讀過而已。可見唐對仲景之說下過很深的

---

225 清．唐宗海，《傷寒論淺註補正》，頁1–2。

226 清．唐宗海，《金匱要略淺註補正》，「凡例」，頁3。

227 清．唐宗海，《傷寒論淺註補正》卷1，頁61。

228 清．唐宗海，《傷寒論淺註補正》卷1，頁79。

功夫，並有其獨到的見解。唐認為必須做到：「節節對勘，層層駁辨，學者知此，乃可以讀仲景之書」、「節節皆蟬聯，筆筆皆羅紋，通其文法，而後知其義例之精。」[229] 這是唐提出研讀中醫經典的實際意義。

故綜合唐宗海所論，晉唐以前的醫學還是最可靠、詳盡的。他說：「自軒岐以逮仲景，醫法詳明，與政治聲教相輔佐。晉唐以後漸失真傳，宋元以來尤多紕謬」[230]、「今泰西各國通於中土，不但機器矜能，即於醫學亦抵中國為非。豈知中國宋元後醫誠可訾議。」[231] 唐認為宋元以至明清的醫學在整個中醫史裡面是關鍵所在——西醫傳入中國之際，學習西醫的人士對中醫的批評，正凸顯出宋元以來中醫學忽略臟腑形質之處。所以，唐雖然說：「無漢宋門戶之分，亦無中西異同之見。」[232] 但以上的論述已經點破了他的想法，他並非沒有主觀意識的存在。西醫有精良的解剖學，挑戰的正是中醫學裡面有關臟腑知識與生理運作的問題，也是唐自述「軒岐以逮仲景」以來所曾經建立的、卻又佚失的學術根基。

尊崇古說貶抑今說，是近代社會的一個思想狀態，正如法國史家馬克．布洛克（Marc Bloch, 1886–1944 年）常喜歡引用的一句阿拉伯諺語：「人們像自己的時代，更甚於像自己的父親。」唐宗海的思路，也確實印證了當時士人的某些流行之論調。例如所謂「西學源出中國說」，這個「中國」，比較是指秦漢以前的古中國，像是鄭觀應論到：

---

229 清・唐宗海，《金匱要略淺註補正》卷 4，頁 124、125。

230 清・唐宗海，《醫經精義》，頁 1。

231 清・唐宗海，《醫經精義》，頁 1。

232 清・唐宗海，《醫經精義》，「例言」，頁 1。

> 夫星象之占，始於臾區。勾股之學，始於隸首。地圖之學，始於髀蓋。九章之數，始於《周禮》。……一則光學，古云臨鑑立影，二光夾一光，足被下光，故成影於上；首被上光，故成影於下。近中所鑑大，影亦大；遠中所鑑小，影亦小，此光學之出於我也。一則氣學，亢倉子：兌地之謂水，兌水之為氣，此氣學之出於我也。一則電學，關尹子：石擊石生光，電雷緣氣以生，亦可為之。《淮南子》：陰陽相搏為雷，激揚為電，磁石引鍼，琥珀拾芥，此電學之出於我也。[233]

西洋學術，無一不出自於上古中國智者的思維，這是近代知識分子思考的一個趨向。舉凡西洋之先進科學，都在比附歸類的範圍內[234]。凡此皆可稱為崇古抑今之心態。更有甚者，李經邦還將西醫以解剖學驗證並確立人體臟腑知識的技能，歸納為是西人學習《靈》、《素》的結果[235]。又好比譚嗣同說的：「地圓之說，見於《內經》、《周髀算經》、《大戴禮記》及郭守敬，非發於西人。」[236]西人之科學發展，連《內經》也算一份功勞；另一方面，對於西醫學的看法，譚的思

---

233 鄭觀應，《盛世危言》卷1，頁14–15。

234 此意涵即如思想史家張灝所言：「中國知識分子在潛意識中去尋出心理上的補償，宣稱中國文化可與西方文化並駕齊驅，甚或較之為優越。」詳見張灝著，林鎮國譯，〈新儒家與當代中國的思想危機〉，《近代中國思想人物論——保守主義》，頁367–375。

235 李經邦，〈中西醫術醫理精粗優劣論〉，收入中央研究院近代史研究所編，《近代中國對西方及列強認識資料彙編》（臺北：中央研究院近代史研究所，1972），頁807–808的論述。

236 譚嗣同，〈思篇〉第五，《譚嗣同全集》，頁244。

考模式雖不脫「西學源出於中國」[237]的窠臼，但他還是能吸收西學的創新，例如他在〈論全體學〉一文中，就充分的討論了西醫在解釋人體功能方面的新說，譚認為：「人在世界上，有幾件事不可不知：一曰天，二曰地，斯二者前次已言之詳矣。今日所講，更有切要者，則為全體學。在天地間，不知天地，已為可恥；若並自己之身體不知，不更可笑乎？」[238]西醫「全體學」的重要，前面已經討論過。學者們在肯定傳統學術時，新學（西學）的角色也不是完全與舊學對立的，這是知識分子在新時代的自覺，也可以說是在「西學源出中國說」、「崇古說」背景之外，展現吸取新知的積極舉動——中國近代之思想界，中與西，古與今，都不是絕對水火不容的兩個體系[239]。既然，中西學術本為一體，那麼，融合中西醫學術應該不是太難的任務。李經邦談到：

> 居今者而欲重興此業，必使西醫亦知中醫之法，庶幾用藥不致與古法大相懸絕，華人乃敢信而服之；中醫亦知西醫之方，庶幾臟腑脈絡，均因考驗而明，用心診治，自能得心應手。

237 例如譚嗣同認為：「絕大素王之學術，開於孔子。而戰國諸儒，各衍其一派，著書立說，遂使後來無論何種新學，何種新理，俱不能出其範圍。」詳見氏著，〈論今日西學與中國古學〉，《譚嗣同全集》，頁 128–129。

238 譚嗣同，〈論全體學〉，《譚嗣同全集》，頁 133。

239 王爾敏，《晚清政治思想史論》（臺北：臺灣商務，1995），頁 33–35。只是當時知識分子提出這種演繹的解釋方法，是為了「改制」才「托古」、「尊古」，換句話說，他們宣稱「西學源出於中國」，是為了減低當時的改革阻力而設想；而唐宗海的「托古」，卻並非要積極的改革，而是要傳達一種中國醫學要比西醫更精確的看法，並非為了積極改革中醫。

> 苟能是也，合中西而一之，又何患醫道之漸即湮沒也乎？[240]

此處所言以西醫之解剖學來印證中醫之學說，「合中西而一之」的作法，與唐的觀點有幾分類似。但無論如何辯解，用「西學源出中國」說來解釋中西醫的關係，畢竟離事實太遠，中醫與西醫討論的臟腑實質，差別也已透過比較而存在，這只能算是一種心態的表現而已。

西醫學在唐宗海醫論中的定位為何？既然西醫不可能瞭解中醫在秦漢三代所建立的傳統典範，而宋元以下的醫學又如此「可議」，所以唐以為最好的方式，還是拿西醫解剖學所論的臟腑形質，來說明古代優良的醫學，這就是所謂「折衷融合」的方法。他說：

> 中醫沿訛率多差誤不及，此時釐正醫道，貽害生民不知凡幾。余以菲材，值古今大變局時，自顧一手一足毫不能扶持中外，惟於醫道，嘗三致意，因摘《靈》、《素》諸經，錄其要義兼中西之說解之，不存疆域異同之見，但求折衷歸於一。[241]

此處所言的「一」，與他所說的真正「醫道」，都是指《內》、《難》、仲景之學而言。唐雖講「折衷」或「匯通」，但醫道的真理卻只有一個，這裡明顯看出，此真理絕非「多偽」的唐宋以下醫學，也絕非「詳形跡而略氣化」的西醫所能瞭解的道理[242]。所以在他的立論中，處處可見到《傷寒》、《金匱》的辨證理論[243]，用他「以西證中」的

240 李經邦，〈中西醫術醫理精粗優劣論〉，頁 811。

241 清・唐宗海，《醫經精義》，「敘」，頁 1–2。

242 清・唐宗海，《醫經精義》，「例言」，頁 1。

243 這種稱為「中西醫匯通的闡釋方法」，多少一定帶有某一部分的「崇古正統

思維，來試圖建構晉代以前美好又正確的醫學理論，唐說到：「議論多由心得，然其發明處，要皆實事實理，有憑有驗，或從古聖引伸，或從西法參得，信而有徵之說也，並非杜撰可比。」[244] 唐認為透過他的著書立說，真正令人信任的中醫學即將重現。所以一開始，他寫作的初衷確實充滿著復興中醫的理想。

唐宗海的註解與中西折衷，雖然他自言是：「間採西法或用舊說，總求其是而已。」[245] 講得如是客觀公正，我們也大概已經知道唐的主觀意識是往那個方向發展。在唐宗海自言「正本清源」[246] 的《醫經精義》中，一開始已經告訴讀者他的目的了。舉例來說，關於中國醫學中的臟腑圖，唐認為當時西醫著重於「形跡」的描述，所以對於人體解剖生理方面的研究，在許多方面是較當時中醫詳盡的。不過，唐認為這是宋元以來醫家所繪的臟腑圖有許多錯誤所致，唐一連貫的思考邏輯，否定了宋元以後醫學的部分成就，即針對實質臟腑解釋部分；對中醫的批評，唐則全數推給「宋元以來醫學的缺失」[247]，不讓他心目中的經典——秦漢以來的醫學受到非議，這是他折衷思想中的一個要點。

的註釋心理」。唐所做的註解，實兼有兩者。其關係可見王三虎，〈西方醫學傳入中國後《傷寒論》研究的進展〉，《中華醫史雜誌》第 20 卷第 3 期 (1990)，頁 162–163。

244 清・唐宗海，《血證論》，頁 2。

245 清・唐宗海，《醫經精義》，「例言」，頁 1。

246 清・唐宗海，《醫經精義》，頁 2。

247 蓋唐氏所言：「中國臟腑圖皆宋元後人所繪，與人身臟腑真形多不能合。」清・唐宗海，《醫經精義》，頁 1。

四、唐宗海醫理初探

延續前論，既談醫理的折衷融合，當然要採用一些西說，這個時候，西醫所繪的人體臟腑等諸圖就成了他採納的對象[248]。不過，唐採用西人所繪的臟腑圖是「有條件的採用」，怎麼說呢？唐認為，西醫所繪的臟腑圖有它的真確性，這也是他重視實質臟腑論述的一面；但是，唐同樣認為西醫在解說臟腑圖時，沒有將人體最重要的生理功能說出，像是氣化、經脈等在人體中是如何運作的；而氣在體內之運行，在唐的醫論中占了很重要的地位。

中國人對身體的看法，自從脫離了天神與人鬼的解釋後，就發展出一套新的生命觀——以人體氣論為基礎的內涵。春秋戰國時期形成的中國傳統醫學的理論有兩個系統，一是經絡、二是五臟。經絡中有氣在流行，因為氣的關係而與人體功能連結繁衍，生生不息，所以氣並非是虛無的，只是不可見而已。另一個系統是五臟，與古代五行理論相結合並建構其功能。後來經絡分為十二支，五臟再與六腑配合，中醫的臟腑生理功能遂完成[249]，也就是唐宗海珍視的古代醫學理論。例如唐氏言：「所採西人臟腑圖，非但據西人之說，實則證以《內經》形跡，絲毫不爽，以其圖按求經義，則氣化尤為著實。」[250]又言：「十二經脈、奇經各穴皆西醫所不能知，因採銅人圖繪出，意在發明。經旨穴不盡載，惟採有關經氣者詳悉注之。」[251]

---

248 唐言：「各圖皆照西醫繪出，較舊圖實為美善。」清・唐宗海，《醫經精義》，頁2。

249 杜正勝，〈醫療、社會與文化——另類醫療史的思考〉，頁160–161。

250 清・唐宗海，《醫經精義》，「例言」，頁2。

由上可知，唐宗海重視的除了臟腑圖的正確外，還著重用中醫理論去解釋他認為西醫所不足的地方，而且還間或摻入中醫學的銅人圖，以為說明經氣、氣化的實例。

唐宗海醫論中的身體觀，無處不充斥著氣的作用。以中國人的宇宙觀而言，形氣相感才能化生萬物；而以身體臟腑而言，其功能就是「氣化」[252]。這個氣化觀念要如何去實際驗證呢？說玄了，醫家與知識分子想要的可能也不滿意，大家都重視實質的一面，那唐就乾脆以西說來證實。近代西醫傳入中國，一開始就是以醫療傳教的方式來進行。所以唐氏言：「西醫謂造化主惠育群黎，所謂造化主，即天地之神也，與中國人本天地之中以生之義，不謀而合。」[253]他以為，當時西醫奉為一切真理來源的上帝，與中國「天地」的概念相同，只是中西「語言文字略不同耳」。[254]換句話說，中西都有類似造物主與天地之神的概念，那麼中醫學的基礎——天地之間的陰陽之理，就能自然與西醫所言的「造化主」化生萬物之自然理則等同。他已經在為其後說明中西醫理本為殊途同歸之道理，做了一個類似序文般的解說。

陰陽學說將人體視為一個有機體，陰陽可以劃分臟腑與經脈的內外、生理功能（生剋），位置（表裡上下）等等，都是中醫臟象學

---

251 清・唐宗海，《醫經精義》，「例言」，頁2。

252 有關氣在中國（醫）文化的論述，研究成果很多。可以參考曲峰著，《中醫臨床理論思維探討》（北京：中國醫藥科技出版社，1992），頁21–30。Elisabeth Hsu, *The transmission of Chinese medicine*, Cambridge, New York, Cambridge University Press, 1999, pp. 58–87 的討論。

253 清・唐宗海，《醫經精義》上卷，頁1。

254 清・唐宗海，《醫經精義》上卷，頁1。

說的基本理論[255]。唐氏在《醫經精義》正文的一起始，就開宗明義的引出《黃帝內經素問．生氣通天論篇》中的一句話：「夫自古通天者，生之本，本於陰陽」[256]，來作為他解釋中西醫理的不同之處，他解釋說：「天地只此陰陽化生五運六氣，人生秉此陰陽，乃生五臟六腑。」[257]這是中醫論人體生理與臟腑知識的根本。唐認為西洋科學與醫學都在追求天地間的真理，雖然目標不約而同，但是西醫還是不明「陰陽」兩字在人體生理的地位，只知道肉眼所及的實質臟腑，這是皮象之談。

唐宗海還以西洋科學的解釋為例，說明「陰陽」概念。他說：「西洋化學言人吸空中養氣，即天陽也。至於飲食五味，不知是地之陰質，雖西醫書先有《博物》一篇，而未將陰陽兩字分晰，究不得其主宰。」[258]雖然唐並不認為西醫由解剖方法所建立的知識有所錯誤，但他以為：西人若不本著陰陽觀念來解釋人體內部與生理運作，就不能理解「陰陽」在實際人體生理的認識、交互作用[259]，也就無法理解所謂的「人身之氣化」。所以宗海言：「西醫剖割視驗，人之背面前面左右內外，層折詳矣」，但終究「不能將各層分出陰

---

255 周學勝，《中醫基礎理論圖表解》（北京：人民衛生出版社，2001），頁21。

256 郭藹春主編，《黃帝內經素問語譯》（北京：人民衛生出版社，1996），頁14。

257 清．唐宗海，《醫經精義》上卷，頁1。

258 對「陰陽」觀念的重視，唐宗海有言人在「未生之前、既生之後，皆無不與天相通，而所以相通之故，則以人身之陰陽，實本於天地之陰陽而已」之語。清．唐宗海，《醫經精義》上卷，頁1。

259 唐最重視的是「陰陽互根」與「陰陽交互」之理，如「人身之陰陽，互為功用，陽無陰則亡，陰無陽則脫」之理。清．唐宗海，《醫經精義》上卷，頁2。

陽，則只知其形，不知其氣，所以剖割臟腑只能驗死屍之形，安能見生人之氣化哉」。[260]

中國思想史家李澤厚認為，戰國後期，陰陽家首先把五行與陰陽混合統一來做解釋。五行之所以有「相生」、「相剋」的運轉概念，就是由於陰陽概念的互補與消長的功能，所帶來的變動力量，可以賦予推動五行運轉、流動的概念，這個理論主宰著人體氣的運行與大自然均衡性的互相調和[261]，是中醫理論的核心。就如同清代醫家周學海在《讀醫隨筆》（1891 年）中所言：「萬物生氣之本，莫不本於陰陽，故天地之間，六合之內，其氣充塞九州，而人在氣中，其九竅、五臟、十二節、皆通乎天氣也。天氣，即陰陽也。」[262] 陰陽、氣與人體臟腑的連結，解釋了一切臟腑知識的生理，是唐宗海強調的傳統醫學知識。

這種類似科學史家所說的 「關連式的思考」 (coordinative thinking) 或 「聯想式的思考」 (associative thinking)[263]，本為中國傳統醫家拿來解釋醫理的一種方式。近代的確也有一些知識份子傾向用此種演繹的方法將西學巧妙的與中國傳統學術結合在一起，作為他們面對異文化衝擊時的因應之道。根據此推論，唐宗海闡述由陰

---

260 清・唐宗海，《醫經精義》上卷，頁 2–3。

261 李澤厚，《中國古代思想史論》(臺北：三民書局，1996)，頁 167。

262 清・周學海，《讀醫隨筆》(北京：中國中醫藥出版社，1997)，頁 228。

263 （英）李約瑟 (Joseph Needham) 言這種思考是：「如果一個人想要做出與水有關的東西，他自然就不會穿紅色的衣服，因為紅是火的顏色。不錯，此種關連僅是直覺上的，而非出自嚴格的理性的。」詳見李約瑟著，陳立夫主譯，《中國之科學與文明》第 2 冊 （臺北：臺灣商務，1989)，頁 465–466。

陽觀念確立臟腑氣化知識的重要性[264]。他說：

> 神農嘗藥，以天地五運六氣，配人身五臟六腑，審別性味，以治百病。可謂精且詳矣。……然其定出五臟六腑之名目，而實有其物，非親見臟腑者不能，安得謂古之聖人，未曾親見臟腑耶。《靈樞經》云：「五臟六腑，可剖而視也。」據此經文，則知古聖已剖視過來，且西洋剖視，只知層折，而不知經脈，只知形跡，而不知氣化，與中國近醫，互有優劣，若與古聖《內經》本經較之，則西洋遠不及矣。[265]

宗海以五運六氣[266]來對應人體之五臟六腑，說明古人的五臟六腑論

264 中國人的氣與形體、內在精神的介紹，詳見杜正勝，〈形體、精氣與魂魄——中國傳統對「人」認識的形成〉，臺北，《新史學》第 2 卷第 3 期 (1991)，頁 1–65。其他有關中醫理論與身體觀中「氣」的介紹，學界研究已相當豐富，例如陳倩亮，〈試述《內經》論「氣」的哲學基礎〉，《中醫研究》第 13 卷第 2 期 (2000)，頁 2–3；王付，〈對張仲景「氣」的研究與應用探討〉，《中醫雜誌》第 43 卷第 3 期 (2002)，頁 226–228；以及（日）小野沢精一、福永光司、山井湧編，李慶譯，《氣的思想——中國自然觀和人的觀念的發展》(上海：上海人民出版社，1999) 等皆可參考。

265 清・唐宗海，《本草問答》，頁 1–2。

266 五運六氣是結合五行生剋理論，推斷每年氣候變化與疾病的關係理論。五運就是依據木、火、土、金、水五行的關係來對應天地來自東、南、中、西、北五個方位的五種氣流的相互推移，來各配以天干（甲、乙、丙、丁、戊、己、庚、辛、壬、癸），推算每年的歲運。六氣是指風、熱、火、濕、燥、寒六種氣，各配以地支（子、丑、寅、卯、辰、巳、午、未、申、酉、戌、亥），來推算每年的歲氣以解釋自然界天時氣候變化，對人體影響的一

必定是經過解剖證實，又能確實與所謂五運六氣配合，這是知形質又知氣化的最好說明。

唐宗海為什麼舉那麼多西洋科學的例子來說明《內經》中的道理呢？其中之一就是要證明西洋科學所論的道理，與中醫之道理其實是可以相通的，就像西洋的實驗一樣；另一個更重要的原因是，他的論證是要突顯出《內經》中的道理比西洋科學更加精密、也更深奧，從而襯托出《內經》的可貴之處。唐的論證重點是依靠著五氣（天生，屬陽）、五行（可對應五運）（地生，屬陰）、五臟、五味的對應關係來論述的，而這些理論早在《內經》中就說的很詳細了，西洋醫學仰賴科學的印證而更加發達，卻無法參透陰陽五行的深奧之理。西醫解剖學有著重視「人體形質」的特點，但更深奧的五行對應生理氣化的功能，卻是西醫所不瞭解的，所以他接著說：「西醫之拘於形跡者，斷不能知。」[267]

小結——面向中醫未有之「奇變」

1840 年鴉片戰爭後，清政府當局依靠著「中學為體，西學為用」[268] 的思想來進行富國強兵的努力。雖然醫學上的改革不是近代自強運動的重點，但 1865 年同文館創立醫科、1881 年天津醫學館

種學說，又簡稱「運氣」。詳見陳樂平，〈五運六氣與「甲子」演繹〉，《出入命門——中國醫學文化導論》（上海：三聯書店，1991），頁 114–121。

267 清・唐宗海，《醫經精義》上卷，頁 21。

268 可參考王爾敏，《晚清政治思想史論》，頁 31–100。

的創立、以及江南機器製造局翻譯西方醫學叢書等，都對國人認識西醫理論有一定的貢獻[269]。根據趙洪鈞的研究指出：清末著名洋務運動官員李鴻章在 1890 年為《萬國藥方》作序時就說到：「倘學者合中西之說而匯其通以造于至精極微之境，與醫學豈曰小補。」這是最早有人提出中西匯通觀點在醫學上發展的可行性[270]。但是，李鴻章終究不懂中西醫學的特殊性，其宣言並不能幫助我們瞭解中西醫融合的困境在何方，直到唐宗海的醫學理論出現，我們才逐漸發現，實質與氣化臟腑的爭議將隨著中西醫彼此的瞭解而浮出水面。當時上海格致書院的格致類課藝中，曾經出過一條考試題目寫到：

> 泰西醫術，昉自何時，傳自何人，其治病諸法，各國有無異同？視中西醫理精粗優劣如何？試詳證之？[271]

中西醫的比較與融合在當時漸漸成為一種辨論形式的討論，在 19 世紀末逐漸成為一個醫學界討論的重點。從合信醫書的一些影響中，我們也可以看出當時西醫知識的風行，當時就有人指出：

> 昔合信氏與管茂才翻譯西醫書數種。病之根源、傳變以及治法朗若列眉。世之讀者皆知西醫之治病確有把握。非如中醫

269 郭廷以在〈近代科學與民主思想的輸入——晚清譯書與西學〉一文中提到江南機器製造局致力於相當多的西洋醫書翻譯，詳見氏著，《近代中國的變局》，頁 51–77。

270 詳見趙洪鈞，〈中西醫匯通思想初考〉，頁 145。

271 詳見尚智叢，〈1886–1894 年間近代科學在晚清知識份子中的影響——上海格致書院格致類課藝分析〉，《清史研究》第 3 期 (2001)，頁 72–82。

之徒，講陰陽五行生剋，為空虛之談也。故或謂西醫精於外科而不精於內科；善用金石而不善於用草木。噫！是說也非深知西醫之原者也。[272]

這段內容顯示西醫知識已經漸漸為人所瞭解，並加以討論。其言語之中已經有隱含中西醫學比較的意味，代表西醫已經逐漸開始破壞中醫固定的「勢力範圍」，對既有的中醫知識造成衝擊。

再者，註解醫經是西方醫學自 13 至 16 世紀的教育要目[273]，當時對於人體的理解，主要還是靠著解釋經典，延續舊說為主，實際解剖的例子仍屬少數[274]。但是近代傳入中國的西醫，所倚靠的就是解剖形質帶來的臟腑知識。其技術之進步，就如譚嗣同所論及的：

照像一紙，系新法用電氣照成。能見人肝膽、肺腸、筋絡、骨血，朗朗如琉璃，如穿空。……此後醫學必大進！傅蘭雅言：「此尚不奇，更有新法，能測知人腦氣筋，繪其人此時心中所思為何事，由是即可測知其所夢為何夢，由是即可以器造夢，即照器而夢焉。」[275]

---

272 徐雪村來稿，〈醫學論〉，《格致彙編》第 1 冊，光緒 2 年 3 月，頁 69–70。

273 R. K. French, "Berengario da Carpi and the Use of Commentary in Anatomical Teaching," in *The Medical Renaissance of the Sixteenth Century*, ed. A. Wear, R. K. French, and I. M. Lonie, Cambridge, Cambridge University Press, 1985, p. 43.

274 Nancy G. Siraisi, *Medieval & Early Renaissance Medicine: An Introduction to Knowledge and Practice*, Chicago, University of Chicago Press, 1990, p. 80.

275 這裡所言應是指 X 光的技術。出自譚嗣同，《譚嗣同全集》，頁 317。

傅蘭雅「以器造夢」的理想未免太過高遠，但是經由譚的轉述可知，西醫的不斷進步並不依靠古代經典所建立的知識，很大的一部分是靠著先進的儀器以作為輔助，而當時縱使有唐宗海這般中西醫融合之醫士，卻也無法改變科學儀器在中國並未發達普及的事實。不懂解剖、沒有器具可供學習、操作，唐所能做的改變就是參考舉目能見之西醫書籍，復將傳統醫學理論拿來對照，看有無可以討論之處。

相對於唐宗海著書，雖自有其創見，但他的靈感仍來自古經文較多，也以之解釋西醫解剖形質。例如：「胃五竅及三焦，中西皆無其圖，今特本《內經》之義切實繪出。揆之西人形跡亦無不合，足見西人雖詳於形跡，而猶未及《內經》之精。」[276] 這就叫「只讓（解釋）工具西化而不讓價值觀西化」。[277] 唐的論調，大致如此。

綜合合信醫書內容與王清任、知識分子的討論中所顯示的訊息，我們可以歸納出當時打入中國知識分子與中國醫生心中的知識到底為何。就醫學知識方面，歸納起來大概以解剖生理與臟腑知識最受重視。這些西醫知識，有以新面貌出現在中國的，也有以舊知識體系的翻譯名詞來做解釋，如：「肝者，將軍之官」、「小腸為受盛之官」[278] 等中醫術語來做介紹。在解剖生理與臟腑知識上，因為與中醫傳統理論知識略有相符，加上翻譯時多採用中醫的名詞與觀念，所以很快得到了唐宗海的回應。

西方學者佩勒格里諾 (Pellegrino) 認為，中醫學的特點是人體解剖學的概念很模糊，只有一些模糊的臟腑概念。以這種觀念為基礎

---

276 清・唐宗海，《醫經精義》，「例言」，頁 2。

277 費正清 (John King Fairbank) 著，《費正清論中國》（臺北：正中書局，1994），頁 240–241。

278 合信，《全體新論》，《叢書集成新編》第 47 冊，頁 211。

的治療方法是，身體缺少什麼，就食用一些被認為含有大量這種元素的動物器官。又克羅齊 (Croizier) 也注意到這種現象，他認為《黃帝內經》雖然由於早期進行過人體解剖而得到一些準確的生理學原理，但是這些原理由於缺乏經驗的修改和補充，在哲學上愈來愈複雜化，最後變成只適用於更大的宇宙論體系，而遠離物質現實[279]。中醫缺乏的，正是唐宗海所要面對的挑戰——靠解剖學所建構的實質臟腑學說。

然而，像這樣中醫本位的思考並不能只有為自己辯護的一面而已，一個學術的發展若找不出自己的出路，它勢必會被消滅淘汰，現在唐所做的就是探索這條可行的道路。他必須找出並隱藏，中西相比下中醫的弱點在何處；並試著強調、告訴他的信仰者，中醫的優勢又在何處。面對解剖學所帶來的實質臟腑知識，唐宗海選擇了回應，他最有利的辯說武器卻是很多人批評當時中醫的「守舊」、「泥古」，但是一件事情總是一體兩面的，他並非純粹為了尊經而崇古，而是為了回應「實質臟腑」的挑戰而崇古。所以我們將會看到唐的論述，既帶有重塑或解釋古代經典醫籍中有關實質臟腑的論述，而又對於中醫理論有所闡發，這就是他「匯通」的方法。

陳獨秀（1879–1942 年）於 1915 年發表的〈敬告青年〉一文中，抨擊了陰陽家五行之說，同時也抨擊了「醫不知科學」、「不知人身之構造」[280]。唐宗海既堅持遊走於五行氣化之說，卻也要實際

279 喬治・福斯特 (George M Foster) 等著，陳華、黃新美譯，《醫學人類學》(*Medical Anthroplogy*)（臺北：桂冠圖書出版，1992），頁 90。

280 原載於《獨秀文存》卷 1，引自呂實強，〈近代中國知識分子反基督教問題的檢討〉，收錄於林治平主編，《基督教入華一百七十年紀念集》（臺北：宇宙光出版社，1977），頁 287。

說出形質的人身構造，很明顯的，唐已經盡力試著讓中醫脫離「不科學」的黑名單。但是，他沒有精良的解剖術，也沒有王清任觀察屍體的經驗；他所能做的，就是將當時西醫有關臟腑與生理形質的知識，來補強中醫理論在這方面的不足。

唐宗海的主觀意識是遵從傳統的，但那卻是重視解剖形質論者的最大敵人。就像陳垣言：

> 凡百科學均隨世界之進步。醫學為人生切用之學，其進步尤速。所有從前之療法已漸失其勢力者，非依日進日新之醫術，萬不能達完全治療之目的。使尤以昔日之學說考之乎，則所取皆陳腐影響之談，其上者亦僅能多引古書，篤守家法耳，未必有裨於民用也。[281]

面對此千年以來中醫學未有之「奇變」[282]，唐宗海該如何在醫論中展現他的融合智慧，不失本位立場而又能說出一個特別的道理，是本書接下來要處理的問題。

---

281 陳垣，〈論江督考試醫生〉，《陳垣早年文集》，頁 185。

282 丁福保在《歷代醫學書目・序》（1903 年）中言：「西人東漸，餘波撼蕩，侵及醫林，此又神農以後四千年未有之奇變也。」引自陳邦賢，《中國醫學史》，頁 257。

第三章　身體左右不分？——肝的形質與氣化位置

概　述

讀者們也許很難相信，中國人靠著中醫、中藥治病已經有數千年的歷史了。按理說，這套歷史悠久的醫學體系，其理論發展應該相當「進步」與「完備」才對。但是，如果我們以今日西醫學的角度來看，歷史上的中醫們一度曾被認為連肝臟在那裡都分不清楚，就好像修車師傅不瞭解車子構造一樣，令人不可思議。不過讀完本章後，讀者們也許會對中醫發展史中曾經擁有的身體觀有著另一番理解，因為您過去的眼光可能大部分是西醫的。

肝病是我國的「國病」，而肝癌更是癌症中最常見、最致命的一種，可謂王上王[1]。回頭看看我國的傳統醫學，也許應該對這個惱人的「國病」病灶中心——肝臟，有所瞭解才是。若以西醫的眼光

1 可參考拙著，〈民初醫療、醫生與病人之一隅——孫中山之死與中西醫論爭〉，《國族、國醫與病人：近代中國的醫療和身體》（臺北：五南，2022），有中西醫論述肝癌病因與治療的相關論爭。

來檢閱中醫的文本，將會驚訝的提出懷疑：幾千年來中醫到底弄清楚「肝臟」了沒？本章就先來說明中西醫理接觸後被質疑的「肝臟問題」是什麼。

清末以來對於西醫解剖學所確立的形質臟腑知識，已逐漸成為醫家討論的焦點。丁福保在其著作《二十世紀內經》（1908 年）一書的序文中說到：

> 壬寅五月，桐城吳先生摯甫曾告我曰：「吾國醫學之壞，壞於儒，所傳《素問》、《難經》，殆皆偽著；五臟部位皆顛倒錯亂；其故因漢時有古文今文，有兩家之學；古文皆名儒，今文則皆利祿之士；古文言五臟與西說合，今文即左肝而右肺者。漢末鄭康成氏，為古文家，而論五臟，獨取今說；自是以後，及兩千年，蹈襲勿敢變，而鄭氏實尸其咎。」又曰：「吾國古醫以張仲景、孫思邈為最；而仲景《傷寒論》所稱之十二經；考諸西醫解剖之學，始知其誤。孫思邈《千金方》所論之五臟，亦類取今文之說；吾國醫學之所以不昌也。……」。[2]

此段引文使吾人瞭解到清末中國醫界已經存在著對西醫解剖學一定程度之信任。其中，被稱為「西醫狂」的吳汝綸（字摯甫，1840–1903 年）露骨地道盡了清末知識分子對傳統《內經》「左肝右肺」之說的批判，是「吾國醫學不昌」的元凶之一[3]。

---

2 轉引自陳邦賢，《中國醫學史》，頁 258–259。

3 何時希，〈啟蒙時代的西醫狂——吳汝綸〉，《近代醫林軼事》（上海：上海中醫藥大學出版社，1997），頁 120–123。

以下我們以唐宗海的醫論為中心，兼及討論清末一些醫家對於肝臟生理功能與位置的看法，來初步釐清形質臟腑與氣化臟腑兩種不同的身體觀看方式。文中討論的醫家，大多對西醫解剖臟腑而確立的知識有不同的意見，他們的知識足以反映時代，而被視為是中西醫融合思想的醫家，筆者試圖以這些人的醫論，來討論他們在面對西說時，如何對舊有的臟腑知識作再確立或辯解的工作，而重新確立他們心中認為正確的臟腑學說。

第一節　「肝生於左」所引起的問題

肝的位置為什麼重要？前面所談的王清任，是第一位明確質疑傳統醫學在論及肝在身體內部位置的醫家。他說：「既云肝左右有兩經，何得又云肝居於左，左脅屬肝？論肝分左右，其錯誤又如是。」[4] 也就是王認為：中醫在論述肝臟位置、形態時，與肝之經脈混淆在一塊，而和實際所觀察到的臟腑位置有一段差距。他的名言：「本源一錯，萬慮皆失」、「治病不明臟腑，何異於盲子夜行？」[5] 這些觀點從肝臟位置來立論，適足以說明中國傳統臟腑知識的錯誤[6]；講的更坦白一點：中醫根本不知肝臟的正確位置。

4 清・王清任，〈醫林改錯臟腑記敘〉，頁2。

5 清・王清任，〈醫林改錯臟腑記敘〉，頁3。

6 如《醫學補習科講義・緒言》載：「吾國醫學四千年來，繆種流傳，已迄今日，不能生人而適以殺人，……肝居右而醫者以為居左，……此無他，古書誤之也；欲正其誤，宜講解剖學。」出自陳邦賢，《中國醫學史》，頁合信氏曾在《全體新論》中提出「肝居膈肉右方」的論點[7]，他在另一本著名醫書——《內科新說》中也不諱言，西醫對臟腑知識的一些說法「每與中土歧異」[8]。王清任沒有看過合信醫書，但王清任的質疑卻與合信所言：「每論一病，必浮舉陰陽五行，纏繞不休；每用一藥，必以色香形味分配臟腑，……臟腑功用，茫然不知」[9]的議論頗有臭味相投的感覺——他們都懷疑中醫學對形質臟腑瞭解的程度，他們也都對傳統臟腑知識提出批判。我們常說近代是個內憂外患的年代，中醫基礎理論與描述臟腑之方式此時正遭受內憂（清任）與外患（合信）的聯合夾擊。

在討論唐宗海等人的言論前，我們先來看看傳統醫學對於肝臟位置的論述。為何會有對肝臟位置的質疑呢？這是從那裡開始論起的？

中國最早對於肝臟位置在左邊的記載是出現在《內經．刺禁論》中，其載：「黃帝問曰：願聞禁數。崎伯對曰：臟有要害，不可不查，肝生於左……。」[10]其後，在《難經》中也有「肝之積氣，名曰肥氣，在左脇下，如覆杯，有頭足」[11]的說法。醫經上不論是說

259–260。

7 合信，《全體新論．肝經》，《叢書集成新編》第47冊，頁211。

8 合信，《內科新說》序文，頁1A。

9 合信，〈總論病原及治法〉，《內科新說》卷上，頁1A。

10 就字面意義解釋，所謂「禁數」，即指禁刺之處。而從此論（〈刺禁論第五十二〉）的前後文來看，《內經》在此所言應該是指肝臟的實際位置，並告訴醫家不要侵犯到臟腑的要害。詳見郭藹春主編，〈刺禁論第五十二〉，頁298。

11 「肥氣」一詞，乃指肝氣鬱結，氣滯血瘀所致的左脅下有包塊的病。詳見戰國．秦越人著，張登本撰，〈第五十六難．論五臟積病〉，《難經通解》

明肝臟的位置，或是肝表現其在外的疾病部位，都是指向人體的左邊，這與實際情況是大相逕庭的。

《內》、《難》的作者今日都已無法查考，只知道這兩部經典是歷代醫家所宗的基本醫學知識。有人解釋到，那是古代醫家根據五行「東方青色，入通於肝」[12]的特性，將肝描述成是生在左邊，這是以陰陽五行的標準來立論。但問題就出在《內經》的作者並沒有很鐵定的將肝臟的位置描述出來，形質的臟腑位置是不是《內經》作者強調醫者必知的絕對概念？傳統中醫的理論講究的是人體與陰陽五行的相應，再來分配人身臟腑在何處；換句話說，陰陽五行是準則，而臟腑的實際型態反而居於次要，而這正是王清任與近代西醫同聲撻伐的一點。

解開此問題的關鍵在於歷代醫家認為這個「生於」到底是什麼意思？我們作一個簡單的比喻：到底是指形質的位置；還是機能的比喻呢？就〈刺禁論第五十二〉中所言，「肝生於左」似乎是指（下針時要注意的）位置，而非肝的確切位置；但《內經》中指導肝臟的生理機能時，卻又常伴隨著五行的規則而立論[13]，故容易造成中西醫論對於肝臟位置與機能的相反論述，就常以此句作為發揮的起

（西安：三秦出版社，2001），頁 322。

12 郭藹春主編，《黃帝內經素問語譯》，頁 26。

13 這個「肝生於左」的位置部分，歷代醫家大部分仍將之與五行、氣化之說結合。例如高士宗言：「五臟之氣，由內達外，由經隧而出於孫絡皮膚，有緊要危害之處，不可不察也。」這樣一來，所謂肝臟的確切位置，就被機能的氣化位置所取代了，歷代醫家似乎也比較少去探討到肝臟的確切位置。引文見清・高士宗著，于天星按，《黃帝素問直解》（北京：科學技術文獻出版社，2001），頁 346。

點[14]。

儘管後來出現許多對肝臟位置的論述，但如果說中國人不知肝臟確實位置在何處，也實在很難讓人信服[15]。很多西方人認為中國人「什麼東西都吃，從根到葉，從獸皮到內臟」。[16]這話分析的還不夠透徹呢，中國人講究孝道，發展出一種奇特的、割肝割股以療親的行為，邱仲麟的研究中舉出很多例子，都一再證實一般民眾絕對是知道肝臟生在右脅部[17]，醫者更沒有理由不清楚，自唐代陳藏器

---

14 筆者曾於讀資料時看到一種說法，即這整段話是指：以醫者的角度看待病人臟腑分布時，所定的左右方向。這麼一來，人體臟腑分布（在醫者眼中）剛好左右相反，如此似乎問題就有了解答。另外，現代曾有報導，意指《內經》這段話是「異位內臟」案例最早的記載。以上兩種說法，包括唐宗海在內的歷代醫家似乎並無討論，他們也不作如是觀，所以應該只是推測。詳見傅貞亮、高光震等人主編：《黃帝內經素問析義》（銀川：寧夏人民出版社，1997），頁 755。

15 即使古代解剖學無法用精密儀器來做輔助，但是若是臟腑型態與構造位置的基本狀態都不瞭解的話，那麼去定義臟腑名稱及其功能是完全不可能的。執此，至少在基本位置上，上古醫學就應該已經確立臟腑位置了。詳見張瑞麟、張勇，〈略論《難經》人體解剖學的成就與貢獻〉，《中醫文獻雜誌》第 68 期 (2001)，頁 3。

16 （英）喬治・沃尼斯特・莫理循 (George Ernest Morrison) 著，張皓譯，范立云、蔡雪梅校譯，顏玉強主編，《中國風情》（北京：國際文化出版公司，1998），頁 87。

17 邱舉出許多例子，證實人們大致可以瞭解割肝的狀況。基本上，割肝者受神明或道士的指引，大多由右脅下著手，以橫割較為妥當。不過，也有從左脅入刀的，但必須以「手探之，沒腕」才能找到肝臟「兩寸許」。詳見邱仲麟，〈不孝之孝──唐以來割股療親現象的社會史初探〉，臺北，《新史學》第 6 卷第 1 期（1995 年 3 月），頁 65–68。

的《本草拾遺》一出，割肝、割肉以治病的情形就更多了。後來明代李時珍（1518–1593 年）「違道傷生，莫此為甚」的批判，更反映出歷史上割肝割股行為的嚴重性[18]。而古人喜以「披肝瀝膽」、「剖心析肝」等詞來形容開誠相見，竭誠效忠；歷史上也有很多例子證明，國人很喜歡殺人以後剖肝下酒，理由千奇百怪，復仇、壯膽、處刑等都屬常見，孔子的肝差點被人吃掉，清末革命者徐錫麟的「心肝」，也被清兵烹煮來吃[19]。種種跡象都顯示，肝臟在人體何處，中國人實在太清楚了。

其實，歷代醫家對「肝生於左」這個問題都有相當多的發揮。是不是所有醫家都堅持用五行、氣化的機能說來看待肝臟呢？在唐宗海以前有沒有醫家用肝臟實際的位置來立論呢？對於《內經》對肝臟部位之闡述，張介賓（約 1563–1640 年）曾言：「肝木王於東方而主發生，故其氣生於左」[20]，他的意見是以傳統氣化理論對應而言，肝臟之氣生發於左邊[21]；相類似的，張琦（1763–1832 年）則言：「木位東，金位西，物生於春藏於秋，肝肺應之。」[22]此解釋

18 明．李時珍著，柳長華主編，《李時珍醫學全書》（北京：中國中醫藥出版，1999），頁 1618。

19 詳見包振遠、馬季凡編著，《中國歷代酷刑實錄》（北京：中國社會出版社，1998），頁 151、205；黃文雄著，《中國吃人文化 101 謎》（臺北：前衛出版社，1993），頁 132、189。

20 明．張介賓，《類經》下冊（北京：人民衛生出版社，1995），頁 790。

21 清．黃元御在《素靈微蘊》中指出，「肝位於左」，意即「肝木生發之氣，由左上升之意。」而肝氣何以主「升」，則與氣「左升右降」的理論有關。詳見溫長路、劉玉瑋、溫武兵編著，《醫林改錯識要》（北京：中醫古籍出版社，2002），「注釋」頁 11、12。

22 清．張琦著，王洪圖點校，《素問釋義》（北京：科學技術文獻出版社，

則以五行方位來對應臟腑的位置；而折衷的說法即為清代高士宗於《素問直解》(1695 年) 中所言：「人身面南，左東右西。肝主春生之氣，位居東方，故肝生於左。」[23] 上述兩張所言，亦說氣化、亦說五行方位，高的說法折衷兩說為同為一理。在人面對南方時，身體的左邊就是東方，而東方既對應春天生發之氣、也對應肝臟，即肝生長的地方[24]。比較之下，上述三說皆以五行氣化之理來論肝臟的機能位置，與近現代醫學意義的肝臟解剖實際位置的認知上存在相當大的差異。

而對於解釋肝臟「形質」位置的醫家，可以舉滑壽 (1304–1386 年) 在《十四經發揮》中論到的：「肝之為臟，其治在左，其臟在右脅右腎之前，并胃，著脊之九椎。」[25] 以實際位置而論，肝的確是在人體的右邊；但是在治療時，則要將焦點擺在人體的左邊。其後，清初醫家王宏翰 (約 1700 年卒) 也說：「肝之為臟，其治在左，其臟在右。以象較之，在右脇下，右腎之前，並胃與小腸之右外。」[26] 滑、王絕非醫史上唯二對肝臟實際位置有瞭解的中醫，至少在宋代楊簡的《存真圖》中，早就將肝臟在人體的右邊描繪出

1998)，頁 178。

23 清・高士宗著，于天星按，《黃帝素問直解》，頁 346。

24 王冰言：「嚮明治物，故聖人南面而立。」張志聰亦言：「聖人皆面南而背北，左東而右西。」都是指臟腑定位的標準，先是面南而立，再配合五行、氣化之說來解釋。詳見王洪圖主編，〈臟象研究〉，《黃帝內經研究大成》中冊第三章 (北京：北京出版社，1997)，頁 969。

25 元・滑壽，《十四經發揮》三卷，收錄於《續修四庫全書・子部・醫家類》總第 995 冊 (上海：上海古籍出版社，1997)，頁 702。

26 清・王宏翰，〈肝臟圖說考〉，《醫學原始》卷 4 第 15 (上海：上海科學技術出版社，1997)，頁 379。

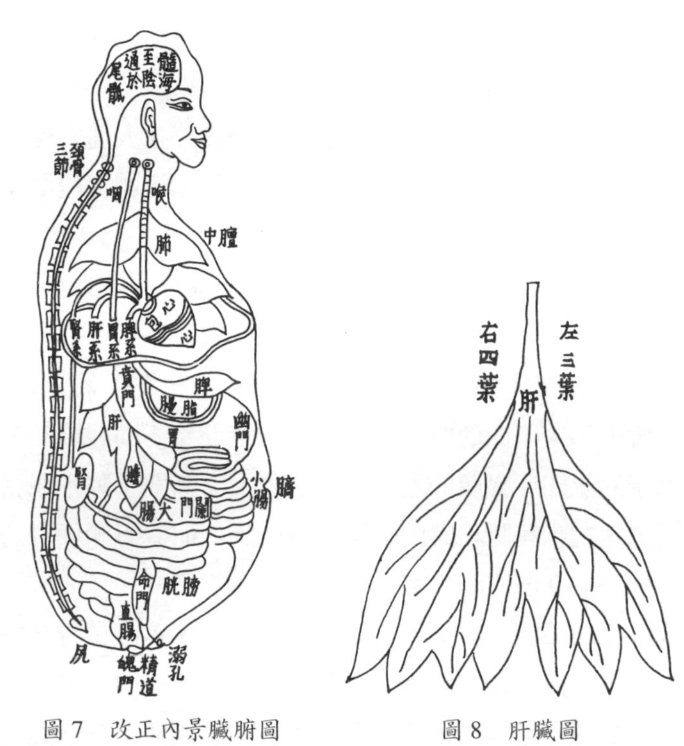

圖 7　改正內景臟腑圖　　　　圖 8　肝臟圖

來[27]。那麼，中醫在近代以前為何對肝臟形質在右的事實少有發揮呢？我認為在近代以前西醫與中醫都知道肝臟實際位置在人體的右

---

27 《存真圖》是根據實際人體解剖經驗繪製而成的一部人體解剖圖譜。此圖雖已亡佚，但在《玄門脈訣》的內照圖中卻仍保存了它的基本圖形，此圖與《內經》所描述的五臟部位是完全不同的。詳見龍伯堅，《黃帝內經概論》(上海：上海科學技術出版社，1984)，頁 27。而《醫籍考》卷十六載僧幻云《史記標注》引《存真圖》記載：「肝則有獨片者，有二片者，有三片者。腎則有一在肝之右微下，一在脾之左微上。脾則有在心之左。」如此推理，足見肝在人體右邊這一事實早就被發現且記載下來（引自趙璞珊，《中國古代醫學》(北京：新華書店，1997 年) 頁 147)，只能說肝臟位置與形質，歷來沒有透過知識傳輸管道而被強調與重視。

邊，應該是沒有問題的；但在論肝臟機能時，中醫們總是將疾病或肝臟氣化（機能）的焦點擺在人體左邊，所以造成了中醫們在醫書的編寫與醫療知識的傳播上，忽略了「肝臟實際在人體右邊」這樣的事實。如此一來，確實會讓西醫或王清任這樣的實證醫家感到不解。

在近代以前，醫家們雖各執己見，發表醫論，對《內經》「肝生於左」的內容有所發揮，但以治療為主，眾人並不認為《內經》所言：「肝生於左」有什麼破綻或不完整的地方。就如同李建民所論：在中醫理論中，人體內的空間是數術化的空間[28]；而西醫的傳統是依靠解剖學的認知，臟腑的正確形質、位置，其關乎醫生在施行手術時能否迅速找到臟腑正確的位置，並能進而研究臟腑與身體的生理特質，這一點在歷史上一直為西醫學所重視[29]。

然而，歷代中醫的醫論，等於是否定了肝臟實際位置在醫療上的重要意義，間接也否定解剖學的關鍵地位，所以引來了「中醫不明臟腑」的批判。隨後，自唐宗海以下，中醫們開始對此問題，展開了另一階段的討論。

---

28 李建民，《死生之域：周秦漢脈學之源流》，頁223。

29 Arthur J. Vander, James H. Sherman, Dorothy S. Luciano 原著，潘震澤等譯，《人體生理學》上冊（臺北：合記圖書出版社，2002），譯者序，頁1。

第二節　唐宗海與其同時代醫家的辯説

對於肝臟位置的討論，西醫或其支持者，常舉類似這種臟腑實際位置的問題來責問中醫；而持中醫本位的醫家，則依循以下所介紹唐宗海的思考理路，從五行、氣化或實際治療等，來加以論辯，絲毫不肯放棄他們的立場。

唐宗海不曾親自解剖過屍體，也從未有過類似王清任觀察死屍的經驗。宗海對肝臟的瞭解，在傳統醫學之外，就是西醫的解剖學了。唐言：「舊說七葉，居左脅下，非也。西醫云：『四葉，後靠脊，前連膈膜，膽附於肝之外葉間，膈即附脊連肝，從肝中生出，前連胸膛。肝體半在膈上，半在膈下』，實不偏居於左。」[30] 唐吸取西醫的說法，認為肝的確切位置並不是偏於左邊的，顯示唐認同部分西醫對形質臟腑知識的看法。這麼一來似乎問題的爭執點可能被解開，中西醫理也能順利融合，這說明西醫的看法也曾改變過清末醫家的部分觀點。

但這樣的結論並不完全正確。宗海本來就不認為古人不明瞭「形質肝臟在右」這樣的事實，他說：「考《淮南子》已有脾左肝右之說。」[31] 似乎「肝臟形質位置」對中醫而言並不是問題。關鍵在於唐是一個尊崇《內經》的學者，他極力為經文背書，認為《內經》

---

30 清・唐宗海，《醫經精義》上卷，頁 9。

31 清・唐宗海，《醫經精義》上卷，頁 19。

所言：「（肝）不過應震木東方位，自當配在左爾。」[32] 換句話說，《內經》中「肝生於左」的記載，完全沒有問題！但是唐既然也認同肝臟真的位置在人體的右邊，何以又繼續堅持《內經》言「肝生於左」呢？這應該怎麼樣來解讀？

論肝臟在左在右，似乎不存在錯不錯的問題，只有解讀角度不同的問題。唐宗海除了不遺餘力的捍衛《內經》學說外，還不忘發表他自己的看法，認為肝不論在左在右，它的整個系統應該是偏向人體中間的，他論證到：

> 肝系上連心包絡，故同稱厥陰經。系著脊處則為肝俞穴，系循腔子一片遮盡，是為膈膜。肝系下行，前連腹中統膜，而後連腎系為肝之根。通身之膜，內連外裡，包肉生筋，皆從肝系而發[33]。舊說言肝居左，西說言肝居右，然其系實居脊間正中。至診脈分部左右，亦從氣化而分，非以形而分也。[34]

換句話說，他認為《內經》所言「肝生於左」是基於一個「氣化」的觀念來分的，並沒有錯誤；反而是西醫根據實際的臟腑解剖來立論，只知肝臟的實際位置是偏於右，卻不知整個肝臟的系統（即唐

32 清・唐宗海，《醫經精義》上卷，頁9。

33 「肝系」一詞，在唐的解釋中，是指包括厥陰經、肝俞穴、膈膜、統膜、腎系（肝之根源），與其牽連的膜、肉、筋等而言，他認為這整個系統是偏於人體的中心的。其中，包裹內臟（肝臟）的各種膜，唐皆認為是三焦的系統，是氣化的道路；而唐這樣一個與三焦有關的整體論述，實為了說明氣在人體內流動的所有道路，詳見第四章。

34 清・唐宗海，《醫經精義》上卷，頁9。

所言「肝系」）連結其實是位居於人體的中間。這證明了唐並非要堅持肝在左邊，應該說就氣化機能而論，肝是在左邊，但就實質而論，肝偏右邊，而所謂肝系，則居人體中間。這麼說來，西醫解剖學在唐的論述中能補強古人論肝臟時的理論（雖然沒有資料證明有任何醫家堅持肝臟在形質上是偏於人體左邊的），但它卻也無法解釋肝系、也無法解釋「氣化」之理，也就等於無法說明「肝生於左」的真正意義。

唐宗海所做的註解醫經之工作與歷代醫家相同，依前所論，唐對西醫的見解有若干認同之處；即使如此，唐也不像王清任那樣對古人論肝臟的論點提出質問，另一方面，唐還要引申《內經》的說法，並反指王與西醫是不明白中醫的陰陽五行學說，才會產生這種肝生於左還是生於右的疑問。唐認為王清任和西醫都瞭解肝臟位置在何處，卻無法道出肝臟確切的機能為何；而《內經》所論是依五行、氣化而論，能更正確的瞭解肝臟功能，只是西人不知而已。西醫們或反對中醫者，即以此點大加攻擊中醫是不科學的。科學是可以普遍解釋一件事的道理，肝實際在右就是右，怎麼會變成在左呢，連臟腑都不明，該如何治療疾病呢；相對的，大部分的中醫或是支持中醫的人士，則根據各種方式來為《內》、《難》之說辯解。和唐宗海處在同時代甚至是被稱為中西醫融合思想的代表醫家們，是不是像唐同樣堅持氣化而忽略形質呢？

唐宗海的說法是否是當時醫家普遍的認知，還是唐是特立獨行、獨樹一格、勇於創新的醫家？這個解答將會由與唐時代相近的醫家口中得知；而他們對肝的討論，則是本小節將要敘述討論的另一焦點。

朱沛文（約生於 19 世紀中葉）且將從古到今，對於論肝臟位置有影響力的說法，做了一次概括性的論述，他在《中西臟腑圖像合纂》中寫到：

> 《經》云：「肝生於左」。《臟腑性鑒》云：「膈膜之下有肝」。《醫宗必讀》引滑伯仁云：「在左脅左腎之前（一本左作右），並胃著脊之第九椎」。《醫學入門》云：「肝系自膈下注右脅肋上貫膈，入肺中，與膈膜相連」。《醫貫》云：「其系亦上絡於心包」。《經穴纂要》云：「肝抵於胃之右，上連心系，而垂膈下」。《醫林改錯》云：「總提生於胃上，肝又長於總提上，大面向上，後連於脊」。洋醫云：「肝居膈肉右方，其下承貼膈肉，前當第六脇骨之下，後當第七脇骨之下，右靠腎而左枕胃，其旁界抵胸骨脇骨盡處，略出少許肝外凸肉窩，窩內橫隙透入下部」。[35]

朱也是清末提倡中西醫匯通思想的先驅者之一，他與唐宗海生活的時代相仿，也和唐一樣曾為舉子業苦讀過，他的書中同樣也多有「博引眾說」、「旁徵博引」之論[36]。他整理了一些傳統中醫對於肝臟的描述，並與西醫做對比，從他的彙整中可以看出，中西醫對於肝臟的論述相當不同，除了西醫的描述較詳盡外，肝臟的位置是中西醫

---

35 清・朱沛文，〈肝臟體用說〉，《中西臟腑圖像合纂》，光緒丁酉年宏文閣石印，頁 13A–B。

36 朱沛文曾著有《華洋臟像約纂》、《華洋證治約纂》，後者今已無存本；而前者經章炳麟收入《醫學大成》後，又更名為《中西臟腑圖像合纂》，這是目前直接瞭解其思想的一手資料。詳見鄧鐵濤主編，《中醫近代史》，頁 44–45。

描述時最不一樣的地方。還有《醫學入門》中引滑伯仁之言，和《經穴纂要》所論，皆指向肝在人體的右邊，又與《內經》的「肝左」之說南轅北轍。

如何解讀在同樣的中醫理論中存在的不同說法呢?既然朱有「有宜從華者，有宜從洋者」[37]的客觀態度，那我們來看看他是怎麼解讀中西醫對肝臟解讀歧異的現象。朱在其書中論及：

> 洋言肝居膈右，文與經殊。惟《人鏡經》謂肝位在右脇之前，卻與洋合。或曰經言左，洋言右，殆如《洗冤錄》謂人頭骨八片，蔡州人有九片。又如人胎在母腹，華則兒頭向天，洋則兒頭向地，國土所產各異乎？答曰：肺與肝聯繫，肺居膈上，地位有限，故能範之使正，人人無殊。若肝垂膈下，其間地位寬展，因之偏左偏右各無定界，故《入門》謂：「肝系著右脇肋」，《纂要》謂：「肝抵於胃之右」，良有以也。且《經》言：「肝生於左」，決言肝氣之行於左，而未必拘泥位置於左。[38]

朱沛文舉出《洗冤錄》中的說法與現實人體生理的不相同，以及中國和西洋嬰兒在母體內位置不同的這兩個例子，來說明肝的位置並「無定界」，而是「居於右者多耳」，即言肝生在左或右都是可能發生的情況，也未必非如西醫所言不可。當然，以「現代」觀點審之，這句話帶有強辯的性質。

37 鄧鐵濤主編，《中醫近代史》，頁46。

38 清・朱沛文，〈肝臟體用說〉，頁14A。

有了這樣的認識後，朱將肝生於左的問題歸為《內經》所言是以「肝氣行於左」的觀念來立論，並非說肝一定是長在人體的左邊，他的論說，幾乎與唐宗海無異——除了他並沒有承認西醫所論肝的位置「絕對」是在人體的右邊之外，其他的意向則皆與唐宗海為《內經》辯解的說法一致。他比唐宗海特別的地方是他可能看的懂一些英文[39]，這使得他可以舉一些中西醫療的實際狀況，來試圖模糊西醫解剖學的真確性；而朱沛文的著作雖不如唐的普及，但他為傳統的中醫理論找到一帖解套之方，卻與唐的主觀論述不謀而合。

唐宗海的著作為何能受到後來的中醫重視？除了在客觀的醫書出版與銷售上，唐可能擁有比其他醫家更豐富的資源外[40]，還有兩個現象是唐在討論「肝生於左」上所能反映出來的。其一就是立場的問題，我們可以來看看同被醫史家認為是早期「中西醫融合思想家」[41]的劉鍾衡和王有忠（皆生於十九世紀末）怎麼來談這一個問題。首先是劉鍾衡，他與唐一樣都曾遊歷上海，並先後讀過《醫林改錯》與《全體新論》等西醫書數種，而後完成《中西匯參銅人圖說》（首刊於 1899 年）一書，是其主要的代表作[42]。劉於其書中論到：「古人論肝左右有兩經即血管，從兩脇肋起，上貫頭目，下由少腹環繞陰氣，至足大趾而止。既云肝左右有兩經，又云肝居於左，左脇屬肝，此論肝分左右之自相矛盾也。」[43]所以他認為諸如「肝

39 清‧朱沛文，〈肝臟體用說〉，頁 4A。

40 這裡所指乃是唐早年受鄧氏兄弟幫助，而出版了一系列醫書的際遇，詳見第二章第一節〈唐宗海傳略〉。

41 趙洪鈞，《近代中西醫論爭史》，頁 82。

42 李經緯主編，《中醫人物辭典》，頁 167–168。

43 清‧劉鍾衡，《中西匯參銅人圖說》，頁 5A。

居於左，左脇屬肝，以脈之相應定位」的論點是「尤屬臆斷」的醫論[44]。劉雖然也談中西「匯參」，然其論尚存有對中醫理論的指正言辭，再加上沒有配合實際治療的方藥，所以其書難受中醫學界重視，這是一例。

王有忠是光緒年間的名醫，嘗研讀西人理化之學與解剖之法[45]，《簡明中西匯參醫學圖說》是其代表作。王雖然也讀過劉鍾衡之書，還認為其書乃「有用之書」[46]；但王與劉之觀點最大的不同在於談論肝臟的性質與主病時，王有忠明顯的循著傳統中醫的解釋來談[47]。不過，在討論肝臟位置和肝氣所行之時，他卻沒有辦法給予明確的交代，他說：「肝者，將軍之官，謀率出焉。肝居膈肉右方，其色赤，左右兩葉。前人論肝在左有七葉兩耳，似乎臆度。」[48]既是臆度，何以又言左痛是「肝氣不和」[49]呢？對於這種臟腑實際位置與人體氣化之理相衝突的現象，他並未能解釋清楚。相較於宗海之論，將肝臟解剖的實際位置與氣化機能分開，一右一左，並認為中西醫

44 清・劉鍾衡，《中西匯參銅人圖說》，序言，頁 1A–B。

45 李經緯主編，《中醫人物辭典》，頁 167–168。

46 清・王有忠，《簡明中西匯參醫學圖說》，收錄於《續修四庫全書・子部・醫家類》第 1026 冊，例言，頁 497 上。

47 王有忠在討論肝臟性質時贊同唐宗海的解釋，他說：「近時唐容川先生辨云，人身之陰陽，陰主靜，靜則有守；陽主動，動則有為。肝為厥陰經，乃陰之盡也，故其性堅忍而有守。」又言：「肝實者，氣與內風充之也，脈左關必弦而洪大，症為左脇痛，肝氣不和。」故他以傳統醫學來作為立論的根據與唐的論述是一致的。詳見〈肝膽合說〉、〈足厥陰肝經主治〉，清・王有忠，《簡明中西匯參醫學圖說》，頁 512 下、頁 545。

48 清・王有忠，《簡明中西匯參醫學圖說》，頁 512 上。

49 清・王有忠，《簡明中西匯參醫學圖說》，〈足厥陰肝經主治〉條。

理並無矛盾，只是說法有所不同而已——唐不去質疑傳統中醫的鮮明立場，即可能是他的著作能受重視的原因之一。

而反觀劉鍾衡與王有忠的著作，雖然都不時的談到融合中西醫理的新觀念，但其二人猶疑不定的立場問題，再加上其著作中皆少有對實際治療的貢獻，所以難在日後中西醫理論戰時發揮一定的影響力，其醫書自然也就無法普及了。由此可知，在西醫學的影響下，中醫們不論持何種態度，是想仿效古人還是自創新說，都必須對以往的臟腑學說作一番註解。

直到民初的名醫張山雷（1873–1934 年）[50] 對肝臟部位的認識做出解讀時，我們依舊可以看到傳統醫學知識的旗幟被繼續豎起，屹立不搖。張首先批評自清末西醫傳入後，本國的醫家每每做標新立異之論，大有數典忘祖之勢。他說：

> 粵自歐風東漸，論醫學者每多見異思遷，喜新厭故，徒羨其器械之精美，解剖之細微，詫為實地試驗，得未曾有，遂爾鄙夷舊學，譏其理想，視若空談。其甚者，且摭拾一二陳言，指斥乖謬，以為國醫舊說併臟腑部位而未之審，遑論乎病理藥理之適用與否，此《素問・刺禁論》：「肝生於左」、「肺臟於右」二語，幾為新學家集矢之鵠。庸詎知古人之言，故未嘗誤，彼囂囂然號於眾曰：某臟如此，某臟如彼，亦止能以跡象求之，而不可與語精神之化育也乎！[51]

50 葉顯純，〈張山雷年譜暨生平考證〉，《中華醫史雜誌》 第 17 卷第 1 期 (1987)，頁 26–31。

51 張山雷，〈肝生於左肺藏于右解〉，《籀簃談醫一得集》，出自浙江省中醫管理局《張山雷醫集》編委會，《張山雷醫集》下冊（北京：人民衛生出版可見就算到了民初，新的解剖學知識依然不能動搖所有的中醫；而且氣化的臟腑知識，仍與形質的臟腑知識涇渭分明，無法真正「匯通」；傳統醫學經典中的知識延續，反映在張的批評中。張與唐宗海批評西醫只重形跡，不重氣化的本意是相同的，張當然也承認西醫的說法，認為在實際的臟腑位置上，仍是肝右而肺居胸中的；不過就算「以臟腑之所在言之，肝居右脅，肺位胸中，故是一成不變之定位」，但古代醫者卻「不忍攖及屍骸，剖殘形體」，去探索、強調臟腑的確切位置[52]。

那麼，不明臟腑之形跡與位置，中國這幾千年來又是靠什麼來治病的呢？張氏言下之意似乎是要治病，不見得一定要瞭解臟腑形質，反而是臟腑的其他生理功能比較重要，他說：

> 然致知格物，既能悟徹造化之淵藪，何致并此犖犖大者而不能辨？蓋天地之氣運，陰陽之斡旋，在左者生，在右者降，而人在氣交之中，恆與天地陰陽同此消長。惟肝稟生發之性，以動為用，喜條達而惡抑鬱，有如春令上行，萬物萌動。所謂東方風木入通於肝者，正以暢茂扶疏，合德于木，非謂剛果之肝臟，竟如喬木之干霄而蔽日也，則其氣升騰，所治在左，不亦宜乎。惟肺稟凝肅之性，以靜為用，宜順降而畏上逆，有如秋令下行，萬物收斂。所謂西方燥金入通於肺者，正以清肅靜順，合德於金，非謂嬌柔之臟腑，果如五金之顛撲而不破也，則其氣順降，所治在右，亦其常耳。[53]

社，1995），頁425。

52 張山雷，〈肝生於左肺藏于右解〉，頁425。

53 張山雷，〈肝生於左肺藏于右解〉，頁425。

故就中醫理論的範圍而論，張山雷認為「左肝右肺」是基於臟腑的「德行言之」；換句話說，張討論《內經》時仍以臟腑對應之五行學說的相應位置與特性而論，並非著眼於實際解剖，頗得唐宗海所言：「五臟秉五行，凡秉五行之氣而生者，皆以類相屬。推期類可盡天地之物。知所屬，乃明形氣所歸，而病之原委，藥之宜忌，從可識矣」[54]的意旨。

不過張山雷的捍衛傳統醫學的言論似較唐更加激烈，他以另一種角度切入來說明中醫的臟腑理論，其曰：

> 以運用言之，推就其氣化之周旋，而初非指定其形骸之位置。奈何膠柱鼓瑟之儔，由欲刻舟以求，按圖而索，宜乎終其身在夢夢之中而不能悟也，且善讀書者，自當融會大旨，求其貫通，萬不能摘句尋章，致多眩惑。此節肝肺兩句，只因有左右之跡象可徵，而若輩得以吹毛求疵，肆其狂瞽，然《素問》全章，更有心部于表，腎治於里，脾之為使，胃為之市云云，吾不知陋者讀之，更復作何夢想？[55]

綜合前幾段來說，張氏之意乃指臟腑的學問不只有形跡一條，尚有「德行」、「運用」、「氣化」諸端是西醫的解剖之術所無法明瞭的。張的辯說，似乎比唐宗海更廣泛，當然他不見得比唐高明，因為張仍圍繞著氣化、五行等學說打轉。張的論說比較特別之處在於他以更堅定的立場，明確指出中醫理論的本位在何處。唐宗海雖然也知

54 清・唐宗海，《醫經精義》上卷，頁8。

55 張山雷，〈肝生於左肺臟於右解〉，頁425–426。

道中醫的本位是何物，但他畢竟是打著「中西醫匯通」的招牌，而且只在醫書的字裡行間顯現出中醫比西醫高明之處，這可能是無法說服大部分西醫或者是維新派人士的模糊的融合說法——唐很難在明不明臟腑之間找到一條明確的出路，所以他選擇以西醫之說來證明中醫之理；張與唐一樣絕對是持中醫本位態度的，但張更確切道出中醫與西醫是兩個不同的醫學體系，以及中醫不必跟隨西醫學起舞的立場[56]，這些中醫本位之論述可能是民初以後中西醫論戰日益激烈時的中醫界比較希望看到的。以此來論，唐的說法還是占有一席之地，因為他堅持氣化、五行的學說，並將傳統醫學的經典——《內》、《難》之書巧妙的與新的西醫解剖學相比較，這是中醫們以往所沒有的經驗。他給了後來的中醫們一個可以論述和切入的主軸，讓後繼者可以面對日後愈來愈多人對中醫學說的質疑，而不至於放棄他們信仰的知識。

從上可知，唐的著作所堅持的傳統知識，可能在很大的程度上是當時中醫界的主流說法，而為後人所承襲。直到1933年刊行的《醫海文瀾》，新加坡中醫黎伯概（1872–1943年）仍聲稱他必須站出來為傳統中醫理論辯護，他認為：中國看相家之五行支配與中醫之五行剛好相反，看相家以「左耳為金、為西，右耳為木、為東」，但中醫則「右當為西、為金，左當為東、為木」，這完全是依據人面上口與額的南北方位來論定的，「當日學說，必有所本，看相家猶有此一宗特異之左右說，解釋之實亦無奇。」[57]換句話說，所謂「肝

56 張山雷，〈肝生於左肺臟於右解〉，頁426。

57 黎伯概著，許雪樵校注，〈人體左右之異說〉，《醫海文瀾》（新加坡：新加坡文化印務，1976），頁166–167。黎氏是海外著名的中西醫匯通醫家，曾主辦新加坡《醫學月刊》，時國醫館館長焦易堂（1880–1950年）稱讚曰：

左肺右」之說，實在沒有爭論之必要。他的結論是：「按肝屬木，居左，為吾國醫家之言，而西醫剖解所驗，則肝確居右，於是而中醫之說破。……故吾雖有解嘲之說，究不敢自以為是，並可知五行原為象數之說，衹可融會道理，不必拘泥形質。」[58] 古醫經重視的是對時空方位與中醫理論的相互配合[59]，黎認為這是另一種觀察人體之方式，不應該執解剖之位而滔滔不絕的去否定中醫五行氣化之臟腑理論，這是他與唐宗海砲口一致的論調。

現在的問題是：這個與解剖學相對的中醫主流——五行、氣化等臟腑知識，是如何能在西醫解剖學知識衝擊下而仍能保有一席之地呢？下一段，我們以當時醫家治療肝臟疾病的方式為例，找尋可能的解答。

第三節　從治療方式確定傳統學說

不論唐宗海或和他同時代前後的醫家是如何對氣化之臟腑做出辯解，放在西醫解剖學的實際檢驗上，總是無法成立的，所以這些

「不圖天南竟有此淵博之人」。其生平事蹟與思想，可參考《醫海文瀾》。

58 黎氏「專以形式論醫學者，是機器式之見解，亦終身不能見道，敢以此質諸海內外之深於國學者」一語，可謂其替中醫辯護之代表，仍帶有陰陽五行氣化之說與解剖學衝突之意味。黎伯概著，許雪樵校注，《醫海文瀾》，頁 167。

59 詳見郝葆華等，〈先秦社會時空方位觀對中醫理論的影響〉，《中華醫史雜誌》第 30 卷第 4 期 (2000)，頁 243–246。

中醫的力保也絕對得不到西醫或反對中醫人士的認同。所謂「肝生於左」畢竟不是正常的生理解剖實情，雖然在醫學上的確有類似例外的情況存在，但那畢竟是特例，不足以說明正常的人體生理狀況[60]。

中醫的理論，與西醫的實驗解剖不同。「左肝」之說受了「肝木」和「肝東」之五行學說影響而成立，作為一種觀察解釋的方法，在經過中醫數千年臨床對病理的瞭解與治療上，卻沒有出現什麼明顯的錯誤。唐與諸多醫家的固執，說明了「肝生於左」就氣化而論可以是個正確理解疾病的方式，所以王清任和西醫的相對批評，才會引發如此熱烈的迴響。

值得探討的問題在於這些受到西說影響的中醫們，明明就已經知道人體臟腑的排列應該是「肝在右」的模式，他們又為何堅持《內經》中相對的說法而不肯改變呢？如果唐宗海等人真的認為中西醫理是一致的話，何以他們還是不願接受西說，反而去強調中醫都知道的傳統，放棄「成一家之言」的機會，而繼續抱著《內經》的學說不放。我想，中西醫理各有其重視之身體、病理理論，當其會面時，總是有些領域難以做一個完整結合而出現排拒，這是可以理解的，就連今日的醫生也不否認[61]。不過，若把焦點放在清末，此時

60 1965年10月20日臺北《中央日報》刊載：「現年47歲的四川籍士官譚海，昨日在臺南陸軍813醫院求治急性膽囊炎時，主治醫師張耀雄在透視下，發現譚士官的心臟是在右邊，右肺只有兩葉，左肺變為三葉；膽、肝本來位置是在右邊，也搬了家，而靠近左邊。總之，自呼吸器官至心臟、消化器官，左右互換位置，成為極罕見的『內臟全反位』的病例。」詳見吳國定，《內經解剖生理學》（臺北：國立中國醫藥研究所，1999），頁225。

中西融合的困難是不是應該表現在病名的統一、藥物的使用、科學儀器的引進與醫療制度的衝突等方面呢[62]？事實並非如此，原來在中西醫交會之初，所謂的「融合」就遇到中西醫對人體詮釋方法之不同，而出現了歧異。基於此，中醫展現了秉持自己所學而不肯改變的心態，但更重要的是：「肝在左」作為一種人體生理的認識和實際治療的圭臬，從《內經》確立理論後到清末這將近兩千年的歲月中，在醫家實際治療的經驗傳承下，並沒有資料顯示這種認知為中醫帶來什麼困擾，這套認知反而成為他們認知、解釋疾病與治療時的確切依據。

試觀唐宗海所言，他認為肝經及其與疾病之關聯應該是：

> （肝經）分布於季脅少腹之間。凡季脅少腹疝痛，皆責於肝。其經名為厥陰，謂陰之盡也，陰極則變陽，故病至此。厥深熱亦深，厥微熱亦微。血分不和，尤多寒熱并見。與少陽相表裡，故肝病及膽，亦能吐酸嘔苦、耳聾目眩。於位居左，多病左脅痛，又左脅有動氣。肝之主病，大略如此。[63]

---

61 例如臺灣著名中醫家馬光亞（1914–2005 年）曾有一段分析中西醫融合的話。他在今日仍大聲疾呼中醫是「證治學」，一病可有數十種治法，要融合統一疾病名稱實在困難，並言：「如果要中西醫統一病名，《傷寒論》六經之病名，西醫何以來配合統一耶？」從「疾病」定義來論，就算現今中西醫也難達到理想的融合水準。詳見馬光亞著，梁明達整理，〈中西病名統一實在困難〉，《中國百年百名中醫臨床家叢書——馬光亞》（北京：中國中醫藥出版社，2001），頁 287–288。

62 這些問題雖然在清末就已經略現端倪，但是都僅止於少數人的討論，在民國以後中西醫衝突日漸激烈後才浮上檯面。

63 清・唐宗海，《血證論》，頁 11–12。

唐以《內經》為基礎來解釋疾病的發生[64]，其中「於位居左，多病左脅痛，又左脅有動氣。肝之主病，大略如此」一句，最能展現中醫於實際治療疾病時，把肝目為是在人體左邊的最佳註腳。

相似的意見絕不僅止於此，例如清末醫家陸以湉（約 1802–1865 年）有言：「今人所謂心痛、胃痛、脅痛，無非肝氣為患」，而所謂「脅痛當辨左右，有謂左為肝火或氣，右為脾火或痰與食，丹溪（朱震亨）則謂左屬瘀血右屬痰。有謂左屬肝，右為肝移邪於肺。」[65]對西醫也略有認識的陸以湉，一樣堅信肝左氣化之說，而在他敘述的字裡行間，同樣基於實際治療經驗而相信左脅痛是「肝火」、「肝氣」在作怪，形質之肝臟實際位置在人體右邊，無法起到任何正確解釋疾病的作用。所以有趣的是，今日西醫仍認為「肝火旺」與實際的肝臟沒有任何關係[66]，這恰好說明了氣化與形質的臟腑是兩個南轅北轍的觀看身體角度。

張錫純（1860–1933 年）於其名著《醫學衷中參西錄》中也討論到肝在人體左邊的問題。張被認為是早期中西醫融合派中擅於合併使用中、西藥物的中醫[67]，但在解釋臟腑部位時也同樣堅持氣化之理[68]，他說：

---

64 所謂「厥陰所至為支痛」、「厥陰所至為脅痛」，正是指肝之氣到來時，會有兩脅支撐作痛的病。詳見郭藹春，〈六元正紀大論篇第七十一〉，《黃帝內經素問語譯》，頁 509。

65 清・陸以湉，《冷廬醫話》（臺北：五洲出版社，1998），頁 30–31。

66 出自許金川主編，《肝病防治》臺北，第 26 期（2004 年 4 月），頁 27。

67 王曉鶴，《中國醫學史》（北京：科學出版社，2000），頁 46。張錫純之生平事蹟可參考趙洪鈞，〈張錫純年譜〉，頁 214–218。

68 張言：「常思人稟天地之氣化以生，人身之氣化，即天地之氣化。若于人身

> 即如肝右脾左之說，《淮南子》早言之；扁鵲《難經》亦謂肝在右（《難經》云，肝之為臟，其治在左，其治在右脅左腎之前，並胃著脊之第九椎。《金鑑》刺灸篇曾引此數語，今本《難經》不知何人刪去），肝在右則脾在左矣。而後醫家仍從《內經》肝左脾右之說者，亦體與用之區別也。肝之體居於右，而其氣化之用實先行於左，故肝脈見於左關。[69]

不論是從氣化之理或從診脈之方來論，張的言論都不離宗海之路數，其「體用之別」，也是遊走在「氣化」與「實際形質」的討論中。同唐宗海一般，張認為西醫所言肝臟在右邊是正確的、實際的部位論述；但是說肝臟在左邊，則是應氣化之理。

那麼，如果只是解釋方法不同，而中醫與西醫都沒有說錯的話，醫家們仍然必須針對王清任以來西醫對中醫的批評與誤解提出澄清。唐宗海已啟其端，而張錫純更運用類似考證的方法，進一步強化，或是給予大家一個「其實中醫不是不知道或不清楚臟腑的配位，只是批評者不瞭解中醫而已」的印象，來回應「吾中華之篤信西人者，則猶昏昏在夢中」[70]的批評者，可見此時醫家也亟欲強化、建構一個屬於自己的本位論述。

張錫純另外提出了一些他在臨床上有趣的經驗來說明「肝在左」是一種「比較」適當、確切的思考邏輯。他認為依中醫之理來論治

之氣化不明，不妨即天地之氣化征之，誠以人身之氣化微而隱，天地之氣化大而顯也（不知者轉因此相譏，實不能曲諒矣）」。詳見張錫純，〈深言肝左脾右之理〉，《醫學衷中參西錄》中冊，頁208。

69 張錫純，〈深言肝左脾右之理〉，《醫學衷中參西錄》中冊，頁208。

70 張錫純，〈報駁左肝右脾解者書〉，《醫學衷中參西錄》中冊，頁207。

要比從西醫的還要有效，其道理在於：「從其體臨證疏方則無效，從其用臨證書方則有效，是以從用不從體也。藉曰不然，愚又有確實徵驗，如肝開竅於目，人左目之明勝右目（《內經》謂人之右耳不如左明。實驗之，目之明誠如《內經》所云。……且木工視線必用左目是其明徵），此肝之氣化先行於左之明徵。」這是由「肝開竅於目」[71] 所衍伸出的解讀，也是依《內經》理論而言，來證明肝和人體左邊的關係。

更值得被提出來討論的是，張錫純以實踐中西醫藥併用為長，他的著作中保留了相當多可貴的治療經驗，這一點為宗海所無。既然前言中國醫家是在日積月累的臨床經驗中去摸索並定義臟腑的部位，我們不妨來看看張是如何在實際經驗中萃取出他「肝在左」的論證。從他記述的醫案顯示，肝在左邊是理所必然之事，其言：

> 鄰村友人王桐軒之女郎，因怒氣傷肝經，醫者多用理肝之品，致肝經虛弱，坐時左半身常覺下墜，臥時不能左側，診其脈，左關微弱異常……又鄰村友人毛仙閣之子，素患肝臟虛弱，恆服補肝之品，一日左脅下疼痛異常，左關弦硬……。[72]

這兩段醫案，都顯示出張在實際治療中將肝與人體左邊視為是病症反應之相互因果關係。所以中西醫欲折衷匯通，在當時似乎仍難達到人們後來所期望的實際與理想。我們可以瞭解到類似「肝生於左」

---

71 與「肝氣通於目，肝和則目能辨五色矣」相似的記載，出現於《靈樞・脈度》、《靈樞・五閱五使》、《素問・五臟生成論》、《素問・金匱真言論》。詳見王洪圖主編，《黃帝內經研究大成》中冊，頁 967。

72 張錫純，〈深言肝左脾右之理〉，《醫學衷中參西錄》，頁 208–209。

這種討論，單就中西醫理而論，是絕對難以輕言匯通的。唐宗海常批評西醫不懂氣化，所以不明臟腑，而就肝臟之生理部位而論，此時的中醫們開口即不離氣化，提出各種論證說明《內經》中的理論並無錯誤，一如唐所說的那樣：

> 天有金木水火土之五行，以運行不息，名曰五運。人秉之而生五臟，所以應五運也。……天有風寒濕燥火熱之六氣，以充斥萬物，……必知經氣之所主，而後病情可識矣。此等氣化，乃生人所以然之理，見病之原委，皆盡於此。西醫全不能知，其治病多誤。[73]

唐在此說明了氣化之理為何重要，「肝生於左」的道理，他是再堅持不過了。就前所論，只要依循著氣化之理就能找到一切身體問題的合理解釋——諸如左脅有動氣、肝氣、肝火的道理是一致的，而當時西醫形質解剖學卻無法觀察氣化之臟腑與氣的流行。所以唐才說：「若西洋醫既不知此，則亦不必與辨也。」[74] 可見用氣化理論或是解剖學去解釋臟腑、生理，是如何截然不同的兩種論證道路。

張錫純更為氣化理論作護航，他說：在堅持「左肝」之論前，

---

73 「六經」為太陽、陽明、少陽、太陰、少陰、厥陰。每一經各有其生理特色，每一臟腑也各對應一經，各司其功能，也各有病理特徵。就肝經一條而論，它屬於「足厥陰經」，是人體「十二經脈」之一，唐言：「經脈者，臟腑氣化之路徑也。故既明氣化，又須知經脈行止之地。」詳見清・唐宗海，〈六經六氣〉，《醫經精義》上卷，頁 63–64；以及〈六十二經脈〉，《醫經精義》上卷，頁 68。

74 清・唐宗海，〈經氣主治〉，《醫經精義》上卷，頁 66。

必須強調「氣化」之詞的特殊解讀，是中醫看待身體內部的另類眼光，他說：

> 恐人疑與西人左脾右肝之說不能溝通，遂解以「肝雖居右，其氣化實先行於左，脾雖居左，其氣化實先行於右」四語，此乃臨證得諸實驗，且欲溝通中西，非謂古籍護短也。而篤信西醫之劉君，竟屢次駁辯，為肝脾中原無空氣，而何以有氣化之行。不知氣化兩字，為中文常用之名詞，其在天地為陰陽化合之所生，其在人身為氣血化合之所生，至為精微。[75]

張的論述，展現出他希望不相信中醫理論的人士能認識到：以中醫的理論作為基準，人們應該要用另一種眼光來看待氣化的臟腑。

端就臟腑在人體中位置的論辯中，即可挖掘另一個問題。唐與他同時期的中醫們，如此的堅持「肝生於左」的原因，我們已經略知一二；那麼，西醫解剖學所帶來的臟腑形質說，可以給當時的中醫理論帶來什麼改變或助益，難道無法促使中醫們從「肝生長在右邊」這樣的「形質」眼光前提下，去研究疾病、方藥嗎？

這個問題可以從當時中醫用以治療的藥物來分析。唐在《本草問答》一書中舉了很多例子，我們來看看這些藥品是如何與肝臟發生關係的。首先，柴胡、蔓荊，因其能「引少陽經者」故能「入肝經」。蒼耳一藥，因其「有芒角，得風氣所生之物，乃應東方勾芒之象，其質又輕」，故能「入肝經」。鈎藤「有鈎刺，亦入肝經」。川芎則是「氣溫，溫者陰中之陽，恰是風木本氣，故入肝經。」[76] 我們

75 張錫純，〈續申左肝右脾之研究〉，《醫學衷中參西錄》，頁 210。

可以看到唐辨別藥物的方式，都是以肝之經脈（左右各有一條），藥的外形、性味與氣等概念來與肝臟發生關係，一派中醫術語，完全與肝臟位置到底在何方，沒有任何關係。

而與唐同時期的醫家，在診斷與治療疾病時，也都不會去討論到肝臟的形質是在左還是在右的問題。例如周學海（1856–1906 年）言：「西醫謂人以瘧死者，其肝體每大於常人二三倍，故病瘧者，摸試肝大，即不治矣。」這樣說來，似乎與肝臟位置有所關連，其實不然，他又說：「竊以為肝大者，其外必有腰脇脹痛，不能轉側之證。仲景曰：肝中風者，頭目目瞤，兩脇痛，……肝水者，其腹大，不能自轉側，脇下腹痛，……蓋肝之體，後近於脊，下藏於季脇，一經脹大，便僵痛不能俛仰轉側矣。」[77] 從周氏的論述可知，就算中醫論到肝臟腫大這麼關乎病灶位置的語言，周仍習用「兩脇」、「腰脇」、「季脇」這樣不牽涉到左與右的名詞，反而比較像王清任批評古醫所論「肝左右有兩經」那樣的邏輯來論病，釐清肝臟到底在左還是在右，絕對不會比正確的診斷與辨證來的受醫家關注。

另一個例子是鄭壽全（1824–1911 年）論「筋攣」一病時，與肝臟有關。時醫敬云樵（約生活於 19 世紀末）的評語中論到：「臟真散於肝，筋膜之氣也。識得真元之氣散於筋膜者為肝氣，則知凡人病筋摯者，皆失真元所養而致。」[78] 這段話的意義與唐所論的：「肝之合筋也。筋象甲乙木，故為肝所合」是一樣的道理。人體展現在外的疾病，與臟腑的氣很有關係，而和臟腑的位置、形質沒有

76 其他例子，可見清・唐宗海，《本草問答》卷下，頁 55–56。

77 清・周學海，〈瘧疾肝體壞外證〉，《讀醫隨筆》卷 4，頁 152。

78 清・鄭欽安原著，唐步祺闡釋，〈肝病筋攣〉，《醫法圓通》卷 1，收入《鄭欽安醫書闡釋》（成都：巴蜀書社，1996），頁 258–259。

關係；故鄭壽全言：「無論何經何臟何腑，有火俱要養陰」[79]，更顯示出臟腑形質對於類似中醫的用語如火、陰、氣、甲乙等術語都沒有特殊關係。

我們再來讀一段唐在《血證論》中的論述即可更加明瞭，肝臟的位置與身體論述，疾病治療、藥物使用之聯繫關係。唐言：

> 血生於心火，而下藏於肝。肝木內寄相火，血足則能濟火，火平則能生血。如火太旺，則逼血妄行。故血痢多痛如刀錐，乃血痛也。肺金當秋，剋制肝木，肝不得達，故鬱結不解，而失其疎泄之令。是以塞而不通，調肝則木火得疎泄，而血分自甯。……肝風不扇，則火息，鉤藤、青蒿、白頭翁、柴胡、桑寄生，皆清風之品，僵蠶、蟬蛻亦能去風。肝氣不遏則血暢，香附、檳榔、橘核、青皮、沉香、牡蠣，皆散利肝氣之品。茯苓、膽草、秦皮、枯芩，又清肝火之品，當歸、生地、阿膠、白芍，又滋肝血之品。桃仁、地榆、五靈脂、川芎，又行肝血之品。知理肝之法，而治血痢無難，肝藏血，即一切血證，一總不外理肝也。[80]

在這段敘述中，唐提出了數個中醫的概念，包括「肝火」、「肝氣」、「肝風」、「肝血」等概念，還加上唐所極力護衛的五運六氣、相生相剋的內涵。這些論述一整套下來，除了「肝氣」行於人體左邊外，其他的概念都與肝在人體右邊的形質概念沒有絕對的關連。

79 清・鄭欽安原著，唐步祺闡釋，〈肝病筋攣〉，《醫法圓通》卷 1，頁 258–259。

80 清・唐宗海，《血證論》，頁 96–97。

若論及使用西藥治療肝病，唐宗海也能巧妙地將西醫的理論跟中醫五行作一個相對的解讀，他說：「蓋純青為土木之色，是現出膽汁之本色也。西洋醫言，肝氣有餘，則生膽汁太多，嘔若不食，大便青色，此其色純青之義也。」[81] 唐用此論來解釋肝氣與膽汁分泌的關係，肝對應五行為「木」，主色是「青」，由此就可以說明膽汁若分泌太多，就會造成膈膜中的水，被遏阻而返回胃中，造成拉肚子、其色純青的狀況——也同樣不須去討論肝膽的位置。

從以上論述可以知道，唐宗海與他同時代、甚至到了民國後的醫家，還是堅持「肝生於左」這句醫學語彙的原因，一部分是為了捍衛《內經》氣化理論所做的宣示。這套理論如果被打破，中醫學的整個理論都將受到動搖，所以這些醫家們孜孜於保護這些學說不被西醫的理論所掩蓋。還有更重要的原因是：當時的中醫也不需要「由解剖學所帶來正確臟腑形質」這樣的醫學工具與觀察方式，來輔助他們診斷與治病，或是去解釋疾病發生原因。無論是按照中醫的解釋，或是融合西醫的說法，唐都能找到解釋的空間，並不會打擊到中醫傳統的理論。唐與他同時代的醫家，很顯然的願意繼續保有如此項傳統技藝，故當時西醫的解剖學可以引起部分中醫界的討論，卻難造成中醫在理論上可能的改變。

與唐宗海同時代的醫家王士雄（1808–1868 年），說出了這個時

---

81 此論為唐根據張仲景在《傷寒論》中「少陰病，自利清水，色純青，心下必痛，口乾燥者，急下之，宜大承氣湯」一段話而引申發揮的。「大黃水銀粉」與「大承氣湯」應該都是屬瀉藥一類；而唐認為膽汁與水都是透過人體的「膈膜」來疏導，膽汁太多就會造成水分無法排除，而造成下痢。對「膈膜」的認識，詳見第四章，有詳細的介紹。清・唐宗海，《傷寒論淺註補正》卷 5，頁 256–257。

代直接受西醫知識影響下中醫的感受。王言：「西士諸書，與王勳臣之《醫林改錯》，皆醫家必不可少之書。而其言臟腑之功用與氣機之流行，則不能無弊。即如切脈一端，無論其為氣管為血管，若如所論，則與臟腑了不相關。」[82] 就如前所言，中醫論病有時是以臟腑的位置來對應陰陽五行以及氣化的學說，這一套認知方法，在唐宗海和其同時代醫家的眼中依舊是金科玉律。

西醫言類似臟腑、血管等實際名詞時相當詳盡，但於上段王士雄所謂「臟腑之功用與氣機之流行」，卻是西醫難以解釋的問題，而這些問題的解答，早已存在當時中醫的心中。唐所言肝在左邊，不但是對應了實際的疾病治療，也對應了中醫對人體的解釋。唐言肝「應震木東方位，自當配在左爾」，不過是純學理上的討論；而化為實際的認知與診斷，所謂脈診之「左關在中屬肝」、「膽從肝配在左關」之義，也是從實際診斷疾病上得來的經驗。此即唐宗海和王士雄所言臟腑與切脈間也應該存在著由氣化影響而發生現象的脈絡[83]，脫離了這個軌跡，解剖之後的認知再如何精確、發現再多的臟器、組織也是徒然。

---

82 清・王士雄，《重慶堂隨筆總評》，收進《潛齋醫學叢書十種》（臺北：自然療法雜誌社，1987），頁 4。

83 中醫認為臟腑的機能與切脈的關係應是一致的，切脈為中醫四診「望、聞、問、切」的一部分。唐認為「脈動」與「氣行」是一體的；基於此，在中醫的脈診中，肝臟就是配在左手的「關部」，這也是臟腑與氣化之理相合後，肝臟被認為是在人體左半邊的原因之一。而唐認為無論是「舊訣」或是周夢覺的《三指禪脈法》，診法雖有不同，但肝臟皆配位於左，也和此說相符。見清・唐宗海，《醫經精義》上卷，頁 140–141。

小結——一個臟腑，各自表述

就人體解剖學而論，「肝生於左」只存在於內臟反位的特例中，對於正規的人體解剖學而言，是沒有任何意義的，但要扭轉這項兩千年以來建立的傳統醫論，也殊非易事。肝生在左在右的問題，在當時中醫們的眼中，西醫的解剖學觸碰到中醫理論中那不重形質之處，但也正好藉此機會，給了這些醫家們積極為《內經》理論做辯護的契機；他們所走的路子，當然仍不脫傳統醫論陰陽五行、氣化等身體觀的影響。而與歷代醫家不同的是，唐與這些近代的醫家們已經不能避免的要去對西醫所提出的質疑做出澄清了，並且會隨著時間轉移而討論的更為廣泛與深入。過去醫家理所當然的認為人體的臟腑組合存在「肝生於左」的情況，現在唐宗海必須提出一些他所熟悉的理論，來迎接新說的挑戰。

與實際治療相結合而能發揮功效，是一個醫學理論能夠被重視的原因之一。當時清一色為中醫辯駁的醫家們，以唐宗海開其先例，朱沛文、張錫純、張山雷等人都可算是傳統中醫理論的信仰者。唐為氣化的臟腑來背書，不單是強辯，在面對西醫理論挑戰時，中醫們更需要將氣化臟腑解釋成合於實際治療任務的理論。這種理論必須是以傳統中醫為本位的，倡言的醫家既要立場堅定，而且不能與實際治療脫節，唐的理論為當時中醫界提供了一個可能的未來。

所以，即使中西醫理對臟腑位置存在著認知上的差別，但唐大可博引「肝氣行於左」這樣的說法來為傳統中醫解套，因為在實際治療的成果上，唐的醫論可能比文中所提的劉鍾衡與王有忠等人那樣質疑中醫臟腑學說，而又沒有提出實際治療方法，來的更具說服力。換一個角度來思考，當時的歷史背景條件下，並不允許中醫們使用解剖學的一切，包括解剖以求取身體知識或是以此道治病，所以，釐清「肝臟在右邊」這樣實際的解剖位置對當時中醫來說並不是一件重要的任務，所以唐能輕易地為中醫辯駁，並且肆意地拋棄肝臟的解剖位置，堅守他那套與實際治療相結合的氣化臟腑知識[84]。

《內經》中一句「肝生於左」可以引起如此大的迴響，足可證明當西醫初傳入中國時，解剖學一門所建立的實證知識曾引起了中醫界如何熱烈的討論。究言之，中醫界這種種的言論，無非反映了他們還不願意放棄陰陽五行、氣化之說來理解人體生理與臟腑位置。許多持相反意見的醫家，言論多半不受其他醫者所重視，可見中國當時以「解剖學為上、眼實見為憑」的知識場域，還未能建立起新的典範。更深的意義在於，中醫堅持的這一套理論，仍是他們賴以治病的規矩方圓，西醫在此時儘管占著種種優勢傳入中國，但很顯然的，中醫們的堅持恰巧反射出西醫的治療手段仍無法在中國完全普及施展，這當然是指唐宗海所處的時代而言。

我們在解讀這樣的思想體系時常常帶有現在的眼光，可是在當時，中西醫各自無法全面瞭解對方的醫學體系在談什麼的時候，大

---

84 鄧鐵濤言：「朱沛文與其著作《華洋臟象約纂》在醫界名號並不響亮，與其書過於理論化、缺少臨床內容有關。」其實劉鍾衡與王有忠的醫書又何嘗不能作如是觀。鄧言：「醫家有所新創，但大多只能依附於臨床治驗或方藥著作方能流傳，這也是中醫界首重臨床的一貫傳統。」加上本文所謂立場問題，劉與王等人的著作不被重視和唐的醫論被重視的情形，也就比較能理解了。詳見鄧鐵濤，《中醫近代史》，頁48。

家都不認為應該產生一個模糊又不能確定地、像今日那般地「中西醫匯通」治療的模式，唐宗海只是要拿解剖形質來說明氣化而已，而在西醫和維新人士的眼中卻全部信仰解剖學的圖像，而非中醫陰陽五行、氣化的架構，而後者正是唐等人所堅信不移的論調以及西醫最不相信中醫的部分。時逸人（1896–1966 年）一語：「惟古今醫學所不同之點，古醫言肝病，重在厥陰之氣，後世言肝病，重在肝臟之實質。實質有形可徵，無形之氣，無從捉摸。無怪乎古今見解之不能貫通也。」[85] 實道盡了中西醫理論各自表述、難以化解的匯通障礙。

---

85 時逸人，《時氏內經學》（臺北：力行書局，1987），頁 129–130。

第四章　找尋人身內「氣」的道路——三焦論

概　述

中國人常掛在嘴邊的五臟六腑是什麼？今人對於自我身體的認知與熟悉的臟腑名稱，實與古人有一些認知上的差距。中醫所謂的五臟六腑，是指肝、心、脾、肺、腎——五臟；膽、胃、大腸、小腸、膀胱、三焦——六腑[1]。其中所謂的「三焦」(或指心包絡、膻中) 一詞所代表的意涵[2]，是現今一般人所不知道的身體觀，也沒

1 詳見吳國定，《內經解剖生理學》，頁 219 以後的論述。

2 總結中醫們對三焦的定義大致有三點：其一，三焦是指人體部位之分層。根據這個概念，人體及內臟被分為三部，上焦包括了胸、頭、心與肺；中焦包括肚臍以上的腹部和脾、胃等器官；下焦則包括肚臍以下的部分，內有肝、腎等器官。其二，三焦是水液的通路。其三，三焦是一種辨證的概念，這種概念是用來辨證外感發熱病的一種重要語言工具，此論點在吳瑭 (1758–1836 年) 所著的《溫病條辨》中被發揮得淋漓盡致；而內傷雜病有時也用三焦辨證，也多是將三焦部位與功能概念結合來看。詳見戴新民，

有任何取代的名詞，在我們的生理教科書或熟悉的身體認知中出現。我們的身體內真的有「三焦」存在？這個在中醫理論史上被認可的身體觀，一度成為中西醫交會時對話與爭論的話題，足堪玩味。

古代中醫們用「臟腑部位與功能概念結合」的形式替人辨證治病[3]，雖說施行了千年之久，沒有太大的改變，但其中卻不無對三焦屬有形或屬無形的性質展開討論，而且一直沒有令人滿意的解答。直到近代面對西醫的傳入，中醫學受到解剖學極大的震撼，又再次牽引出所謂「三焦到底是何物」的問題，影響當時中醫對三焦看法的改變，而醫家也試著去對三焦與西醫解剖學所帶來的知識作一個結合，並在解釋疾病上有所回應，唐宗海就是一個代表人物。

唐宗海的好友鄧其章（雲航）曾稱讚他：「凡人身臟腑經絡，明若觀火，且其談三焦，更能發人所未發，皆以西醫之形跡印證中醫之氣化。」[4] 可見唐對三焦的看法頗有獨到之處。簡單來說，唐宗海將三焦視為一種在人體中膜（油）狀的物體。在行文中，所謂的膜網、網膜、油網、油膜、板油等，基本上都是指三焦或其某一部分而言。唐大聲疾呼：「三焦腠理，水道膜油之義，無不顯然，唐宋後無人知之，吾特大聲疾呼，冀天下萬世，復知軒岐仲景之理，以活世也。」足見他極力想釐清「三焦」這個概念[5]。而承續前章所

《中醫學基礎》（臺北：啟業書局，1994），頁 97–98。

3 中醫認為欲抓住疾病的本質，就必須抓住內臟功能狀態。透過人體在體表的種種現象，來探知疾病的部位、深淺、病勢等。任秀玲，《中醫理論範疇：《黃帝內經》建構中醫理論的基本範疇》（北京：醫古籍出版社，2001），頁 315–316。

4 清．唐宗海，《傷寒論淺註補正》，「序文」，頁 1。

5 清．唐宗海，〈痰飲欬嗽病脈證治第十二〉，《金匱要略淺註補正》卷 5，頁 144。

論，唐宗海認為氣化之理本為西醫所不知，因為解剖形質的方式並無法看到氣化的臟腑；那麼「氣化」一詞有無形質之意義可以被賦予呢？唐在建構三焦形質時也努力解釋此一意涵。我們將從過往醫家的討論開始，連及唐的論證與解釋，談談「三焦」是如何被賦予近代西醫形質概念。

第一節　唐宗海面對的原始論辯

一、醫者對「有形」與「無形」的爭論

對於三焦的討論，最早要溯源至《內經》的時代。在《靈樞．營衛生會篇》一文中所表現的三焦，是由上焦、中焦、下焦所結合而成的生理概念，而且各有其特別的位置與功能：

> 上焦出於胃上口，並咽以上，貫膈而布胸中，走腋，循太陰之分而行，還至陽明，上至舌，下足陽明，常與營俱行於陽二十五度，行於陰亦二十五度，一周也，故五十度而復大會於手太陰矣。……中焦亦並胃中，出上焦之後，此所受氣者，泌糟粕，蒸津液，化其精微，上注於肺脈，乃化而為血，以奉生身，莫貴於此，故獨得行於經隧，命曰營氣。……下焦者，別迴腸，注於膀胱，而滲入焉。故水穀者，常並居於胃中，成糟粕而俱下於大腸，而成下焦，滲而俱下，濟泌別汁，

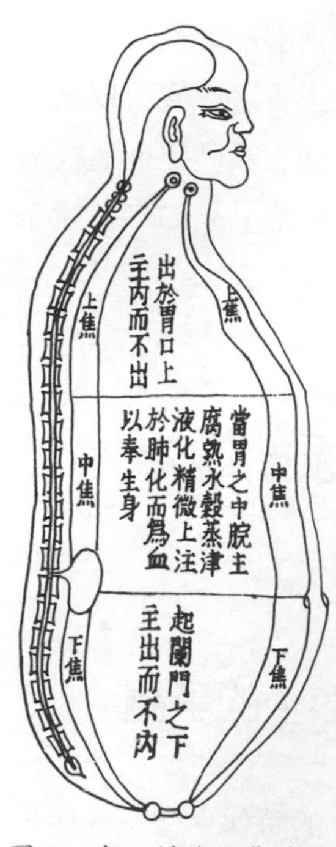

圖 9　古人所繪三焦腑圖

> 循下焦而滲入膀胱焉。[6]

根據中醫經典的論述，唐宗海認為三焦屬六腑之一，除去三焦的另外五腑，皆有形質可查，故三焦應該不是一個有名無實的器官[7]；而且三焦分上、中、下三部分，應該是具體、有形的臟器，各司其職，各有其特殊生理功能。但是歷代醫家卻不一定這樣認為。

考察《難經》中第三十一難記載到：「三焦者，何稟所生？何始何終？其治常在何許？可曉以不？」《難經》作者的回答是：

> 三焦者，水穀之道路，氣之所終始也。上焦者，在心下，下膈，在胃上口，主內而不出，其治在膻中，玉堂下一寸六分，直兩乳間陷者是。中焦者，在胃中脘，不上不下，主腐熟水穀。其治在臍旁。下焦者，當膀胱上口，主分別清濁，主出而不主內，以傳導也。其治在臍下一寸。故名曰三焦，其府在氣街。[8]

6　譚一松主編，〈營衛生會第十八〉，《靈樞經》(北京：中國醫藥科技出版社，1996)，頁 132。

7　清・唐宗海，《醫經精義》，頁 94。

8　戰國・秦越人著，張登本撰，《難經通解》，第三十一難〈論三焦的部位及功能〉，頁 234。

文中揭示既有「所終始」，是否應該就有實體可觀察，才能說出道路？而前文討論到肝臟時，也有討論到肝臟和肝氣是不同的概念，一個是實體所在，一個是氣的治療觀念。那麼，《難經》所言的「在」與「治在」兩詞，很明顯揭示其作者應該知道三焦的實體與氣之流走在那裡，生了病要怎麼治療，這是可以推論出來的。但是在第三十八難中，又有記載言：「臟唯有五，腑獨有六者，何也？然：所以腑有六者，謂三焦也，有原氣之別焉，持諸氣，有名而無形，其經屬手少陽，此外腑也，故言腑有六焉。」[9] 這段話卻又明確說出三焦是無形的，故導致後世一些人持「三焦無形說」。所以，在三焦的特殊生理功能方面的論述，比較沒有爭議點；問題是出在三焦的實質到底是什麼？是有形之臟器，還是一股無形而流動的氣？三焦是怎麼與其他臟腑功能來聯繫呢？這些疑問是自《難經》這段話出來後所引發的醫學課題，後來成為醫家關注的焦點之一[10]。

清代醫家何夢瑤（1693–1794 年）曾言：「三焦，《經》謂上焦如霧，上焦，膈以上也，清陽之分，其氣如霧。中焦如漚，中焦，膈下臍上也，水穀之區，停留如漚。下焦如瀆，下焦，臍以下也，便溺所出如決瀆。亦未言其形狀，論者皆紛紛如捕風捉影，毫無實指。」[11] 他的話反映出自《內經》、《難經》以下，醫家們所建構出來的三焦形態都是偏重功能的敘述，並未對其形狀與在人體中確實位置做出解釋。

---

9 以上提及的引文，見戰國・秦越人原著，張登本撰，《難經通解》，第三十一難〈論三焦的部位及功能〉，頁 234、259。

10 黃維三，《難經發揮》（臺北：正中書局，1994），頁 187–197。

11 清・何夢瑤，〈心包絡三焦說〉，《醫碥》（上海：上海科學技術出版社，1982），頁 3。

例如華佗在《中藏經》中，雖沒有說明三焦是否為有形或無形，但是他漸漸把三焦的範圍擴大而論，將三焦視為是一種調節人體機能完整性的臟腑。他說：「三焦者，人之三元之氣也，日中清之腑。總領五臟、六腑、營、衛、經、絡、內、外、左、右、上、下之氣也。三焦通，則內、外、左、右、上、下皆通也，其於周身貫體，和調內外，營左養右，導上宣下，莫大於此也。」[12] 三焦既然包括人體這麼多部位的功能，那麼三焦在人體中是靠著什麼來連結全身的呢？華佗並沒有加以解答；而他說三焦是人身的三元氣，似乎仍是把三焦的定位歸向無形的一方，而又有「腑」之名。

一直到宋代以前，醫家對三焦的討論都不外功能性的論述，如王叔和（210–285 年）在《脈經》和皇甫謐（215–282 年）在《黃帝針灸甲乙經》中，對三焦的描述都沒有超過舊論，對於有形或無形的定義，也沒有太多著墨，只簡單描寫一些疾病而已[13]。隋代醫學家巢元方在《諸病源候論》（106 年）中所說的「三焦之氣」[14]，不過是再次把三焦與氣的溝通作一個補強論述，也避談三焦是有形或是無形。除了孫思邈（581–682 年）在《備急千金藥方》中明確指出三焦是「有名無形」、「周身貫體，可聞不可見」[15] 的腑，是第

12 詳見吳國定，《內經解剖生理學》，頁 296。

13 詳見晉．王叔和，〈三膲手少陽經病證第十一〉，《脈經》卷 6（臺南：大孚書局，1999），頁 103–104；以及晉．皇甫謐，〈營衛三焦第十一〉，《黃帝針灸甲乙經》卷 1（臺南：綜合出版社，2000），頁 21。

14 隋．巢元方原著，丁光迪主編，〈三焦病候〉，《諸病源候論校注》卷 15（北京：人民衛生出版社，2000），頁 494–495。

15 唐．孫思邈，〈三焦脈論第四〉，《備急千金藥方》卷 20（臺北：新銳出版社，1996），頁 363。

一個明確繼承《難經》三焦無形說的醫者。

這裡穿插一段史實，是北宋蘇轍（1039–1112 年）所言，大意是他遇到一位隱者以及一位地方官；而他們的話，改變了三焦無形的論調。蘇於書中載到：

> 有一舉子徐遁者，石守道之婿也。少嘗學醫於衛州，聞高敏之遺說，療病有精思。予為道（單）驤之言，遁喜曰：「齊嘗大飢，群相臠割而食，有一人皮肉盡而骨脈全者。遁以學醫故，往觀其五臟，見右腎下有脂膜如手大者，正與膀胱相對，有兩白脈自其中出，夾脊而上貫腦。意此即導引家所謂夾雙關者，而不悟脂膜如手大者之為三焦也。」單君之言，與所見懸合，可以正古人之謬矣！[16]

這次蘇轍聽到的是別人口述的訊息，尤其言者徐遁還親自看過屍體，言之鑿鑿的說他真的看到了三焦，即為人體的脂膜，是有形可見的臟腑，這是以往醫家無法確切指出的。

南宋醫家陳言（字無擇）也贊同三焦為脂膜之論。他的見解，都展現在《三因方》（又名《三因極一病證方論》、《三因極一病源論粹》）一書中。他說：

> 古人謂左腎為腎臟，其府膀胱；右腎為命門，其府三焦。三焦者，有脂膜如手大，正與膀胱相對，有兩白脈中出，挾脊

16 原載於宋・蘇轍，《龍川略志》卷 2，轉引自陶御風、朱邦賢、洪丕謨編著，〈單驤三焦論〉，《歷代筆記醫事別錄》（天津：天津科學技術出版社，1988），頁 195。

> 而上貫於腦。所以《經》云：「丈夫藏精，女子繫胞」，以理推知，三焦當如上說，有形可見為是。扁鵲乃云：「三焦有位無形。」其意以為上中二焦，如漚如霧，下焦如瀆，不可遍見，故曰有位無形。而王叔和輩，失其指意，遽云無狀，空有名，俾後輩醫家蒙繆不已。[17]

這是陳對於以往醫家將三焦視為不具任何形質的回擊，他提出的三焦脂膜說，給了唐宗海等主三焦為有形臟腑的醫家很大的啟發。而陳的「方人湛寂，欲想不興，則精氣散在三焦，榮華百脈；及其想念一起，慾火熾然，翕撮三焦精氣流溢，並命門輸瀉而去，故號此府為精府耳，學者不悟，可為長太息」一語[18]，則與蘇轍轉引單驤之言如出一轍，說明了三焦之精氣與命門的關係，所以三焦又有「精府」一名，陳言與蘇轍之說實有相似之處。

自三焦有形說在宋代被確切提出後，眾醫家遂對三焦有形無形展開論述，並各抒己見，茲舉幾例以說明之。

清代昭槤（1776–1829年）[19]在《嘯亭雜錄》中言：「或有被磔刑者，見其膀胱後，別有白膜包裹精液，此即三焦之謂也。」[20]此

17 宋・陳言著，民國・吳黼堂評著，〈三焦精府辨證〉，《吳黼堂評著——陳無擇三因方》卷8（臺北：臺聯國風出版社，1991），頁8A–8B。

18 以上引文來自宋・陳言著，民國・吳黼堂評著，〈三焦精府辨證〉，《吳黼堂評著——陳無擇三因方》卷8，頁8A–8B。

19 昭槤，清代宗室，嘉慶間曾受封為禮親王，其事見方賓觀等編，《中國人名大辭典》（上海：商務印書館，1925），頁655。

20 原載於清・昭槤，〈三焦考辨〉，《嘯亭雜錄》卷8，轉引自《歷代筆記醫事別錄》，頁196。

「白膜包裹精液」一語，白膜屬於肉眼可見之物，是為三焦有形之徵；還有明清之際的科學家方以智（1611–1671 年），他是一位擅長考證的科學家，談到三焦問題時，他的考證是這樣的：「焦泌，三焦泌汁於三隧也。……宗氣摶而積於膻中，行上焦呼吸為一隧。中焦泌水穀之精氣，注肺應刻數，化血榮四末，行經脈中，日榮隧。行分肉之間，下焦別迴腸，濟泌滲膀，日衛隧。」[21] 此論明確指出三焦的道路稱為「三隧」，雖然很明確，但「榮隧」、「衛隧」之語，卻不常為醫家所使用；而且三焦的隧道與榮衛的概念和經脈的連結，全部攪在一起，形質有了，生理連結反而更亂，並沒有為醫家所廣泛採用。

主張三焦為有形說的醫家，又有前述清代醫家何夢瑤，他的理論是依明代醫家張景岳的總結而來[22]。他說：

> 惟張景岳謂（三焦）即腔子，臟腑如物，腔子如囊之括物，人但知物之為物，而不知囊之亦為一物，其說甚通。古謂三焦有名無形者，蓋指腔子內、臟腑外之空際言，乃三焦火氣游行之處也。予因是而思，人之臟腑止有十，而以心為君，餘為臣。……三焦既即腔子，則為有形，有形則有經脈。凡腔子中之經脈，但不分地立名，難於指稱，故將其與各臟各

---

21 明・方以智，《通雅十八・身體》，收入侯外廬主編，《方以智全書》第 1 冊（上）（上海：上海古籍出版社，1988），頁 619–620。

22 張景岳主三焦有形論，他說：「三焦者日中瀆之腑，是孤之腑，分明確有一腑。蓋即臟腑之外，軀體之內，包羅諸臟，一腔之大腑也。故有中瀆是孤之名，而亦有大腑之形。《難經》謂其有名無形，誠一失也。」詳見明・張介賓，《類經》，頁 35–36。

> 府絡系者，分屬所絡系之臟腑，名曰某臟某腑某經脈，而以其無所系屬者屬三焦經脈，猶之九州之地皆王土，而除分封諸侯外，餘為王畿耳。[23]

何孟瑤引述張景岳的看法，認為三焦是一種囊狀的空腔物質[24]，包裹在臟腑的外面，是人體中火與氣的流動道路。不過，何孟瑤所指的三焦在人體位置中有模糊地帶，他的意思是三焦的分布範圍極廣，遍及人體，沒有歸屬於特定臟腑的經絡，都是三焦的一部分。但帶過三焦是氣流動道路的說法，就沒有加以詳細說明。

對於三焦的功能描述，除了「脂膜」、「空腔」外，還有第三種形質說，即三焦是人體的輸水道。如李中梓（1588–1655 年）認為，《靈樞．本輸篇》曾載：「三焦者，中瀆之府也，水道出焉。屬膀胱，是孤之府也」一語，李遂引此段經文說：「『中瀆』者，身中之溝瀆也。水之入于口而出于便者，必歷三焦，故曰『中瀆之府也，水道出焉』。」李認為三焦就像人體中的輸水道一樣，如此論來，其說當主三焦有形。他舉三焦的厚薄、縱橫、形似這三方面的論述，證實三焦是有形的；但是另一方面，他也認為醫家如果因此隨便把三焦比附為是「膜」的話，是不恰當的，陳言之說受到質疑是可見的。另有一端值得舉出，李中梓認為：「三焦所以際上極下，象同六合，而無所不包也」、「十二臟中，惟三焦獨大，諸臟無與匹者，故稱『孤腑』。」[25] 其論三焦頭頭是道，也將三焦在身體內的空間論述

---

23 清．何夢瑤，〈心包絡三焦說〉，《醫碥》，1982 年，頁 3。

24 張景岳形容三焦就是人體內一層赤色囊狀物。詳見明．張景岳著，〈三焦包絡命門辨〉，《類經附翼》，收入李志庸主編，《張景岳醫學全書》（北京：中國中醫藥出版社，1999），頁 796。

擴大到「無所不包」，但問題就是，既然三焦為有形又無所不包，而且也不是陳言所說的「膜」，那麼三焦到底是什麼樣的具體東西？李中梓並沒有解釋清楚。

持反面意見，即認為三焦為無形的人，在此列舉幾例說明。

孫一奎（約生於1522–1620年之間）在《醫旨緒餘》中認為三焦是無形質、看不見的，他認為三焦為腎間元氣之使，以其無形，所以附於膀胱[26]。孫還論到：「何一陽曰：『世曰華佗神目，置人裸形於日中，洞見其臟腑，是以象圖，俾後人準之，為論治規範。』三國時殺人亦不少，華佗之醫，不可為無精思，豈有三焦如是乃遺而不之載哉！」[27]孫認為華佗能洞見人體臟腑，他並沒有明說三焦是有形的，故三焦應屬無形。孫表示三焦一事，本為無形之論，乃陳言妄生議論，才會有三焦脂膜說出現。再者，清人俞正燮則言宋人所指之「脂膜」，是「膀胱直脈」、「何得謂是三焦，而以脂膜如手大，為三焦之形，真粗工之言。」[28]俞的批判是針對前述單驤之言而發，並說明陳言採用敘述三焦為脂膜是「粗工之言」，其反對三焦確有形質之詞，溢於言表。持較明確言論來反駁三焦為無形的醫家，並不算多，也有許多醫家是選擇帶過或避談這個問題的[29]。就像醫

25 以上提及的引文及論說，見明・李中梓著，清・薛生白審定，《內經知要》（臺北：立得出版社，1997），頁108–109。

26 王洪圖主編，〈臟象研究〉，《黃帝內經研究大成》中冊，頁1048。

27 明・孫一奎著，〈《難經正義》三焦評〉，《醫旨緒餘》卷上，收入韓學杰、張印生主編，《孫一奎醫學全書》（北京：中國中醫藥出版社，1999），頁652。

28 清・俞正燮，〈持素脈篇第一〉，《癸巳類稿》卷4（臺北：世界書局，1961），頁131。

家陳念祖（1753–1823年）論三焦時只談其功能，而避免去碰觸形質之問題[30]。

總結上述可以分三個重點來看。將三焦視為無形之氣的醫家，他們的論證雖然各有道理，但無法清楚交代三焦到底是什麼——是一股氣、還是火、還是氣和火流動的道路？那為何又可以運行水而為「水道」？像俞正燮把白膜說成是「膀胱直脈」，那三焦到底是不可見，還是真無其物？如果什麼都不可見，那這些功能到底是怎麼來的？氣也是沒有形質的，中醫可以用它說明一些生理運作，但在西醫解剖形質的要求下，主張三焦無形的醫論就不可能成立。主張有形說的醫家亦未必沒有破綻，雖然有些醫家確切指出身體內某器官或組織為三焦，但其所包括的功能何以如此之多？脂膜或所謂腔子既屬可見，其確切分布為何？證明三焦有形體與說明三焦所有功能是兩回事；單單舉出三焦為某一物，卻不說明它在人體內運作的過程與順序為什麼是如此，同樣也逃不過西醫解剖形質的檢驗。

不論主有形還是無形說，近代西醫傳入中國後，強調確切臟腑形質的要求使得傳統三焦論述中一些不得不解決的問題浮上檯面。如陳修園避談三焦形質的辦法，說明了許多醫家認為弄清楚三焦的形質也許可以是一件不這麼重要的事，就好像弄清肝在左還是右並不是最重要的。

王清任的醫論，已使中醫臟腑理論受到質疑，又適逢西醫學大量傳入中國之時，依靠解剖學所建立的實質臟腑知識，都與傳統醫

29 或如今人黃維三所言：三焦為「無固定之形乃依內外之形為形」。找出一個「有形」和「無形」的折衷說法。詳見氏著：《難經發揮》，頁191。

30 清・陳修園，〈三焦說〉，《醫學實在易》，收入林慧光主編，《陳修園醫學全書》（北京：中國中醫藥出版社，1999），頁546。

學的氣化臟腑理論相衝突。所以三焦形質與功能的討論又成為中西醫匯通醫家注目的焦點；另外，醫家普遍說明三焦是氣流動的道路，唐宗海將之納入論述中，欲找出氣化之路，也帶有回應西醫形質觀點的意味在其中。

二、唐宗海三焦論的基礎——三焦為「油膜」（膜油、網油、連網、膈膜）的分布與生理功能

近代醫家對三焦問題提出強烈質疑者首推王清任。他在《醫林改錯》中首先重砲抨擊歷來中醫所論的三焦：他認為從古至今的醫家，在論三焦體系為有形質可見者，其實都是在編寫一些無稽之談。他說：

> 其論三焦，更為可笑。《靈樞》曰：「手少陰三焦主乎上，足太陽三焦主乎下，已是兩三焦也。」《難經》三十一難論三焦：「上焦在胃之上，主內而不出。中焦在胃中脘，主腐熟水穀。下焦在臍下，主分別清濁。」又云：「三焦者，水穀之道路。」此論三焦是有形之物。又云兩腎中間動氣，是三焦之本。此論三焦是無形之氣。在《難經》一有形，一無形，有是兩三焦。王叔和所謂有名無狀之三焦者，蓋由此也。至陳無擇以臍下脂膜為三焦，袁淳甫以人身著內一層形色最赤者為三焦，虞天民指空腔子為三焦，金一龍有前三焦後三焦之論。論三焦者，不可以指屈。[31]

31 清・王清任，〈醫林改錯臟腑記敘〉，《醫林改錯》，頁 2–3。

王對過往中醫們論三焦的說法提出許多質疑，除了有形與無形的爭論外，還包括對三焦形態論述不統一的問題，王清任一次全給抖了出來，總結來說，就是他自言的：「余不論三焦者，無其事也。」[32]

陳垣的言論，更足以反映當時受西學影響下，世人對三焦的一些看法總結。陳列舉《醫旨緒餘》中引何一陽之言，駁斥《三因方》中以三焦為有形之物的主張。他論到：

> 諸家或以三焦為無形，或以為有形。以為有形者曰：「宋有舉子徐遁者，醫療有精思。曰齊嘗大飢，群丐相臠而食。有一人皮肉盡而骨脈全者，視其五臟，見右腎之下，有脂膜如手大者，正與膀胱相對，有兩白脈自其中出，夾脊而上貫腦。意此即導引家所謂夾脊雙關者，而不悟脂膜如手大之為三焦也。」此《三因方》據徐遁之所見，以為三焦也。以為無形者曰：「醫宗以《靈》《素》為宗，《靈》《素》不載。如張仲景、華佗、王叔和、孫思邈皆擅名古今者，未有一言及此。史載秦越人隔垣洞見人臟腑者，假令三焦有形，何不言之？豈陳無擇（著《三因方》者）之神知出靈素諸公之上哉？」此孫一奎說[33]（即著《醫旨緒餘》者）。[34]

如此多的正反辯論，都指向三焦這個臟腑是荒謬的，而間接的否認它的存在。眾家辯解，陳垣也認為只是「群盲辨日」，沒有通過西方

32 清・王清任，〈方敘〉，《醫林改錯》，頁 30。

33 明・孫一奎著，〈《難經正義》三焦評〉，《醫旨緒餘》卷上，收入《孫一奎醫學全書》，頁 652。

34 陳垣，〈中國解剖學史料〉，《陳垣早年文集》，頁 365–366。

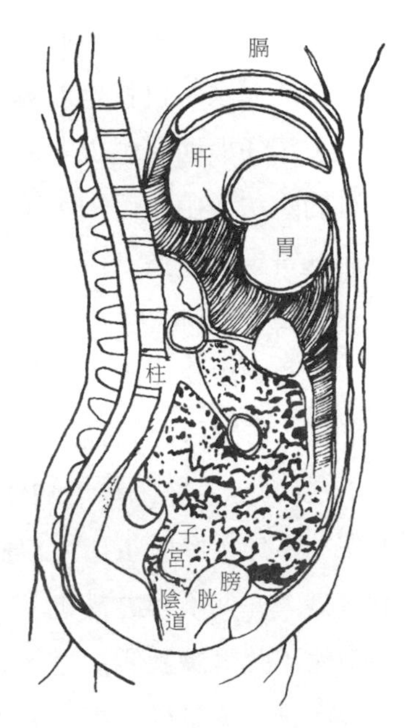

圖 10　唐宗海之三焦圖

解剖學的檢驗，這種種的說法都只能算是推測而已。持無形說的醫家至少還認為三焦可以用「氣」或「部位」（吳瑭）來解釋，但王清任與陳垣之語等於更深入的否定了三焦的定義，他們都認為正常身體觀內不應該有所謂三焦之存在。

堅稱三焦有形質可見的醫家唐宗海，對於三焦的定義顯然沒有相當精確的統一名詞。能確定的是唐宗海的三焦論，是針對王清任的質疑而發的。唐認為：雖然王清任堅稱三焦不存在，但其實王的醫論所及之許多人體構造（圖 10），皆是三焦的一部分。唐言：

> 不可以薄《內經》仲景之書也。西醫不知中國，有《內經》仲景之書；而王清任又不考古，自鳴得意，不知其所謂氣府連網，已具於《內經》仲景之書，即三焦是也。《內經》仲景之書，不名氣府、不名連網，故西醫與王清任，皆不知之也。《內經》云：「三焦者，決瀆之官，水道出焉」，此即西醫與王清任，所指之水道也。晉唐以後，並此水道而亦不知者，則以醫士淺陋，不考焦字之義，故致貽誤。[35]

35 清・唐宗海，《傷寒論淺註補正》卷 3，頁 207–208。

唐首先說明《內經》與仲景之書，早已將三焦功能說清楚，只是晉唐以後的醫家，也就是前述那些對三焦形態發出議論的醫家不懂；而且王清任與西醫也去考究「焦」的意思，所以才會有不知三焦之形質的說法。由此可知，王清任與西醫的論述影響著唐去積極找尋三焦形質說的證據。

「焦」字到底何義？唐言焦之古字：「從采，有層折可辨也；從韋，以其膜象韋皮也；從焦，有縐紋，如火灼皮也。西醫以連網兩字形之，古聖只一個膲字，已如繪其形也，後又改作膲字，《集韻》云：『膲者，人之三焦，通作焦』，引醫經上焦在胃上口，中焦在胃中脘，下焦當膀胱上口，已將三焦之形指出，省文作焦，而後人遂不可識，亦何不考之甚也。」這段論述與唐曾學習古文字學有很大的關係，此論讓我們知道，唐認為三焦是一種有皺紋、層折可辨的膜狀物質，這是從字義上來說。

而唐宗海所謂的「三焦油膜說」，乃是吸收西方解剖學之理論來證明中醫學說之一例，此乃受西醫對人體構造描述的影響。他說：

> 近人不知三焦，實有其物。焦古作膲，即人身之油膜，西醫名為連網，乃行水之路道。內經所謂三焦者。決瀆之官，水道出焉。蓋水之路道，全在三焦油膜之中。凡人飲水入胃，胃之通體，有微絲管，將水散出，走入油膜。[36]

三焦組織中有「微絲管」將水運出，這個理論頗受西醫之說影響。

---

36 以上引文來自清．唐宗海，《傷寒論淺註補正》卷3，〈太陽篇上〉，頁35–36。

合信氏曾言：「腎質頗實，乃溺管、脈管、迴管及筋膜互相疊裹而成，以顯微鏡照驗，了了可辨。」合信氏論腎時談到的「微絲血管」，可以將血管內多餘之水導入溺管，由尿液排出體外；以及筋膜「互相疊裹」一語，實同唐考三焦字義所得頗有吻合之處，皆為唐所繼承之論。

而且最早對所謂膜狀、油狀物體在人身中的論述，除了陳言（陳無擇）等人說過「脂膜」外，一直到近代有談到人體「膜」的醫論，就屬合信氏的《全體新論》是論述最詳細的文獻。他在書中記載到：「人身百體，脂液甚多」、「胞膜生水液以輔助臟腑」[37]。唐宗海看過合信醫書，對此論當不陌生，其時人體中的脂液、（網）胞膜[38]之論，已經先啟發唐的論述。

合信認為人體臟腑如腎、腦、心、肺、腹等臟腑周邊，都有許多膜狀物質包裹。而另一本西醫書籍《體用十章》則記載：

> 再察內皮之下，仍有一層，名曰連網，相連於各臟腑之間。如二腑比鄰之中，骨肉相連之裡，皆有連網，凡肢體臟腑之內，莫不有連網以含容之，故若將各臟腑盡去，而其形狀猶在也。[39]

---

37 合信，〈全體脂液論〉，《全體新論》，頁 218；以及合信，〈水證論〉，《內科新說》卷上，頁 15B。

38 在西醫解剖學中，「膜」(Membranes) 是人體中一種特殊的組織 (tissues)，薄薄一層附於人體內各部分。詳見周德程編譯，《解剖生理學：為瞭解人體之基本構造和生理功能》，（臺中：昭人出版社，1981），頁 47–54。

39 哈烈撰，清・孔慶高譯，〈論連網〉，《體用十章》，光緒 10 年羊城博濟醫局原刻本，頁 6A。

連網之形，已由西醫之口說出；其分布於各臟腑之間的論述，對唐宗海的三焦聯繫功能論，實有許多啟發之處。唐宗海承襲西醫對膜的描述與說法談到：「西醫言膜，如此其詳。證以三焦之說，而精義始出。」可見這些膜是包裹在臟腑外層的，又有「連膜」主連接兩個不同臟腑；而「筋膜」則是包裹在筋脈之外的物質，可以和三焦互證。

關於三焦生長的源頭，唐在談論肝臟屬性時有談到：

> 究肝生筋之跡，實由肝膈連及周身之膜，由膜而連及於筋也。西醫剖視，見白膜包裹瘦肉，而兩頭即生筋也。然彼但言筋之體，未言筋之根。惟《內經》以筋屬肝，是從肝膈而發出膜網，然後生筋。若不尋出筋之源頭，則筋病不知治法。

他以《內經》中「在體為筋」的理念，訴說人體周身的筋、膜皆由肝臟而生。而這些分生物體，從膜肉生出連網，這正是三焦的一部分。而人體中的膜，除了是三焦的一部分外，還可以說明三焦特定的生理功能。唐說：「西醫言，胃有肝膈大筋、胸膈大筋，互相牽住，使不得動。不知胸膈筋是互通三焦之竅，肝膈筋是循脊上肺通心之竅，《內經》所謂：『胃有大絡，上通於心也』。又曰脾之與胃以膜相連，故又通脾，西醫識其形而未明其理也。」[40] 此說又可證明這些膜，有許多互通的地方，故筋膜並不完全等同於三焦本體。如果三焦是定義在器官的層級，那麼這些膜狀物質尚包括三焦的生理

---

40 以上提及的引文及論說，見清・唐宗海，《醫經精義》上卷，頁 10；下卷，頁 96–98。

功能，包括運輸、連結、固定等功能。

唐宗海堅信人體內的「膜」，就是三焦——給予唐宗海充分啟發的，正是西醫「網膜」、「脂膜」的論述。很多人看到這裡會有一個疑問：西醫從未說明三焦即脂膜，為何宗海能如此論述？我認為陳言的三焦脂膜論，給予唐一個有利的論證依靠，因為《內經》中並沒有說明三焦的形質，但陳和唐都聲稱中國醫學理論中的三焦就是在人體內的「膜」。既是有形質可見，現在又有西醫解剖學的說明，唐認為這種解釋已足以解答三焦在形質方面的疑惑。問題反而是出在中國臟腑的「三焦」涵意，牽連功能概念極多，僅西醫所謂「連結各臟腑」，就已經考驗著唐要如何將三焦與全體功能連結的關鍵點找出，這項工程，實考驗著唐的論述成立與否，下文將有詳細說明。

第二節　三焦論的各個層次

一、三焦是「輸水道」

關於三焦的運輸功能，是唐宗海強調的一個重點，因為自《內經》以來，三焦的功能就含有人體溝瀆之義，如前述的「輸水道」。

談到水液代謝問題，唐的焦點還是放在對王清任的反擊上。他說：

> 焦古作膲，即人身之膈膜，所以行水也。今醫皆謂水至小腸

> 下口，乃滲漏入膀胱[41]，非也。《醫林改錯》西醫均笑斥之。蓋自唐以後，皆不知三焦為何物。西醫云：「飲水入胃，胃之四面，皆有微絲細血管，吸出所飲之水，散走膈膜，達於連網油膜之中，而下入膀胱。」西醫所謂連網，即是膈膜，即俗所謂網油，並周身之膜皆是也。網油連著膀胱，水因得從網油中滲入膀胱，即古所名三焦者，決瀆之官，水道出焉是矣。[42]

這裡唐強調的是水從口入以後到達膀胱的路徑，而這裡也再次確立一個名詞——連網、膈膜與網油都是指三焦而言。

除了唐宗海這麼想，吸收了西方醫學知識的中醫，似乎同樣認為所謂的膀胱上口、下口，都是人體的「微絲血管」，屬於「形象可見者」，沒有疑問。而持這種意見的劉鍾衡，也與唐宗海的說法一樣，並將一些「誤解」的知識歸罪於乃是「唐以下疎漏之見也」。[43]另外像清末陸以湉亦贊同三焦是「輸水道」的說法。他說：「膀胱或謂有上口無下口，或謂有下口無上口，張景岳、李士材亦主此說。人皆信之，而不知其非也。」[44]陸氏堅信膀胱有上下口，所以有此

41 關於膀胱有無上下口之爭，考《內經》並無明確記載；《難經》第三十一難云：「下焦者，當膀胱上口，主分別清濁，主出而不內，以傳導也。」指出其確有上口，而下口則在不言之中。王所謂「飛渡入膀胱」一語，意指沒有輸液管道，水液就可以「無形」飛至膀胱，即是對膀胱上口的質疑。相關的討論可參考王洪圖主編，《黃帝內經研究大成》中冊，頁 1036–1037。

42 清・唐宗海，《醫經精義》上卷，頁 50。

43 清・劉鍾衡，《中西匯參銅人圖說》，頁 3B–4A。

44 清・陸以湉，《冷廬醫話》卷 3，頁 1–2。

議論，但他並不能像唐宗海那樣指出道路，他的有上下口論，只是基於合理推測而已，唐則是實際指出上下口的道路與輸水路徑。

確立了三焦的名詞、路徑與輸水功能後，唐開始捍衛經典古說並回應王清任的質疑。其實，王清任雖否認三焦的實體，不過他也曾提到「連網」一詞，讓唐宗海認為，王清任已經認識到了三焦，只是無法指出來而已。王嘗言：

> 脾中間有一管，體相玲瓏，名曰瓏管，水液由瓏管分流兩邊，入出水道。出水道形如魚網，俗名網油。水液由出水道滲出，沁入膀胱，化而為尿。……，則知出水道出水無疑。[45]

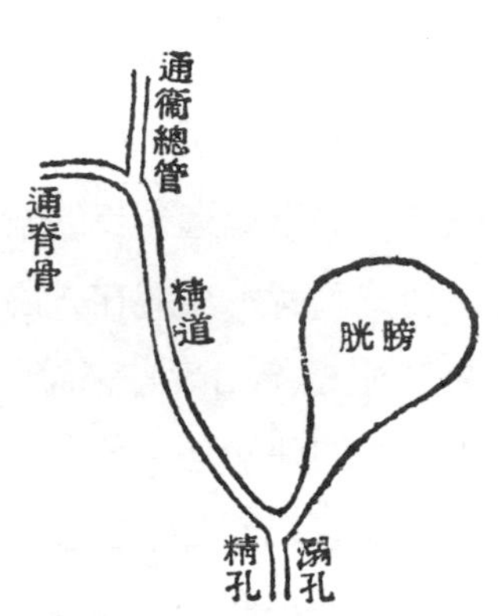

圖 11　中醫膀胱圖

此段話，張錫純同樣認為是「網油為行水之道路」的最佳的註腳，張和唐不約而同的認為王清任其實看到了三焦，還是基於《內經》那句話：「三焦者，決瀆之官，水道出焉。」[46] 只是王清任不承認三焦的形質實體，唐宗海就根據此點發揮。

唐創立自己獨到的「三焦油（脂）膜說」，來解釋《內經》的說法，並回應關於質疑三焦形質的種種論述。而西人之批評，則針對當時中醫理論「膀胱有下口，無上口」一語，認定中醫是對人體生

45 清・王清任，〈津門、津管、遮食、總提、瓏管、出水道記〉，《醫林改錯》卷上，頁 19–20。

46 張錫純，〈三焦考〉，《醫學衷中參西錄》中冊，頁 196。

理認識「疏漏之至」。唐宗海回應說：「西醫此說，誠足罵盡今醫。然持此以薄古聖，則斷斷不可。蓋《內經》明言下焦當膀胱上口。又言三焦者，決瀆之官，水道出焉。《內經》所謂三焦，即西醫所謂連網油膜是也。」換句話說，唐宗海認為西醫也不知道三焦一物就是他們自己所謂的「連網」。所以說：「西醫謂連網，知其物矣。然不知其發源何處？所名司何氣？是以知猶不知。」[47] 亦即西醫即使說出了三焦連網之形質，卻也不知道它真正的生理機能。

至於「連網」一詞，唐宗海對其解釋仍嫌不足。至民國初年，張錫純提出更進一步的看法。他認為，古言三焦有所謂「理橫」與「理縱」者，交織在人體之中，正是形成一個網狀物，所以叫「網油」。張還舉出幾點來證明他的說法以及三焦的可信程度。除了延續唐宗海的理論外，他還舉出三焦與心包絡為「相耦之臟腑，其經絡必然相連，而心包亦系脂膜，與網油原相聯絡」，所以三焦應該就是網油[48]。這樣解釋，我們就可以比較瞭解為何三焦會被比做「網油」的原因。

事實上，唐宗海也願意營造一個中醫本來就知道三焦是什麼物質的印象，雖然唐認為此印象被所謂晉唐宋諸醫家所模糊。但透過西醫的詮釋，三焦的形態與功能，又可以再次重現。所以回應完王清任與西醫後，他開始說明他匯通西醫的理由。唐宗海論三焦時強調：「然《內經》明言：『三焦者，決瀆之官，水道出焉』，與西洋醫法、《醫林改錯》正合，古之聖人，何嘗不知連網膈膜也哉？」[49] 簡

47 以上引文，見清・唐宗海，《醫經精義》上卷，頁 43–44。

48 以上張錫純的說明，參見氏著，〈三焦考〉，《醫學衷中參西錄》，頁 195。

49 清・唐宗海，〈臟腑病機論〉，《血證論》卷 1（臺北：力行書局，2000），頁 17。

單來說，就是西醫的說法復原了《內經》時代的三焦說，糾正了以往醫家的誤謬；唐認為那本來就是中醫理論所知道的事情，只是被無形論者模糊了焦點而已。

二、腠理與營衛

我們從人體的最外部來解釋唐宗海的三焦論。

清末在中國出版醫書的英國醫生哈烈，在與唐之《醫經精義》、《血證論》同刊於 1884 年的《體用十章》中記載人體的表面時有言：「試將該（手）臂外皮剝去，見其肌色鮮紅，外為連網所包，連網之末，即成為筋。」依照哈烈所論，只要剝去人體外皮，一開始就會看到連網與筋等組織，唐認為那就是三焦。哈烈再說：「在外觀之，皮似一層耳，而割驗之則有二，蓋上層粗澀殼硬者，曰外膚；下層柔嫩濕滑者，曰內腠。」[50] 這個「腠」，與唐所論的三焦表面有很大的關係。

三焦屬於六腑之一，而腠理是人體的皮下組織（就上段西醫而言），這兩者的關係要如何詮釋呢？唐宗海明言：「腠者，皮肉相湊接也；理者，有紋理，乃人周身膜網，有縫隙竅道也。按之西醫諸說，而雞冠油，與連網，皆即三焦也。」[51] 不知巧合，還是唐真的參閱過眾多西醫書籍[52]，唐的三焦論，竟然與哈烈的論著相仿；而且還牽引出腠理也是三焦的說法。唐言：「脈管之外，皆是網膜，

---

50 以上引文來自，哈烈撰，清・孔慶高譯，〈論肌肉〉，《體用十章》，頁 6A 頁；〈論內外皮〉，頁 5A–B。

51 清・唐宗海，《傷寒論淺註補正》卷 3，頁 208。

52 從文獻中探索，並沒有唐看過《體用十章》的證據。

《內經》名腠理，為衛氣往來之所。」皮膚內與脈管外，都是網膜，也是三焦，也叫腠理，這是從人體由內而外的關係來看，是以往醫家不曾詳述到的。

唐宗海自己有一套對肌肉與腠理關係的認識，而這套理論，明顯是吸收西醫的知識而來。他說：

> 喉鼻皮毛，皆肺所司，故太陽之氣，上合於肺。皮毛內之肥肉，名為肌肉。肥肉裡瘦肉外，夾縫中之油網，名腠理，以其有紋理也。腠理即三焦之所司，以其從內油網透出，而生此腠膜，外與內油網，同是一物，故皆屬三焦。由腠理入瘦肉，即與筋連，筋亦連內之油網，而內油膜膈，即三焦之府也。[53]

從人體的外部到內部，分別是皮毛、肥肉（肌肉）、油網（腠理）、瘦肉、筋，這是一個人體內外層次排列的論述。特別的是，前文論及三焦可以聯絡人體的上、下、內、外、表、裡，因為腠理是三焦的另一個代稱，使得這種聯繫的解釋變得合乎邏輯。有力的證據就是人身體大部分都為皮膚包覆，各處皆有腠理三焦。

腠理能看見，就可以證明三焦是可以被看見或可以證實其形質。唐言：「剝去皮毛，即見白膜者，皆是三焦腠理也。凡臟腑之體內外，血氣交通之路，皆在乎此。」[54] 足見三焦腠理的一個重要的生理功能，就是「血氣交通之路」；唐言：「水從毛孔入，是入腠理油

53 以上引文見清・唐宗海，《傷寒論淺註補正》卷 1，頁 36–37。

54 清・唐宗海，〈臟腑經落先後病脈證第一〉，《金匱要略淺註補正》卷 1，頁 13。

膜間」，所以它也可以運送水液（如營血）[55]。唐據此即可以加以定義：

> 腠理者，三焦通會元真之處，血氣所注。《淺註》不指出何處，則不知血氣如何往來也。蓋三焦是內油膜，透出為瘦肉外，皮毛內之膜油。其瘦肉肥肉交界處，夾縫中有紋理，名曰腠理，為營血衛氣出入之路徑。血弱氣盡，則其路徑空虛，邪氣因入，從腠理內侵及於脅下，入兩大板油之中，乃三焦之府也。[56]

更深一層論，三焦腠理是所謂「營血衛氣」的出入路徑，所以當邪氣攻入人體內部時，同樣也會經由三焦這條道路往身體裡面傳導，這就是導致疾病的一大原因。另一個重點，是他所謂的「三焦之府」——脅（脇）下的兩大板油內，這一點，唐宗海在論述疾病時常會用來當作一個解釋的工具，它是邪氣進入人體後第一個會侵入的地方。

從皮毛一路討論到人體內部的三焦，在這其中，唐宗海舉出一個被認為是無形的概念來解釋三焦，即營衛。在討論人身「營衛」觀念時，唐宗海說：「營出中焦，衛氣出於下焦」[57]。本來是要證明三焦形質的，但「營衛」本為人體生理的一個抽象形容詞[58]，此處

---

55 清・唐宗海，〈水氣病脈證治第十四〉，《金匱要略淺註補正》卷 6，頁 195。

56 清・唐宗海，《傷寒論淺註補正》卷 1，頁 104。

57 清・唐宗海，《醫經精義》上卷，頁 62。

58 「營衛」本為抽象概念，各是指人體內的一股氣。營氣是與血共同運行在脈中的氣，富有營養而營周不休；又與血的關係密切，故常營血並稱。衛

卻與三焦的概念合於一塊，到底怎麼回事？唐言：「人受穀氣，清者為營，濁者為衛，似營衛皆中焦矣。而此又別之曰，衛氣出於下焦，則尤為探源之論。」[59] 唐這裡所言的是傳統的中醫理論，並非完全是他的發明。他指出衛氣出於下焦，營氣出於中焦。營衛這個抽象的概念，唐宗海必須將它與實際形質的論述結合在一起，才能發揮出合於西醫解剖學衝擊下，探求詳實可見的新意。現在唐試著將營衛具體化，他說：「榮[60] 衛往來之道路，則在三焦膜腠之中。外為白膜包肉連筋，外達皮毛，連屬四肢，皆三焦所統御也。」[61] 唐將營衛觀念具體化的第一步論證，靠的是指出營衛流通的道路，而這條道路，就是三焦。

唐在解釋衛氣時引經文解釋到：「衛氣由內達外，先從分肉而出，以溫分肉，後由皮膚最外一層，陽氣由內充於外，以衛皮毛，此為衛氣之能事也。詳膀胱營衛條。腠理乃分肉之外，皮膚之內油膜是也。有縐紋，故日腠理。內發於三焦，乃衛氣所行之道路，故氣足則肥。」這已經說明了衛氣的功能與形質的道路。換個方式問，皮膚之內既然有油膜，是不是代表全身都有三焦的組織分布呢？依據唐所言，這些衛氣，還需透過三焦油膜之溝通，才能達到「充皮

氣是行於脈外之氣，它具有保衛機體，不使外邪侵犯的作用。引自張珍玉，《中醫學基礎》，頁 80–81。

59 清・唐宗海，《醫經精義》上卷，頁 63。

60 「按榮，古書多與營字通用」，所以「營衛」也叫「榮衛」。詳見謝利恆，《中國醫學大辭典》下冊，頁 3768 下。

61 此段本仲景「榮氣不通，衛不獨行，榮衛俱微，三焦無所御，四屬斷絕，身體羸瘦」一條而發揮。詳見清・唐宗海，《金匱要略淺註補正》卷 1，頁 71–72。

膚，肥腠理，司開闔」之功，維護身體正常。這等於是將三焦的分布與皮下組織的疏導功能融合在一塊了，等於三焦無所不在。這在中醫理論的發展史上，是難見的情況。

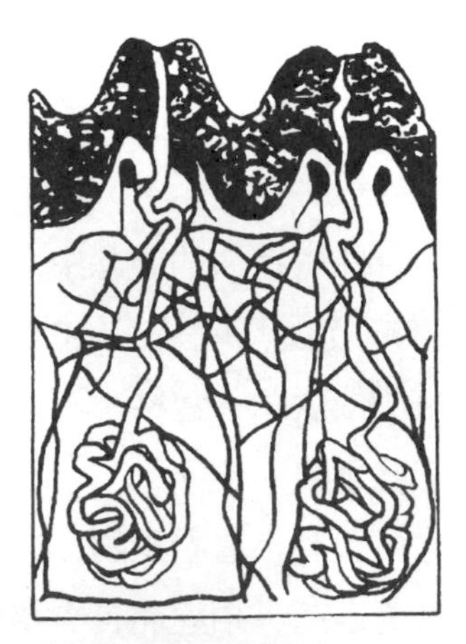
圖 12　顯微鏡下的衛分肉圖

唐在《醫經精義》中更將西醫的「汗管汗核圖」（圖 12）繪出，說明中西醫理相通之處。他說：「言汗管，或藏腠中，或隱腠下，纏如螺絲，透至皮膚外，而汗出焉。然西醫不知汗所從生，實在膀胱化氣，由三焦連網，以達於皮毛也。」足見不管是有形的汗液、無形的衛氣，唐參考西醫形質說後認為，這些都須經過三焦油膜或連網的傳輸，才能達於人體的表面[62]，這是唐不同於古人對三焦看法的一大突破，也是依循著解釋三焦的理論而創立。所以我們可以瞭解，三焦有形無形的爭論，到了唐宗海時已經有了答案。中西醫融合醫家羅定昌認為：「三焦之名狀，此說可以為定」[63]。唐的這個理論，還為其他匯通醫家所採用，成為證明三焦為有形的一個有利論證。

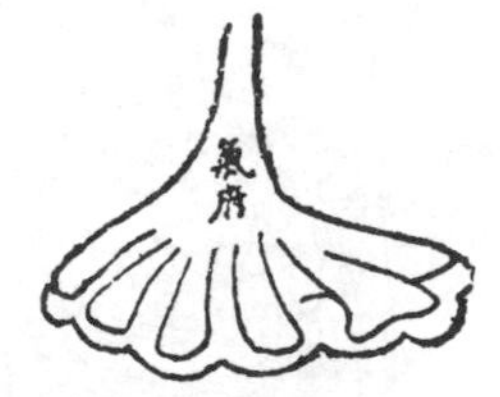

圖 13　圖為小腸外有氣府包裹之，係人元氣所在

62 以上提及的引文及論說，見清・唐宗海，《醫經精義》下卷，頁 108–109。

63 清・羅定昌，〈三焦各有定位〉，《中西醫粹》（上海：上海孚華書店，光緒壬午年版），頁 6A–B。

三、氣府與血府、氣海與血室

在唐宗海的觀念中，王清任看到了三焦。王熟知的雞冠油（氣府），唐認為就是三焦的一部分。另外王清任在《醫林改錯》中大力解說的觀念，包括「氣府」與「血府」等，其實都與唐宗海所論的三焦不謀而合。

我們來看看王對「血府」描述的來龍去脈。王認為血府在「衛總管之前，相連而長，粗如筋，名曰榮總管，即血管，盛血，與衛總管長短相等。其內之血，由血府灌溉。血府即人胸下膈膜一片，其薄如紙，最為堅實，前長與心口凹處齊，從兩脅至腰上，順長如坡，前高後低，低處如池，池中存血，即精汁所化，名曰血府」。[64] 很顯然的，王所謂的「血府」，正是人體胸下之「膈膜」，而這片「膈膜」，正是唐所指的上焦。

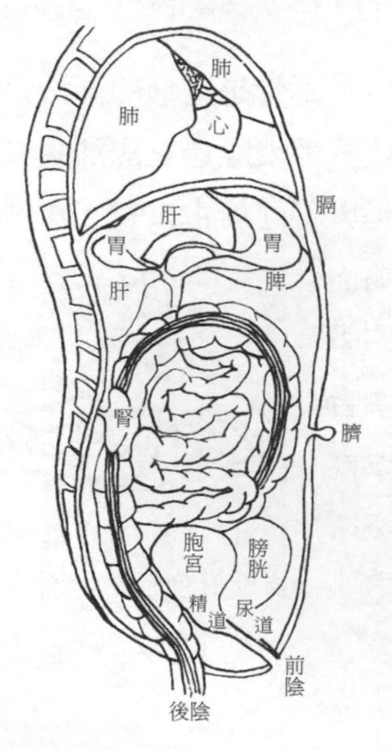

圖 14　胸腹圖

另外，唐宗海將清任所指稱之「雞冠油」，認定就是三焦中的中焦。王清任對於它的描述是：「（衛總管）自腰以下，向腹長兩管，粗如筋，上一管通氣府，俗名雞冠油，如倒提雞冠花之狀」，而所

64 清・王清任，〈會厭左氣門右氣門衛總管榮總管氣府血府記〉，《醫林改錯》卷上，頁 13–14。

謂「氣府」就是「抱小腸之物，小腸在氣府，是橫長。小腸外氣府內，乃存元氣之所，元氣即火，火即元氣，此火乃人生命之源，食由胃入小腸，全仗元氣蒸化，元氣足，則食易化，元氣虛，則食難化。」[65] 原來唐認為的一部分中焦——雞冠油，就是王清任所言氣府的俗名。與《內經》所言之中焦，能夠「泌糟粕，蒸津液，化其精微」[66] 的消化功能，也基本上符合，唐只是換個方式來解釋而已。

那麼唐宗海在醫書中又有兩個與血府、氣府相似，而容易搞混的生理名詞——所謂氣海與血室，又是怎麼回事？我們先來看看唐是怎麼描述與定義的：

> 膀胱之底，是為氣海，又名血室，乃油膜中一大夾室，凡人吸入之氣，從肺歷心，引心火下入腎系，直走連網，抵氣海血室之中，薰蒸膀胱之水，皆化為氣，透出於氣海，循油膜上胸膈，以達於喉，是為呼出之氣。其從油膜四達者，則走肌肉，出皮毛，是為衛外之氣，此小腸與膀胱，所以化氣衛外，而統稱太陽經也。[67]

所以氣海與血室是指同一物，其位置在下焦油膜中的一大夾室中，為具體有形之臟器，與肺、心臟相通，可以運輸氣，並經由連網油膜通達全身。我們再從唐解釋《傷寒論》的原文中就可以知道，血

65 「氣府」即「雞冠油」，雞冠油是俗名；唐言「附小腸之油膜」，即王所謂「抱小腸之物」。以上引文來自清・王清任，〈會厭左氣門右氣門衛總管榮總管氣府血府記〉，《醫林改錯》卷上，頁 13–14。

66 譚一松主編，〈營衛生會第十八〉，《靈樞經》，頁 132。

67 清・唐宗海，《傷寒論淺註補正》卷 1，頁 36。

室位在膀胱之下。唐言：「膀胱生於膜油之上，膜油內一大夾室，即血室也。」而血室也是營衛氣在人體內的一個會合之處[68]。故王清任於書中所闡述的生理名詞，包括血府、氣府（唐認為分屬上、中焦）這兩個生理形質概念，與唐宗海所言的三焦功能都有重疊。雖然唐宗海的氣海、血室，是屬於下焦的一部分，不過從運送氣血津液物質與同為三焦連結的膜網關係來看，它們其實是可以連成一體的，是整個三焦的一部分。王清任不承認三焦的真確形質，而唐宗海在醫論中卻努力找尋可以解釋說明三焦形質的論述。

將三焦視為是一種膜，並將王清任所言與三焦結合的人，在同時代醫家中尚有劉鍾衡。在《中西匯參銅人圖說》（1906 年）一書中論到：「三焦即指人身脂膜，分上中下而三之。」他一樣認為古人在三焦「有形」或「無形」的問題中打轉是沒有意義的，重點是眾家方書竟對於三焦沒有定論，又「渾論三焦病情，亦未明言三焦何物」，這是比較值得關注的問題。他認為：「所謂板油、網油、雞冠油者，在臟腑竟無一語及之，豈此等物為臟腑之具文歟？西醫剖胸腹刳腹，考驗較詳，雖無三焦之名，而各經所稱夾膜、肥網者，即中醫所謂三焦之物也。」[69]這等於是和唐一樣用西醫的形質來合理化三焦的存在，其論證手法與唐的論述脈絡一致。劉又認為，不論是氣海、丹田或是精室、血室，都是下焦的組織；其中又有「衝任兩脈，導血而下，以入於此，導氣而上，出於胸膈」[70]，這個論述則和唐將氣海血室認定為是衛氣與營血的交會處一致。

68 以上引文來自清・唐宗海，《傷寒論淺註補正》卷 1，頁 36、118。

69 以上提及引文，見清・劉鍾衡，《中西匯參銅人圖說》，頁 2B–3B。

70 唐言：「在女子為血室，男子名精室，又名氣海，道家名丹田」。詳見氏著，《傷寒論淺註補正》卷 3，頁 208。

四、膻中與心包絡

就唐宗海所論，人體中還有另一個氣海，就是上焦的「膻中」。

明代李中梓言：「十二使令藏內，有『膻中』無『包絡』。十二經內，有『包絡』而無『膻中』。乃知『膻中』即『包絡』也。」[71] 清代醫家何夢瑤則言：「心包絡，《難經》謂其無形，然考《內經》論十二官，無心包絡之名，而有膻中之號。蓋膻中乃心之窩，心藏窩中若包裹，然則膻中固即心包絡，非無形也。」[72] 唐所謂的膻中正好也同於心包絡。它與三焦的論述有關，同屬有形。劉鍾衡在《中西匯參銅人圖說》中言：「每閱《靈》、《素》內經所論，三焦膻中，語多騎牆。」[73] 可見膻中與三焦一樣，也是個有爭議的臟腑，以下我們就來探討唐所謂三焦與膻中心包絡的關係。

明代《雨航雜錄》中記載到：「三焦者，水穀之道路，氣所終始也。上焦在心之下，胃口之上，所謂膻中也；中焦在胃中脘；下焦在臍下一寸。然此又非手少陽之三焦也。」[74] 這是一個折衷的看法，即將三焦府與三焦經絡拆開來看，前者有形而後者無形。書中提出的膻中是三焦一部分，後來這點為唐宗海所延續發揮。何夢瑤則言：「心外有心包絡，即膻中也。形如仰盂，以包裹此心，使邪不能犯。犯者包絡當之，若犯心即死矣。脾胃、肝膽、腎膀胱各有一系，系

---

71 明·李中梓著，清·薛生白審定，《內經知要》，頁 100。

72 清·何夢瑤，〈心包絡三焦說〉，《醫碥》，頁 2。

73 清·劉鍾衡，《中西匯參銅人圖說》，「序言」，頁 1A。

74 轉引自陶御風、朱邦賢、洪丕謨編著，〈三焦分部論〉，《歷代筆記醫事別錄》，頁 196。

於包絡之旁，以通於心。此三者，皆在膈上。膈者、隔也，有膜與脊脅周圍相著，遮藏膈下濁氣，使不得上熏心肺。」[75] 何認為心包與身體內各臟腑都靠著「系」而有所連結；而包絡也有膜之形。雖然何未將之與三焦論述結合，但他勾勒出心包的脈絡，使其有形態功能可徵考，給了後代醫家一些軌跡可循。

對於心包絡在體內的連結與形態描述，陳念祖（修園）的說法開始有比較具體的形質可追尋。他說心包是一種「細筋膜如絲」的物質[76]，證明了心包確有其形態可考察。不過，雖然有這麼多的主有形之言，卻也有主無形論的說法。明代軍醫何一陽自言曾解剖屍體並加以考驗，並無發現心臟附近有所謂的「脂膜」[77]；而明萬曆天啟年間成書的《臟腑指掌圖書》，亦針對舊說所指「脂膜為膻中」的說法，進行駁斥[78]。再至清末，唐宗海首先對膻中心包絡在人體中的位置作一描述。他認為：

> 胸內最上為肺，肺下為心為包絡，包絡上連肺系，肺系連腔內之薄膜，其膜循腔子而下，是為膻膈。大膜繞肋骨一週，連於肝，附於脊，肝體半在膈上，半在膈下，膈附於脊，下行為板油，連於腎系。又下為網油，網油上行，而連於小腸胃，下行而連於大腸膀胱，是為腹中也。脾在胃後，貼胃居網油上，網油，即三焦也。上胸下腹，均從網油連及以為臟

---

75 清・何夢瑤，〈臟腑說〉，《醫碥》，頁1。

76 陳念祖，〈心包絡〉，《靈素節要淺注》卷3，收入《陳修園醫學全書》，頁40。

77 陳垣，〈中國解剖學史科〉，《陳垣早年文集》，頁365。

78 孔建民，《中國醫學史綱》，頁205。

> 腑之道路，故曰胸腹者，臟腑之宮城也。[79]

從唐的論述中可以知道，包絡就是胸膈膜；唐認為三焦也與包絡有所聯繫，並說明在人體內的連結關係。另一說法，唐言：「由肝膈生胸前膈膜，循肪腔內為一層白膜，上至肺系連於心，為心包絡，又上而為咽喉，此三膲（焦）之腑。」[80]可見心包絡所包括的範圍相當廣，並且與身體其他部分有所聯繫，皆以膜或網油作為其道路。唐這樣的說法，等於是將人體用三焦一個概念貫穿起來，包絡也是其中一部分。這樣的說法，在論述方面，可以將許多虛無、無形的論述，化作有形質、可見的一切。與唐宗海相對的，王清任卻抨擊古人論心包絡；唐認為心包絡、膈膜皆是三焦的一部分，但王清任只單單清楚的描述膈膜，卻對前述三焦與此處心包之說持批判態度。他說到：

> 其論心包絡，細筋如絲，與心肺相連者，心包絡也。又云心外黃脂是心包絡。又云心下橫膜之上，豎膜之下，黃脂是心包絡。又云膻中有名無形者，乃心包絡也。既云有名無形，何得又云手中指之經，乃是手厥陰心包絡之經也。論心包絡竟有如許之多，究竟心包絡是何物，何能有如許之多耶？[81]

王清任的質疑，指向中國傳統的臟腑虛無論，凡肉眼看不見的，無法確切指出的，都是他撻伐的對象。王真正以肉眼所見只有「膈膜」

---

79 清・唐宗海，《醫經精義》下卷，頁96。

80 清・唐宗海，《傷寒論淺註補正》，頁101–102。

81 清・王清任，〈醫林改錯臟腑記敘〉，《醫林改錯》卷上，頁2。

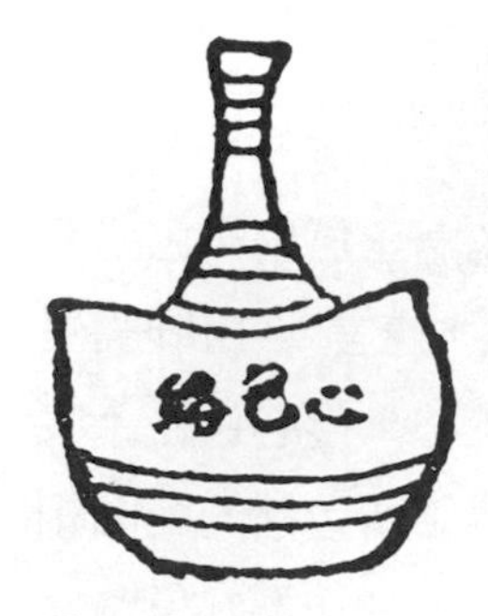

圖 15 王清任認為古人所畫之心包絡是錯誤的

而已。他曾審視死人屍體中之臟腑形態與分布，於是他看到了膈膜的形質。

但他坦承，當時膈膜的形質並沒有能看得很清楚，後來他仍不死心，對於未知之「膈膜」，他還是盡力蒐羅實際資料，希望能有所獲。最後他成功了，終於得以知膈膜之形，只是這種喜悅，是間接從別人那裡聽來的，而非自己親眼所見[82]，但這已足以讓他信任膈膜的形質。只是，這種眼見為憑的精神沒有能讓他看到（相信），或者興起任何聯想和三焦、包絡結合在一起。真正「膈膜」一詞，在王的醫論中只是人體中的分界而已[83]，並沒有如唐所賦予的那樣：是三焦的一部分。

對於王而言，所謂「膈膜」並無任何三焦所代言的生理功能，它只是作為人體內部臟腑的分界而已。1925 年湯爾和（1878–1940 年）在孫中山病危時，對於汪精衛（1883–1944 年）贊成使用中醫來治療疾病的作法，做出如下的批評：「我敢放肆說一句，中醫要講醫理那是完全站不住的。退十步說，現在中醫的先生們實無『論病』之可能，不要說是『治病』。……中醫所必須知道的事情，如同心肝脾肺腎的位置，相火是什麼東西，中醫有幾種解釋法？王勛臣（清任）看不懂得那一層破膜是什麼？」[84] 其實王是看懂了，只是他並

---

82 清・王清任，〈醫林改錯臟腑記敘〉，《醫林改錯》卷上，頁 2–4。

83 王之辨證論治完全依據人身體之「膈膜」，分為膈上膈下之分別而已。清・王清任，〈醫林改錯臟腑記敘〉，《醫林改錯》卷上，頁 37–39。

84 引自趙洪鈞，〈孫中山和中西醫之爭〉，《近代中西醫論爭史》第 3 章第 6 節，頁 118–120。另可參考拙著，〈民初醫療、醫生與病人之一隅——孫中

不瞭解膜的生理作用，也未找出任何中醫臟腑理論來說明「膈膜」之功用。

唐宗海將三焦與膈膜聯想在一起，就是為了清楚解答三焦之「形質與功能（中醫的）」這樣的邏輯如何能成立。唐再說：「西醫謂心之上面週圍有夾膜裹之，即包絡也。包絡上連肺系，由肺系連及於胸內之四面，皆是油膜。又下為膈膜，又下為網油膜，所謂膜者，皆三焦也。三焦與包絡相通，其迹如此，故包絡之脈，下膈歷三焦也。」合上所論，可以證明他將西醫的心上周圍夾膜，視之為是心包絡，而且三焦皆膜，所以很明顯的，心包絡也是三焦的一部分。

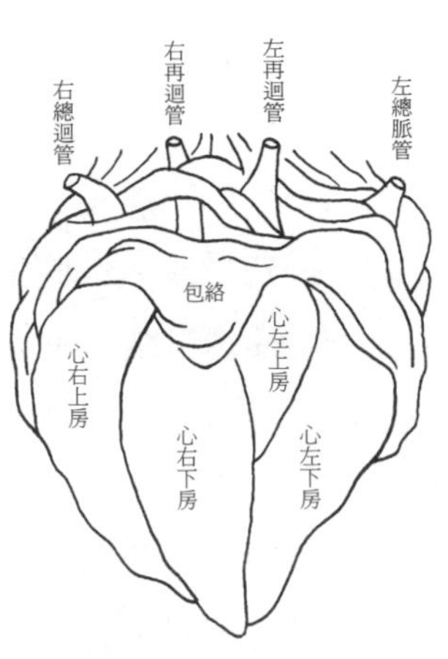

圖 16　心臟的包絡示意圖

對其形態下了一個清楚的定義後，唐宗海接著討論心包絡的功用為何。他認為心包不光是一片膜而已，這片膜可以宣導（包絡之火）氣[85]。所以綜合而言，就是：「名日膻中，又日包絡，與三焦相表裡，以其皆是膜之體而相連也。」而此膜可以遮擋濁氣，使心臟不受邪氣干擾，所以唐稱心包絡又名「護心油」[86]。

山之死與中西醫論爭〉，收錄於《國族、國醫與病人：近代中國的醫療和身體》。

85 以上提及的引文及論說，見清・唐宗海，《醫經精義》上卷，頁 48、77–78。

86 以上二段引文，見清・唐宗海，《傷寒論淺註補正》卷 1，頁 108；卷 3，頁 209。

其他融合派醫家的觀點，例如朱沛文轉述其他的研究認為，《醫貫》一書中所言的「心外有黃赤脂裹」的物體，與「洋醫云周圍夾膜裹之」[87] 的物體是一樣的，就是指心包絡。這個假設與唐的見解一致；換句話說，他們都將肉眼所觀察到的焦點，放在心臟外圍的形質，而歸納出結論。所以「膻中就是心包絡」，到近代已經沒有疑義， 王有忠言 ：「膻中之說似屬可省」、「包絡與膻中同一而異名也。」[88] 劉鍾衡異口同聲的說：「中醫有於五臟外添膻中一條，按膻中即中醫所謂心包絡，西醫所謂心處胸中，左右有肺，周圍夾膜裹之，夾膜，即膻中心包絡也，毋庸贅圖。」[89] 即便歷代醫家對一些臟腑功能的論述還未統一，論述也各持己見，但近代中醫追求實質臟腑形體的論述，是他們努力的一個大方向，他們澄清了一些疑慮與問題，並對於以往醫家討論臟腑時所採取的虛無、那些容易落人把柄的論調，給予最正面的回應。

唐宗海的最後一項論述又足以引發新的身體觀課題，即三焦之源在腎系的問題。唐言：「三焦與心包絡相表裡，亦以其油膜從膻膈而上，入為包絡也。三焦經脈貫肘，故肘上消灼。清泠淵穴種牛痘，能發出腎中之毒，亦以三焦之源，根於腎系故也。」透過經脈連結腎與手臂這兩處，故「種痘」可以將腎中的毒發出，達到預防天花的作用，這也許是一種對種痘的身體想像，唐透過形質的論述，而可能將這種想像給實際描繪出來。問題是腎系為三焦之根，而三焦的經脈還可以與腎系有所連結，透發腎系之毒，這都將腎系與三焦

87 清・朱沛文，〈心臟體用說〉，《中西臟腑圖像合纂》卷上，頁 7A–8B。

88 清・王有忠，〈手厥陰心包絡經主治〉，《簡明中西匯參醫學圖說》，收錄於《續修四庫全書・子部・醫家類》第 1026 冊，頁 497 上、頁 539 上。

89 清・劉鍾衡，《中西匯參銅人圖說》，「例言」，頁 1A–B 頁。

的功能牽連在一塊，是接下來要討論的課題之一。

五、三焦與腎臟、膀胱、命門與君火的相關論述

唐宗海曾將人體分為三部分，來解釋三焦。他說：

> 腹與胸分三停，上停名胸，在膈上，心肺包絡居之。心與包絡，從著脊處油膜中，下通肝腎。肺有薄衣，連及胸內，前面之膜為肺，通中下焦之路。肺系上連包絡，後著脊，前連胸膈。肝體半在膈上，半在膈下，胃附肝系，透下膈，橫曲如袋。胃下為小腸為大腸為肝膽，是為中停，皆生連油膜之上，即中焦也。臍以下為下停，有膀胱有胞宮有直腸，皆生連油膜上，即下焦也。[90]

人的全身，都靠著各種膜來連接，這是前面已經說過的。現在我們要關注的問題，是唐所謂的「從著脊處油膜中，下通肝腎」一句，這代表所謂油膜可以將三焦連繫起來。不妨先看看別的醫家是怎麼談的。清初醫家王宏翰在《醫學原始》載：「三焦者，元氣之別使也。華元化曰：下焦者，人氣之系，亦又屬膀胱之宗始。王叔和曰：腎以膀胱合，為府，合於下焦，名曰三焦，蓋言原始之地，即出精之路，以氣化而言也，一氣相通，故曰合於下焦，不可以藏府為截然不相干也。」[91] 如果三焦府真的是氣化之原始，又是「一氣相

---

90 清・唐宗海，《醫經精義》下卷，頁 96。

91 引自清・王宏翰，〈咽喉分臟腑考〉，《醫學原始》卷 3 第 12，頁 252。

通」，那麼這些身上的膜，到底運送的是什麼氣呢？這些氣又是怎麼來的？唐宗海解釋說：「三焦即是油膜，其根發於腎系，其上歸結為心包。」[92] 唐認為所謂的三焦根源與歸結之處，就是三焦中「氣」的終始之處，分別在腎系與心包絡。前面王宏翰曾言：「腎間動氣，人之生命也。腎間者兩腎之間，即命門真元之所在也，此五臟六腑之本、十二經脈之根、呼吸之門、三焦之原。」[93] 唐宗海之前的歷代醫家解釋，都離不開此範圍，只是互有增減而已。現在唐宗海的解釋也是根據此來立論，宗海論到：「三焦之原，根於腎系，名曰命門。由腎系生出兩大板油[94]，由板油生出網油，上生胸膈，前連包絡，而後附於脊，與肝相連，通於膽系。」這是以部位言之，三焦之源根於腎系，又叫命門[95]；而由此生出的兩大塊板油，再分生出網油，並藉由其連結功能與身體其他器官發生聯繫[96]。

那麼，三焦中流動之氣的特質又是什麼呢？在此，唐認為三焦可以將其源頭——命門之陽氣通至肝膽。他說：

> 命門坎中一陽，行於三焦，只是陽氣，不名為火，惟上通於

92 清・唐宗海，《傷寒論淺註補正》卷 1，頁 36。

93 清・王宏翰，〈咽喉分臟腑考〉，《醫學原始》卷 3 第 12，頁 251–252。

94 「板油」生於人體的兩脅之處。見清・唐宗海，《傷寒論淺註補正》卷 1，頁 101。

95 對於命門是何物，歷代醫家也是爭論不休，有認為是眼睛、腎間之物、子宮、穴位、小心等。詳見張嘉鳳，〈生化之源與立命之門——金元明醫學中的「命門」試探〉，臺北，《新史學》第 9 卷第 3 期 (1998)，頁 3–7。

96 唐宗海認為命門為「焦原」，透過一些油膜，與其他臟腑連結。詳見清・唐宗海，《傷寒論淺註補正》，「讀法」，頁 24 與《醫經精義》上卷，頁 50。

> 膽，得肝木之生化，則成火矣。所謂空中有火，麗木則明。蓋必麗於木，而後稱為火。故三焦中之陽氣，乃火之根，惟上合於膽，乃為麗木則明之火，是膽為火之燄，三焦為火之根，而肝木則是生火之物，故論火以膽與三焦為主。膽中所藏之火，出入皆以三焦為路道，而託根又在腎系。

三焦中存在一股陽氣流動，靠的是網油與肝膽發生聯繫。由此可證明，陽氣與火都是靠著三焦的聯繫互通往來。至於唐駁斥「肝膽包絡，皆司相火，心為君火」一句，並非代表君、相火的觀念被推翻，而是唐認為分析要更精確。心與腎，應該司的是指「熱氣」而非「火」，必須透過三焦與肝膽包絡聯繫，才稱做「火」[97]。而腎可以藉由三焦與肺及氣管相連，氣就能順利在體內流行。唐在討論腎臟時說到：

> （腎）形如豆，又似豬腰子，腎中有油膜一條，貫於脊骨，是為腎系。此系下連網膜，又有氣管，由肺而下附脊循行，以下入腎系，而透入網膜，達於丹田。兩腎屬水，中間腎系屬火，即命門也。命門為三焦膜油發源之所，故命門相火布於三焦，焦即油膜也，舊說多誤，西醫析言之，而不能會通也，詳考《內經》自見。[98]

前面有討論到心包絡有相火流行，現在探索到根源，正是中醫所謂

97 以上提及的引文見清・唐宗海，《傷寒論淺註補正》，「讀法」，頁 24–25。
98 清・唐宗海，《醫經精義》上卷，頁 26。

的命門。唐認為命門是三焦的發源地，而命門主相火之生成[99]，位於兩腎之中間，命門之火可以藉著脊之油膜，上通火氣於心包，這是三焦的一個運輸功能。再值得注意的是，又有「氣管」一根，連結肺與腎系。這條氣管將人體內蒸發下焦寒水的氣，送至肺部，而肺主皮毛（有衛氣流行），這就是所謂衛氣的來源。

那呼吸的氣呢？與氣化的氣有什麼不同？唐宗海根據《內經》：「膀胱者，州都之官，津液藏焉，氣化則能出焉」一條，引申並認為：「凡人飲食之水，無不入於膀胱。膀胱如人身之洲渚，故曰州都之官。人但知膀胱主溺，而不知水入膀胱，化氣上行，則為津液。」膀胱如何能化氣上行？原來是「天陽之火」，加上「心火」，一起達到氣海（女子名胞室），而基於「膀胱水中之陽，化氣上行，實借腎命門之陽氣化之，上合於心，如天之有日，故少陰之本氣為熱」[100]的道理，所以化氣上行，成為人呼吸的動力，此過程必須依賴命門的陽氣才能成事。

這股氣經由呼吸，再與口、舌、臟腑結合，就像「漆石上的露珠」一樣，在人體就化成了津液，可以滋潤人體[101]。也就是說，不管那一種氣，都是靠著三焦與氣管一條來運行。而唐認為推動三焦運行的是「陽氣」，這的確與西醫所論的臟腑功能大相逕庭，唐在此

99 命門之火在中醫理論中又被稱為腎陽。自明代至清朝，一般均以腎陽為真火，或元陽。詳見馬建中，《中醫診斷學》（臺北：正中書局，1999），頁176–177。

100 清・唐宗海，《傷寒論淺註補正》卷1，頁69。

101 唐未明確說明所謂到達氣海的氣管是只有單獨一條，還是隸屬於三焦，不過氣管外有白膜包裹，可視為是三焦運輸氣的功能之一。詳見清・唐宗海《醫經精義》，頁51。

積極要表明的是提出體內「氣」的實質道路；傳統中醫氣化一抽象名詞，唐想透過西醫重視形質的敘述法，將之解釋清楚。

治療疾病時，唐言：「腎與三焦通。」可見腎臟與三焦關係的密切。他說：

> 腎靠脊而生，有膏油遮掩，附腎有薄膜包裹，西醫名為腎衣，此衣發於腎系，乃三焦之源也。腎系是白膜，層疊結束而成一條貫脊系中，內竅通脊髓，最深之竅也。其次為氣管，外通於鼻，以吸天陽，下入丹田，為生氣之根。又其次為溺竅，水入腎，散膜膈中，以入腎系，合為溺竅，透入下焦，乃及膀胱。

腎系白膜中有氣管與逆管，最深處則是脊髓。還有一「管」名命門，唐認為西醫不知，細分來看，這條管才是運送陽氣與天氣（天地之精氣）的管，故言：「腎上連肺者，金水相生，是水陰之所合也，故腎雖一臟，而將為兩臟矣。」[102] 上言溺管，則是主尿液的入出。所以說腎臟的功能大部分需靠三焦才能發揮作用。

歸結上述所論，是在說明唐宗海認為腎臟和三焦、膀胱這兩臟腑是連體嬰；它們的運作、氣的生成、水液的運輸等，皆與人體息息相關。唐宗海以前的醫家，都將命門論述的焦點放在如何與三焦能夠同診於右手尺部以及命門與三焦的表裡關係上，在論述上，明代醫家更將命門的地位提升到三焦之上，使得三焦在論述時成為命門的從屬地位。唐宗海也重視命門，但為了解釋臟腑的實質，他也

---

[102] 以上引文見清・唐宗海《醫經精義》，頁 26–27、44；下卷，頁 129。

必須將三焦與命門相提並論，這一次，沒有誰高誰低的問題，反而是實際命門與三焦在人體中所扮演的角色，以及「如何」扮演的問題。

命門除了是三焦的根源外，已經看不到它的重要之處超越三焦的言論了，綜歸唐言：「命門為相火之根，三焦根於命門，故司相火而屬於腎。夫腎具水火，合三焦者，是相火所合也。」[103] 透過命門、相火在人體內部的具體功用與流行，三焦連結人體各部，包括腎系命門、相火、包絡、呼吸、天地之氣等，已經形成一個生命氣化系統的論述，而非拘泥於前代醫家表裡的論述，三焦形質實佔據了關鍵的地位。所以張錫純說：「三焦為手少陽之府，既名為府，則實有物可知，乃自漢唐以還，若《傷寒》、《金匱》、《千金》、《外臺》諸書，皆未明言三焦之形狀，遂使後世數千年暗中摸索，莫衷一是。至唐容川獨有會心，謂三焦網油，其根連於命門，誠為確當之論。」[104] 唐證明了三焦的形質，也證實了三焦的起始。

小結——尋覓形質之新中醫論述

我們要思考唐宗海最初面對的是什麼挑戰？從三焦有形無形的爭論，進行了已有數千年之久；到近代受到西醫學的衝擊，主無形論者的言論，在近代早已是自砸招牌，中醫們不願表明他們不知臟

103 以上提及的引文及論說，見張嘉鳳，〈生化之源與立命之門——金元明醫學中的「命門」試探〉，頁 41–47。

104 張錫純，〈三焦考〉，《醫學衷中參西錄》中冊，頁 194–195。

腑，而在中西醫比較之下矮人一截的意向，是可以理解的。持有形論者，卻也不能確實指出三焦是什麼；即使勉強指出是赤膜、腔子，也無法說服全部醫家相信，他們只是眾口一致的堅稱他們看到了三焦，但對於「膜」的認識，卻仍停留在「看到」一層意義而已，並沒有能結合三焦功能聯繫來做進一步的解釋，也沒有說出什麼微言大義，結果讓大家覺得有形無形的爭論，只是放在有形或無形的老問題上，卻沒有對辨證、審視疾病與生理論述做出什麼新的貢獻。

醫者不能自外於當代特有的社會文化背景，唐宗海在他的論述中，極力要證明三焦的存在。除了受到西醫影響而欲融合新說外，還有一個背後動機：三焦如果是一個看不見、虛無的臟腑，那麼在西醫解剖學重視形質的風氣影響下，中醫傳統的理論，包括一切依附於三焦的生理論述、疾病解釋，都將難以成立，這是極危險的一件事。所以我們可以考察一些現象，王有忠在光緒 32 年出版的醫書，也採用唐宗海的說法，其相似的程度，近乎抄襲。包括三焦是脂膜、膜膈、微絲血管之通路、連網、油膜、雞冠油、板油等術語；唯一特別的是，他稱命門為：「相火所司，西醫名精液總管之處。」這個「精液總管」倒是新的名詞，也是可以看見的組織，就如他所說的：「自泰西通中國，而無人知研究實學為當今急務。凡一製造，必先考一物。」[105] 醫學也是如此被要求重視實質的科學。

在《靈樞．本臟篇》中有所謂論三焦之厚薄粗細者，就是以形狀來立論。張錫純謂：「夫三焦既可辨厚、薄、緩、急、直、結，則實有其物可知。且其厚、薄、緩、急、直、結皆與膀胱並論，則三

---

105 以上引文，見〈三焦說〉，《簡明中西匯參醫學圖說》，收錄於《續修四庫全書・子部・醫家類》第 1026 冊，頁 496 上、頁 541 上。

焦亦如膀胱之以膜為質，且與膀胱相連可知；而以膜為質與膀胱相連者，即網油也，此又三焦即網油之明徵也。」[106] 不論是以何種方式立說，唐與其他中西醫融合思想的醫家，總是想要找到一個可以證明三焦確有其形的立足點。

與唐宗海同時代的醫家，在名詞採認方面，儘管有與唐不盡相同之處，但以唐論三焦的主旨來擴大，是一個我們可以看見的趨勢；而這些論述，受到西醫實際形質論述的影響，除了堅持一些氣化理論與中醫特有的術語外，其餘都往實際可見、信而有徵的大方向來論證。宗海先啟其鋒，朱沛文、張錫純、王有忠、劉鍾衡等人更承其尋覓形質的論述發展下去，三焦只是一個例子而已。

值得思考的問題是：唐宗海將三焦擴大解釋的作為，將命門、包絡、膻中、營衛、膈膜等都納入三焦膜膈網油的理論中，解釋上漫無邊際，等於是以西醫的理論釐清了張景岳：「三焦命門包絡者，醫者之要領，臟腑之大綱」[107] 一句話的重點，強調了中醫學本位的生理論述，並且把人身全體氣化之連結功能都歸給三焦[108]，擴大解釋了氣化臟腑的功能。但其論是不是真的合理，卻仍可以被討論。例如唐宗海有一個認識，他說：「兩腎將水滴瀝，然後從油膜入下焦，以滲入膀胱。」[109] 如果以此說明唐可能知道腎的過濾尿液功能，可能很多醫家都不相信，因為唐並未進一步探討腎臟的功能，他一些理論的根據，可能都是僅止於看過一些近代翻譯的西醫書籍而已；

106 張錫純，〈三焦考〉，《醫學衷中參西錄》中冊，頁 195。

107 張景岳，《類經附翼》，收入《張景岳醫學全書》，頁 795。

108 三焦一府，在唐的解釋中，占了一個人體生理的連結地位。詳見清・唐宗海，《醫經精義》上卷，頁 44–45。

109 清・唐宗海，《傷寒論淺註補正》卷 5，頁 228。

而這些生理組織，唐其實和舊時主張形質說的醫家一樣——他們「看到」的，不管是能否實際看到或是參考西醫書中的「膜」，大家都堅稱他們看到的就是三焦之形質。

故論述三焦功能時範圍可以無限擴大，由唐宗海的口中說出，三焦一腑可以解答一切人們對中醫經典之疑問；換句話說，氣的道路一旦建構出藍圖，西醫形質臟腑的挑戰就不再是中醫氣化臟腑與其功能敘述的威脅了。在唐論中，中西醫理是可以匯通的，但是他的這些論述，在後來一些醫家如吳錫璜（即吳瑞甫，字黼堂，1871–1952 年）眼中，就不是那麼高明了[110]。吳評論說：「三焦一門，醫學家各自為說，屆今尚辨別不清，余正在考究中。唐容川《傷寒補正》，考據詳明，指出實質，是否真切，仍屬未明，不敢強解。」[111] 在受過更多西醫學薰陶的中醫眼中，唐將三焦擴大解釋的論調也許就出了一些問題。就像張錫純說的：「醫家仍有疑義者，因唐氏雖能確指出三焦，而未嘗博採旁引，徵明油網確係三焦也。」[112] 也就是唐的論證還不夠充分的問題。

後來的中西醫融合思想醫家惲鐵樵認為，三焦所指的應該是「軀體之能力」，而非三焦是屬於軀體的一個臟器，同樣不認同唐的理論。惲認為以往的醫家在談論三焦時總是逃不開實體——「器」的爭論；而類似唐宗海以來的近代醫家，拼命要找出一個實際有的軀

110 《衛生學講義》（1936 年）附〈吳師錫璜事略〉載吳錫璜「肆力於醫學，蒐集古今諸家，以及西醫著籍譯本，融會而貫通之」。其餘事蹟可見吳錫璜，〈吳師錫璜事略〉，《衛生學講義》（臺北：新文豐，1985），頁 1–4。

111 宋・陳言著，吳黼堂評著，〈三焦精府辨證〉，《吳黼堂評著——陳無擇三因方》卷 8，頁 8B。《傷寒補正》應是指《傷寒論淺註補正》。

112 張錫純，〈三焦考〉，《醫學衷中參西錄》中冊，頁 194–195。

體器官名詞來證明三焦「有狀有體」、確實存在，所以竟然「紛紛聚訟」，而深究唐宗海以油膜之形照本宣科書寫三焦的論證，根本是「支離破碎，不可究詰」的論調。三焦的爭論，在惲的觀點下，再次回到最初的氣化討論疾病與身體功能上來[113]，而與西醫所謂的實質形體又一次漸行漸遠了，與前面「肝在左」的討論是一樣的發展方向，只是肝在一開始就沒有「無形」的問題束縛，醫家闡明肝臟在右邊的實質，也必須捍衛傳統氣化學說；而若有所爭論，還是舉氣化之說為主，來做立論。現代的中醫，幾乎不採認唐宗海的說法了，而且也不堅持一定要指出三焦的形質，反而比較回到惲鐵樵所論的基準點上來作發揮。

那唐的理論有什麼時代意義呢？中醫黎伯概曾評論宗海之三焦論，其言：「古時三焦之說不甚明瞭，有形無形，千古聚訟。唐宗海主有形，指板油網膜，即是三焦，為決瀆之官，水從此出。」[114]那麼，唐的理論，是不是真的就解決了「千古聚訟」的難題？還是應該只是在西醫學衝擊下，中醫對臟腑實際形質的短暫回應？後來的中醫學研究，明顯將問題的解答帶往後者。回顧檢討歷史，今天我們要觀看思量的，應該是唐宗海曾經試著，給傳統中醫學在近代的發展，披上一層新的、可以看見的薄紗。

---

113 以上引自惲鐵樵，《內經講義》第8期，頁11–12，收入上海中醫學院中醫文獻研究所主編，朱邦賢、王若水總審閱，《歷代中醫珍本集成》第2冊（上海：上海三聯書店，1990）。

114 黎伯概著，許雪樵校注，《醫海文瀾》，頁116。

第五章　舊知識與新形質
——中西醫消化作用的例子

概述與定義

三焦已說明了氣在人體中的生成與行走道路；這些道路，是中醫臟腑生理與西醫解剖形質相混合的產物。對臟腑的連結關係及其道路雖已有了初步認識，但氣和人體內的津液[1]是如何透過人體內的管道，與各個臟腑相連結，完成一個大型的生理作用，卻是另一個中醫必須去解釋的問題。本章將以現在名詞的「消化系統」為例子，因為在這個整體論述內，唐加入了一個傳統中醫理論沒有說明清楚的臟腑——胰臟在內，來說明中西醫對臟腑之間的連結與功能的不同眼光。

消化是指食物中的養分，人體無法直接吸收，必須經過分解再

1　津液可以是維持人體機能正常一切水液的總稱（張珍玉主編，《中醫學基礎》，頁83）。津液的論述，涉及了消化系統內的各機能。臟腑的氣不足，也可以透過津液來診斷（如津液不足，氣就會偏熱，出現病狀）。詳見吳國定輯著，《內經診斷學》（臺中：昭人出版社，1998），頁142–143。

吸收的過程，才能被人體利用[2]。消化的意涵，中西醫皆有，但中醫在消化一事上未將負責共同生理運作的臟腑形成嚴格定義的系統，我們必須將中醫臟腑與消化相關的器官拉出來歸類，才容易作進一步的比較。本章欲討論的幾個問題，為求定義方面統一，所以以西醫的消化系統 (Digestive System) 為說明的中心，界定起來比較一致。系統 (system) 是一解剖學的術語[3]，它是由最小的細胞 (cell)、組織 (tissues) 到負責共同生理功能的器官 (organs) 所組成的人體分級最複雜的單位[4]。消化系統中有許多消化管 (digestive canal) 和消化腺 (digestive gland)，分屬不同的器官，還包括一些膜在內[5]。以本文的討論範圍而言，胃與大小腸是屬於消化器官（有容納食物通過的管道），而胰臟和肝膽（無管道），則屬消化腺的範疇[6]，它們各自貢獻胰液（合信翻譯成「甜肉汁」）與膽汁，幫助消化，共同合作，完成一個大型的生理作用[7]。放眼整體運作，我們將能更清楚的看出在中西不同論述之下臟腑的「性格」。

---

2 周德程編譯，《解剖生理學：為瞭解人體之基本構造和生理功能》（臺中：昭仁出版社，1981），頁 418。

3 早期的系統是指某個特定器官所掌管的功能或效能運作。詳見祝平一，〈身體、靈魂與天主：明末清初西學中的人體生理知識〉，臺北，《新史學》第 7 卷第 2 期（1996 年 6 月），頁 62–63。

4 周德程編譯，《解剖生理學：為瞭解人體之基本構造和生理功能》，頁 1–2。

5 鄺賀齡著，〈消化系統解剖生理概述〉，《消化系統》（臺北：牛頓出版社，1989），頁 1。

6 彭英毅主編，張月蘭協編，張丙龍校閱，《解剖生理學：人體構造與功能》（臺北：南山堂出版社，1990），頁 577。

7 分類詳見王復旦撰，《人體解剖學》（臺北：維新出版，1968），頁 175–183。

根據上述的定義來展開，細部來分，本章規劃的重點與方向如下：若以人體的消化系統為例，現今西醫又稱做「胃腸系統」(gastrointestinal [GI] system)。首先，本文將抽出脾臟所扮演的角色來分析，現今西醫不認為脾臟屬於胃腸系統的範圍[8]，近代西醫翻譯的文獻中也漠視脾臟之功能；但中醫論消化時卻有著相當重視脾臟功能的傳統，這就形成了中西醫理的差異。唐受了西醫和王清任的影響，在論述人體食物代謝成營養的過程中，開始依循西醫的系統來解釋臟腑的功用。在各臟腑的協調分工上，中西醫更展現了不同的關切焦點。

另一個重要的關鍵就是胰臟的形質與功能被具體化了，西醫不認為在中醫的發展史上曾有任何發現胰臟的跡象。《醫學補習科講義．緒言》載：「膵臟（舊譯作甜肉）之製造膵液，而醫者均不知也；此無他，古書誤之也；欲正其誤，宜講生理學。」[9] 這段話明確指出中醫在古代沒有重視胰臟的形質與功能，古醫書有誤而導致了中醫根本不知胰臟為何物。在中國，是王清任最早將胰臟劃分出來[10]，但唐並不認為中醫理論曾經忽略了胰臟，他選定了以脾臟為主，穿插三焦為輔這樣的論述，來回應胰臟這個新的臟腑形質與功能，欲傳達「中醫已經知道」的印象。

事實上，唐宗海選取脾臟為主體來論述，還是遵循傳統的臟腑理論。脾臟在中醫生理學發展史中本來就有重要地位，也是在論述

8 Arthur J. Vander, James H. Sherman, Dorothy S. Luciano 原著，潘震澤等譯，《人體生理學》下冊，頁 551。

9 陳邦賢，《中國醫學史》，頁 260。

10 「先見」是指王確實指出胰臟是另一個臟腑，而不是脾臟或是附於脾臟旁的「散膏」(中醫後來認為那還是脾臟)，詳正文。

類似西醫化食作用的一個重要臟腑。但王清任和西醫的論述中，脾臟的位置與重要功能描述都被忽略。例如王將消食的功能歸為小腸的「氣府」所擔任，而非脾臟。不過王清任是一位中醫，他不會不知道脾臟在中醫臟腑生理中的重要性。脾臟在五行中屬「土」，而「土旺四季，四季皆有土也；脾長四臟，四臟皆有脾氣也。」[11]脾臟氣如果虛弱，則「五臟不安」[12]；若是「脾氣沖和」，胃、膽、大小腸等六腑才能「化水穀」[13]。可見在中醫臟腑生理中，脾臟在消化一事上的功能相當重要。

兩個不一樣的臟腑要怎麼「中西匯通」？舊的中醫知識如何可能來解釋新的胰臟形質，這是唐必須回答的問題。

第一節　王清任與西醫對人體消化管道的描述與問題

對於臟腑實際的形質描述，在近代變成了醫家關注的焦點。唐宗海在醫論中積極的回應胰臟與消化系統的問題，都顯示他受到王清任醫論和西洋醫書的重大影響，以下先談王清任與西醫怎麼來敘述「形質」的消化管道與其理論，歸納探索其中所帶來的醫史課題與唐宗海可能回應的方向。

王清任首發的諸多關於消化器官、組織的議論，放在中醫史的脈絡來看，最顯著的就是他對整體消化道的詳細闡述，以及他新發

11 唐・楊上善撰注，《黃帝內經太素》卷6（北京：科學技術文獻出版社，2000），頁155。

12 唐・楊上善撰注，《黃帝內經太素》卷6，頁128。

13 清・唐宗海，《醫經精義》下卷，頁111。

現的一些臟腑、管竅，包括：津門、津管、總提（即胰臟）、遮食等。關於這些王經由實際觀察屍體所得的形質知識，最重要的是澄清到底這些臟腑與管道在人體中是如何分布的[14]。除了對一些管道、消化器官位置詳細描述外，由他的論述中，我們可以看到王的新發現，第一個就是「津管」與「津門」兩組織，這是以往中醫理論所沒有的論述。此兩者控制胃府將精汁水液送至「血府」化血以及至「髓府」化髓；其餘水液，則透過脾中間一條「瓏管」，它可以將水液輸送至「出水道」，這是王另一個新發現。不過上述這些組織的功能，都與本文已論述之三焦有關。除此之外，最特別的是王曾提到「總提」一物，又叫胰子，關於這個臟腑的描述，他只是點到為止，並沒有說明它的功用為何；但他點出中醫以往論述所沒有注意到的部分，就名詞定義而言，它完全是一個新的臟腑；只是，王僅止於「看到了」，卻對它的生理功能沒有任何著墨。

王清任醫論中最重要的化食臟器，非「氣府」莫屬。他說：「小腸外有氣府，氣府抱小腸，小腸外、氣府內，乃存元氣之所，元氣化食。」[15] 附於小腸氣府內的「元氣」，才是化食的主要動力；此元氣不足，胃也無法獨立化食[16]。故在王的醫論中，氣府之元

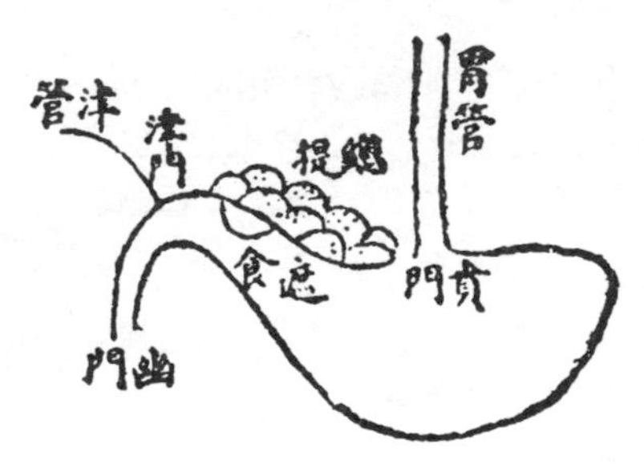

圖 17　王清任提出的總提與遮食位置圖

14 清・王清任，〈津門、津管、遮食、總提、瓏管、出水道記〉，《醫林改錯》，頁 19。

15 清・王清任，〈津門、津管、遮食、總提、瓏管、出水道記〉，《醫林改錯》，頁 20。

氣化食，是一個重要的生理運作功能。只是，傳統中醫在消化一事上最重視的臟腑，我想還是脾臟吧。清人吳謙（字六吉，安徽歙縣人，曾任太醫院判）言：「氣在腎，是父母之所賦；後天之氣在脾，是水穀之所化。」[17] 與氣最有關係的兩個臟腑：腎中之氣是先天父母所賦予，後天之氣則取決於水穀所化的脾氣。李杲（字明之，號稱東垣老人，1180–1251 年）認為，水穀就是用來「奉養五臟」[18] 的，脾就是五臟之一。由此來看，脾臟的重要性至少不會低於胃[19]，而且「脾為孤藏，中央土以灌四傍」[20]，可見脾臟居人體中樞之要。

但西醫卻不認為脾臟是個重要的消化器官，於是乎中西觀看身體內部的差異，又添一例。像是《全體新論》所載：「各物不論五色五味，胃津化後則總歸一物，色味俱無，無區別矣。」[21] 西醫否認脾臟還有化氣、輸津液的生理作用，營養對每一個臟腑來說都是一致的，並不會有元氣滋潤臟腑之說；即使有類似「氣」的說法，如合信言：「胃腸有微絲細血管甚多，能攝吸茶水」，並藉由肺臟「升出為汽」，變成汗和尿，排出體外，但西醫之「汽」，不需經過脾臟

---

16 清・王清任，〈會厭、左氣門、右氣門、衛總管、榮總管、氣府、血府記〉，《醫林改錯》，頁 13。

17 詳見清・吳謙主編，《刪補名醫方論》卷 1，收入《醫宗金鑑》卷 26（臺北：臺灣第一書店重印，1978），頁 375。

18 金・李杲，《蘭室秘藏・脾胃虛損論》卷上（臺北：進學書局，1970），頁 13b。

19 何況唐宋以後各家醫書，多以五臟為「本」，六腑為「標」，脾屬臟、胃屬腑，脾之重要性已不言自喻。詳見清・唐宗海，《中西匯通醫書五種・金匱要略淺註補正》（臺北：力行書局，1993），頁 8。

20 郭藹春主編，〈玉機真藏論篇第十九〉，《黃帝內經素問語譯》，頁 122。

21 合信，《全體新論・胃經》，《叢書集成新編》第 47 冊，頁 211 上。

仲介，也不需要去滋養各臟腑[22]。故西醫論脾的重要功能即：「收聚往來剩餘之血，以寬閒動脈而保護臟腑者也。」[23]所以西醫的脾臟與消化，氣化和輸布津液完全無關。

檢視王清任對消化管道的實際觀察，也可以發現他對胃的重視與對脾的忽視，我們先從王描述瓏管一組織的理論來瞭解。整本《醫林改錯》，嚴格來說與脾臟功能相關的只有脾有運輸水液的功能，王言：「脾中有一管，體像玲瓏，易于出水，故名瓏管。脾之長短與胃相等，脾中間一管，即是瓏管，另畫瓏管者，謂有出水道，今人易辨也。」[24]他說明脾臟：「中是瓏管，水由瓏管分流兩邊出水道，由出水道滲出，泌入膀胱為尿。出水道中有四血管，其餘皆系水管。」[25]在王的醫論中，脾臟不是看不到，也具有形質，只是它僅被拿來當作是解說瓏管與出水道在人體內的定位指標而已。

在王清任的生理知識圖譜中，我們可以看到機械式的實質臟腑分布，是他重視的醫理。例如王言：「大腸上口即小腸下口，名曰闌門，大腸下口即肛門。」[26]類似這種臟腑在人體內的定名、實際位置與排列，才是王最關心的事。那麼，在人體內具有確切形質的脾臟，其功能是否僅止於王所言，在人體的消化功能中，僅僅只存在「瓏管」一條負責運輸水液而已呢？

---

22 「汽化」一詞的含意與中醫的「氣化」是兩個不同的概念——西醫的「汽」僅排出體外；而中醫的「氣」還必須滋養臟腑、充實營衛。引文同上書，頁 210 下。

23 合信，〈脾病證論〉，《內科新說》，頁 56A。

24 清・王清任，〈親見改正臟腑圖〉，《醫林改錯》，頁 8 圖右下。

25 清・王清任，〈親見改正臟腑圖〉，《醫林改錯》，頁 8 圖左下。

26 清・王清任，〈親見改正臟腑圖〉，《醫林改錯》，頁 9 圖右上。

把王清任對於脾的輕描淡寫拉出來比較，我們可以發現西醫與他所論脾之功能有類似之處。就形質而言，脾臟的確存在，中西醫都沒有否認，只是在近代譯出的西醫文獻描述中，脾臟是一個不甚起眼且無關緊要的器官。就解剖形質為準的生理知識而言，當時西醫一再強調脾臟的功能包括:「質甚軟，可大可小，其用大率聚集往來剩餘之血，為動脈寬閒之地也。」而「其內有迴血管，由胃後入肝」，若是脾內血管堵塞，血水積聚，就會造成脾臟腫大的病[27]。19世紀末，脾臟還被發現了一項生理功能，即是「生長白輪（白血球）之府」[28]，但此論述，並沒有被唐宗海採用。當時西醫對脾的描述大概如此。

在西方的醫學發展史中，脾臟原本就是一個無關緊要的器官，一度被稱為「假冒的肝臟」，又可能與人的憂鬱心理有關，抑或是有醫家認為切除脾臟可以跑更快。凡此種種，諸家並無定論，簡言之，「脾臟到底是幹什麼的」這個問題，困擾著西醫學界兩千年之久[29]。

還有一個值得書寫的差異，在於西人翻譯同樣習用「胃為倉廩之官」[30]這樣的中醫名詞，相對於脾臟的生理地位，在合信醫生的描述下，胃在人體內反而是一個功能眾多的重要臟腑。對於形體與位置的詳細描述，自是不在話下，更重要的是，合信已闡明胃體能

27 以上引文詳見合信，《全體新論・脾經》，《叢書集成新編》第47冊，頁212上。

28 哈烈撰，清・孔慶高譯，〈論脾經〉，《體用十章》，頁48A。

29 以上見解出自許爾文・努蘭 (Sherwin B. Nuland) 著，潘震澤譯，《器官神話——一位外科醫生的奇遇》(*The Mysteries Within: A Surgeon Reflects on Medical Myths*)（臺北：時報文化，2002），頁158–190。

30 傅蘭雅主編，《格致彙編》第3冊，頁532。

磨匀食物，並藉由「小穴」生津液，這個津液就是胃酸。胃也藉由臟腑內外的「腦氣筋」與「白節筋」來與全體對應，所以「百體有恙，即無胃口，不思飲食」[31]，可見當時西醫已認識到胃在人體中地位之重要。

若從中醫的身體觀來探討，在臟腑理論中脾胃常被拿來一起討論[32]，不像王清任或西醫那樣重視胃而輕忽脾。在王的醫論中，胃的重要性超過了脾臟，這點與西醫同，脾臟在王的論述中是一個被錯誤理論圍繞的臟腑，例如王說：「古人論脾胃，脾屬土，土主靜而不宜動；脾動則不安。既云脾動不安，何得下文又言脾聞聲則動，動則磨胃化食，脾不動則食不化？論脾之動靜。其錯誤如是。」[33]

---

31 合信，《全體新論・胃經》，《叢書集成新編》第 47 冊，頁 210 下。

32 脾胃互為表裡關係，脾屬臟、胃屬腑；脾屬陰、胃屬陽，脾胃在五行中皆屬土，也都位居中焦，這是傳統醫學對它們兩者關係的認知。食物是進到胃中的，這是中西醫皆一致的看法。但是中醫認為胃在消化食物過後，會把水穀精液的精華送至脾臟，脾臟再將津液送至心、肺、頭目，以貫達、營養周身（關於此精液、氣傳播的路徑，《內經》已詳細說明。鄧鐵濤作了更進一步的闡述。他認為，飲食進入胃，到輸入津液到脾臟後，分三條路線走。「精」散於肝臟、「濁氣」歸至心臟，再至脈、肺、六腑回到五臟、肺至膀胱，水精四布，以榮養五臟。）詳見鄧鐵濤，《鄧鐵濤醫集》（北京：人民衛生出版社，1995），頁 74–75。而胃只將食物殘留之糜粥，下輸於腸，再成為糟粕，完成排泄作用，故有「脾升胃降」之稱，說明其相反又相成的關係（張珍玉主編，《中醫學基礎》，頁 61），故脾與胃又常一起併稱。

33 清・王清任，〈醫林改錯臟腑記敘〉，《醫林改錯》，頁 1。清末劉鍾衡亦主此說，詳見清・劉鍾衡，〈附錄王清任先生臟腑辨〉，《中西匯參銅人圖說》，例言，頁 4B。

「脾動」原意是指脾臟「聞聲則動，動則磨胃而主運化」[34]，這是指它的運作狀態；而「脾靜」是指脾臟主靜、屬陰的生理特性歸類[35]。這種不完全相通的說法，頗合王清任的實證醫學所抨擊的目標——不明臟腑，此即王為何不重視脾臟功能的原因。

王清任費心去找出一個傳統中醫臟腑知識本來沒有的「氣府」，來說明氣化與消化食物，上一章已談過，在唐宗海的認知裡，氣府只是三焦的一部分而已。唐在看了《醫林改錯》後，對王所沒有闡述的部分——脾臟在消化理論中的關鍵地位，應該印象深刻。當時西醫著作所反映的訊息和王論有雷同之處——即脾臟皆非消化系統中一個重要的角色，這點對堅信傳統中醫理論的唐而言無非是個應該立即加以駁斥的說法，於是，唐之中西醫折衷，有時正是從論爭開始，這也是我們可以注意的動向。

第二節　唐宗海的脾胰說

一、脾與胃的個別功能與聯繫

對於消化管道與其作用的認識，唐宗海與王清任的出發點可說是完全不同。要言之，脾臟之功能是唐認為中醫論消化時的基礎。

---

34 清・吳謙，《刺灸心法要訣・脾臟經文》（臺北：志遠書局，1999），頁79。考證見溫長路、劉玉瑋、溫武兵編著，《醫林改錯識要》，頁10。

35 王懷義編著，《醫林改錯發揮》（太原：山西科技出版社，1999），頁7–8。

他主張：

> 口通五臟，然主於納穀，先通於胃，而胃實脾之府也，故口亦是脾之竅。凡百體皆有專屬者，有兼屬者。西醫圖口通腦，通心肺，通胃而不通脾。不知胃乃脾之腑，不通脾而反屬脾竅，則其歸屬，有真主宰矣。[36]

唐宗海這裡將脾臟「主宰」的特殊地位拉出，並說明胃與脾的從屬關係。唐的論述中，脾胃不是兩個不相關的臟腑，此論延續著脾胃並稱的傳統，與王的所關切的臟腑焦點不同。

王清任醫論中的「瓏管」，即唐宗海所謂的「玲瓏宮」[37]。在身體的內部，唐宗海將脾胃連結的管道解釋成一條「膜」，這條膜即「瓏管」，唐曰：「脾與胃相連處，有膜一條，其中有管，自然無疑。」[38]此說是依據三焦油膜運輸水液的思考理路而來。王論的差別在於：這條「瓏管」或稱「玲瓏宮」，在《醫林改錯》中是脾中之管竅，負責運輸水液至出水道，而且這項功能還不是取決於脾之主導。

唐宗海如果要強化說明脾臟的重要功能，就必須凸顯脾臟在身體內的特殊生理機能，並匯通西醫形質之說，對中醫的脾臟功能做出解釋。在中醫理論中，脾為什麼可以輸布精汁與氣呢？這是很重要的一點。如果靠著王所論的脾中「瓏管」僅僅負責輸送水液，是

---

36 清・唐宗海，《醫經精義》上卷，頁 19。

37 唐言：「脾中有管，名玲瓏宮。」見清・唐宗海，《醫經精義》上卷，頁 18。

38 清・唐宗海，《醫經精義》上卷，頁 18。

不夠說明整體脾臟功能的。所以唐宗海解釋說：「五穀備具五味，一入胃中，即化為汁液，從脾之油膜散走達五臟。出焉者，出脾胃而達諸臟腑營衛也。」[39] 五味是指酸、苦、甘、辛、鹹，在經過脾胃消化後，分別進入於不同的臟腑[40]，由唐的論述可知，胃能將穀食化為汁液，但還需靠脾臟「化物」的幫助與油膜的運送，才能將津汁送達到各個臟腑。

接著，論消化系統之作用是整體的，脾胃之間的合作，是中醫理論最重視之處。王有忠嘗言：「各臟腑皆以官名，推脾胃合一官，西人所謂消化器也。」[41] 就是說明脾胃都是主消化的器官。對於脾與胃的關係，唐宗海解釋其作用為：「脾主化穀，胃主納穀，是胃者，脾之府也。胃為陽，脾為陰，納穀少者，胃陽虛；納穀多而不化者，脾陰虛。」[42] 唐認為脾胃之差別是以其臟腑陰陽寒熱來分辨，依據此規則，吃東西的多寡是由胃所管；吃的東西能不能消化，則是脾的問題。依據此認識，唐接著申論：「知脾陰胃陽，乃知健脾胃之法。李東垣重脾胃，而方皆溫燥，是但知胃陽而不知脾陰。」[43]

39 清・唐宗海，《醫經精義》上卷，頁48。

40 《四診心法》言：「脾主五味，凡病者喜味、惡味，皆主於脾，此統而言之也。若分而言之，則自入喜甘，病生脾也；入肝喜酸，病生肝也；入心喜苦，病生心也；入肺喜辛，病生肺也；入腎喜鹹，病生腎也。」這是以五種病所喜的味道燥、焦、香、腥、腐與酸、苦、甘、辛、鹹五種食物味道來對應五臟肝、心、脾、肺、腎的關係，說明食物味道與臟腑的結合，與西醫的「營養」定義不同。詳見〈編輯四診心法要訣〉上，收入清・吳謙主編，《醫宗金鑑》，頁457。

41 清・王有忠，〈脾胃合說〉，《簡明中西匯參醫學圖說》，收錄於《續修四庫全書・子部・醫家類》第1026冊，頁511上。

42 清・唐宗海，《醫經精義》上卷，頁42。

唐告誡醫者，脾臟是屬於「陰」，相對應的是「寒」或「涼」的藥，而世人所宗的是李東垣的「溫」、「燥」藥，這是對胃好卻對脾臟不好的。所以脾胃合論，也是在闡明臟腑陰陽屬性與對應食物、藥物性味之寒熱關係。

唐宗海對消化管道的論述，實又結合了他的三焦油膜說，他以三焦油膜取代了王清任「瓏管」的功能，用以解釋人體實際水液、精氣流通之道路。唐說：

> 西洋醫言，胃之通體，皆有微絲血管，吸水出胃，而走入連網；西醫所謂連網，即是膈膜，乃《內經》所謂三焦，為化行水穀之府也。水出胃走入膈膜，然後下行而入膀胱。若胃之燥氣不足，則水停矣。[44]

與王清任不同的是，唐已經將水（精）液的輸布功能歸給三焦油膜，而非一條瓏管。而唐吸收了西醫所言胃體有「微絲細血管」的理論，有助於他解釋水分如何在人體內的代謝。唐宗海論胃之管道時，說胃之「上竅主納水穀者也。下竅入小腸，主化穀之糟粕也。旁竅入三焦膜油之中，主行水之餘瀝也。中通於脾為一竅，所以化水穀者也。上輸於肺為一竅，所以布精汁者也。故云胃五竅者，閭門也。唐宋以後無人知之，即西醫剖視，又何嘗精細似此」。[45] 此說與王清

---

43 清・唐宗海，《醫經精義》上卷，頁 42。

44 清・唐宗海，《傷寒論淺註補正》卷 1，頁 165。

45 本段引文是唐綜合了王清任《醫林改錯》和西醫書之理論而發。在王清任的描述中，「胃有三竅」，唐明顯認為這是錯的，因為胃有五竅。不過王言：「有一竅出水入油膜。」和西醫所言：「胃通體均有微竅行水入連網。」明

任所論更加的不同了。唐確實指出胃有「五竅」，脾胃關連，只是其中一竅的功能而已；運輸水液也是一竅，而且不是王所指脾與胃的連結——瓏管，而是靠三焦油膜來完成。其論脾胃之關係，大略如此。

那麼胰臟形質呢？唐宗海曾引西醫所說：「傍胃處又有甜肉一條，生出甜汁，從連網入小腸上口，以化胃中之物，脾內有血管，下通於肝。」[46] 他認為脾胃在油膜之上，與各臟相通，所有血氣往來之道路，都在油膜中，這是前一章論述過的，接下去，唐將此論述作為解說胰臟功能的大前提。開始對舊的中醫臟腑知識所沒有確切指出的胰臟，加以形質化的解釋。

二、脾胰論

中西醫融合醫家惲鐵樵曾經說：「胰子乃消化系之一臟器；中醫所未言者。」[47] 惲的話反映了一些客觀事實，只是即使中醫未曾言，從前幾章的論述可知，唐無法說出：「是的，醫經中並沒有說到胰臟，這是在中醫歷史中，醫理發展不完備所致」，因為這與他捍衛中醫傳統理論的思想背道而馳。那麼，唐就必須拿出一個已經有的理論或器官，來說明胰臟的功能與形質，試著表達「中醫早就熟悉了，

顯有著相似之處。因為唐認為「油膜」、「連網」皆為三焦的系統，所以很自然的將胃的孔竅比為三焦的功能。只是，王清任和西醫皆不認為三焦是可信的、有形的臟腑。詳見清．唐宗海，《醫經精義》下卷，頁99。

46 清．唐宗海，《醫經精義》上卷，頁18。

47 惲鐵樵，《金匱翼方選按》卷5，收入氏著，《臨證筆記》（臺北：華鼎出版社，1988），頁67。

只是說法、解釋、名詞定義不同而已」這樣的想法。這個目標臟腑，唐宗海鎖定了以脾臟為出發點。

當時西醫即認為，在中醫理論的歷史上，醫家們並沒有清楚定義胰臟的名稱。在《全體新論》中，合信言：

> 甜肉者，中土無名。長約五寸，橫貼胃後，形如犬舌頭。大向右，尾尖向左，嘗其味甜，故曰甜肉。正中有一汁液管，斜入小腸上口之旁，與膽管入小腸處同路。所生之汁，如口津水，未詳其用意。[48]

合信醫生與前述王清任都將「甜肉」（即胰臟）一官指出，不約而同的是他們都沒有針對其作用來加以說明，這是唐可以找到脾臟來作為說明甜肉的出發點。

同樣指出中醫未講明胰臟形質的人還有近代思想家譚嗣同，他曾言：「膽與肝近，主出酸汁入胃，以助消化；其間復有甜肉一塊，為中國醫家所未知聞，亦主出汁入胃，以助消化。」[49] 膽可以出「酸汁」、甜肉可以分泌「甜肉汁」，兩者都是輸入到胃中幫助消化，略懂醫理的知識分子也知道中國醫書無甜肉之說，可見在當時的思想認知上，胰臟是個新奇的臟腑。當然，唐宗海也無法視而不見，他說：「西醫所謂食物，全憑津液及甜肉汁、苦膽汁化之」[50] 唐也認同

---

48 合信，《全體新論・甜肉經》，《叢書集成新編》第47冊，頁211下–頁212上。

49 清・譚嗣同，〈論全體學〉（南學會第二次講義），出自《譚嗣同全集》，頁135。

50 清・唐宗海，〈嘔吐噦下利病脈證并治第十七〉，《金匱要略淺註補正》卷

「甜肉汁」與膽汁皆能幫助消化，至於是不是真的中醫都不知道？唐接著直言：「中國醫書無甜肉之說，然味甘屬脾，乃一定之理。西醫另言甜肉，不知甜肉即脾之物也。」[51] 唐這樣的說法，在傳達甜肉與脾臟相關。但問題是，在唐的「匯通」理論中，胰臟是屬於脾臟的一部分嗎？

唐宗海引西醫的說法來解釋，他說：「西醫云：『甜汁入腸化物。』蓋甘者，土之本味也，故甘味均能補脾。」[52] 唐明顯將胰臟與脾臟的聯繫單用一個「甘」字來理解[53]。接著他說：「蓋脾藏內之膏油，透出於外，是生肌肉。然則外肌內膏，皆脾之物也。」[54] 前章談過，人體內有許多膜與油；這裡拉出的膏油，是專指包裹在脾臟外的組織[55]。故胰臟的

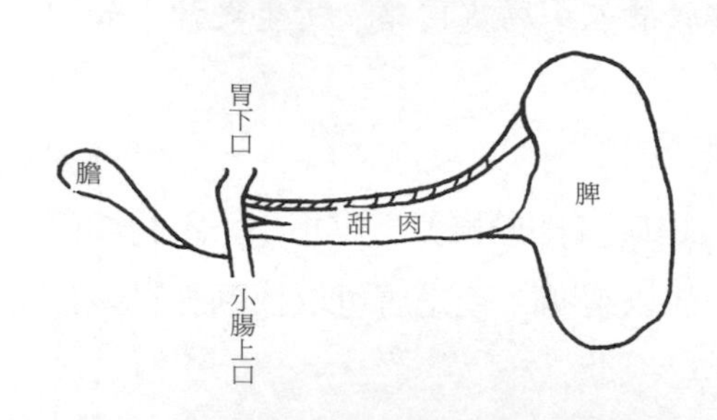

圖 18　唐宗海認為甜肉是獨立於脾臟之外的新臟腑，和古說有異

8，頁 235。

51 清・唐宗海，《醫經精義》上卷，頁 18。

52 清・唐宗海，《醫經精義》上卷，頁 21。

53 五味對應五臟：酸、苦、甘、辛、鹹對應肝、心、脾、肺、腎。「脾」對應「甘」之味，正是依據《素問・金匱真言論第四》：「中央黃色，入通於脾，……其味甘。」故唐如此認為，他的思考仍是從五行之對應關係來定義事物。參考傅貞亮、高光震等人主編，《黃帝內經素問析義》，頁 81。

54 清・唐宗海，《醫經精義》上卷，頁 18。

55 「膏油」在明末清初的西教士文獻中已有所載，是單指「脂肪」而言，唐宗海並不採此說，詳下。祝平一，〈身體、靈魂與天主：明末清初西學中的人體生理知識〉，頁 64。

確是另一物，但是其生長與功能都已經被脾臟所包括了——這是唐將脾與胰相提並論的前提。

唐宗海欲將膏油的功能拿出來解說，並再次強調兩者之關係。他說：「究竟脾是人身何物？管理何件事？故不將膏油指出，而徒籠統言之，則義不明也。」[56] 脾臟在人體內的功能，尚有擴大解釋的空間，唐宗海言：

> 膏油中有血絲管，營繞於內，名曰絡脈，在軀殼外者，名陽絡，在軀殼內者，名陰絡。此血絲管，又為生發膏油之本。血屬心，膏屬脾，血絲管生膏油者，心火生脾土之義也。西醫言食入，則脾擁動發赤色，放出熱氣，遂生甜肉汁，入胃中化穀，即《內經》火生土之義也。[57]

由此可知，膏油藉著「血絲管」與人體的心、脾相連接；再根據五行火生土之理論，推動心臟之熱氣，能將脾的「甜肉汁」放出，再到胃中完成「化穀」的動作。所以可以確定，根據唐的解釋，王清任所論的「胰子」（總提）以及西醫說的「甜肉」，皆「脾所生之物」，而且「胰子生於油上」[58]，胰子與膏油的作用（化油與化水）也有重疊之處[59]，它們都是脾臟功能的一部分。而唐謂：「行水管，為胃行水。」[60] 存在於王清任所言總提「胰子內」的那條行水管，

56 清・唐宗海，《傷寒論淺註補正》卷 4，頁 226。

57 清・唐宗海，《傷寒論淺註補正》卷 4，頁 218。

58 清・唐宗海，《醫經精義》上卷，頁 19。

59 清・唐宗海，《醫經精義》上卷，頁 42。

60 清・唐宗海，《醫經精義》上卷，頁 9。

究上所言，即是瓏管，在王論中應是行於「脾臟中」，可見唐已然認定胰臟之形質包含在脾臟之內。

唐為何有如此的認知呢？在早期西醫所傳入的文獻中，包括合信與王清任雖然都概略描述「甜肉」（胰子）一臟腑，但卻沒有對其確切之功能加以說明。大部分的中國醫家看了也是一頭霧水，這是可以推知的，如劉鍾衡言：「西醫五臟外添甜肉經一條，但言其形，莫詳所用。」[61] 論其功能，最多也談至王有忠所言：「西醫言脾右胃後，有甜肉一條」，而其「所生之汁，如口津水，莫詳其用，亦不另立條目」。[62] 故而與唐同時代的中醫，只要稍稍涉獵一些西醫知識，都會拿脾臟來比附胰臟，因為脾胰皆與「甜」（甘）和消化作用有關。

我們來探討當時一些「中西融合」醫家，是如何像唐一樣，將胰臟解釋成是脾臟的一部分。劉鍾衡斷言：「甜肉屬脾，可無疑義。」[63] 持相同的論調，還有朱沛文。他認為脾臟自古以來被描述成各種形狀，有言馬蹄形、豎掌、刀鐮、馬肝等，不過與胰臟來比較，那只是「華洋之異」[64]，說法不同而已。其實中醫的脾臟與西人所言之「甜肉體」（胰臟）的功能是相符合的。

同理，羅定昌在《中西醫粹》中也這麼認為。他說：「脾上有瓏管出水道」，而非生在胰子上。羅將「汁液管」歸於長在脾臟中間，而非胰臟中間這點上，與唐宗海一致。羅又說：「西醫以脾為甜肉，另繪一脾形於胃外。」[65] 就臟腑形質而言，王清任所見的「瓏管」，

---

61 清・劉鍾衡，《中西匯參銅人圖說》，頁 1B。

62 清・王有忠，〈脾胃合說〉，《簡明中西匯參醫學圖說》，收錄於《續修四庫全書・子部・醫家類》第 1026 冊，頁 511 上、下。

63 清・劉鍾衡，《中西匯參銅人圖說》，例言，頁 1B。

64 清・朱沛文，〈脾臟體用說〉，《中西臟腑圖像合纂》卷上，頁 16A–B。

應該是橫過脾臟的，若論到臟腑生理，中醫管理消化的就是脾和胃；西醫對脾臟的忽視，可能使得中醫認為西醫所言的胰臟（甜肉）就是中醫脾臟之一部分。由此可知，當時略微吸取一些西醫知識的中醫家，大多數認為脾臟就是胰臟，或是脾與胰有太多相同之處，所以中醫多認為那條汁液管（瓏管）是長在脾上，不是在胰臟上，更不是胰管，然就今日醫學來說，胰管是分泌胰液的管道，而具有消化作用的，正是此管與此液。

相類似的說法，我們應該舉德貞（子固）（John Dudgeon，1837–1901 年）的《全體通考》（*Human Anatomy*，1886 年同文館編譯）來談，他是清末的傳教士醫生中被公認為著作最為豐富的一人[66]。他說脾臟有津液核、管，分深淺兩種；淺者穿過胞膜，深者同血管一起穿過核，收納胰之津液（甜肉汁）[67]。而其論述尚有胰臟「其回管入於脾，上腸間膜之回管，其（胰）津液管入於腰核，其腦筋，乃由脾叢而來」。[68] 這樣的論述，夾雜著繁複的管竅，著實有可能使初次接觸西方胰臟知識的中醫誤認其臟腑型態。王清任看到的「瓏管」與眾中醫說的「汁液管」，到底是不是今天所指的胰管，實難以推估，僅能透露人體中屬各臟腑的管竅是相當複雜又重疊的；在缺乏更精密的解剖學驗證下，中國醫家就可能出現脾臟即胰臟說。

一直要到西醫對胰臟的功能作進一步解釋，我們才可以看出唐可以著手匯通中醫醫理的出發點。如在《體用十章》中記載：「甜肉汁味屬蛤蜊略鹹，與口津大概相同，所異者為其內多有淡氣之質

---

65 見清・羅定昌，《中西醫粹》卷中，頁 25B。

66 馬伯英，《中外醫學文化交流史》，頁 389。

67 德子固著，〈脾津液核〉，《全體通考》第 7 卷（冊），頁 6A。

68 德子固著，〈脾津液核〉，《全體通考》第 11 卷（冊），頁 6A。

耳。」要當胃中食物進入小腸後，甜肉經「血管脹溢赤紅，本體生發汁液，運流於管，達入小腸」。[69] 這一點和唐宗海所言，在脾氣充足的情況下，則「油多而肥」（膏油滋潤）；加上三焦油膜中的「赤脈」，屬脾臟的血分，若其血充足，這些「赤脈」就會由內而外，生出肌肉（或稱瘦肉）[70] 倒有幾分類似。一是甜肉經受刺激而分泌消化液，幫助吸收營養；一是脾氣充足，就能達到良好的消化作用，而生長肉（脾主肉）。

最重要的是，甜肉汁能化食物中之「油質」，將水抽離，化成「油膩小點」，再靠著微絲細削管吸入人體內，作為養汁[71]。所以甜肉汁能使「油類之物變為含油之質」，而專門「職司消化油類之物」[72]，以下唐宗海所論之膏油，就是根據此來作論述。

三、膏、脂、肓

基於上述，唐宗海必須找出一個可以「化油」以及幫助消化的組織，來加強說明甜肉的功能；而這個組織，又不能脫離中醫重視脾胃的傳統，必須與脾臟息息相關才行。唐宗海所找的這個組織，就是「膏油」一物。故唐言：「腹字是言腸胃之外，皮膚之內。凡是膏油，重疊複厚，故名曰腹，脾所司也。」[73] 首先說明膏油的隸屬

69 哈烈撰，清・孔慶高譯，〈論膽汁與甜肉汁〉，《體用十章》卷3，頁15A。
70 清・唐宗海，《醫經精義》上卷，頁19–20。
71 哈烈撰，清・孔慶高譯，〈論養汁〉，《體用十章》卷3，頁15B–16A。
72 虎伯撰，哈來等參訂，清・舒高第口譯，清・趙元益筆述，《內科理法》前篇3，第171、2條，清光緒間上海江南製造總局刊本，頁12B。
73 清・唐宗海，《傷寒論淺註補正》卷4，頁219–220。

關係，是脾臟所管理的。

類似唐宗海所言油膏狀的組織，《難經．第四十二難》曾記載：「脾重二斤三兩，扁橫三寸，長五寸，有散膏半斤，主裹血，溫五藏。」[74] 張錫純發明之「滋膵飲」一方。方中之「膵」字，他自言就是指《難經》中的「散膏」，張認為就是指胰臟，是脾臟之一部分；所以方子中的主要藥物就是「豬胰」，以其皆主「化食之物也。」[75]

唐宗海並沒有說出膏油即胰臟，但是膏油卻負責了「化油」和幫助消化的功能。膏油在唐論中是不是一個具體臟腑，仍待考查。就唐所言：「膏油即脾土所屬」[76]，我們只能確定膏油是脾臟所屬。根據上面的推論，我們已知道在唐的知識譜系中，脾臟有著胰臟的功能，或說唐認為西醫的胰臟就是在說明脾臟一部分的功能。在這個基點上，唐開始建構他的膏油論。

作這樣的一個論證，唐宗海還需要更強而有力的說法來佐證。先來探索一下所謂「膏油」的位置。基本上膏油是沿著相連胃與脾臟上的膜生長的；它的生長，與脾臟關係密切。唐言：

> 太陰者，脾臟也，俗名連貼。西醫云：脾形曲如帶，居胃後，在連網之上。《內經》云：脾之與胃，以膜相連耳，膜是三焦之物，膜上之膏油即脾之物也。蓋言脾臟，則形名連貼，而言脾所司之物，則內為膏油，外為肌肉。脾旺納穀，化生膏

74 戰國．秦越人著，張登本撰〈第四十二難．論臟腑型態〉，《難經通解》，頁270。

75 張錫純，《醫學衷中參西錄》中冊，頁78–79。

76 清．唐宗海，《傷寒論淺註補正》卷1，頁109。

> 油，從內達外，生出肥肉，名肌肉，是內外皆脾之物所充周也。[77]

脾與胃可以藉著三焦互通，那是「膜」的部分。與三焦生理發生連結的地方在於肥「網」、油「膜」都是三焦所生；但是包裹在外的肥油，其生長則與脾氣旺不旺有關，所以「膏油」和脾臟的機能有所聯繫。而唐繼續說到：「胃通於膜油，人之膏油，其色帶黃，應土之色也。心下膈膜，連脾胃，及兩脇之間，膏油最多」、「大腸生於下焦，下焦少膏油，只是連網，與腸相通。」[78] 由此可知，膏油並非只附於脾的周圍，故膏油絕非實質臟腑中的胰臟，應無疑義[79]。

然而，雖然膏油不等於胰臟，唐宗海卻認為膏油可擔負胰臟的工作，甚至還可以兼顧傳統中醫脾臟論述的生理知識。例如言：黃色本就是脾臟所主的顏色，所以「凡膏油皆脾所司，膏油之色，亦本帶微黃」。[80] 膏油屬脾臟，是唐論述膏油生理的基礎。西醫則認為甜肉汁（胰液）能夠將「脂膏」破分，與水和其他流質化成「乳油

---

77 唐言：「溼者，脾之本氣也。土之有溼，則為膏壤，脾秉溼氣，是生膏油」，此乃膏油化生之理。清．唐宗海，《傷寒論淺註補正》卷 4，頁 218。

78 清．唐宗海，《傷寒論淺註補正》卷 4，頁 111。

79 引文中之一句：「脾之與胃，以膜相連耳，膜是三焦之物，膜上之膏油即脾之物也。」也有後人研究此話證明：古人已經看到了胰臟，只是沒有加以定名。因為以解剖實體而言，胰腺橫在脊柱前，橫結腸上，胰頭在後，被十二指腸所包圍。其左側為胰尾，接觸脾門，以血管相連，也有一部分和胃相連；宗海言「膜」與「膏油」，就是指其相連之處。詳見戰國．秦越人著，張登本撰，《難經通解》，〈第四十二難．論臟腑型態〉注文部分，頁 274。

80 清．唐宗海，《傷寒論淺註補正》卷 2、卷 4，頁 191–192、218。

色黃細膩物」，成為有益人體之精質[81]，這是以化油而論。而就消化腸胃中的食物而言，西醫論「胰液」占有重要地位；宗海則認為膏油也存在同樣的消化功能。他說脾胃「以膜相連，胃中食物，化液歸脾，從膜中布達，乃生膏油。膏油者，脾之物也；膏油功用，上濟胃氣，下滋大腸」。[82] 除了消化外，膏油還必須擔負脾的部分功能，生長肥肉、肌肉（脾主肉）[83]。講到膏油能行消化功能的例子，還有「腸胃中食物，賴膏油之溼腐之」[84] 一條，可見膏油的重要性就是在幫助消化，唐言：「膜油即脾之物，脾主濕，故濕能從膜油。」[85] 自然之理，土中本來就「常含濕氣也」[86]，而此濕氣，正是幫助消化的來源[87]。

上文已經稍微論述到，膏油可以藉著三焦油膜，通達各消化器官，幫助消化，這是唐為什麼要將脾臟、膏油、三焦油膜放在一起論述的主因。唐首先說：「膈膜上循腔子，上肺系，至心為包絡。經曰：三焦上合心包，以其膜網相連也。膜與油，古又名膏肓，膏即是油，肓即是膜網。」[88] 膏與肓在人體內的相連，說明三焦與脾臟膏油的關係，就是膜與油的結合。

---

81 艾約瑟譯，〈食物諸品分歸何用〉，《西學啟蒙十六種——身理啟蒙》第 7 章（上海圖書集成印書局印行，光緒 24 年），頁 51A。

82 清・唐宗海，《傷寒論淺註補正》卷 1，頁 166。

83 郭藹春主編，〈五臟生成篇第十〉，《黃帝內經素問語譯》，頁 66。

84 清・唐宗海，《傷寒論淺註補正》卷 1，頁 218。

85 清・唐宗海，《傷寒論淺註補正》卷 1，頁 159。

86 清・唐宗海，《醫經精義》上卷，頁 19。

87 關於脾臟的生理特性，詳見郭藹春主編，〈陰陽應象大論篇第五〉，《黃帝內經素問語譯》，頁 36。

88 郭藹春主編，〈陰陽應象大論篇第五〉，《黃帝內經素問語譯》，頁 108–109。

現在先來瞭解一下膏與肓到底是指什麼?「膏肓」合稱，最早見於《左傳》魯成公十年（公元前581年），原典是如此記載的：

> 公（晉侯景公）疾病，求醫於秦。秦伯使醫緩為之。未至，公夢疾為二豎子，曰：「彼良醫也，懼傷我，焉逃之？」其一曰：「居肓之上，膏之下，若我何？」醫至，曰：「疾不可為也，在肓之上，膏之下，攻之不可，達之不及，藥不至焉，不可為也。」公曰：「良醫也。」厚為之禮而歸之。[89]

膏之字義，其詞性共可分為三類：第一是名詞，指油脂、膏粱、肥肉；二是動詞，指滋潤或施恩澤；三是形容詞，指肥厚、油膩與豐腴[90]。就西醫所論胃納食物的性質而論，合信言:「內以飯麵而勻轉之，漸化為糜粥；內以肥物，漸化為膏油，變膏油之後，甚為難化。」[91] 這個膏油明顯指的是脂肪而言。

但是在唐宗海的論述中，膏油代表的身體意涵絕不只於是脂肪而已。他說:「膀胱與胞相連，而胞膜著於腰下十九椎旁，故其穴名胞肓。肓之原根於腎系，上生肝系，在十三椎旁，因名旁門。有肓即有膏，膏生於脾，而內護心。外會於脊，與肓相交，在第四椎旁，因名膏肓。此太陽與心相會之穴也。」[92] 唐在此說明，膏肓是確有

---

89 楊伯峻主編，《春秋左傳注》第1冊（臺北：漢京文化事業公司，1987），頁849。

90 吳車，《「病入膏肓」之文獻解析及其針灸療效研究》（臺北：志遠書局，1996），頁44–45。其餘相關的文獻探索亦可加以參考。

91 合信，《全體新論・胃經》，《叢書集成新編》第47冊，頁211上。

92 清・唐宗海，《醫經精義》上卷，頁75–76。

其形質位置的，而非泛指脂肪而言。另一方面，三焦的膜網都有竅道可以通到腸中，所以唐言：「膜即肓也，油即膏也，膏肓相連。」[93] 透過三焦的聯繫，脾的「膏」與「膜肓」（應屬三焦）相連，膏油就可以和小腸發生連結了。唐的「人身內外，皆以膜相連，膜有縫隙，行水行氣，屬氣分；膜上生膏油肥肉，而膏油肥肉中，盡是血絲脈絡縈行」。[94] 說明了膏油不是一團肥油或脂肪而已，其中有相當多的管竅（三焦），可以負責運輸氣和水與完成消化作用。

膏與膜網相連，是唐說明甜肉汁功能的要素。喻嘉言（名昌，江西新建人，1585 年生，約卒於 1664 年。明末清初著名醫學家）曾言：「胃之外有脂如網，包羅在胃之上，以其能腐化食物。故《脈訣》云：『膏凝散半斤』者此也。是必脾之大絡，此為中焦。經曰：『主熟腐水穀』是也。」吳國定認為，「脾之大絡」就是所謂的「胰腺」[95]。此說法之初出，證明唐的一些論點可能仍是參照傳統舊說。只是唐吸收到近代西醫的說法，發現有個形質的臟腑叫胰臟，其化食之功能與上述有相仿之處，而作如此之想；而一些生理功能的連結，還是要靠唐的三焦「膜」來做細部解釋。

93 清・唐宗海，《傷寒論淺註補正》卷 2，頁 198。

94 清・唐宗海，《傷寒論淺註補正》卷 2，頁 203。

95 吳國定，《內經解剖生理學》，頁 299。

第三節　中西對消化器官的描述

一、肝與膽是否擔任消化？

脾與胃，一臟一腑，主導著中醫論消化步驟的前半部。藉著膏油的作用與油膜的傳導，互相發生關係。去除上述所講的三焦油膜與脾胃，人體的消化系統尚包括胃、脾、胰、大小腸、膽等臟腑的綜合運作。所謂消化作用 (digestion)，是西醫的名詞，中醫並無此論調。但如果我們拿此理論來檢視中醫的臟腑生理，我們將可發現，類似膽、大小腸的臟腑形質，中西並無差距，只存有論述精與簡的差別。然而，若是論到臟腑生理運作，則中醫在乎的是人體整體生理功能的互相連結，例如肝臟不好也可能會影響到脾胃，唐言：「肝屬木，能泄水穀，脾土得肝木之疏泄，則飲食化。……肝火鬱，則為痢，亦是肝病累脾，故肝為脾之所主。西醫謂肝生膽汁，入胃化穀，即《內經》木能疏土之義。」[96] 這是整體的臟腑學說架構，五行生剋的概念主宰著全身運作。基於「木剋土」的道理，肝可以幫助脾臟消化水穀；但一方面，肝的狀態，也會直接影響到脾臟之功能。

特別的是，在傳統中醫臟腑生理中，肝和膽的功能中並沒有任

96 清・唐宗海，《醫經精義》上卷，頁 38。

何明確定義是像西醫所言那樣主導消化的一部分。肝是「將軍之官」主「謀慮」所出，本性「壯勇而急」；而膽是「中正之官」，主「決斷力」所出，本性是「剛直」[97]。肝膽最重要的功能都不是消化。唯有《靈樞‧本輸第二》有載：「膽者，中精（一做「清」）之府。」[98]一詞，有人認為，「精」是指精汁，即膽汁[99]，這樣的解釋有些牽強。因為《難經》雖有記載膽「盛精汁三合」，但在華佗的解釋下，此精汁卻是「藏而不瀉」[100]的，實難與現代醫學意義的「膽汁」連結。而且就如李士材引《卮言》曰：「膽者，澹也，清靜之府，無所受輸，淡淡然者也。」[101]說明膽並不能與消化作用產生連結。

另外，最早論述身體內掌管消化臟腑的《素問‧六節藏象論篇第九》中有載：

> 脾胃大腸小腸三焦膀胱者，倉廩之本，營之居也。名曰器，能化糟粕，而轉味入出者也，其華在唇四白，其充在肌，其味甘，其色黃，此至陰之類通於土氣，凡十一藏取決於膽也。[102]

---

97 明‧李中梓著，清‧薛生白審定，《內經知要》第五篇〈藏象〉，頁 99–100。

98 譚一松主編，《靈樞經》，頁 17。

99 張珍玉主編，《中醫學基礎》，頁 52。

100 明‧李中梓，《醫宗必讀》（北京：人民衛生出版社，1995），頁 41。

101 明‧李中梓，《醫宗必讀》，頁 42。

102 郭藹春主編，〈六節臟象論篇第九〉，《黃帝內經素問語譯》，頁 66。

這段描述是在說明消化器的屬性與功能。特別的是最後一句，也有人認為「十一」應該是「土」字的傳寫之誤，原意應該是「凡土藏取決於膽也」[103]，這樣解釋，就能將膽與消化系統連結在一起了。不過此種說法仍待詳細考究，因為古代醫家也認為膽能通「全體陰陽」、主「萬物之生化收藏」[104]，故有「凡十一藏取決於膽」的說法，而非以「土藏取決於膽」為出發點來做單向思考。

對於當時西醫所論，肝和膽在消化系統中實占據了一個重要的地位，而這點也是當時中醫所不能瞭解的。合信曾抨擊中醫說：「膽乃肝液之存囊，存貯其汁以待用者。《素問》以膽為中正之官，決斷出焉，實未知膽汁為用也。」[105]就是說明中醫不知道膽汁主消化這個道理。

合信進一步說明膽汁的作用，他說：「肝之功用，主生膽汁。膽乃貯汁之囊，其汁係脾胃大小腸迴血入肝所化，流入小腸之內以消化食物而利傳渣滓。」[106]可見肝膽所占消化作用的重要地位。合信又言：「凡人食後，小腸飽滿，腸頭上逼膽囊使其汁流入小腸之內，榨化食物而利傳渣滓。若無膽汁或汁不足用，則小腸之物精粗不分。」[107]而且所謂甜肉汁還需要靠膽汁的幫助，才能發揮功效[108]。小腸更需要膽汁之刺激，才能使腸液順利發出「流質」，完成吸收營

103 詳見王洪圖主編，《黃帝內經研究大成》中冊，頁982。

104 明・李中梓著，清・薛生白審定，《內經知要》，頁107。

105 合信，《全體新論・膽論》，《叢書集成新編》第47冊，頁211下。

106 合信，〈肝膽病證論〉，《內科新說》，頁52A。

107 合信，《全體新論・膽論》，《叢書集成新編》第47冊，頁211下。

108 哈烈撰，清・孔慶高譯，〈論膽汁與甜肉汁〉，《體用十章》卷3，頁15A–B。

養的作用[109]。膽汁的作用、道路，都很清楚了，那麼唐要如何將肝、膽與消化作用結合，把原來沒有的論述合理化呢？

在第四章時已經有論到，唐宗海認為命門中的陽（熱）氣透過三焦油膜的運送，後得肝之「木」與膽之「火」，就能成為「相火」，所以唐言：「膽與三焦，同司火化。」[110]因為傳統中醫無「膽汁」一詞，所以唐需就膽汁的特性加以申論。他說：「膽與肝連司相火，膽汁味苦，即火味也，相火之宣布在三焦，而寄居則在膽府」、「膽中相火，如不亢烈，則為清陽之木氣，上升於胃，胃土得其疏達，故水穀化。」[111]由此可知，唐認為膽之火氣是可以化穀的，即西醫所言之膽汁，就是膽中「相火」的功能。基於此理，膽有「（相）火」與「木」兩種五行特性，冠以相生剋的道理，膽木可以疏土，即可幫助消化；再加上「木生火」之理，故膽又能「化水穀上達胸膈，以至心包」。[112]此二者皆是唐論述膽能行消化作用之理。

膽屬於相火、又能幫助消化，其功用類似膽汁。然而，中醫在發展史上，重視的是經脈，並沒有發現今日所言之管道或腺體，因此，唐宗海把輸送膽汁的管道，推論是由三焦所完成。所以他說：「膽氣從肝入膈走膜中，入胃化穀，所謂木能疏土者此也。而西醫則云，膽有汁水，入胃化穀，言氣言汁，理皆不悖，此膽與三焦，相合之路也。」[113]唐認為中醫的「氣」與西醫的「汁」，是同一道理的，都是在說明消化之機制，即「西醫論膽專言汁，不知有汁即有

---

109 合信，《內科理法》前篇 3，第 170 條，頁 12A。

110 清・唐宗海，《傷寒論淺註補正》，「讀法」，頁 24。

111 清・唐宗海，〈臟腑病機論〉，《血證論》卷 1，頁 12。

112 清・唐宗海，《傷寒論淺註補正》卷 3，頁 210。

113 清・唐宗海，《傷寒論淺註補正》卷 3，頁 209。

氣，《內經》均以氣立論」。[114] 總之，唐論中的汁液管竅，大多是以三焦之「膜」來統括之。

欲強化膽氣與膽汁是同一物，透過油膜來完成其生理功能的解釋。唐宗海言：「《內經》云：『脾之與胃，以膜相連耳。』謹按各臟腑，遠近不一，實皆以膜相連。」這是說明臟腑關係連結的基調。而唐所言：「膽附於肝，最為切近。西醫言：『肝無能事，只是化生膽汁，而膽汁循油膜入胃，則飲食之物，得之乃化。』是中焦之精氣，全賴於膽，故膽者，中精之府也。」[115] 則說明膽汁確可藉由油膜輸送至胃中，幫助消化。

有趣的是，19 世紀末期肝臟能儲存糖質的功用也被形塑為一般身體知識了[116]，這一點唐並無著墨。在消化作用方面，唐仍主張肝內膈膜與大腸相通，所以「大腸傳導，全賴肝疏泄之力」，肝的「血能潤腸，腸能導滯」，大腸與肝臟是息息相關的[117]。而真正在西醫所論的肝臟能化糖理論中，卻是和大腸完全無關的。

二、脾胃與大小腸

中西醫在消化系統論述上的差異，存在於對吸收營養物質的認知差異。西醫所謂食物經消化後所產生的營養，經小腸吸收後，可作為「人身之所需」，而「皆足以長養肢體之所虧」[118]。但中醫生理

114 清．唐宗海，《醫經精義》下卷，頁 119。

115 以上引文見清．唐宗海，《醫經精義》上卷，頁 41。

116 哈烈撰，清．孔慶高譯，《體用十章》卷 2，「論膽汁出於肝內」、「論肝內生糖質」、「論糖質在肝內變化之源」等條，頁 44B–48B。

117 清．唐宗海，《醫經精義》下卷，頁 128。

所謂的營養，卻把食物性味分成酸、苦、甘、辛、鹹五種味道，分別可以滋養肝、心、脾、肺、腎五臟[119]。而人體透過什麼機制來吸取並分別這五種性質的營養呢？從進食的開始，「五味入口，藏於腸胃」[120]，隨後「五藏六府之氣味，皆出於胃」[121]，繼續經由脾胃一起作用，才可以使「五味出焉」[122]，滋潤人體臟腑。所以中醫控制營養利用機制的關鍵在脾胃，其論述主體也是以五臟為主的，而非西醫的小腸（中醫論中屬腑）。而此種分別性味的機制，成了中國藥物使用的參考準則，例如唐宗海說：「中國但分氣味，以配臟腑」；而「神農嘗藥，定出形色氣味，主治臟腑百病」。[123]可見分別五種性味的機能，是中醫用藥理論能成立的一大關鍵。

相對於肝膽而言，大小腸的臟腑形質在中西醫理中的描述就比較類似。即使有些許差異，也不致引起太多討論，唐宗海都能用傳統中醫的發展理論，來回應或避開所謂中西臟腑形質的差異。例如唐認為：「宋元後圖，大腸摺疊成一團，不能分出上、中、下三迴。」反而是西醫的圖比較明確。不過，他認為大腸所謂「上、中、下三迴」即仲景所言：「腹中轉矢氣」中一「轉」字可以代表——還是依循著唐自己的主張，是宋元後的醫家不細究所致[124]。這是唐的

118 哈烈撰，清・孔慶高譯，〈與人身質體相符〉，《體用十章》卷 3，頁 2B。

119 清・汪昂著，〈藥性總義〉，《增批本草備要》（臺中：瑞成書局出版，1980），頁 1。

120 郭藹春主編，〈六節臟象論篇第九〉，《黃帝內經素問語譯》，頁 64。

121 郭藹春主編，〈五藏別論篇第十一〉，《黃帝內經素問語譯》，頁 76。

122 郭藹春主編，〈靈蘭秘典論篇第八〉，《黃帝內經素問語譯》，頁 56。

123 清・唐宗海，《本草問答》卷上，頁 2。

124 以上見清・唐宗海，《醫經精義》上卷，頁 40。

一貫邏輯，並不是問題所在。

那麼討論大小腸能夠看出什麼呢？事實上，雖然大小腸在西醫的消化系統中是很重要的器官，但是現在情況反過來了，中醫的大小腸與脾胃相較，其重要性明顯不如西醫所言，一如西醫對脾臟的忽視。

大小腸在西醫相關的消化論述中，占了很重要的生理功能。例如《全體新論》中有記載：「腸後夾膜之間，與膜同色，細微難見。食後少傾，內有精液，始見如白絲，然夾膜有小核甚多。即吸管迴旋疊積所成者，一切吸管附近脊處乃合為一，名日精液總管。」[125] 小腸是負責吸收人體營養的器官，有「精液總管」，能將食物的營養供給全身，是人體主要吸收養分之器官。食物一直到「由胃至小腸頭，即與膽汁、甜肉汁會合」，並分解出食物之「精液」營養，再由小腸的管核吸入，與血混合[126]。故與人體精華物質吸收的相關臟腑，當屬小腸為最重要。

再者，《全體新論》載：大腸的「上中兩迴猶有精液管吸其餘液，遞傳渣滓以至下迴，精液竭矣」。[127] 所以大腸也擔負著一部分吸收營養的工作。最重要的是，大小腸皆含有腸液，也各自有功用，就算膽汁加上甜肉汁一起作用，如無腸液協助，仍無法「功力充足盡克」[128] 消化之進程，所以大小腸在西醫生理中是佔有重要地位的。

當時對西醫消化器有所認知的知識分子，例如對西醫全體學略有認知的譚嗣同，也道出脾臟並非消化器官。消化作用的完成，主

---

125 合信，《全體新論・小腸經》，《叢書集成新編》第47冊，頁211中。

126 合信，《全體新論・小腸經》，《叢書集成新編》第47冊，頁211中。

127 合信，《全體新論・大腸經》，《叢書集成新編》第47冊，頁211中。

128 哈烈撰，清・孔慶高譯，〈論養汁〉，《體用十章》卷3，頁16A。

要靠的還是胃和大小腸。他在說明中西消化生理運作時說到：「脾在左邊肺下，中國言脾主消食，其實非也。脾與胃不相連，於消食之事，絕不相干；脾惟主生白血輪。」[129] 脾臟在「消食」上是使不上什麼力的，雖然中國素有脾胃為表裡臟腑之說法，譚則認為：

> 胃在心下，專主消化；胃中有一種消化之汁，能化食物，幾如強水；而胃又時時動搖，使消化愈速；胃中又有無數微管，能取飲食中之精華以成血。飲食既消化後，變成糜粥，然後入小腸。小腸長可兩丈餘，專主取飲食中之精華以成血。飲食過小腸後，精華略已取盡，其糟粕遂歸入大小腸，而清水亦入小便。此臟腑之大略也。[130]

譚的生理知識顯然是吸收西醫之論而來，可以說明當時對人體消化過程的認識已經與今日幾乎沒有差異。他所吸收的理論是強調器官各自的生理功能，要注意的是，脾臟和大小腸是不相干的；吸收營養完全是小腸的事，小腸在人體中並不需要與脾臟合作，更不聽令於脾臟。脾臟不主消食之理，更加清晰。

但唐宗海描述下的大小腸生理，卻非如此，反而處處需要依賴其他臟腑或組織的功用，才能發揮其效用。

雖然傳統醫學中小腸主「受盛胃之水穀」，大腸主「出糟粕」，都與西醫所言的消化作用符合[131]。然而脾臟在中醫臟腑生理中是一

---

129 清・譚嗣同，〈論全體學〉，《譚嗣同全集》，頁 134。

130 「白血輪」似指白血球而言；「殺蟲」應是指身體防禦機制抵抗細菌或病毒而言；「強水」即指胃酸。清・譚嗣同，〈論全體學〉，《譚嗣同全集》，頁 134–135。

個很重要的器官，這是上文一再強調的。它透過三焦油膜的傳導，可以間接主宰許多臟腑的生理功用，大小腸的功能皆有可能被取代。在中焦的膈膜上，唐曾說：「又有脾臟居之，脾氣發生膏油，凡有網膜處，無論上中下，及內外膜網，其上皆生膏油，《左傳》所謂膏肓也。肓言其膜，屬三焦之物，膏即言其油，乃屬於脾，凡化水化穀，皆是膏油發力，以薰吸之，所謂脾主利水化食者如此。而其路道，則總在中焦之膜中也。」[132] 透過三焦油膜，大小腸化穀與吸收營養的功用與過程，皆被三焦所取代。

唐論述下的臟腑生理，以脾臟為主的消化作用，在西醫的解剖形質驗證下，出發點是完全不同。唐必須說服他的讀者，中西論消化為何存在如此大的差異性，所以唐選擇了三焦在人體的連結性，增強脾的主體地位。

若我們專心考查三焦內中焦的功能就可以知道，在傳統中醫的論述中，中焦包括了上腹腔的脾、胃、小腸等器官。中醫習慣將整個中焦視為一個整體生理運作之現象，《難經．第三十一難》記載：「中焦者，在胃中脘，不上不下，主腐熟水穀。」[133] 這樣使得唐能將三焦中的膜與消化功能作連結，成為他解釋脾臟功能的一大利器。

在三焦與脾的緊密結合下，脾臟儼然成了消化系統的中樞。唐宗海言：

> 調治脾胃，須分陰陽，李東垣後，重脾胃者，但知宜補脾陽，而不知滋養脾陰，脾陽不足，水穀固不化，脾陰不足，水穀

131 明．李中梓著，清．薛生白審定，《內經知要》，頁 100–101。

132 清．唐宗海，《傷寒論淺註補正》卷 3，頁 208。

133 張登本，《難經通解》，〈第三十一難．論三焦的部位與功能〉，頁 234。

仍不化也，譬如釜中煮飯，釜底無火固不熟，釜中無水亦不熟，予親見脾不思食者，用溫藥而反減，用涼藥而反快。[134]

脾有「陰」與「陽」兩面，著重任何一方都是偏頗的作法。我們常說「健胃整腸」，胃腸好，消化就好，吸收營養也快。但在唐的論述中，水穀食物化不化、消化好不好，問題還是出在脾，而非大小腸。因為所有的消化汁液，唐宗海都認為是屬於「陰」。若需強化人體消化食物的功能，就必須補「脾陰」。《內經》也言：「夫五味入口，藏於胃。脾為之行其精氣，津液在脾，故令人口甘也。」[135] 從唐在上面的敘述中就可以看出來，脾臟主導消化（津）液分泌的龍頭地位及其重要性。

在唐宗海的論述中，小腸也和脾一樣藉著「連網」相互交通，但是這種連結還是無法取代脾臟的功能。唐言：「脾病多是小腸之火蒸助濕氣」，相對的，小腸「所以化物不滯，全賴脾濕有以濡之。西醫所謂甜肉汁入腸化物是矣」。[136] 若小腸發生疾病就必須去治療潤補脾臟，這是個有趣的看法，即使唐也認為人身「全體皆與油膜相連，甜肉汁、膽汁皆從油膜中入小腸也」。[137] 小腸本身並無法獨自完成消化作用，還需靠膽與脾（唐認為可分泌甜汁）的幫助。

又如唐宗海申論到，心的經脈與小腸的經脈是互為「表裡」的，基於這種關係，包裹小腸的油膜，就可以和心臟外面的膜，即心包絡交通。這樣的「表裡」意義，放在解剖形質上是說不通的，但是

134 清・唐宗海，《血證論》，〈男女異同論〉，頁 9。

135 郭藹春主編，〈奇病論篇第四十七〉，《黃帝內經素問語譯》，頁 280。

136 清・唐宗海，《醫經精義》上卷，頁 128。

137 清・唐宗海，《醫經精義》上卷，頁 40。

這種對應的關係卻是中醫臟腑生理中由一個臟腑的功能，到連結另一個臟腑，以致完成全體生理運作的一個關鍵點。由此來說，唐認為小腸能「化精汁，以上奉於心而化血」，關於小腸「化精汁」一句，其實可以看出他是受了西醫生理中，小腸能吸收營養的理論影響。唐在引述傳統醫學說法時，在模糊地帶中找到一個可以立足之點。事實上，不同之處是唐卻認定精液的生化是脾臟所主，所以他說：「食氣入胃，脾經化汁，上奉心火，心火得之，變化而赤，是之謂血。故治血者，必治脾為主」、「運血統血，皆是補脾，可知治血者，必以脾為主。」[138] 正是強調脾臟化血的功能。唐會有大腸能「化精汁」的理論，除了受西醫影響外，尚有他自己說過的：「生血之原，則又在於脾胃，經云：中焦受氣取汁，變化而赤，是為血」、「脾胃飲食所化，乃中焦受氣所取之汁也。」[139] 三焦在唐的解釋中是膜，它可以和許多臟腑發生聯繫；相對的，中焦在辨證論治中作為一個解釋名詞時，它可以泛指消化器官，小腸當然也包括在內，所以唐可能覺得並不衝突。不過對照上下文來看，脾胃仍是化血化精汁的主導者，而非如西醫所言營養是由小腸的「精液總管」（或說「腸液管」）負責吸收[140]；小腸無吸收精汁之功能，其重要性也就消失了。

大腸與小腸的情況是一樣的，如唐宗海對《內經》所言：「大腸者，傳道之官，變化出焉。」一句話的解釋為：「『變化出』三字，謂小腸中物至此，精汁盡化，變為糟粕而出，其所以能出之故，則賴大腸為之傳道。而大腸所以能傳道者，以其為肺之府。肺氣下達，

138 清・唐宗海，〈陰陽水火氣血論〉，《血證論》卷1，頁5。

139 清・唐宗海，〈男女異同論〉，《血證論》卷1，頁8–9。

140 哈烈撰，清・孔慶高譯，《體用十章》卷1，頁18A。

故能傳道。」[141] 若將器官比擬為人，則小腸要看心、脾、膽的臉色過日子；而大腸則需要看肺的臉色過日子。這種認知在中醫理論發展的歷史中是理所當然的道理，我們可以發現醫家們治療都講究：「治病必求於本」這句老話[142]；但治病要求的這個「本」，卻是以臟為主，其次才是腑。而屬於腑的大、小腸，卻很少代表疾病「本」之所在。醫聖張仲景曾將治療臟腑疾病的法則說出，這是後世醫者治療技巧的最高境界，他的焦點就是放在五臟的本體上。他說：

> 問曰：上工治未病，何也？師曰：夫治未病者，見肝之病，知肝傳脾，當先實脾，四季脾王不受邪，即勿補之。中工不曉相傳，見肝之病，不解實脾，惟治肝也。夫肝之病，補用酸，助用焦苦，益用甘味之藥調之。酸入肝，焦苦入心，甘入脾，脾能傷腎，腎氣微弱，則水不行，水不行，則心火氣盛，則傷肺，肺被傷，則金氣不行，金氣不行，則肝氣盛，肝氣盛，則肝自愈，此治肝補脾之要妙也。肝虛則用此法，實則不再用之。經曰：虛虛實實，補不足，損有餘。是其義也。餘藏準此。[143]

根據五行生剋的道理，我們可以看到疾病在五臟中的流轉，以及要治療臟腑的先後次序。但是大小腸所屬的是「腑」，不是「臟」，張仲景又將它放在那裡呢？張仲景言：「入臟即死，入府（腑）即

141 清・唐宗海，《醫經精義》上卷，頁 49。

142 「本」原意是指陰陽。郭藹春主編，〈陰陽應象大論篇第五〉，《黃帝內經素問語譯》，頁 30。

143 清・吳謙主編，〈訂正金匱要略註〉，收入《醫宗金鑑》，頁 236–237。

愈。」[144]當一個疾病發生時，嚴重的狀況總是病灶深入臟中而非腑中；所以要拔除最重的病根，就必須著眼於五臟，而非六腑。拿脾與大小腸來論，正是脾、肺屬五臟而大小腸屬六腑。

如果我們把人體看做一個整體，則中醫理論中脾與胃可以相互發生關連，這是一個醫學體系在論病時的整體連結性。有趣的是，以消化器官為主的疾病，當你出現嘔吐、或大便乾燥之時，今人習用「腸胃」、「胃腸」或直接說「胃」或「腸」出了問題[145]，可以肯定的是：現今一般人難以想像是脾臟出了問題吧。中醫談論消化系統的疾病時，舉凡胃口不好、消化不良、腹痛、嚴重腹瀉（痢）等等消化系統疾病，都可與脾臟產生關聯，更別說是連帶影響到其他臟腑生理的功能。可見脾與胃的問題實占了人體消化系統疾病之大部分。所以李杲才有：「脾胃虛則九竅不通」[146]的論述。唐宗海所秉持的，還是這個大傳統[147]。

由今日回頭遙望近代，中西醫的溝通畢竟有其難處，特別在初遇時，雙方文獻所記載的身體知識完全不同，不但形質與氣化的視角不同，在臟腑功能的描述上也南轅北轍。在當時西醫的文獻中，大腸上迴仍有「消化之力寓於其間也」；而且大腸也有另一「味酸之腸液」[148]，並不像唐所言那樣與肺或其他臟腑有什麼相互關係。在

144 清・吳謙主編，〈訂正金匱要略註〉，收入《醫宗金鑑》，頁239。

145 （日）和田行一監修，古耀秋譯，《胃腸病：醫療與食療》（臺南：王家出版社，1992），頁2。

146 金・李杲，《脾胃論》下卷（臺北：臺灣商務，1966），頁47–49。

147 清・唐宗海，《血證論》卷1，〈臟腑病機論〉，頁13–14。

148 哈烈撰，清・孔慶高譯，〈論大腸傳導渣滓〉，《體用十章》卷3，頁16B–17A。

大腸中，消化作用就是大腸的事。

小結——從古代醫學「發現」胰臟

關於唐宗海以上針對消化器形質與功能的論述，有一段話相當適合作為本章的結尾。唐宗海說：

> 近日西洋醫法書，傳中國與《內經》之旨，多有牴牾，實則《內經》多言神化，西洋多滯於形跡，以《內經》之旨通觀之，神化可以該形跡，然西人逐跡細求，未嘗無一二通於神化者也。《內經》之旨，為脾主消磨水穀，肝膽之氣，寄在胃中，以疏泄水穀。西醫則云，穀入於胃，有甜肉汁，來注以化之。又苦膽汁注於小腸以化之，與胃津合并，化其穀食。《內經》所言，化穀以氣；西醫所言，化穀以汁。有此氣，自有此汁。今人讀《內經》，不知經文舉精以該粗，竟至得用而遺體，反不若西醫逐跡以求，尚知穀食之化，在於汁液也。但西醫有此論，而用藥不經，不足為訓。[149]

從這一個層面看來，近代中國的身體知識中，胰臟的形質與功用被正式形塑後，其臟腑的「形跡」某一方面給中醫臟腑理論帶來的不是新的挑戰；對唐宗海而言，反而有點像是要詳細說明傳統醫療知

149 清・唐宗海，〈吐血〉，《血證論》卷 2，頁 38–39。

識的開端，所以在西醫輸入中國之初，唐宗海仍可暢所欲言，西人形跡醫學不過只能「偶中神化之精義」而已；但用藥不靈，又何足言醫！

檢視唐宗海的中西醫折衷思想後可以發現，當中醫臟腑生理遇上西醫解剖形質之時，除了論述的精粗以外，唐意圖解釋一些中醫以往沒有論述到的生理作用時，習慣將一些傳統醫學知識放大解釋，希望能開闢出一些令人信服的道理。脾與胰的相關性問題就是一例。即使西醫論述消化時是那樣地分清每一臟腑的分工，唐也仍必須依照五臟為主的傳統理論來做折衷，不會超過醫學經典的範圍。

唐宗海的主觀思考，不只是他個人會作如是解釋；事實上，他某些理論也依舊被後來的醫家所繼承。與唐同時代的醫家王士雄，曾對胰臟做出解釋。他說：「飲食入胃，胃出甜汁以化之，此即萬物歸土之義，正脏（「脤」之異體字）之功用也。公於豕胸條內言。脏主運化食物，正與西士所驗相合。」[150] 雖然不用胰臟而改以「豕脏」來比喻，有點避人體解剖學而不談的味道，但西醫的解剖形質，確實成了中醫解釋臟腑形質與其功能的開端，而且王士雄和唐的說法也有符合之處，只是「胃出甜汁」一條不同而已。

即使隨著時代流轉，一些中醫仍不認為他們在歷史上曾經忽略了胰臟或其功能；要留意的只是說法、翻譯的巧妙各有不同而已。如同陳存仁（現代醫史學家，字治愚、也愚，晚年自號紅杏老人，

---

150 臺灣中華書局編輯部主編，《辭海》下冊（臺北：臺灣中華書局，1974），頁 2368。王言：「人與物皆有脏，醫書未有及之者。」「脏」即「脤」字之異體，指「祭肉」而言。按王論，人體中有「脏」一物，可以消化食物，醫書雖未言，然屬於脾土則無疑義。詳見清・王士雄，《重慶堂隨筆》總評，收錄《潛齋醫學叢書十種》，頁 4 A–B。

1899–1976年）所言：西醫所說的「胰」，即中醫所說的脾臟。近世有許多人提出討論，一致認為「胰」即「脾」。陳舉例時說到：日本譯做「膵」字，中國古文寫成「脈油」，而用其俗名叫「胰」，如豬的脾臟叫做「豬胰」，有一條油，叫做「豬脂油」，古文寫做「脏子油」，北方人稱「夾肝」、「甜肉」，廣東又叫豬尺或「橫俐」，湖南人稱其為「連貼」。就因為「胰」字最通俗，所以西醫書上才將Islands of Langerhans（西文名，又叫「蘭格罕氏島」、「胰島」）譯做「胰」[151]。存在這麼多不同的名詞，代表「胰」在中國的名稱本來就不統一；中醫臟腑的理論系統已經有一套論述消化作用的理論，即使加入西醫胰臟的消化功能，也無損其理論之完整。我想歷代醫家沒有必要、也不想去違背傳統中重視脾胃的功能，而去努力統一出胰臟這個名詞，這是唐會將脾和胰拿來做比較的原因，以及出現：沒有「胰臟」一詞，但中醫沒有忽略胰臟功能這樣的論調。透過一種類似臟腑文獻的考古工作，運用西醫形質論述的視角，唐宗海從古代醫學中重新「發現」了胰臟的定義。

其次，西醫自古即重視身體每一個部位的完整性與各自的功用，醫生們總是視身體構造為造物主創造能力的展示[152]。就像合信醫生

[151] 近代章太炎（名學乘，後改名炳麟，字枚叔，號太炎，浙江餘杭人。1869–1936年）、陸淵雷（近現代中醫學家，醫學教育家。名彭年，川沙（今屬上海）人。1894–1955年）、譚次仲（字星緣，廣東南海人。醫家、醫學教育家，主張中醫科學化。1897–1955年）等人，也都主此說，大多認為胰臟就是脾臟、或胰臟（腺體）屬於脾臟，或胰臟連在脾臟上，皆為其本體之一部分。詳見陳存仁，《中醫師手冊》（臺北：宏業書局，1991），頁415–416；侯明邦、桑木崇秀，《漢醫糖尿病學》上冊（臺灣：大眾中西合一醫院出版，1975），頁208、209。

說的一樣：「人之百體，各有功用，無一虛設。」[153] 文中所顯示西醫論述的消化器官，的確是各有形質特色與生理功用，這點唐宗海也沒有駁斥。然而，唐宗海折衷醫理的工作卻讓我們發現，受中醫理論影響下所強調的：「臟腑之性情部位，各有不同，而主病亦異。」[154] 五行、表（腑）裡（臟）、標本的基礎，實主宰了特殊的臟腑功能與特性，以及互相影響、輕重地位的複雜關係；而不是像在西醫論述消化器官時那樣均衡的狀態下，臟腑能平均地各司其職。

中西醫所各自論述的臟腑生理中，都有重視人身整體運作功能的一部分。在正常人體中的臟腑形質，應該都是一樣的，或者應該說絕對是大同小異的。近代西醫最精良的，就是臟腑形質的精細描述，給予中醫的印象也是如此。但是由統一的臟腑形質所帶來的生理知識，如胰臟、膽汁等功能，中醫並不認為自己所謂的臟象理論會與西醫真實解剖形質有所歧異。他們將問題的核心放在名詞解釋的不同上，而非西醫真的發現了新臟腑或新學說。

也許有人會問，唐宗海似乎在大玩文字遊戲。但是如果真是如此，也正代表當時西醫精良的解剖形質並沒有辦法完全為其臟腑生理來背書，並說服中醫們去信仰；至少我們看到：唐宗海是不信這一套的。

---

152 （日）栗山茂久著，陳信宏譯，《身體的語言——從中西文化看身體之謎》，頁 132。

153 合信、管茂材同撰，《婦嬰新說》（上海仁濟醫館刻本，咸豐 8 年），頁 1A。

154 清・唐宗海，〈臟腑病機論〉，《血證論》卷 1，頁 17。

第六章　探索「千古脈診之準繩」——中西脈學的對話[1]

西醫論脈之道，似乎鑿鑿可據矣，孰知有大謬不然者。我中國聖人之論脈也，幽遠莫測，精義入神，深賴越人探其微妙，啟其餘緒，著為八十一難，名曰《難經》，與《內經》相輔而行，為千古診脈之準繩。[2]

概　述

相信看過中醫的讀者們對所謂的「脈診」都不陌生吧？常常「逛中醫」的朋友們一定會有一個感想：老中醫（通常是指很有經驗、

---

1 本章於中國歷史學會第二屆論文發表會上宣講（2004 年 7 月 10 日），並獲得第 2 名。其間得評論人魏嘉弘中醫師指正與吳文星教授之鼓勵，特此感謝之。

2 中間引文乃詳細闡述《內經》診法與部位，今略去，詳見李經邦，〈中西醫術醫理精粗優劣論〉，收入中央研究院近代史研究所編，《近代中國對西方及列強認識資料彙編》（臺北：中央研究院近代史研究所，1972），頁 810–811。

醫術精湛的中醫）診脈可以知道很多身體的狀況；相對的，年輕的中醫（通常指經驗不足、或初出茅廬的醫生）診脈卻無法全盤掌握病人的病情，只能從脈象上略知病人身體狀態之一二而已，甚至乾脆不診脈了，也大有其人！再者，現今我們都比較熟悉西醫的醫療文化與知識語言，像是動脈、靜脈、微血管的相關知識，大家也許都能琅琅上口，還會三姑六婆的關心左鄰右舍：「多運動能預防動脈硬化，膽固醇、血壓不能太高，預防心腦血管疾病……。」脈診的「脈」和動脈硬化的「脈」一樣嗎？中醫所論身體內的經脈和西醫所論身體內的脈管（血管）到底有什麼分別呢？它們的比較可不可以作為中西醫融合理論的一個開頭？對這些問題有興趣的讀者，不妨看看下面的論述。

1909 年 5 月時的一份醫科考卷中 ， 出現了兩個耐人尋味的問題。當時的考題問到：

1. 《內經》論脈有三部九候，至晉王叔和始以兩手之寸關尺候五臟六腑，後世因之。而西人候脈，則以中醫分配臟腑為妄，其得失奚若？
2. 「營行脈中」一語，與西醫論大動脈大靜脈同，而「衛行脈外」一語，西醫未及說。[3]

「衛行脈外」指的是人體氣的流行，與形質的血液互為輔助；透過氣的轉輸，最後反應在手腕部位的「寸關尺三部」，成為今日我們所熟知的脈診[4] 。清末這兩條考題牽涉到中醫脈學能否成立以及脈本

3 以上兩條，見陳垣，〈江南又考試醫生〉，《陳垣早年文集》，頁 310。

身形質的二元討論。相當巧合的是，唐宗海未曾參與這場考試，但在細讀過他的論述後可以發現，在其著作中對這兩個問題皆有很好的申論，我想是因為這兩個問題都碰觸到近代中醫脈學理論能否成立的大問題。本章將循著中醫傳統脈學與近代新的西醫血管理論之脈絡來展開。

近代醫家王有忠曾說：「脈者，醫之關鍵，醫不究脈，則無以辨證。」[5] 脈診是一位中醫必備的診斷技巧，在近代有關中西醫脈學知識的討論，是較流行的醫學議題。其迴響不論是在中、西醫書的內容也好，醫家言論也好，甚至是一些知識分子也注意到了去探究中西醫對脈學認知上的差異與理論成立的要素，欲尋求體內「脈」的合理知識。

在談這個問題時，第一部分欲討論的是中西醫各自的脈診文化與脈學理論之比較。近代不論中醫或西醫，脈都是依附著形質的心臟來談的。中醫的脈與西醫的血管，在唐宗海的醫論中，有若干的交集；然而其中些許的差異，卻是中醫在討論診脈技巧時，其理論能否成立的關鍵。雖然脈與心臟的功能有所連結，不過，在西醫論述下，所有的脈搏與血管、血液，都與心臟有關；相反的，中醫的脈不完全與心臟相關，而是與五臟六腑相連結，這是中醫在切脈時賴以診察全身狀態的基礎理論，不可動搖。而且，中醫的「脈」可以和整個身體的生理運作發生關係：脈是臟器獲得支援的道路，是血、也是氣的道路。在這些醫療文化基礎上，唐必以之和西醫脈學

4 詳見賈得道，《系統中醫理論》（太原：山西科學技術出版社，2002），頁40–41以及161–164。

5 清・王有忠，〈脈論〉，《簡明中西匯參醫學圖說》，收錄於《續修四庫全書・子部・醫家類》下第1026冊，頁507。

進行對話。

唐宗海在醫書中試著釐清西醫的血管與中醫基礎理論中的十二經、奇經八脈、絡脈、診脈等問題與知識，有助於我們釐清當中西醫在交會之時，脈在身體裡所代表的意義為何；在認知人體機能與臟腑形質時，脈又扮演什麼角色。從中西脈學的差異切入，本章將試圖找尋解答。

第一節　理論與技巧的融合——脈診文化

一、醫史家對脈學研究的重視

對中醫脈學文化史的研究，一直是醫史家們重視的問題。對中醫「經脈」的研究，先後受到馬王堆醫書、張家山脈書以及包山經脈木人出土的刺激而興盛起來[6]。除了過去一直被研究討論的實際療效層面外，經脈的起源與歷史考究也受到醫史家甚至是醫家的重視[7]。

6 有關這些出土文物和脈學建構的討論，可謂琳瑯滿目。其中比較說法之異同，可參考馬繼興，〈雙包山西漢出土經脈漆木人型的研究〉，臺北，《新史學》第 8 卷第 2 期（1997 年 6 月），頁 1–47。另外，研究回顧可見韓健平著，《馬王堆古脈書研究》（北京：中國社會科學出版社，1999），附錄頁 148–154，有 1974 至 1992 年的研究索引，此不再贅敘。

7 研究回顧與研究焦點之嬗變可參考劉澄中，〈大陸經脈史學研究的新檢此處必須重視的是：脈與各臟腑之聯繫與精氣傳遞的關係，可稱為經脈學說的「基本定型」，是逐漸發展至戰國中末期才成立的論述[8]。診三部脈之法，應該是所謂診「動脈」與「血脈」；但是古人認為「脈」有「氣脈」的身體涵意在內[9]，故可以診人體臟腑內部之氣，所以單講脈的意義，其實包括了氣脈與血脈兩種論述。廖育群考究脈診演變的歷史後發現：在本文所討論的寸口脈法定型之前，中醫其實充滿了很多脈診法；累積經驗與淘汰糟粕後，最終才形成一種獨立診斷的方法[10]。

李建民在其著作《死生之域：周秦漢脈學之源流》中也清楚闡明：中國人發現經脈之途，不是經由死體解剖而得；脈的探索是由人體外往內的發現途徑。李稱這種特色為「目驗」，但古代醫者所看到的是「有諸內必行於外的『象』」[11]，所以活人有經脈，死體無經

討——從經脈現象、出土脈書與經脈木人說起〉，臺北，《新史學》第 11 卷第 2 期（2000 年 6 月），頁 75–134。

8 劉澄中，〈大陸經脈史學研究的新檢討——從經脈現象、出土脈書與經脈木人說起〉，頁 35–37 與頁 46。

9 劉澄中，〈大陸經脈史學研究的新檢討——從經脈現象、出土脈書與經脈木人說起〉，頁 86–89。廖育群認為，「經脈」是肉眼無法視見的，而「絡脈」正好相反，是指血脈而言。詳見廖育群，《岐黃醫道》（瀋陽：遼寧教育出版社，1991），頁 28。

10 廖育群，《岐黃醫道》，頁 92–108。

11 李建民，《死生之域：周秦漢脈學之源流》，頁 138–139。另外，李也探討了經脈「被看見」的動機，是為了證明經典所言不假，後人解剖時看到的經脈，是早就存在心中的經典知識在引導。詳見氏著，〈王莽與王孫慶——記公元一世紀的人體刳剝實驗〉，頁 1–29。其他關於經脈的一般討論，可參考氏著，〈禹鑿山川知脈絡〉，臺北，《古今論衡》第 5 期 (2000)，頁

脈。這段長期的文化與經驗累積下的歷史也為唐宗海所認同，不過在西醫解剖形質「往（體）內」的檢驗下，卻可能被推翻。以下論述牽涉到中西醫脈診理論異同與成立的問題。

二、脈診文化之成立

> 賈蓉說：「請先生坐下，讓我把賤內的病症說一說，再看脈，如何？」
>
> 張先生言：「依小弟意下，竟先看脈，再請教病源為是……如今看了脈息，看小弟說的是不是，再將這些日子的病勢講一講……。」
>
> 診畢，張先生說明病情與症狀後說：「據我看這個脈，當有這些症候纔對。」
>
> 旁邊一個貼身服侍的婆子道：「何嘗不是這樣呢！真正先生說的如神，倒不用我們說的了。」[12]

診脈是中醫藉以瞭解病人病況，與病人溝通的一項利器。《紅樓夢》的故事中，醫生不用透過病家之描述，單靠脈診，即可以將病人的病痛娓娓道來，令旁觀者驚嘆「如神」，的確是足以令病人與病家信服的技能。

而這項技能，在唐宗海所生活的清代前期，早已成為醫者展示高超技巧而取信病人的一條好途徑[13]。而醫家若不能精確的由診脈

120–125。

12 清・曹雪芹著，〈金寡婦貪利權受辱，張太醫論病細窮源〉，《紅樓夢》第10回（臺北：大中國圖書公司，1984），頁84–86。

來瞭解病人的身體狀態，則病人也將對醫家給予不信任、醫術不專的評價。例如蘇軾（1037–1101年）嘗言：「士大夫多秘所患以求診，以驗醫之能否，使索病於冥漠之中，辨虛實冷熱於疑似之間。」[14] 這種「困醫」[15] 的現象，使得脈診成為一個神秘、又讓醫家不得不認真鑽研、病家汲汲於試探醫者技術高下的指標。張哲嘉在其博士論文中更詳細分析了清代宮廷中的醫病關係，其中醫生所開立的脈案（應該包括望、聞、問、切），反映出中國社會中，醫生與病人是靠著脈診與其記錄來作為溝通工具[16]。其中切脈一途，是最神秘又讓病家信服的診斷方式。

雷祥麟的研究也清楚說明[17]，西醫的醫學器具被認為是形塑醫

---

13 Chang Che-chia（張哲嘉）, *The Therapeutic Tug of War: The Imperial Physician-patient Relationship in the Era of Empress Dowager Cixi* (1874–1908), Ph. D. Dissertation, University of Pennsylvania, January 1998, pp. 74–76. 還可參考氏著，〈為龍體把脈——名醫力鈞與光緒帝〉，收入黃東蘭主編，《身體・心性・權力：新社會史》集2（杭州：浙江人民出版社，2005），頁211–235。這篇文章的主人翁之一——力鈞，曾在南洋學習西醫並執業一段時日，這段過往塑造了他個人獨特的醫學話語，在與光緒帝溝通時，力均總是運用中西醫混合的理論來解釋，其實這正是醫病在溝通時的一大考驗，這個考驗，來自於病人（光緒）本身的信仰和醫生診療話語之間的歧異，關於脈與血管的理論，更是一個醫病溝通的重要內涵。

14 宋・沈括、蘇軾撰，楊俊杰、王振國點校，〈脈說〉，《蘇沈良方》（上海：上海科學技術出版社，2003），頁116。

15 宋・沈括、蘇軾撰，楊俊杰、王振國點校，〈脈說〉，《蘇沈良方》，頁117。

16 Chang Che-chia（張哲嘉）, *The Therapeutic Tug of War: The Imperial Physician-patient Relationship in the Era of Empress Dowager Cixi* (1874–1908), pp. 13–15.

17 雷對民國時期病人對脈診的信任，有深入的描繪，詳見雷祥麟，〈負責任的

病關係的重要角色[18]。例如自西醫的聽診器被普遍使用後，醫生與病人就被隔絕至兩種不同的狀態中，透過儀器，疾病的本身只有醫生明瞭，故形成了醫生判定疾病的權威，也隔開了醫生與病人的距離[19]。中醫雖沒有科學儀器，但是中醫四診中的「脈診」，要求醫生診脈時必須「虛靜凝神，調息細審」[20]，同樣可以營造一個病人無法明瞭的專業領域，使醫生建立其權威[21]，這項技能是中醫賴以維生、取信於病人的絕技。

已逝的醫史家陳勝崑從切脈的歷史與西方解剖學的觀點來做交叉分析，他認為中醫的脈學是因為方法簡易、又能配合當時的社會風氣，所以能流傳許久而不衰，是「中國傳統醫學解剖學嚴重地缺乏下的產物」[22]。陳也提出他個人的批評，有幾個值得注意的地方，其一，他認為王叔和《脈經》中所定的以左、右手寸口（橈骨動脈）之三部九候來分配五臟六腑，不過只能代表千百個動脈分支的一支

醫生與有信仰的病人——中西醫論爭與醫病關係在民國時期的轉變〉，臺北，《新史學》第 14 卷第 1 期 (2003)，頁 58–62。

18 例如：Stanley Reiser, *Medicine and the Reign of Technology*, Cambridge, Cambridge University Press, 1981.

19 David Armstrong, *Bodies of Knowledge: Foucault and the Problem of Human Anatomy*, in Graham Scamber ed: Social Theory and Medical Sociology, 1987, pp. 59–76.

20 清・吳謙主編，《醫宗金鑑・四診心法要訣下》(臺北：臺灣第一書店重印，1978)，頁 465。

21 Hsiang-lin Lei （雷祥麟）, *How Did Chinese Medicine Become Experiential? The Political Epistemology of Jingyan*, Positions: East Asian Cultures Cririque 10.2, 2002, pp. 333–364.

22 陳勝崑，《中國傳統醫學史》，頁 78。

而已，古醫說它是肺經的脈，可以診百病，決生死，是站不住腳的。第二，心一跳動，必定是三部一起跳動，而且只有一種壓力出來，影響到血液運行與脈搏跳動，並不會有某一部不跳動，或是那一部跳得較快或較慢、一大一小的情況發生。而《內經》中對於切脈的季節、時間都有所要求，顯示了這門學問的定性與定量無法作有效的控制；甚至對於三部九候的定義，《內經》、王叔和、李時珍與《醫宗金鑑》所言，都略有出入，更是中醫脈學史上啟人疑竇之處[23]。陳勝崑本身就是一位西醫，所以他看到中醫脈法存有若干語焉不詳的說理，與近代西醫所指陳的也頗有符合之處。

栗山的研究指出，中醫文化中內臟與經脈是極被重視的生理知識[24]；同樣的，李建民也注意到了中醫學圖譜的主流就是以經脈圖與五臟圖為大宗[25]。歸納這些文化現象之趨，便可知脈診所以能成立，正是靠著經脈與五臟六腑的結合，反映在手腕寸關尺部，才得以診斷身體內部疾病[26]。故明代學者方以智在《通雅五十一．脈考》

---

23 陳勝崑，《中國傳統醫學史》，頁 79–81。

24 （日）栗山茂久著，陳信宏譯，《身體的語言——從中西文化看身體之謎》，頁 167–172。

25 李建民，〈王莽與王孫慶——記公元一世紀的人體刳剝實驗〉，頁 18。

26 王叔和言，「脈何以知臟腑之病也？然數者腑也，遲者臟也，數即有熱，遲即生寒，諸陽為熱，諸陰為寒，故別知臟腑之病也。（腑者陽，故其脈數；臟者陰，故其脈遲。陽行遲，病則數；陰行疾，病則遲）脈來浮大者，此為肺脈也。脈來沈滑，堅如石，腎脈也。脈來如弓弦者，肝脈也。脈來疾去遲，心脈也。脈來當見而不見為病，病有淺深但當知如何受邪。」傳統醫學所傳達的是臟腑各自隨其特性而反應不同的脈象在寸口，再參以寒、熱、內、外，於是可知臟腑之病。詳見晉・王叔和，〈辨臟腑病脈陰陽大法第八〉，《脈經》卷 1，頁 7。

中說：「各部之脈隨五臟六腑之氣行於經隧之間也。」[27] 這是脈診能成立的最初要素——人體各臟皆有專屬之氣流走在經脈間，各氣之不同，皆有一定分別，所以依此即可診全身之病。只是，脈診文化中本來就存在「醫之明脈者，天下蓋一二數」[28] 的情況（不是每個中醫都精通診脈之道）；近代中醫的氣化身體觀被質疑以後，脈學的理論根基更連帶受到挑戰，其衝擊力正是來自西醫實質身體臟腑與血管（管）的研究理論。值此危機攻逼之下，脈診文化與理論有了什麼轉變？就從近代中西醫融合紋理中的「脈學」來談吧。

第二節　氣血不合——近代脈學被質疑的來龍去脈

一、西醫的心血運動論與合信的迴響

近代傳入中國的西洋醫書中所論的血脈知識與脈的搏動源頭——心臟的生理，主要還是依循英國醫生哈維（William Harvey, 1578–1657 年）的劃時代作品《動物心臟與血液的解剖探討》（*On the Motion of the Heart and Blood in Animals*，原本以拉丁文出版於 1628 年，書名為 *De motu cordis*）一書而來[29]。對哈維來說，細微

---

27 明・方以智，《通雅十八・身體》，收入侯外廬主編，《方以智全書》第 1 冊（下），頁 1526。

28 宋・沈括、蘇軾撰，楊俊杰、王振國點校，〈脈說〉，《蘇沈良方》，頁 116。

29 必須強調的是，哈維的發現仍是本著蓋倫的學說為起點而出發的。可參考 Paolo Rossi, translated by Cynthia De Nardi Ipsen, *The birth of modern science*,

的解剖與觀察，其價值在於將知識化為「視覺」證據的功能。哈維不但解剖過人類屍體，他更豐富的經驗來源是靠著解剖眾多活「畜生」（他如此稱那些動物，包括鹿、毒蛇、鴕鳥、昆蟲等），藉以得到動物心臟的運作方式與功能，都很類似氣壓泵，不斷將血液推送並循環至體內的機械性觀點[30]。

肉眼再怎麼作精密的觀察與分析，也無法達到解剖學家搭配科學革命的產物——顯微鏡所發揮的功效，足以完整呈現人體生理的規律與運作，這是西方科學革命帶給西醫學的遺產，也是西醫認為中醫望塵莫及的細微解剖學[31]。哈維在發表心血循環論之後，西醫學家積極進行動物對人，人對人的輸血與治療疾病的研究，而人體的血液病學也逐漸在成形當中[32]。

那麼，在近代中國的西醫脈學傳播部分，展現了何種訊息呢？

透過顯微鏡的觀察，在十九世紀初，西醫已將人體解剖與生理組織的認識推展到無法想像的範圍與精確度[33]。當時中國有人做出比較，強調用眼睛看，甚至加上器具輔助，西醫也看不到中醫所

Oxford, Malden, Mass., Blackwell Publishers, 2001, pp. 157–163. 聶菁葆，〈蓋倫與近代西方醫學〉，《中華醫史雜誌》 第19卷第4期 (1989)，頁230–233。

30 麗莎・賈汀 (Jardine, Lisa) 原著，陳信宏譯，《顯微鏡下的科學革命：一段天才縱橫的歷史》，頁120–122。關於哈維在外科與實驗科學之地位，參見L. T. Woodward 撰，盧象誠譯，《外科發展史》（臺北：廣文書局，1969），頁51–60。

31 L. T. Woodward 撰，盧象誠譯，《外科發展史》，頁122。

32 L. T. Woodward 撰，盧象誠譯，《外科發展史》，頁123–131。

33 卡斯蒂廖尼 (Arturo Castiglioni) 著，程之范主譯，《醫學史》下冊（桂林：廣西師範大學出版社，2003），頁597–599。

說的經脈，足可證明中醫脈學理論的相關知識是錯誤的。這段話記載到：

> 西國醫院曾將死人用刀割，自寸口直至肩胛，以及胸背腹膝足骨之處，以洗水機器將血洗乾淨，用顯微鏡周身細視，並無一脈專屬一經者，不知華醫何所見而云然。西醫所見，除五臟六腑之外，惟有腦氣筋、血脈管纏繞臟腑骨肉之間。……豈似華醫之高談闊論，絕無證據，強分脈之二十有七，著而成書，遺誤後人，實非淺鮮。[34]

眼見為憑！看遍了人體內部，怎麼樣也找不到形質的經脈。西醫對脈診理論能分出經脈和其搏動特性感到百思不得其解；在中國，信仰西醫者也認為經脈是無稽之談。

第一個對中醫診脈法作細微觀察和學理上批評的西醫就是合信。他對中醫脈法頗有研究與認識，此乃他在主持醫館時所獲取的經驗。他說：「余曩主粵東醫館，病人甚多，每謂中土醫士有能隔簾診脈，可定三人病症者。」合信自言：「曾莫之敢試也。」[35] 他本著心血運動的理論，認為脈動只可能反映心臟運血和一些簡單的生理狀態，中醫卻可以診斷各個臟腑之疾病，實屬荒謬。他說：

> 中土醫學分寸關尺以屬臟腑部位，三指齊下竟作數樣脈理。詎知脈形於血，血源於心，週身脈管流行貫通，並無有專屬

---

34 李經邦，〈中西醫術醫理精粗優劣論〉，收入中央研究院近代史研究所編，《近代中國對西方及列強認識資料彙編》，頁 810。

35 以上引文見合信，〈審證論〉，《西醫略論》，頁 3B。

> 一經之理。凡切脈一道，不過辨其浮、沉、遲、數以定寒熱虛實而已。若庸醫診脈絕無望、聞、問、切工夫，妄謂據脈定症。[36]

一個心臟送出一種搏動力量，手指按壓是不可能可以知道數種脈象的[37]。而且「手、足、頸、胸皆覺脈動，而獨切手脈者何也？」[38]心的搏動是平均分配於全身的，只單切手部脈搏，實在不合理。

故從合信的醫書中可知，他知道診「寸口」原理的來龍去脈，並結合西醫血管之相關知識對中醫脈學發出批判。他說：「中國所分三部九候，實難憑信。人身血脈，發源於心，運行百體則總入肺，接吸生氣，由肺復返於心。」[39]血脈運行的狀態是：「日夜輪流不息，每兩小時，運行四十週，以一日夜二十四小時計之，運行四百八十週，人人皆然。」[40]換句話說，脈動本於心跳與循環，人人皆同，所謂「三部九候」的分法，細考其在人體內之解剖位置，不過也只是心脈的分支而已[41]，不可能可以在同一種搏動力量下用診脈

36 合信，〈血脈運行論〉，《全體新論》，頁 214 下。

37 其書載：「夫脈至一異皆異，斷無三指各異者。」脈動只有一種，合理推測下當知手指所按壓感覺皆同。合信，〈審證論〉，《西醫略論》，頁 3B–4A。

38 合信，〈血脈運行論〉，《全體新論》，頁 214。

39 合信，〈審證論〉，《西醫略論》，頁 3A。

40 合信，〈審證論〉，《西醫略論》，頁 3A。

41 合信說明脈管的解剖形質，謂：「西國每剖驗兩手脈位，見其管大如雞翎之管，尋臂而上，漸上漸大，上至頸項，即與頸中脈管通連，直達至心而止，並不與他臟相屬，何以知各臟之脈必現於此耶？且直通一管，何以知三指分部，必不紊耶？故謂一脈可驗周身之病則可，謂某部之脈獨決某經之病，則不可也。」直接表明了診脈無法診察周身之病。合信，〈審證論〉，《西醫

來分別出各種脈象。

如果從診斷學來看，合信認為脈診不過只是一個細小的環節而已；要達到正確的診斷，實應該效法中醫所說的四診合參。他說：

> 夫脈至躍動，乃心經發血之力，一發為一至，遍體同時湧應，細心診驗，參以望色、聞聲、問證，自可定輕重安危。若專按脈推求，如謂按寸而知病在心肺、按關而知病在肝脾、按尺而知病在腎，決無之理。蓋周身脈管皆由心系總管而出，散布四肢百體，流行貫通，豈兩手寸許之管，五臟六腑遂偏繫於此耶？[42]

從上述可以總結合信之論：他認為脈診仍可供醫家參考，所不足憑者，乃是中醫脈診配對臟腑之妄說。執此質疑的有力證據是合信在《全體新論》中自言他看了中國醫書《筆花醫鏡》(1824 年)，書中同樣指控中醫的脈診不足依靠。只是考察原典即可知，書中確有記載：「切脈一道，不過辨其浮沉，以定表裡遲數，以定寒熱強弱，以定虛實，則胸中了了，指下難明，且時大時小，忽浮忽沉，六脈亦難定準。故醫家謂據脈定症，是欺人之論也。」[43] 作者江涵暾（清代官吏兼醫生，字筆花，浙江歸安人）是在說明辨證只單靠脈診的誤謬，可是作者並未否定脈診的重要性，他只是說明醫者診斷必須

略論》，頁 3B。

42 合信，〈審證論〉，《西醫略論》，頁 3A–B。

43 清・江涵暾撰，〈望聞問切論〉，《筆花醫鏡》，收錄於《續修四庫全書・子部・醫家類》第 1025 冊，卷 1（上海：上海古籍出版社，1997），頁 575 上。

望聞問切，四面俱全；最重要的是，他仍肯定脈診中臟腑配位的理論[44]，這點是合信沒有說明的。

二、西醫的脈學及其理論

隨著西醫知識傳入的深度、廣度加深加寬，伴隨著心血運動為中心的細部血管知識[45]，也漸次輸進中國，其中與脈學有所相符之知識，每成為醫家申論之題材。首先，近代西醫文獻皆對心臟為運血之府沒有疑問，所有血管輸送血液，都是靠著心臟的力量。故自《全體新論》載：「心者，運行眾血之府也。」[46]以下醫家也都對此說加以引用、強調，例如：「心也者，運血之府也」[47]、「血之運動，從心之行動而來」[48]等說，心血運動的相關知識是近代西醫介紹最多、最廣的一項學說[49]。

事實上，從文獻中也可以知道，當時西醫們或翻譯醫書者都認同中國人掛在嘴邊的「脈」，或是「經」、「絡」等名詞，就是西醫所稱的「血管」。例如《內科闡微》載：「凡血由心之左下房逼發，而

44 清・江涵暾撰，〈望聞問切論〉，《筆花醫鏡》，收錄於《續修四庫全書・子部・醫家類》第 1025 冊，卷 1，頁 574 上。

45 哈維驚人的發現，不包括微血管和淋巴系統，以及對肺循環之解釋，這些隨後發現的生理知識，皆隨著近代西醫傳入中國來。詳見（日）石川光昭著，沐良譯，《醫學史話》（臺北：臺灣商務，1968），頁 70–72。

46 合信，〈心經〉，《全體新論》，頁 213 下。

47 哈烈撰，清・孔慶高譯，〈論血脈之經〉，《體用十章》卷 1，頁 9B。

48 虎伯撰，哈來等參訂，舒高第口譯，趙元益筆述，〈行血功用與病論・第兩百六十九〉，《內科理法》，頁 40A。

49 哈烈撰，清・孔慶高譯，〈論血液流行〉，《體用十章》卷 1，頁 18B–20A。

達於血管，名曰脈。」[50] 脈是血管，行於脈中的主要物質即血液，這是西醫的主觀印象。故西醫言：「血脈循環，週而復始之道也」[51] 一語，就是強調將血和脈結合在一起，並稱「血脈」。在這個大前提下，西醫展開了血管的分類，可以看到許多今日沒有的名詞，但是細心考究即可知道，當時已經知道動脈、靜脈、微血管[52]、淋巴管[53] 等知識。翻譯名稱略有不同，例如「脈管」即今所言動脈，「迴管」即今所謂靜脈[54]，但是都顯示了西醫們相信中醫理論中的「脈」就是血管，故西醫言：「血脈之經」，就是指微絲細血管與動、靜脈的整體連結關係，而這種關係的源頭，也必定回歸於心臟之功能[55]。但是中醫的「十二經脈」卻不單是統於心臟而已，它們各有一個流動的方向，而整體又有氣的流行，在一天中走完十二經。

先拿開中醫的觀點。西醫統歸於心的血脈運行，即說明了西醫診脈理論的依歸。

西醫也有察脈的診斷方式。在手法上，我們注意到了當時西人驗脈時，醫者不一定被要求安靜、屏氣凝神於指下；反而是病人被要求必須「安靜，因醫至時病人心中未免慌亂也。」[56] 拿中醫來比

---

50 嘉約翰撰，〈論脈〉，《內科闡微》，同治 12 年羊城博濟醫局原刻本，頁 16A。

51 哈烈撰，清・孔慶高譯，〈論血脈之經〉，《體用十章》卷 1，頁 10A。

52 哈烈撰，清・孔慶高譯，〈論微絲血管〉，《體用十章》卷 1，頁 14A。對微絲細血管的形容是：「人身無處不有血，即無處不有血管，遍體通行，密結如網。」與今日所知之基本定義沒有不同。

53 哈烈撰，清・孔慶高譯，〈論微絲血管〉，《體用十章》卷 1，頁 16A–17B。

54 哈烈撰，清・孔慶高譯，〈論脈管與迴管不同之處〉，《體用十章》卷 1，頁 15B。

55 哈烈撰，清・孔慶高譯，〈論血脈之經〉，《體用十章》卷 1，頁 9B。

較，中醫要求的是醫者必須「調停自氣」[57]，其目的是要去感覺細微的不同、以及不易查知的脈象。

另外，從下面兩條證據來看，可以證明西洋診脈法的特性不只是對比中醫而單單診察所謂的手腕部「寸口」而已，還包括了全身的脈動。例如《內科闡微》記載：「倘診手之脈，未得其詳，則或向頭上兩太陽穴脈管處，或頸之左右、中部兩大脈管處，且或向上臂兩肱骨內大脈管處，或向髀臼之兩大脈管處，兼而診之，其法更為周密。」[58] 再者，診脈時「病者能站，則宜著其站起診之；若不能站，則宜提高其手診之，如此，則更可辨其脈力之悉若也。」[59] 換句話說，診脈必須診察全身，才能得到周密的生理資訊。

而西醫所謂周密的生理知識，不過只是敘述圍繞著心臟而產生的種種脈的生理狀態而已。例如言：「心為自動之肌，而動必按乎準則，一縮一縱，動息有常」；[60] 以及「當心上下房縮動之後，週身之脈管亦相繼而動焉。」[61] 都是在描述心臟的運動。然相對於透過中醫脈診所傳達的訊息，傳統醫學卻可以知道更多貼近人體的資訊。張哲嘉認為，中醫的術語跟病人體感語言之間，一直保持著很強的共通性，如虛、鬱等看似抽象的術語，就常被病人納入自己語言的

56 虎伯撰，哈來等參訂，舒高第口譯，趙元益筆述，〈脈・第七百六十六〉，《內科理法》，頁 79A。

57 明・李時珍著，北京中醫學院中醫系中醫基礎理論教研室編，〈四・辨脈提綱〉，《瀕湖脈學白話解》（北京：人民衛生出版社，1997），頁 9。

58 嘉約翰撰，〈論診脈〉，《內科闡微》，頁 18A。

59 嘉約翰撰，〈論診脈〉，《內科闡微》，頁 18A–B。

60 哈烈撰，清・孔慶高譯，〈論心體跳動〉，《體用十章》卷 1，頁 24B。

61 哈烈撰，清・孔慶高譯，〈論心體跳動〉，《體用十章》卷 1，頁 25B。

一部分[62]。而這些身體狀況，也都能夠藉由各種脈象表達出來；相對的，西醫的脈診卻充斥著客觀兼機械的物理語言。

我們稱為機械的物理語言，是指西醫所論「脈搏」與「心臟規律跳動」的密切關係。西醫認為手指所按之脈，最多只能顯示「心之跳擊」、「發血總管並大發血管之交相動」、「發血管包衣之情形」、「血質之厚薄」以及「血總管門扇之情形」[63]等身體運作情況，並不能診斷各個臟腑的狀態。即使當時西醫也有論述表明：脈的跳動與心跳可能是不一致的，例如離心臟愈遠的動脈，感應搏動的時間愈晚[64]，但這只是時間長短的問題而已，力量來源卻是單一且固定的，都是在說明手腕脈的搏動與心搏有密切關係。所以《體用十章》載：「試以指按脈管於手腕處，即俗所謂診脈者，亦必覺其起落，循乎有準，實與心之起落相應。」[65]西醫認為此道理不僅應該合於中醫診斷手腕之搏動情形，連全身的動脈也都是一樣遵循這個定律的，所以西醫認為：「徒以指按脈管，只覺其血之擁躍，由總脈而波及於手，但用善法細心察之，則眾脈皆齊相起落。蓋心房一動，眾脈管必相繼而其動焉。」[66]由是可知：西人認為脈動雖然全身都有，但

62 費俠莉 (Charlotte Furth) 等著，熊秉真編，賈士蘅、陳元朋譯，《讓證據說話——對話篇》(臺北：麥田出版，城邦文化發行，2001)，頁 10、251。

63 虎伯撰，哈來等參訂，舒高第口譯，趙元益筆述，〈脈・第八百〉，《內科理法》，頁 91A。

64 例如言：「心房一動，眾脈管必相繼而齊動焉，特先由大脈而波及於小脈耳，則在遠者，故稍遲之。」心搏力量愈遠，感應的時間愈慢。英・哈烈撰，清・孔慶高譯，〈論脈〉，《體用十章》卷 1，頁 28B。

65 英・哈烈撰，清・孔慶高譯，〈論脈〉，《體用十章》卷 1，頁 28A。

66 英・哈烈撰，清・孔慶高譯，〈論脈〉，《體用十章》卷 1，頁 28A。

理論上來源和力量、快慢等都是一致的，其感受之中心是心臟。

相對於中醫在手法上，手腕上的「寸關尺」正好對應各個臟腑，所以是用三個指頭來配對按壓；西醫則無配對臟腑之說，故西醫認為「一指助之」或「一手之四指按於脈之行過處」[67] 皆是正確的診脈方式。近代西醫融合中醫診脈方法的例子，也不是沒有出現過：像是《內科闡微》中的〈論診脈〉就吸收了若干中醫的解釋，如「宜用三指，向病者左右手之寸關尺處」。[68] 但這個步驟卻是指向驗察「脈力」與「血脈流行」，診察的對象是人體心臟所發力的血脈狀態[69]，而非各部臟腑。

從脈象的敘述上，我們也可以進一步看出近代的中西脈診法的差異。合信在其書《西醫略論》中初步介紹了一些脈象，他說：「至脈形，西法計分十種，曰浮、沉、遲、數、壯、弱、大、小、柔、硬。」[70] 其中有些脈形的翻譯名詞與定義，的確與中醫的脈象相同；但合信沒有詳細說明，我們不妨看看當時另一位西醫嘉約翰所談「脈」的背後意義。嘉在《內科闡微》中分脈的種類與其所代表之

---

67 以上兩引文見虎伯撰，哈來等參訂，舒高第口譯，趙元益筆述，〈脈・第七百六十六〉，《內科理法》，頁 79A–B。

68 嘉約翰撰，〈論診脈〉，《內科闡微》，頁 17B–18A。

69 故有記載說到：「如數心之擊數，可用一指助之。如欲分外之脈息之情形，即將一手之四指按於脈息行過之處，其按勢須整足平勻，如用無名指、小指按於發血管上，則食指能得其發血管之易受壓力或否。」指法的變化，著眼在考究血管的狀況。出於傅蘭雅主編，〈續脈表診病論〉，《格致彙編》第 4 冊，頁 267。

70 合信，〈審證論〉，《西醫略論》，頁 3A。此說為王有忠所採認，是為西醫論脈形的基本分類。詳見清・王有忠，〈脈論〉，《簡明中西匯參醫學圖說》，收錄於《續修四庫全書・子部・醫家類》上第 1026 冊，頁 508。

意義為：

1. 遲數：與人體壯弱、年齡、運動、睡眠等相關，太遲可能是心或腦有疾病發生。
2. 忽快忽慢脈：與「病在心體，或在心房，又或腦筋不安。」[71]
3. 滿脹與鬆軟脈：與心臟、血管流動有關。
4. 脈有力或無力：與血管收縮力量或心跳、心肉（肌）的力量有關。
5. 脈細小者：與天氣和血管狀態有關。
6. 脈實：乃因「心體發熱或因心房舒縮之力大與及心房內之肉生厚。」[72] 或言軟脈，與身體極衰弱有關。
7. 鐵線脈：老人之脈。[73]

合信與嘉約翰所論的脈形，互有異同，但是可以初步瞭解，脈的各種型態最多也只能表明腦和心臟的狀態，其他則都與年齡、運動等客觀因素有關；換句話說，脈是在展現人的生理狀態，若談論疾病，也只能論至心腦為止。

僅舉一些例子來檢視西人對脈象背後所代表意義之討論。當時介紹脈的西醫文章中說到：

> 內科論脈之書內，常用之字眼其意俱指手能覺之脈動，分為四種：一，論每分時脈之至數則謂之脈之遲數，極少動或多

71 嘉約翰撰，〈論脈〉，《內科闡微》，頁 17A。

72 嘉約翰撰，〈論脈〉，《內科闡微》，頁 17B。

73 嘉約翰撰，〈論脈〉，《內科闡微》，頁 16A–17B。

> 動。二，論每一動所費之時，此非兩動中間之時刻，而為動間之時刻。如該醫士之內科書第一百十五頁論脈之或濇或滑。又有羅特肥克與肥亞落特等人亦有濇滑之說。三，論脈跳之時，其發血管脹之或長或寬，謂之脈大或脈小。四，論發血管所顯之壓力，為之脈實或脈虛。[74]

不同的脈象，代表著不同的病理。簡而言之，就是（翻譯者）以中醫對脈象與脈形的一些解釋，來對西醫血管收縮的理論作一番詮釋，並闡述一些西醫針對以血管收縮之理作為診病的方式。與傳統醫學的不同之處：西醫認為脈的變化，皆與血管有關，但中醫卻有其他的理論來作對應，例如：「英國醫士所言之滑濇，非與近時所言之滑濇相同。其意非為脈跳為少動或多動之意，而為心縮一事所費之時刻。」[75] 以滑濇為例，唐宗海以五行的陰與陽來分別滑濇[76]，西醫的滑濇所代表的卻是心縮所需的時間，意義大不相同。

被西醫拿來討論最多的脈象，就是遲與數脈。傳統醫學認為「數者腑也，遲者臟也。數即有熱，遲即生寒。諸陽為熱，諸陰為寒，故別知臟腑之病也」。[77] 不單是生理狀態，遲數還可以定身體的「寒熱」與「陰陽」，藉以配合並推知是臟或腑的疾病[78]。而西醫對遲數

---

74 傅蘭雅主編，〈續脈表診病論〉，《格致彙編》第4冊，頁77。

75 傅蘭雅主編，〈續脈表診病論〉，《格致彙編》第4冊，頁77。

76 清・唐宗海，《醫經精義》下卷，頁143。

77 晉・王叔和，〈辨藏腑病脈陰陽大法第八〉，《脈經》卷1，頁7。

78 例如：「遲緩而長者，脾也。」脈象可以顯示與對應出臟腑之特性。出於唐・孫思邈著，朱邦賢、陳文國等校注，〈第二十五・診脈大意第二〉，《千金翼方校注》(上海：上海古籍出版社，1999)，頁711。

脈的意義卻是極為簡明，不用配合醫者的經驗，只說：「論脈至數之多寡極易查明，此與心之收縮數相合。」[79] 故遲數脈有種類似代表心臟跳動規律的表徵，比中醫的遲數脈意義要單一而好掌握的多。

雖然西醫論遲數的原理是如此單一，不費心去管各臟腑的事，但遲數脈的變化仍存在著一些變異的因素。例如《內科理法》載：「脈之至數，在身無病時，與年紀、男女、生性有相關；又與身容、醒睡、運動、飲食有相關；與情意、寒暑、空氣壓力、血之多寡、身之強弱亦有相關。」[80] 其實中醫在分別脈的種類時也有相同之理論[81]，只是這些變異的因素，已經讓西醫覺得困擾，因為它讓醫者認為無法迅速、確切掌握一個人身體的狀態。其餘像是「發血管包衣之凹凸力」[82]、心房接血太少、運血不能及於下臂脈管等狀況，都會影響脈的跳動[83]；但這些會影響脈動的因素，並沒有能形成脈診時的病理論述——例如怎麼樣的脈象才代表心房接血太少？所以

79 虎伯撰，哈來等參訂，舒高第口譯，趙元益筆述，〈脈・第七百六十七〉，《內科理法》，頁 79B。

80 虎伯撰，哈來等參訂，舒高第口譯，趙元益筆述，〈脈・第七百六十七〉，《內科理法》，頁 79B–80A。

81 如唐代醫家孫思邈言：「人大而脈細，人細而脈大；人樂而脈實，人苦而脈虛；性急而脈緩，性緩而脈躁；人壯而脈細，人羸而脈大。此皆為逆，逆則難治，反此為順，順則易治。」這是客觀的條件，是醫者切脈前必須先瞭解的。詳見唐・孫思邈著，朱邦賢、陳文國等校注，〈第二十五・診脈大意第二〉，《千金翼方校注》，頁 711。

82 虎伯撰，哈來等參訂，舒高第口譯，趙元益筆述，〈脈・第七百六十四〉，《內科理法》，頁 78B。

83 虎伯撰，哈來等參訂，舒高第口譯，趙元益筆述，〈脈・第七百六十四〉，《內科理法》，頁 79B。

西醫已在文獻中清楚表明：「論及脈理實時時有相反之事。」[84] 西人對影響脈動至數的原因賦予了西方物理學的概念，並且在論述中加以說明討論，諸如在年齡的差別上，小孩子的脈搏就跳得比較快[85]；與中醫「數者腑也，遲者臟也」、「數則為熱，遲則為寒」[86] 的遲數意義，相距甚遠。而且中醫診脈必須能看出數脈發生在那一個臟腑[87]，才能正確做出判斷；西醫認為有時脈跳得較快，反而是正常的[88]，不一定代表什麼了不起的身體意涵在內。而我們所討論的遲數脈，已是當時西醫認為最好診察的脈象，除了脈搏跳動快慢外，西醫認為其他的脈象「則偶有而更難明」。[89] 這樣的技巧，當然在西醫診斷文化中逐漸被淘汰。例如《內科理法》即載：「脈之不足恃，在西國久已知之，常人因脈之不足憑，幾不考究之。然脈並非不足憑，不過難於詳知耳。」[90] 而即使是專業醫生「已知脈理甚詳，尚

---

84 虎伯撰，哈來等參訂，舒高第口譯，趙元益筆述，〈脈・第八百九〉，《內科理法》，頁 94B–95A。

85 傅蘭雅主編，〈論脈〉，《格致彙編》第 1 冊，頁 267。

86 清・唐宗海，《醫經精義》下卷，頁 143。

87 唐說：「『西醫言：心體跳動不休，脈即應之而動』」，所以若是邪氣來犯，就會透過膈膜之傳導，「擾亂心主之血脈，乃見數象」，疾病中為何見到「數脈」，又是在心臟，宗海就是這麼解釋的。清・唐宗海，《傷寒論淺註補正》卷 1，頁 123。

88 例如當時西醫認為：「身無病時之脈亦有亂或有歇止。在病時反能合度，病癒以後又有歇止。希白丁書中載有兩人，當身體無病時其脈亂而不平均，在病時反能合度。……脈之至數雖為要事，然他種脈象亦須留意。」出自傅蘭雅主編，〈論脈〉，《格致彙編》第 1 冊，頁 292–293。

89 虎伯撰，哈來等參訂，舒高第口譯，趙元益筆述，〈脈・第八百十一〉，《內科理法》，頁 96B。

有煩難之處，因身體之功用不一，病之根源輕重不等，且其根源相併合之故，又各不同」。[91] 這些說法，代表西醫認為「診脈」本身就是一項難懂、又不切實的技術，而對其信賴度大減，致使民國時期脈診一技已不再為西醫所採用[92]。當然，也就無法去接受中醫脈診的判斷技巧。

從所謂「工欲善其事，必先利其器」的角度來看，中醫診脈靠的只有手指的感覺；而西醫除了手指的感覺外，還發明物理器具來輔助。如當時西醫使用之「脈表」[93]，就是用來診斷身體的各種病況；但即使用了器具，可以檢查更多手指沒有辦法表達的數據意涵，也難掩西醫對中國脈診的不信任與對中醫僅用手指診治一切疾病而感到莫名的訝異。

若只根據西醫的理論來看，中醫脈診可以直接診察超越心與血管之外的四臟六腑，極其神通廣大和難以解釋，卻又是極其荒謬又錯誤的。近代吸收過西醫心血運動理論的人，例如陳垣就發出強烈批判，他完全反對中醫脈診的合理性，他說：「尚有寸關尺分臟腑之理否乎？既無所謂寸關尺，則古人何謂而有此論也？蓋在解剖學未

90 虎伯撰，哈來等參訂，舒高第口譯，趙元益筆述，〈脈・第七百六十五〉，《內科理法》，頁 78B–79A。

91 虎伯撰，哈來等參訂，舒高第口譯，趙元益筆述，〈脈・第七百六十五〉，《內科理法》，頁 79A。

92 雷祥麟，〈負責任的醫生與有信仰的病人——中西醫論爭與醫病關係在民國時期的轉變〉，頁 62。

93 對「脈表」的操作解釋為：「人平臥木板而胸向上。觀其胸膛依氣之呼吸亦有起落，其理相同。此表用處大半能令脈動之起落顯明於紙上，成線之形。」不過此法隨後也沒有再被使用之記錄。傅蘭雅主編，〈脈表診病論〉，《格致彙編》第 4 冊，頁 73。

明之世，憑個人之理想，於無可知病之處而姑作一求病之方，其用意亦良苦矣。非古人之學識有不逮，時勢為之也。」[94] 陳認為西醫解剖形質的證據，說明根本沒有寸關尺之說；中醫的脈診不過是沒有解剖學下的權宜、想像之理論而已。

陳垣客觀舉出中醫們自己的說法，來質疑脈診的可信度。他舉《素問．徵四失論》為例，說明醫者偏重脈診之弊病。他引經文說到：「診病不問其始憂患飲食之失節，起居之過度，或傷於毒。不先言此，猝持寸口，何病能中，妄言作名，為粗所窮，此治之四失也。」此質難的焦點在於：中國醫家早已知道光靠脈診是不足以正確判斷疾病的。陳垣繼續說，抨擊獨重脈診之弊病論述更是史不絕書，他說：

> 寇宗奭曰：「醫人只據脈供藥，其可得乎？如此言之，焉能盡其術也。此醫家之公患。」王海藏曰：「病人拱默，惟令切脈，試其知否，夫熱則脈數，寒則脈遲，實則有力，虛則無力，可以脈知也。若得病之由及所傷之物，豈能以脈知乎？故醫者不可不問其由，病者不可不說其故。」《診家正眼》曰：「近世醫者既自負於知脈，而病家亦欲試其本領，遂絕口不言，惟伸手就診。而醫者遂強為揣摩。若揣摩偶合，則信為神奇；而揣摩不合，則薄為愚昧。噫嘻！此《內經》所謂：『妄言作名，為粗所窮』也。如是而欲拯危起殆，何異欲入室而反閉門耶？」《焦氏筆乘》述東坡曰：「士大夫多秘所患，以驗醫能否，使索病於冥漠之中。吾生平求醫，必盡告以所

94 陳垣，〈說診脈〉，《陳垣早年文集》，頁 164。

> 患，然後診之。故雖中醫，治吾疾常瘉，無求疾瘉而已，豈以困醫為事哉！」徐靈胎〈診脈決死生論〉曰：「病之名有萬而脈之象不過數十種。且一病而數十種之脈無不可見。何診脈而即知其何病？此者推測偶中以此欺人也。」[95]

陳垣心中的脈診是「欺人」之技，但他沒有加以說明的是：「獨重」脈診是不對的，中國醫家其實並沒有疑義，但是中國醫家從沒有說脈診是錯的或不必要的。所以陳還是要拿出西醫的理論，來推論脈診不足據的細部理由。

陳垣篤信的是心血運動說的理則，清末對西醫有所注意的人，都能簡單瞭解心血運動的大略特性[96]。這一理論的中心即脈之跳動與血液的運行，而其中包含了心臟構造、大小循環、血管分類、氣體交換等細微知識，已概如前述。陳垣認為，所謂的診脈，只是診病法之一端，最多只能判斷心力之強弱、症狀之安危、用藥之輕重而已，他說：「血運循環之理皆繫於心，則診脈果不足以知病乎！診脈豈獨不可以知他臟腑之病，即心病亦非盡靠脈而可知其病之如何也。」[97] 這是基於西醫的心血運動論來質疑中醫的脈診並不能完整掌握身體的疾病資訊；而且在清末，中國人過分相信中醫的診脈，於是阻礙了對人體生理的正確認知與重視，他接著說：「尋常診病亦知有所謂望聞問切，今徒以切脈為能知病」、「世人之診病，有以醫生之詰問為無學術，而強醫生以由脈知病者。醫生亦因有此等求診

---

95 陳垣，〈《論徒恃三指按脈不足以知病》跋〉，《陳垣早年文集》，頁351–352。

96 陳垣，〈說診脈〉，《陳垣早年文集》，頁162–163。

97 陳垣，〈說診脈〉，《陳垣早年文集》，頁164。

之人，遂固以不詰問而示其學術之精，縱病者告以所苦，亦以為我可由脈支出，而不弊病人之告者」的風氣，正是國人生理學知識貧乏的象徵[98]；而病人和醫家都在這種固陋的文化氛圍中因循苟且，不求進步。

陳垣一語「生理學知識不足」是指對西醫理論的瞭解而言。另一層涵意在於中國人當時篤信脈診，已經適應當時社會而成了一種合理的醫療行為了。陳謂：

> 然則診脈之積習可改革否乎？曰難矣。因此權不操諸醫生而操諸病者。病者只靠醫生睇脈（即診脈），而醫生乃於睇脈之外別有所求，其不為病者所嗤以為無學問，幾希矣！是故業醫者無不知診脈之不足以知病也，特以數千年之積習，大半社會之所趨向，姑為是應酬然耳。[99]

診脈一事，陳目為「積息」，然則習慣已成，一時也難根除。中國病人仍舊有許多「堅信」脈診的作為，例如處子、新婦，「其有病延醫也，手在圍幔之外，而身處圍幔之內，一若以醫生為最輕薄之人也者。如是亦足以知病乎？」[100]故即使有人批評，脈診卻已成了醫生與病人相信的一種診療方式，而當時中國人對診脈一事也普遍堅信不移。

綜合而論，中醫脈診的文化，在西醫之眼光透視下是錯誤的。

---

98 陳垣舉王勳臣之言：「診脈斷生死易，知病難。」來說明診脈並不是醫生萬能的法寶。陳垣，《陳垣早年文集》，頁 161。

99 陳垣，《陳垣早年文集》，頁 164。

100 陳垣，《陳垣早年文集》，頁 165。

其錯誤的來源有兩端：即配對臟腑理論和單憑診脈驗病之習慣。就像《二十世紀新內經》(1908 年) 中所批評的：「其論脈也，分寸關尺三部，曰寸屬心肺；關屬肝膽；尺屬腎，而不知脈之為用，以驗周身之病則可，曰某脈屬於某臟則不可。」[101] 唐宗海作為一位傳統中醫，眼下的問題不是處理脈診文化「積息」的問題，他必須說明的是一位傳統中醫賴以吃飯的工具——診脈如何能被相信？這牽涉兩個層面的問題，一個是對西醫心血運動論的回應，一個是如何在不脫離中醫傳統脈學的架構下，將傳統脈學證之以西醫信任之形質觀點，使其合理化，避免人們對脈診虛無的質疑。

第三節　血管、血（脈本質）之形質、功能、方向——唐宗海對脈與血管的新看法

一、脈中的物質——西醫的血與王清任的氣

近代傳入中國的西醫文獻，皆強調血管中的可見物質——血的重要性。故合信言：「人身要者，無過於血。」[102] 而血液循環，是人體各處汁液生成的基礎，故言：「其色赤，人身津、精、液、汗、溺、膽汁，無不賴之以生。」[103] 這說明了西醫在觀察人體管竅時所重視的，不單是形質的血脈，也著重於形質的血與體液。相對於中

101 陳邦賢，《中國醫學史》，頁 258。

102 合信，〈血運行論〉，《內科新說》，頁 4B。

103 合信，〈血運行論〉，《內科新說》，頁 4B–5A。

醫的「脈」，古人經過剖割以後，發現許多肉眼可見的血脈，也探究了血脈與臟腑的接連，所以自然將醫論中經脈與臟腑的連結合理化[104]。他們看到的是形質的血脈，但是經絡的流行，卻還有氣動的一層意涵。

血管與血液，都是有形質、肉眼可見的東西，氣卻不是。所以探討血液與血管的問題，合信曾回顧到西方科學所做的努力，說到：「昔人屢剖死者觀之，見脈管無血而空，疑為氣管。蓋未悟人死之時，心力不能發血，而脈管行其餘力漸擁漸盡，故血聚於迴管之內。」[105]西方人也曾認為血管中有「氣」，是靠著某種「神秘的潮流」來推動全身之血液流動[106]。證明推動血脈之力量是來自於心臟搏動與脈不是氣管的人，正是哈維醫生[107]，至此西人肯定了「視」作為理解人體構造的良方，而顯微鏡以及精密外科器具的發展，只會加速人們對眼見為憑的信賴度。血管中有「氣」的理論，當然不可能再被接受。

從另一個視角來切入，光強調氣，脈診就能成立嗎？

王清任也相信「眼見為憑」，但這樣的堅持帶給他的也是錯誤的認知，因為他觀察衛總管與心臟的連結，竟然確立了「心無血說」的奇特想法。他說的「衛總管」，很可能是類似氣管的組織，但他卻「眼誤」，認為那是與心臟相通的，所以才會出現「心無血說」。王清任「駭人」的新發現，令許多人一頭霧水。心臟無血，不但和西

---

104 傅維康主編，《針灸推拿學史》（上海：上海古籍出版社，1991），頁27–29。

105 合信，〈血脈運行論〉，《全體新論》，頁214。

106 L. T. Woodward撰，盧象誠譯，《外科發展史》，頁52。

107 合信，〈血脈運行論〉，《全體新論》，頁214。

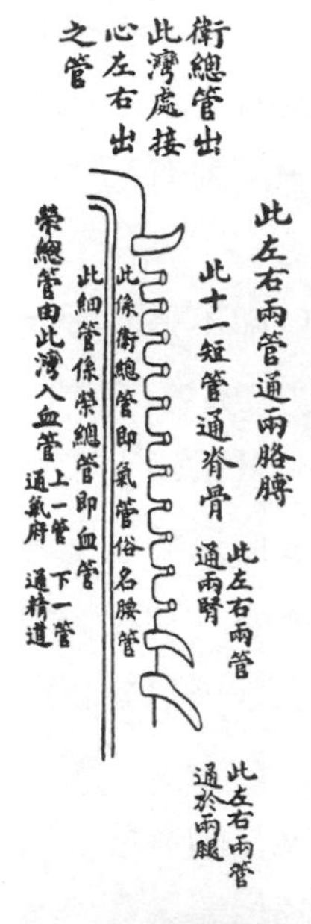

圖 19　榮衛總管圖

醫解剖形質相左，也與中醫臟腑生理相悖離。王清任根據這個理論，認為衛總管裡沒有血，只有氣的存在而已，於是歸結出脈是氣管的論調[108]；而且脈之搏動是由「氣」所造成的，血管盛血是「靜而不動」的[109]。這些說法，剝離了中醫診脈方法的合理性——王認為中醫傳統之「經絡」根本就不是血管，他說：「古人言經絡是血管，由每臟腑向外長兩根。惟膀胱長四根。余親見百餘臟腑，並無向外長血管之形。」[110]王還發出豪語，認為自己的觀察絕對是憑著良心的，他說：「脈之形，余以實情告後人。若違心裝神仙，喪滅良評論，必遭天誅。」[111]藉此以加強他說法的可靠性。

根據上述，王清任認為，古人論脈根本沒有去「定準是何物」，也不能指明經絡是氣管還是血管，所以他說：「言脈是血管，氣血在內流通，周而復始。若以流通而論，此處血真能向彼處流，彼處當有空隙之地，有空隙之地，則是血虛，無空隙之地，血流歸於何處？古人並不知脈是氣管，竟著出許多脈訣，立言雖多，論部位一人一樣，並無相同者。」[112]王認為中醫傳統所言廣義的經脈，可以透過手壓出來的感覺，最多也不過只能診斷氣

108 詳見清・王清任，〈氣血合脈說〉，《醫林改錯》卷上，頁 25。
109 詳見清・王清任，〈氣血合脈說〉，《醫林改錯》卷上，頁 25。
110 清・王清任，〈親見改正臟腑圖〉，《醫林改錯》卷上，頁 10 圖左。
111 清・王清任，〈氣血合脈說〉，《醫林改錯》卷上，頁 25。
112 清・王清任，〈氣血合脈說〉，《醫林改錯》卷上，頁 26。

之盛衰而已。

王清任將氣血分開來講，架空了中醫經脈在診斷與生理認識上的權威。診脈變成只能觀氣之盛衰，卻不能觀臟腑和血之毛病。王言：「古人論脈二十七字，余不肯深說者，非謂古人無容足之地，恐後人對症無論脈之言。診脈斷死生易，知病難。」正因為「治病之要訣，在明白氣血」[113]，而切脈若不能診血液之病，只能靠其他望、聞、問加以判別病情，脈診在診斷上的權威就消失了一半，只能觀氣病而不能觀血病。

二、血的生成與氣之關係

相對於西醫與王論各偏「心只是血管」、「脈只是氣管」一方之理論，唐宗海論脈學的時候重視的是氣血合一的概念。

唐宗海早年留心治療血證，故對血液相關的理論有很深入的探討。他自言在其著作《中西醫解》及《血證論》中，對於「血之源流，頗有發明，學者當參觀焉」。[114] 以下我們就「血之源流」，來探討唐認為血與氣一體的重要關係。

首先要說明的是，唐宗海對整個血液循環與心臟功能，已經參雜些許西醫知識，並與中醫傳統的臟腑理論有一個粗略的融會。他說：「《難經》云：『脈為血府』；《內經》云：『心之合脈也』，與西醫之說皆合。惟西醫知血生於心，出則名血管，不名為脈。」[115] 雖然他有吸取部分西醫學說，但其許多論證仍存有不少想像臆測之詞。

---

113 清・王清任，〈氣血合脈說〉，《醫林改錯》卷上，頁 26–27。

114 清・唐宗海，〈黃癉病證并治第十五〉，《金匱要略淺註補正》卷 7，頁 227。

115 清・唐宗海，《傷寒論淺註補正》卷 5，頁 229。

例如他認為血會愈混合愈淡，以及「白輪」受心火影響後，就會變成紅色的血等等。我們重視的是他認為血的生出源頭是受了「氣」的影響，他說：「（血）即水交於火也，變為赤色，即奉心火之化，而為血也，血之生化如此。」[116]心在五行中屬「火」，所以跟心臟對應的氣是火（氣）。此氣能將飲食之精華變成血後的顏色，化為我們所見的赤色。這個論證就完全是秉於五行氣化的想像來解釋，唐之所以有此論的動機，就是想說明血與氣伴隨相生的概念。

談氣與血的關係，西醫相對比較重視的是飲食和空氣（與人體臟腑之氣不同）。血內之氣共分三種，「曰炭氣、曰養氣、曰淡氣，與天地間之氣相同。」[117]這些氣都不會使西醫聯想到臟腑之氣。西人言：「動物所吸氧氣，合於血內之質，隨之運通於各血管，則能補身所需之料，如骨肉筋皮等是也。凡食物入胃，變化之後必再收若干養氣合成血，而血變成體質新料也。」[118]可知西醫的「氣」雖在供養人體正常生理這一功用上相同，但它是支持血液正常生理的基礎，並不能形成各自臟腑之氣的特色，此氣實非彼（中醫理論之中的）氣。

西醫認為，血才是透過全身的血管來榮養軀體的主要物質[119]。從文獻中論述可以發現一個特徵——無論是胸膛、頭、臂、腹外兩旁、入腹、膈膜之下、兩腿等部位，其焦點都是著眼在血管與血液

---

116 清・唐宗海，《醫經精義》上卷，頁58。

117 哈烈撰，清・孔慶高譯，〈論血內之氣〉，《體用十章》卷2，頁9B。

118 傅蘭雅主編，〈化學衛生論八十〉，《格致彙編》第3冊，頁528。

119 西人言：「蓋血於身體有兩大用：一能補身體生長所需之料。一能令身體行其職司，而不致失其體質也。」是為其說之證明。傅蘭雅主編，《格致彙編》第3冊，頁533。

流動的位置[120]，每一個臟腑的論述焦點並不存在，這可以說明西醫看待血液或脈在人體的功用是全身性、整體的，而非中醫著眼於臟腑，而以之作為診斷臟腑之病的依據。

氣血一體的重要性可以分兩個層面來看。以治療來看，唐言：「血隨氣為運行，氣以血為依歸。」[121]氣可以用來診血，血可以用來診氣，各自的消長，皆會影響另一者，這是治療上的一大參考[122]。另外，就臟腑本體而言，宗海認為：「人必臟腑血氣先有虧損，然後生病。」[123]氣與血是相伴影響的，人體臟腑的健康是透過氣與血來觀測的，如果像王那樣氣血分離，或如西醫的機械式心血運動，都無法說明中醫的特殊臟腑生理。血氣異名同類[124]，擺在一起看，才是中醫脈診能成立的要素。

---

120 哈烈撰，清・孔慶高譯，〈論血脈分以養身〉，《體用十章》卷2，頁30A。

121 清・唐宗海，〈黃癉病證并治第十五〉，《金匱要略淺註補正》卷7（臺北：力行書局，1993），頁218。

122 唐宗海言：「血之運，氣運之，及瘀血之行，亦氣之行。血瘀於經絡臟腑之間，既無足能行，亦無門可出，惟賴氣運之，使油膜達腸胃，隨大便而出，是氣行而血自不留也。」此段論述所言「血之運，氣運之」，實涉及血液運行理論，唐宗海如何以氣化之說來回應西醫的「心血運動論」，下面將有詳細的論述。引文出自清・唐宗海，〈便膿〉，《血證論》卷4，頁93。

123 此為題綱，細部臟腑論述詳見清・唐宗海，《醫經精義》下卷，頁112–113。

124 「黃帝曰：夫血之與氣，異名同類何謂也？岐伯答曰：營衛者，精氣也；血者，神氣也，故血之與氣，異名同類焉。」譚一松主編，〈營衛生會第十八〉，《靈樞經》，頁132。

三、唐宗海討論脈與血管的定義

談了許多氣與血的關係，那麼到底脈的本質是什麼？與脈診有什麼關係呢。周振武在《人身通考》中言：「人身之脈有三義。一曰經絡之脈，二曰脈息之脈，三曰宗氣之脈。經脈者，如十二經注血之脈，晝夜五十週於身者也。脈息者，寸關尺三部，一息脈四至是也。」[125] 文獻中「脈」的意義本來就有很多不同之解釋，就像周說的那樣。不過我們經過前面的比較以後，就可以發現西醫論血管的流向、統屬都很明確，脈診基礎即依此而來。但中醫對脈的定義卻很多，吸收過部分西醫著作的唐宗海，他在對「脈」定義時明白說到：

> 蓋（人體）痛屬血分，血生於心，由心管出而散為脈。故《脈經》言脈為血府，《內經》言食氣入胃，濁氣歸心，淫精於脈，脈氣流經。西洋醫法，言心體跳動不休，故脈應之而動，與《內經》：「心生血。」即脈為血府之說皆合。《醫林改錯》言血不能跳動，凡脈之動，皆是氣動，此說非也。使其是氣動，則氣一呼當應之而一動；氣一吸，當應之而一動。何一呼動二至，一息動二至，顯然與呼吸相左哉，以是知脈是血管應心而動為無疑矣。[126]

125 周論「宗氣」最特別，他認為宗氣之脈是附於骨膜上的紅絲，即使用力也刮之不去，是用來榮潤骨和其他脈的。詳見清・周振武著，楊維益點校，〈脈〉，《人身通考》（北京：人民衛生出版社，1994），頁 118–119。

126 唐言：「蓋脈是血脈，血生於心，西醫言：心有血脈管，心體跳動不休，則唐舉出古文獻資料來說明脈是「血管」，應心而動，所以王清任的「脈是氣管說」是不對的，唐這個說法，肯定了脈是血脈這一性質。而宗海認為中醫的脈就是西醫所言的血管，明顯是吸收了西醫血管知識的展現。他說：

> 西醫云：「心有運血管，迴血管，外則散達週身，內則入於心中，心中有上下四房以存血，心體跳動不休，而週身血管應之而動，是為動脈。」此說極是。《脈經》云：「脈為血府。」即此之謂也。[127]

而且，宗海的「心中之血管跳動，而為周身動脈」[128]一語，說明唐除了認為脈是血管外，也認同西醫所論脈之搏動和心臟有關。只是西醫的血管，名詞只有一種，剖割後皆可透過肉眼或器具輔助看到；但中醫的「脈」卻無定名，有「經」、「孫」、「絡」、「奇經」等脈名。唐宗海在著作中也說明了脈的種類，例如在解釋「絡脈」時他說到：「血以行脈，脈有總曰絡。絡從肝出者二，一上一下，各漸分小脈，至細微。凡內而臟腑，外而膚肉，無不貫串，莫定其數。脈之狀似機，其順者因血勢而利導之，邪者留血毋退，橫者送血使進也。」[129]

脈應之而動。《醫林改錯》，言脈是氣管，氣方能動，非血猶也，此說大謬。」同樣是強調「脈」是血管。見清・唐宗海，《傷寒論淺註補正》卷1，頁80、163、229。

127 清・唐宗海，《醫經精義》上卷，頁34。

128 清・唐宗海，〈黃疸病證并治第十五〉，《金匱要略淺註補正》卷7，頁218。

129 明・方以智，〈血養筋連之故〉，《物理小識》卷之3（臺北：臺灣商務，1978），頁73。

「絡脈」狀似「機」，尚有分「順」與「橫」兩種，而漸分小脈至細微的說法，可能就是受了西醫講述「微絲細血管」的影響。事實上，中醫脈名仍很多，是於西醫文獻中沒有加以解釋的。

唐宗海確信絡脈就是血管，那麼經脈呢？《靈樞》載：「經脈十二者，伏行分肉之間，深而不見；其常見者，足太陰過於外踝之上，無所隱故也。諸脈之浮而常見者，皆絡脈也。」[130] 絡脈是肉眼可以看的到的，經脈則是「深而不見」，正確的說，經脈應該是肉眼看不到的「氣脈」。所以《靈樞》也載：「何以知經脈之與絡脈異也？黃帝曰：經脈者，常不可見也，其虛實也，以氣口知之。脈之見者，皆絡脈也。」[131] 經脈無法透過肉眼知道其狀況，必須切氣口之脈得知；而絡脈則可以看見。這樣來論，經脈與沒有形質的氣以及絡脈和有形質的血，似乎可以連結在一起。然而，同樣是《靈樞》所載：「血和則孫脈先滿溢，乃注於絡脈，皆盈，乃注於經脈。」[132] 這樣來看，經脈中也有「血」，故其似乎是氣脈，也是血脈。

從更多唐宗海的論述中可以知道，經脈確實可以視作是血管，他說：「經散為絡，絡散為孫絡，如幹發為枝，枝又有枝，要皆統於一本也。」[133] 這代表血的流向其實是一種狀態，絡與經皆可載血。但從中醫理論來看，經脈卻遠非血管之功能可以概括[134]。唐認為，

---

130 譚一松主編，〈經脈第十〉，《靈樞經》，頁 83。

131 譚一松主編，〈經脈第十〉，《靈樞經》，頁 83。

132 譚一松主編，〈癰疽第八十一〉，《靈樞經》，頁 387。

133 清・唐宗海，〈脈證死生論〉，《血證論》，頁 17。

134 中醫經脈理論中似乎只有「絡脈」和後面論到的「任脈」可以視為完全的「血管」。詳見茅曉，〈通絡法歷史沿革剖析〉，《中醫雜誌》第 43 卷第 7 期 (2002)，頁 485–488。

經脈的循行不能用「一線到底」或是「分為二、三條分支」這樣的邏輯來理解，應該是以「主脈」和「散如絲」（較細的脈）來理解才正確。這個部分受了西醫血管粗細、數量與種類的不同，而出現層分的看法。但是唐所謂的「經脈」，又不完全等同於西醫的血管，他說：

> 凡各種之脈，隱見皆如此。足見脈道，非西人所謂之腦筋，亦非但是血管。惟西醫言另有自知腦筋，或與氣管會，或與血管會，或裹結腦筋，或串連臟腑，與《內經》經脈相似。但西醫不能紀別，惟《內經》分別經脈穴道，至精悉也。[135]

唐在這部分的申論非常不明確，他將經脈又比為是「腦筋」（神經）的同類，也沒有繼續深入的說明；我們只可以從他的論述得知，他這麼做是要證明經脈是和臟腑串連在一起的，其餘牽強之理論，真徒增讀者之困擾。

其實，唐宗海認為西醫說無法明瞭診脈的意義，正是在於西醫的心臟血管知識無法分別經脈所配對之臟腑。他說：

> 是心之通於四臟者，在血管也。西醫名管，而《內經》則名為脈。《內經》云：「營行脈中，營周於身，心之合脈也。」即是西醫之說矣。但西醫不能分別各臟，各有經脈，只將眾脈管，皆屬於心，而不知手少陰心，又有專屬之脈也。[136]

---

135 清・唐宗海，《醫經精義》上卷，頁 69。

136 清・唐宗海，《醫經精義》上卷，頁 73。

上文的簡單詮釋，即唐宗海所說的：「十二正經、奇經八脈，各有所主不同，皆各臟腑氣血往來之道路，有散有合，不得但指血管以為經脈也。」[137]經脈的意義很廣，單論「脈」，西醫的血管可能足以解釋；但談到「經脈」，則應該視為是氣與血兩者的道路。西醫分別血管之種類很細，但如果只單用西醫的血管來對照經脈並不完全正確。每一個臟腑，都有它專屬的經脈，各臟腑的氣血都在特定的經脈中流走。

但奇經八脈，沒有直接和臟腑連結[138]，那這些經脈有何定位與作用呢？唐宗海指出：「西醫畫脈管，枝分派別，可謂詳矣。然論絡不歸於經；論經不歸於臟腑。譬之有千軍，而無一將，則亦無所統屬矣。」[139]中醫經脈體系的內部，經脈與經脈之間，經脈與臟腑之間皆有聯繫，而不是獨立的生理組織。如宗海就認為奇經八脈中的陽維、陽蹻兩脈，就附於太陽經，行於身體的背部，故「以太陽統治之」；陰維、陰蹻兩脈，則附於太陰經，行於身體的前面，故「以太陰統治之」，治療與位置，都有所依歸[140]；另外，帶脈也應歸為脾之脈[141]。所以即使奇經八脈不屬於任何臟腑，也還是可以依附著臟腑來作論述，治療時也能依據其與十二正經脈與臟腑的關係，訂出診斷與治療的標準。而我認為那吸收了一些西醫血管分支與統屬的概念在其中。

上述奇經八脈沒有說到的，還有任脈、督脈與衝脈這三條經脈，

137 清・唐宗海，〈十五・衝任督帶〉，《醫經精義》上卷，頁 83。

138 吳國定，《內經解剖生理學》，頁 21。

139 清・唐宗海，《醫經精義》上卷，頁 82。

140 清・唐宗海，《醫經精義》上卷，頁 81–82。

141 清・唐宗海，《醫經精義》上卷，頁 87。

唐認為適足以說明氣血與脈的關係。我們先來探討它們的位置[142]與功能，唐言：「督在脊屬腎，屬先天；任在腹屬胃，屬後天。先天主氣，下交胞中；後天主血，下交胞中。全在此二脈也。以水火論，督脈屬氣屬水，任脈屬血屬火。是任脈當又屬之心，心腎相交，水火既濟，皆由於此。」[143]督脈主氣、任脈主血，兩者皆能交於胞中，是水火相交，也是氣血相交，它們兩者是相互貫通的。所以唐言：「細觀任督之交會起止，而知督脈主陽主氣，任脈主陰主血，互相貫通，為生身之總司也。」[144]人體內的血和氣可以交會在胞中，依靠的就是任督二脈[145]。

唐宗海的意思是：單純的釐清那一條經脈是氣管、或那一條是血管，都無法得到人體生理之真相。他認為以氣和血的二分法來看待中醫的經脈是不對的，因為經脈中也有主血也同時主氣的衝脈。在「三焦」一章所言之「胞室」、「胞宮」、「氣海」、「血室」，皆指同一物而言，此臟器的生理功能在於將「氣」運送至肺，再排至體外。其二，它將胃中的飲食所化之汁，到心臟化血之後，再導至其內，可以形成女子月經的正常生理現象。負責完成這些生理工作的脈，就是奇經八脈中的衝脈。《內經》云：「衝為氣街」，唐宗海引申說這是指衝脈同為氣與血輸送的道路，只要瞭解了「導先天腎氣而上行，以交於胃」或「導後天陰血下行入胞中，以交於腎」的道理，則「衝脈之所司可知矣。」[146]那麼，氣的往來不是在三焦嗎？怎麼又與衝

---

142 以部位論，唐言：「督脈在背，總統諸陽，屬先天；任在腹，總統諸陰，屬後天。」清・唐宗海，《醫經精義》上卷，頁 87。

143 清・唐宗海，《醫經精義》上卷，頁 84。

144 清・唐宗海，《醫經精義》上卷，頁 84–85。

145 清・唐宗海，《醫經精義》上卷，頁 85。

脈有關了呢？唐宗海回答說：「膜中氣行之道路，即名衝脈。」[147] 我想唐認為三焦油膜是行氣的組織，衝脈也有行氣的功能，就將之合而為一了。問題是，衝脈有特定位置，但照唐之說法，三焦油膜卻是遍於全身的，唐在這一點上的說法明顯有矛盾。

考究唐宗海的說法，他認為血是行於脈管中的，而脈管被三焦油膜、膏油所包裹，血在脈內、氣在脈外。所以唐言：「心中脈管，通於上下內外者，皆是從包絡之膜油，而行達也。」[148] 氣血一體，形質的解釋法就是血管與三焦油膜相連，分主血氣。只是，唐的說

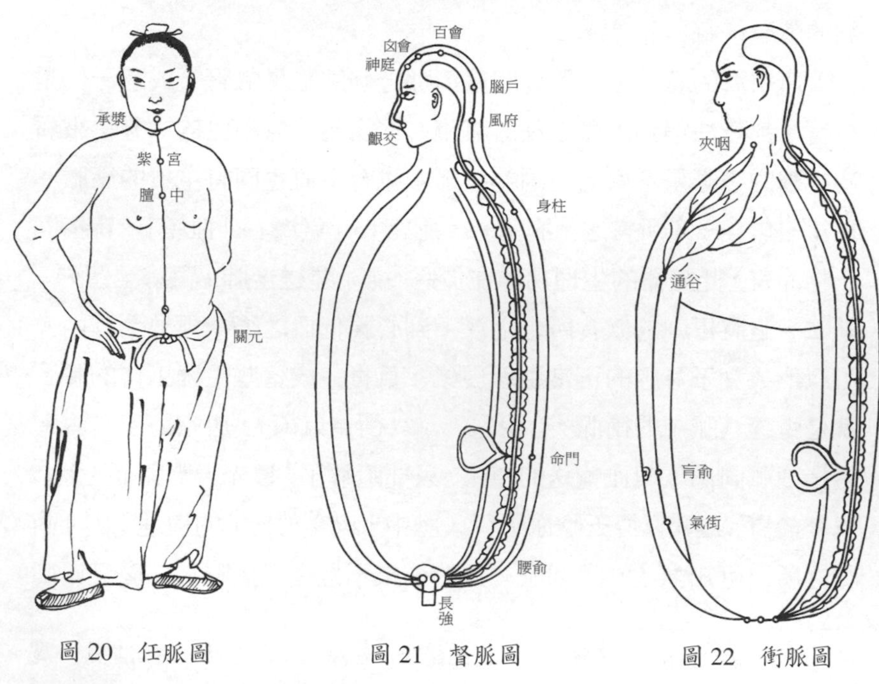

圖 20　任脈圖　　圖 21　督脈圖　　圖 22　衝脈圖

146 清・唐宗海，《醫經精義》上卷，頁 82。
147 清・唐宗海，《醫經精義》上卷，頁 83。
148 清・唐宗海，《醫經精義》上卷，頁 229。

法仍然啟人疑竇，因為督脈主氣、任脈主血、衝脈主氣又主血，但是唐卻沒有說明氣血為何如此走？而且在同一個地方，又可衝、任兩脈合併而言[149]，皆未明確定義。我們只可以透過唐的論述知道，當時西醫所謂的總脈管，唐據《內經》考之，認為它就是任脈[150]，宗海言：「《內經》以任脈為血之總司，西醫則有總脈管之說。」[151]其餘理論，則因中西醫解釋的不同，故導致些許矛盾。即便中西醫在論述上有那麼點相似，但是西醫卻「詳血略氣，其實血氣兩者不能相離」[152]。看到這裡，可以知道唐宗海極力想澄清血管的形質，中醫早就有論述：「近日西洋醫書，言血之道甚詳，參之《內經》、仲景書，皆有確據。」[153]只是，真正的重點在於：唐又想在比附西醫血管的基礎上補強「氣血一體、共行、共生」的關係，故單用西醫的血管與循環來解釋中醫的經脈，而無任何解剖確認的基礎認知，於是出現了些許混淆的狀況。

在唐宗海的論述中，五臟六腑之氣血連結與中醫的循環之身體觀，就是靠著十二經脈與奇經八脈來連結的。唐宗海說：

---

149 唐宗海言：「水生於腎，中入於胞室，是為天癸水。循衝任上行入胃……。既化為血，即循任脈而下，入於胞中。」腎水又叫天癸水，到達胞中，靠「衝任」上輸，後來卻靠「任脈」而下，語多模糊，又言總統在任脈，是沒有明確定義，想當然耳！詳見氏著，〈十・血氣所生〉，《醫經精義》上卷，頁 60–61。

150 清・唐宗海，《醫經精義》下卷，頁 93。

151 清・唐宗海，《醫經精義》上卷，頁 60。

152 清・唐宗海，《醫經精義》上卷，頁 61。

153 清・唐宗海〈婦人雜病脈證并治第二十二〉，《金匱要略淺註補正》卷 9，頁 294。

> 《內經》名脈，西醫名管，其實一也。西醫詳繪管竅，然不能分出經名。不知十二經與奇經八脈，達於周身，以行血氣，使內陰外陽，筋骨關節，無所不周。病則按經施治，自然得效。經脈以行氣血，則不得單指血管言也。按西醫有脈翹是連膜，或筋膜，包裹脈管、迴管、腦筋等。《內經》所謂經脈，亦非西醫所能盡見。比如督脈是行氣者也，比如任脈是行血者也，二脈已顯然不同，安得執西說之死法以衡之。[154]

前面唐宗海說中醫之脈無疑就是血管，這裡又說西醫血管說是「死法」，不懂變通，並拉出前述督脈主氣，任脈主血的說法，著實令人摸不著頭緒。分析起來，他應該是想解釋：在脈是血管，氣是附著行走的大方向下，脈也有專主氣或主血的。這裡唐欲傳達的是：五臟六腑的血與氣，靠著十二經脈與奇經八脈來與脈診作結合，故唐言：「經脈者，臟腑氣化之路徑也。」此說明人體內經脈的分布就是闡述「氣化之迹」[155]，宗海認為：「西醫剖割人而視之，圖出形象，自謂精矣。然不能分出經絡穴道，是以雖精反粗。」[156]故「經脈（絡）」在解釋之時不完全代表西醫所繪的血管，它們含有氣化的意義在裡面。

事實上，中醫的「經脈」，以現在的科學來說，都無法完全透過肉眼或儀器來完全證明其存在，也無法用一種定義來說明脈到底是什麼[157]。一百多年前的唐宗海，用他所認知的西醫血脈、「膜」與經

---

154 清・唐宗海，《醫經精義》下卷，頁108。

155 清・唐宗海，《醫經精義》下卷，頁68。

156 清・唐宗海，《醫經精義》下卷，頁68。

157 吳國定，《內經解剖生理學》，頁15–18。

脈，藉以說明氣血在人體內遊走的道路，並試著證實中醫的經脈在體內合理的生理運作。這只是一個經典知識再確定的動作，唐企圖尋找確切有力的合理證據，來維護中醫臟腑知識的完整。事實上，原本經典沒有說明的知識或是詮釋身體觀方式的不同，在西醫血管的理論引導下，唐硬要套進去形質的身體內部構造來詮釋之，當然造成了許多模糊地帶。

西醫拿著周身血管圖，來衡量中醫的十二經脈與奇經八脈，批評根本「無其事也」；而《醫林改錯》也謂「經脈無憑」。唐宗海評論這兩種言論是「不知經脈之說」，只知「剖割死人，安能復辨經穴」；而且「經道非血管也，故《內經》言某經多血少氣，某經多氣少血，足見經道，統血氣而言，不得以血管氣管當之也。」[158]事實上，唐所擁有的古代脈學知識體系內本來就不重視脈的「實質」[159]，古人重視的身體，是李建民所謂的「數術化身體觀」[160]；但是唐所要論證的結論，卻是用西醫的血管為中心的形質來比附經脈之氣流行全身，出現的若干差距與不盡理想之處，這是本文必須指出的。

四、三部脈的成立

有了前述的生理基礎，那麼醫家要如何透過三個指頭的按壓，部位僅限於手腕，而又能熟知人體全身狀態，並瞭解肉眼無法診斷的臟腑疾病？縱使宗海之論出現了許多誤謬，不過中醫以「十二經中，皆有動脈。獨取寸口，以決五臟六腑死生之法」[161]一語，作為

---

158 以上見清・唐宗海，《醫經精義》下卷，頁 110–111。

159 林昭庚、鄢良，《針灸醫學史》，頁 379–381。

160 李建民，《死生之域：周秦漢脈學之源流》，頁 205–235。

切脈的理論依據，倒是所言不虛。前面陳垣抨擊的診脈法，應該無法診斷五臟六腑，脈動只能反映心臟搏動而已，不是嗎？此即唐宗海自陳來自西醫們的質疑：「近出西醫，不知脈法，即欲以此攻斥脈法，謂周身皆有動脈，何得以手之寸口為診？」[162] 所以唐宗海必須說明，血氣如何與五臟六腑連繫。就如周振武所言：「按脈乃血理之分行身中者，謂五臟六腑之氣分流四肢也。」[163] 脈不論如何定義，它都必須和氣血綁在一塊，脈診才能成立。

總結前論，唐宗海認為西醫只說對了脈有血管的性質，但對經脈的種類與氣化功能，卻不甚明瞭。唐認為西醫的心血運動論存在著這樣的缺失，他說：

> 脈氣流經，謂流行於各經絡，而迴復有常。西醫云：「心左房之血，由出血管導行於周身。心體跳動不休，每一跳則周身之脈應之而跳。血既行遍周身，則轉入迴血管，其色變紫，以受炭氣也。紫血由迴管遞傳，復返於頸會管，得肺氣呼出，則炭氣出而紫色退，復變為赤，入心右房，轉至左房，而又出也，則脈氣流經之謂矣。」時醫有大絡散眾絡，眾絡散孫絡之說，言其出而不言其復與流經二字，尚不確切，故引西醫之說證之。西醫所圖脈管詳矣，然不能分別十二經脈。[164]

161 戰國・秦越人著，張登本撰，〈第一難・論診脈獨取寸口的道理〉，《難經通解》，頁 58。

162 清・唐宗海，《醫經精義》上卷，頁 137–138。

163 清・周振武著，楊維益點校，〈脈〉，《人身通考》，頁 118。

164 清・唐宗海，《醫經精義》上卷，頁 59–60。

唐所言血液循環、換氣之道路「大絡」、「眾絡」、「孫絡」之說，是中西醫論融合的產物，唐確認西醫全體之血液循環就是傳統醫論中的「脈氣流經」。唐認為在描述脈氣流經時，西醫的脈管圖相當詳盡，將血管一一指出，但不知人體十二經脈的名稱與功能。此段話的重點在於，唐也將西醫血液循環至肺交換氧氣的運作過程，視為臟腑氣化過程的合理解釋。他說：

> 心血迴入於肺，得肺氣吹出血中濁氣，則復變紅而返入於心。在《內經》乃營血與衛會於肺中之說。又及相傳之官（指肺），所司職事也。西醫則云：「迴血返入肺中，吹出血中炭氣，則紫色退而變為赤血，復入於心。」肺是淘汰心血之物，此即《內經》肺為相傳之意。但中國不名炭氣，只名濁氣也。[165]

唐宗海稱此一過程就是前述中醫理論的「脈氣流經」，也是西醫的「肺循環」(Pulmonary circulation)。他界定濁氣（指二氧化碳，CO_2）即「營氣」，可以藉由肺吸入，再透過血管到達並滋養各臟腑，是臟腑之氣的一個重要來源。

顯然唐先將血管比作經脈，再由經脈解釋到「臟腑氣化」這條路上。只是唐錯誤將西醫肺循環中再度進入人體的氣看做都是「濁氣」，其實經過換氣已經成了氧氣 (O_2)，唐皆將之視為「氣」，但卻忽略了二氧化碳和氧氣的不同。而且考究經典，與呼吸換氣比較有關的論述，還是「宗氣」[166]之生理；唐之所以拿營衛來說明，是著

165 清・唐宗海，《醫經精義》上卷，頁 46–47。

眼於在「體內循環」這一觀點上[167]。

當時初步瞭解西醫心血循環理論的中醫們，可能不經意的都會拿自身所學的醫理來作中西融合。「心肺」為西醫心血循環論之重心，那麼，中醫也可以找到類似之理論來證明脈診之合理性。王有忠說：「人身血脈，發源於心，運行百體，而總入於肺，接吸生氣，由肺復返於心，日夜輪流不息。」[168]那麼，中醫有臟腑之氣，隨著經脈、孫脈、絡脈等會於肺經寸口之論述，也理無不可，故王有忠認為：「心與肺統周身脈管流行貫通，為脈之都會。」[169]這種趨向，可能是他們第一眼的印象，而唐還必須將氣的循環道理說出來。

細分來看，中醫的身體觀中並沒有對十二種不同經脈之氣作定名——分成十二種氣。若尋求氣化循環之線索，我們可以發現唐宗海認為西醫的心血運動論就是指《內經》中所言營衛循環的「實迹」；換句話說，傳統醫學的「營衛」觀念是脈診成立之基礎，解釋臟腑之氣的開端。

在三焦一章中，曾論述到「營衛」的初步概念，它們是指抽象的氣（清氣與濁氣），但是「營」另有化血之功能，所以也有「營血」之詞。唐在這裡將營衛視為是解釋中醫心血運動的基礎。事實

---

166 《靈樞》載：「宗氣積於胸中，出於喉嚨，以貫心脈，而行呼吸焉。」譚一松主編，〈邪客第七十一〉，《靈樞經》，頁 318。

167 古人血液循環觀點，也不只營衛概念而已。詳見傅維康，《醫藥文化隨筆》（上海：上海古籍出版社，2001），頁 14–16。

168 清・王有忠，〈脈論〉，《簡明中西匯參醫學圖說》，收錄於《續修四庫全書・子部・醫家類》下第 1026 冊，頁 508 上。

169 清・王有忠，〈脈論〉，《簡明中西匯參醫學圖說》，收錄於《續修四庫全書・子部・醫家類》下第 1026 冊，頁 508 上–下。

上，營衛本來就是一種氣血循環之概念，故《靈樞》載：「營衛之行也，上下相貫，如環之無端。」[170] 而對其個別之定義，唐宗海言：「營者，血也。衛者，氣也。血守於內，如兵家之安營，故曰營；氣禦於外，如兵家之護衛，故曰衛。」[171] 由此可知「營」是指脈中的血；而「衛」則通常是指流行於脈外的氣[172]。

前面強調的氣血合一，在此就展現了重要性。唐論中的「營」有兩種涵意，除了「血液」之形質外，與血液同在脈管中流動的還有「營氣」。如《靈樞．營衛生會第十八》記載：「人受氣於穀，穀入於胃，以傳與肺，五臟六腑，皆以受氣，其清者為營，濁者為衛，營在脈中，衛在脈外，營周不休，五十而復大會，陰陽相貫，如環無端。」[173] 唐在此將行於五臟六腑的氣，分為兩種，即營與衛。另外，「營血」與「營氣」皆行於血脈之內，而衛氣則行於血脈之外。

營衛的道理清楚了，營衛在身體內之「形跡」也就不難指出。唐宗海言：「西醫所謂管，即《內經》所謂絡也；絡言其絲條，管言絲條中之孔竅。」[174] 而這些血管，都是生於三焦油膜內的，這樣解釋，可以使（營）血與衛氣的連結更具形質可徵。所以「營血從內出外，有血絲導之，而至於肌，以為衛之應，此血絲管，大而直者名經，小而縱者曰絡，皆行於膜中，出腠理，而居於肌肉者也。」[175]

---

170 譚一松主編，〈動腧第六十二〉，《靈樞經》，頁 286。同理，〈癰疽第八十一〉載：「夫血脈營衛，周流不休。」，《靈樞經》，頁 387。

171 清・唐宗海，《醫經精義》上卷，頁 61。

172 清・唐宗海，《金匱要略淺註補正》卷 2，頁 71。

173 譚一松主編，〈營衛生會第十八〉，《靈樞經》，頁 131。

174 清・唐宗海，《傷寒論淺註補正》卷 1，頁 166。

175 清・唐宗海，《傷寒論淺註補正》，卷 3，頁 209。

管、絡、經、脈絡等都是指「血管」而言，大小不一；而氣附於脈外，又可透過油膜運輸，使人身全體臟腑內外都可以和氣血相連結[176]，這是唐「人身只氣與血兩者而已」[177]一語的最好註腳，只有血氣，足以反映人體狀態之真相。

唐認為若就西醫的心血運動而言，嚴格的說應該就是「營血之行」[178]。如果營是指血的話，那麼屬於營的氣又是什麼？唐宗海自言：「營血則一日一週迴」[179]，顯然是將營氣之循環視為就是血液循環了。如此看來，唐或許認為營氣就是西醫的（營）血，名詞不同，但可以匯通。

衛氣同樣也有循環，《靈樞．營衛生會第十八》有記載，衛氣與營氣的交會是在夜半，地點是在（手太陰）肺部[180]，叫做「大會」[181]；平時每一次營血至肺部交換氣體，這是唐吸收的西醫知識，稱為營與衛的「小會」[182]。衛氣就比較沒有疑問，它就是單指氣而言；而且不是行於脈管內的，是行於三焦膜膜中的[183]。唐宗海認為，

176 唐雖言脈絡都是血管，但絡又可以行氣，是他理論模糊之處。他的意思，就是想要說明氣血並行，分開不可的道理。只是融合了西醫的血管後，又難免有些解釋不清的地方。清．唐宗海，《傷寒論淺註補正》，卷1，頁156。

177 清．唐宗海，《醫經精義》上卷，頁57。

178 清．唐宗海，《醫經精義》下卷，頁138。

179 清．唐宗海，《傷寒論淺註補正》卷3，頁209。

180 若就中醫的循環而論，最後的終點似乎是肺，心臟還只是一站而已。清．唐宗海，《傷寒論淺註補正》卷3，頁230。

181 譚一松主編，〈營衛生會第十八〉，《靈樞經》，頁131。

182 清．唐宗海，《醫經精義》下卷，頁138。

183 清．唐宗海，《醫經精義》下卷，頁138–139。

不論大小會，營衛都會在肺部相遇，這是脈診理論能夠成立的基礎。就像孫思邈所言：「脈有三部，陰陽相乘，榮（營）衛氣血，任人體躬，呼吸出入，上下於中，因息游布，津液流通，隨時動作，效象形容。」[184] 氣血的流行能夠反映在寸口脈上面，在唐的論述中，言營衛「周行臟腑內外，而皆會於肺，故獨取寸脈，可以診臟腑內外諸病矣」[185] 正是著眼於「肺」這個臟腑上，流布於全身的氣終會在肺經，也就是手腕脈動上展現身體內部的狀況。

據此，唐宗海也可以回應抨擊中國脈學無理的言論──為何獨取手太陰肺之脈呢？他說：「五臟六腑之氣，皆上薰於肺，故即肺寸口之脈，可以診知各臟。」[186] 臟腑各有不同的氣，反映在寸口，就成了脈診得以成立的理論。氣有所不同，只有放在各個臟腑下才會有意義。因為每一個臟腑都有它對應的經脈，唐言：「實則先有臟腑，而後生出經脈」，而非先有經脈，再連結至臟腑[187]。經脈是運送氣血的道路，並將各個臟腑狀況反映在寸口的傳導道路，這是唐認為脈診可以成立的關鍵。

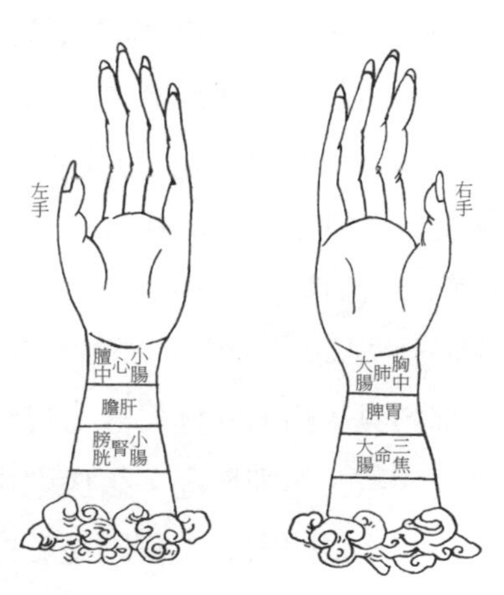

圖 23　各種類型的脈皆會於手腕

---

184 唐・孫思邈著，朱邦賢、陳文國等校注，〈第二十五・診脈大意第二〉，《千金翼方校注》，頁 714。

185 清・唐宗海，《醫經精義》下卷，頁 138。

186 清・唐宗海，《醫經精義》下卷，頁 138。

187 清・唐宗海，《醫經精義》下卷，頁 70。

脈診的理論建立了，我們仍要問：西醫質疑中醫的三部脈（寸關尺），不過僅僅是一條血管，一種搏動力量而已，怎麼能分成三部呢？唐宗海在此出現了折衷的說法，他曾說到：

> 故診脈有單論脈管者，細、大、澀，皆脈管所主是也；有單論氣分者，浮、沈、緊，皆氣分所主也。脈管只在腠理膜油之中。若衛氣伏內，則脈管往內而沈；衛氣鼓出，則脈管往外而升。緊者脈管外之衛氣，有所裹束，不得舒散，故絞束而緊。[188]

用氣的流動狀態，來說明脈象的各種可能，我想那可能是唐吸收了部分西方物理學後而有的新感想，診脈的道理大致統歸而言，若是談到診「血脈（病）」的部分，則無分三部；而論及「氣脈（病）」之部分，則明顯有臟腑部位之別。血脈所及，是不適用於分別三部脈的，故唐宗海這樣說：「脈生於心血，其應心而動，為無疑矣。」[189]基於此認識，唐解釋說：「故凡遲、數、結、代（指脈象），三部均見，斷無寸遲尺數，尺結代而寸不結代者，以脈管只一條，數則均數、遲則均遲，結代則均結代，皆是應心而動，故無三部之分。」[190]很明顯的，我們終於抓到唐確實吸收了西醫心血運動的某些理論，認為有些脈象是代表血脈的躍動，不應該分三部。

那麼，三部論脈又有什麼意義呢？當然，唐宗海前面強調的臟腑配對說法，也必定有所發揮。他說：

---

188 清・唐宗海，《傷寒論淺註補正》卷1，頁36。

189 清・唐宗海，《傷寒論淺註補正》卷1，頁164。

190 清・唐宗海，《傷寒論淺註補正》卷1，頁164。

> 脈管外，是肌肉油膜也，乃三焦氣分所往來，氣附脈行。《內經》云：「衛氣一日，行盡周身，而復大會於手太陰肺。」故脈動而氣亦應之。氣升則脈浮，氣降則脈沈，氣盛則脈洪，氣衰則脈微，氣盈則脈滑，皆是隨氣呈露。故有寸浮尺沈，寸洪尺微之異，隨氣之部分，而異其強弱，所以有三部之別，知此則知凡脈管外，氣分所主之事，如弦、緊、牢、濡（指脈象）等理，均可識矣。[191]

所以，這裡唐所謂的三部脈之成立，就是在說明診臟腑之「氣」的盛衰[192]，可以有三部之別，而不單只有一種來自心的力量。令人質疑的是，若用這種氣血來分適不適用於三部脈時，又不見得可以囊括一切的論述。唐宗海言：

> 心火有餘，則血多而其動速；心火不足，則血少而其動遲，故遲為血虛。若上節之脈微，是跳動輕微，微為氣虛，非血虛也。氣附脈行，氣虛不能鼓蕩，是以跳動輕微。蓋脈凡遲凡數，皆責在脈管，故無尺寸之異。凡微凡浮沈，皆責之於氣，非脈管中事也，故有尺寸之異。[193]

遲數脈是西醫當時最強調的脈象，唐認為單單是診體內血之多寡，

---

191 清・唐宗海，《傷寒論淺註補正》卷 1，頁 164。

192 舉例來作對比。唐言：「脈管是血之路道，血少故脈細；微屬氣分，氣旺則鼓動而不微。」所以相應前述，細脈沒有三部之分，微脈就有三部之分，這是唐對脈象的見解。清・唐宗海，《傷寒論淺註補正》，卷 5，頁 232。

193 清・唐宗海，《傷寒論淺註補正》，卷 1，頁 75–76。

則與脈管有關，沒有三部之分。看似合理，但血為何會起消長之勢，從上面來看，其源頭不就是心火——氣的盛衰嗎[194]。唐這樣的論述，是否是有心安排說明氣可以影響血[195]，抑或這是他在論述時的盲點呢？我們是否也可以假設某個脈是受了血與心跳影響，但氣在背後推動，所以任何脈都可以有三部脈氣的意義在其中？別忘了氣在唐的論述中是無所不在的。而且，論及營衛，「營衛稽留於經脈之中」[196]，營與衛可以像是唐解釋的一留脈內，一在脈外，它也可以都留在經脈內，反正終歸氣管、血管都不足以代表經脈之意義，於是許多語言都可以成為唐（醫家）在解釋、定義自己的一家之言時的工具。

我想，會出現這樣不確定的論述，還在於對脈法的認知，三部之成立各家巧妙不同，論脈象之體會也言人人殊，並無定於一尊。醫家羅定昌謂：「左心小腸肝膽腎，右肺大腸脾胃命。此王叔和所定切脈部位也。後賢紛紛辯駁，各出手眼。」[197]對脈的論述，百家齊鳴，百花齊放，是一個醫史上的現象。故羅更以「八卦臟腑定位」

194 唐言：「西洋醫言血之出入，起落不休，而脈應以動。今心火衰，而血之出入難則脈遲。」脈遲與心氣不足相結合是重點之一。更重要的是，心火（氣）一衰，心臟跳動了力量也減小了，所以氣仍是影響血的關鍵。詳見清・唐宗海，《金匱要略淺註補正》卷4，頁130。

195 唐確實說過：「夫載氣者，血也；而運血者，氣也。人之生也，全賴乎氣，血脫而氣不脫，雖危猶生，一線之氣不絕，則血可徐生，復還其故；血未傷而氣先脫，雖安必死。」這可能隱含了氣比血重要的論述在其中。詳見清・唐宗海，〈脈證死生論〉，《血證論》，頁18。

196 譚一松主編，〈癰疽第八十一〉，《靈樞經》，頁387。

197 清・羅定昌，〈切脈部位當依十二支分配為定說〉，《中西醫粹》卷上，頁4A。

與「十二支臟腑配合」，又加上「日月運行」，創出新的寸關尺部位說法，並強調他的發現是「天然不易之理」，可以「一洗從前之陋習」[198]；看明白了，也就不過是一家之言，沒有人對之作出任何評論，也從來沒有引起什麼了不起的迴響。理論是對是錯，醫家（創論者）自己體會衡量，旁人很難置喙。所以剖析唐的論述，也只能算是他個人見解而已，而我們必須給予懷疑的眼光置於他的氣血論述上，存在著歧異與矛盾處[199]。

今日我們很難想像如文初《紅樓夢》那段故事一樣，醫家僅憑脈診即可斷定病人疾病，技驚四座。像唐宗海這樣談中西脈法融匯的論述，更加深了吾人對中醫脈診的深奧性與不確信之感。正如清代醫家徐大椿所言：

> 一病可見數十脈，一脈可現數百症，變動不拘。若泥定一說，則從脈而症不合，從症而脈又不合，反令人徬徨無所適從。所以古今論脈之家，彼此互異，是非各別，人持一論，得失相半，總由不知變通之精義，所以愈密而愈疏也。讀《脈經》者，知古來談脈之詳密如此，因以考其異同，辨其得失，審其真偽，窮其變通，則自有心得。若欲泥脈以治病，必至全無把握。[200]

---

198 清・羅定昌，《中西醫粹》卷上，頁 4B。

199 即使是經典所載，也用「血之與氣，異名同類」這樣模糊的語言說明。氣和血明明指的是不同的客觀物質，卻可稱為「同類」，故醫家解釋氣血時可以發揮的空間很大，抓住氣血一體的重點，解釋的方法自然隨人而異了。見譚一松主編，〈營衛生會第十八〉，《靈樞經》，頁 132。

200 清・徐靈胎原著，劉洋主編，〈《脈經》論〉，《醫學源流論》，收入《徐靈胎那麼，既然不能「泥脈」，而要自己去體會，那就更不能令人相信，每個醫生都說一套，請問要相信誰？故論脈者多，但脈診絕非唯一不變且沒有錯誤理論。而事實上，唐宗海所論及的部分，還不只是三部脈與臟腑配位而已。他也認為，診察疾病是不能單靠脈診的，唐言：「凡診者，必知終始，有知餘緒，切脈問名，當合男女。」[201] 診察疾病時還需「望形察色」，診脈還一度被認為是「下醫」的技巧[202]；所以惲鐵樵的《脈學發微》中載：「言脈者，非徒切脈一端而已。必以氣、聲、色三者劇易之，徵合于脈，而後吉凶可知。」[203] 更要緊之事為其間存在著「形是肢體，色是面部，此理最微，比脈更難」[204] 的高深診斷境界，脈理不過是一個小技巧而已。以是之故，診脈也並不是醫者賴以生存的唯一工具，它的不確定性甚多，可供鑽研和探究的問題仍然很多。更有甚者，所謂的脈診，也並非診三部脈而已。時人廖平（字季平，晚號六譯，近代經學家，兼通醫理，1851–1932 年） 言 ：「凡診絡脈 ，脈色青 ，則寒且痛 ，赤則有熱。」[205] 脈診也可以用看的。

所以診察三部脈並不是高高在上的絕對論述，唐宗海只是針對

醫學全書》（北京：中國中醫藥出版社，1999），頁 150–151。

201 郭藹春主編，〈疏五過論篇第七十七〉，《黃帝內經素問語譯》，頁 571。

202 孫思邈言：「夫為醫者，雖善於脈候，而不知察於氣色者，終為未盡要妙也，故曰上醫察色，次醫聽聲，下醫脈候。」出自唐・孫思邈著，朱邦賢、陳文國等校注，〈第二十五・診氣色法第一〉，《千金翼方校注》，頁 705。

203 惲鐵樵，《脈學發微》，收入朱邦賢、王若水審閱，《歷代中醫珍本集成》第 14 冊，序言，頁 1。

204 清・唐宗海，《醫經精義》下卷，頁 129。

205 隋・楊上善撰注，清・廖平補證，〈診絡篇補證〉，《黃帝內經太素四診補證》，收入朱邦賢、王若水審閱，《歷代中醫珍本集成》第 14 冊，頁 2A。

西醫的抨擊而進行正面回應，他也未曾說過脈診可以決定一切。診察疾病最首要的步驟是問診，所以唐解釋到：「察問之法，必知終始，謂起病及其終，病形如何，可全察矣。」第二步是「知餘緒」，是指審視其他症狀的功夫，即言：「兼見之微證，必兼察之，乃知何者為重病，何者為輕病；或合治、或分治」。最後一個步驟才是參酌男女、病情之實，再行「切脈問名，以定其病之主，使無差爽」。[206] 切脈是最後一個步驟，它只是一個診斷的方法，但絕非最好、最首要的方法。在這一點上，反而可以呼應到唐之融合論可能出現的論述不一，以及脈診歷史上定義時的眾說紛紜、百家齊放之處吧。

小結——近代之脈診還值得依賴嗎？

「西醫安能如中國古法之精哉！」[207] 唐宗海總是藉此呼籲來不斷強化中醫學脈診的實用與精準度。脈診的理論今日仍活在中醫的診斷學體系內，其累積之經驗與悠久歷史，是中醫珍視的文化瑰寶。宗海與西醫的跨時空對話，讓我們知道脈診文化與理論在近代被賦予了什麼新意，在前人研究成果豐碩的基礎上，我們終得以重新檢視脈學成立之理論與可能被質疑的論調。

西醫或翻譯醫書者，都認同中國人掛在嘴邊的「脈」就是西醫生理上的「血管」，只是對中醫而言，不但眼睛看到的脈重要，眼睛

206 以上引文，詳見清・唐宗海，《醫經精義》下卷，頁 137。

207 清・唐宗海，《醫經精義》上卷，頁 62。

看不到的氣脈也同樣重要。如果唐只是以重視氣化臟腑的論調來回應，絕對無法完全回答西醫的質疑；雖然唐的主觀意識仍非常強烈，但他沒有否認西醫用眼睛觀察到血脈的事實與重要性，或批評西醫肉眼可見的血脈是錯誤的，除了在他的醫論中強調：西醫用肉眼無法看見的氣脈——經絡這一事實。執此，脈實包括了氣化和形質的雙重身分，而且血脈和氣脈更明確的說，是血氣在脈的內外行走，都與臟腑相連結，從而成了中醫們堅信不移的脈診基礎。

綜觀近代西醫呈現的脈學知識，有一些的確與中醫脈診理論相似，但在內涵上多了血液循環理論與血管受物理、化學之原因所產生的變異因子。與疾病的相關影響，也是作為診斷身體的參考，與中醫不同的是，後者可以透過診脈來診察人體細部五臟六腑的疾病，而且特定的脈象也不是單指身體全部狀況；透過手部寸、關、尺與壓脈時手指力道的大小分類（浮中沈），五臟六腑各自的疾病，也都能了然於醫者心中[208]，其差異有如是也。

其次，西醫之機械性脈搏與中醫之脈學終究是不同的東西。中醫的脈學不是建築在形質解剖上，而是建立在陰陽氣化上，就像唐宗海一再強調的：「西醫言脈不足為診，真足見西醫之粗淺也。脈診兩手，始於《內經》，詳於《難經》，事確理真，非西人器具測量，所能得也。」[209]而西醫總是展現「將骨脈、皮肉、臟腑，層折剖割，以示精詳，而究於陰陽氣化，皆不能知」。[210]故就中醫整個脈學來

208 例如肝腎在人體下部，其脈就應該屬「陰」，故以沈脈為順。又如心臟的正常脈象就應該是「浮而大散者」，若相反，就是其臟腑出了問題。與西醫脈診全體的概念不同，中醫尚多了一層五臟六腑的辨證意義。清・唐宗海，《醫經精義》下卷，頁142。

209 清・唐宗海，《醫經精義》上卷，頁35。

講，和西醫以心血運動論為基礎所建立之血管知識，畢竟還是有一大段差異。惲鐵樵說：「脈搏為人身血管之跳動，脈學乃醫者指端之觸覺。病症不同，脈動亦不同；脈動之不同，乃根於病證之不同。脈學的真正意義，是辨別不同之脈搏，以推測不同之病證。」[211]脈搏與脈動是不同的，脈動是醫者透過審證與指端的觸覺感受脈搏兩者而成，而最終需要醫者的經驗，對疾病做出診斷，這是中醫脈學的真實意義，不光是闡述生理狀態或血管情形而已。

若就脈診能成立的原則下來論，「脈」實無法單一用氣管或血管來作一元化的定義。惲鐵樵在《脈學發微》中談到：「中國脈學與生理合，與解剖不合。故當心知其意，不可泥於跡象。」[212]一論到「管」，就已經難逃追求解剖形質的束縛了；如果依照王清任那樣必須說明脈是血管或氣管，兩者只能擇其一，才算是「定準」精確的話，那麼唐宗海不斷強調氣血交會與流動的氣化論即無法成立。依據宗海所論，脈本來就存在「氣管」與「血管」兩種定義，但他還是曾堅定說明脈是血管，只是為了說明王清任言脈是氣管的理論不對嗎？一方面又強調西醫不懂氣的流走，拉出三焦膜與行氣之管（衝脈）的二重論述（更何況三焦一章還論到貫脊油膜內存在「氣管」一條），說穿了，氣在人體內無所不在，只是看醫者怎麼解釋而已吧，連腦筋也可以是氣的流動道路，在模糊與真確之間，唐宗海竟也找到了氣化和形質的折衷點。

唐宗海融合論述的餘緒，從張錫純所言之：「膈膜之上，原有微

---

210 清．唐宗海，《醫經精義》下卷，頁 89。

211 惲鐵樵，〈脈之概論〉，《脈學發微》卷 2，收入朱邦賢、王若水審閱，《歷代中醫珍本集成》第 14 冊，頁 29–30。

212 惲鐵樵，〈奇經八脈〉，《脈學發微》卷 5，頁 94。

絲血管與全體之血管相通，膈下氣化原可由微絲血管達於膈上也。再者，氣化之透達，又不必顯然有隧道也」[213] 的論述中被繼承了——脈可以是血管，也是氣管；另一面來看，氣是無形的，其實根本不用討論道路的問題吧。從中西脈學的對話中可以體會，脈學能否成立的關鍵與脈本身的形質息息相關。而對若干形質的交集與些許的差異，正是醫家們加工的痕跡。

在認知人體機能與臟腑型態時，脈又扮演著什麼樣的角色？從醫史上來看，單講脈的含意本來就包括氣脈與血脈兩種論述。李建民認為現在中醫揚棄了數術的脈，重新界定脈與經絡的定義與其實質，已脫離古代的方技之學了[214]。值得注意的是，廖育群與李建民同時論到的脈診一開始發展之歷史。李所言上古之時脈診是靠著經脈在體表循行所歸納的病變群[215]；而廖言：「脈診的發展可以說是始於經脈理論，而最終又脫離了經脈體系。」這是指寸口脈的形成，診體表各條經脈的體系逐漸被拋棄[216]。

不過，論述至此，我們可以發現，經脈體系仍是近代醫家拿來說明脈診理論成立最好的利器。唐宗海言：「此診法，全從《難經》，蓋《內經》遍診頭足，自越人變法，而趨簡易，後世《脈訣》，託始於此，於法甚精，故宜從之」[217]、「《內經》、仲景皆令人陰陽和診，今則獨取寸口，蓋去繁就簡，為得其要。」[218] 對中醫來說，古脈法

---

213 張錫純，〈續申左肝右脾之研究〉，《醫學衷中參西錄》中冊，頁 210。

214 李建民，《死生之域：周秦漢脈學之源流》，頁 140。

215 李建民，《死生之域：周秦漢脈學之源流》，頁 233。

216 廖育群，《岐黃醫道》，頁 107–108。

217 清・唐宗海，《醫經精義》下卷，頁 144。

218 清・唐宗海，《醫經精義》下卷，頁 137。

和新的寸口脈法可能並沒有什麼不同，只是簡繁不同而已，它們都仍然離不開經脈與臟腑之氣的論述，如同宗海一直強調的：「臟腑各有主氣，各有經脈，各有部分，故其主病，亦各有見證之不同。」[219]臟腑與經脈的連結，得以反映不同的疾病在寸口脈上，這也能算是另一種經脈體系復甦的論述吧。

脈與經絡的定義與其實質，直至今日仍是論爭不休的問題。但是照唐的說法，脈診能成立的基礎正是他自己定義的那樣，既完整也無任何疑問。這種弔詭的現象還存在於脈診文化中——在看似理論應該還沒被科學證實的前提下，竟然能發揮令人驚嘆的診斷功能。古代醫學中脈的概念一直很含糊，人體各處的聯繫、傳導系統皆可以用「脈」來表示[220]，怎麼定義，說法分歧難明，所以蘇軾也說：「脈之難明，古今所病也。」[221]意欲警惕醫者，不能只單靠脈診來診斷疾病。

而從論述中可知，在脈診文化中，連唐宗海也不得不承認，脈診絕非高高在上的診斷大法。奧妙難明與論述分歧，使得醫家們不斷告誡後學，不能光靠脈診。如徐大椿言：

> 生死於人大矣！而能於兩手方寸之地微末之動，即能決其生死，何其近於誣也。然古人往往百不失一者何哉？……是必以望聞問三者，合而參觀之，亦百不失一矣。故以脈為可憑，而脈亦有時不足憑；以脈為不可憑，而又鑿鑿乎其可憑。總在醫者熟通經學，更深思自得，則無所不驗矣。[222]

---

219 清・唐宗海，〈臟腑病機論〉，《血證論》，頁 10。

220 廖育群，《岐黃醫道》，頁 105。

221 宋・沈括、蘇軾撰，楊俊杰、王振國點校，〈脈說〉，《蘇沈良方》，頁 116。

我想從徐的話可知，脈診的另一面貌是：脈診是可以依靠的，但切脈的功力卻需要經驗的累積，同理，惲鐵樵言：「將古書上所說的，與病人所有的脈，互相映證，久而久之，自然心有所會。」[223] 故醫者必須時時注意要四診合參，累積診脈的功力（經驗），診病才能正確。

但要累積多少經驗才算數呢？倒是沒有一定的說法。故近世脈學最被人詬病的就是以模糊的脈學理論配上病人的性命，脈學如何模糊？惲鐵樵描述到：「脈是看不見的，憑著三個指頭去摸。你摸著的，心裡以為這是弦脈，換一個人去摸，他以為這是滑脈，歸根大家以意會之，究竟是弦是滑，卻沒有一定的標準。」[224] 這段話就是批評每個醫家的自創之言，混亂又不統一。而解決的辦法，就是必須望形察色，惲言：「有憑有據，可以判別死活，而又不是脈象，倒（到）底是什麼東西，答道（到）是病形。」[225] 必須先從「有憑有據的地方認定死活，然後逐層推敲，自然有路可走」。[226] 這可不能一蹴可幾，需要日積月累的經驗累積，才能達到如此功力，故補以四診合參，才能正確診斷，萬無一失。

---

222 清・徐靈胎原著，劉洋主編，〈診脈決死生論〉，《徐靈胎醫學全書》，頁122–123。

223 惲鐵樵，〈先要講脈外極明顯的事情〉，《脈學發微》卷1，收入朱邦賢、王若水審閱，《歷代中醫珍本集成》第14冊，頁4。

224 惲鐵樵，〈先要講脈外極明顯的事情〉，《脈學發微》卷1，收入朱邦賢、王若水審閱，《歷代中醫珍本集成》第14冊，頁3–4。

225 惲鐵樵，〈先要講脈外極明顯的事情〉，《脈學發微》卷1，收入朱邦賢、王若水審閱，《歷代中醫珍本集成》第14冊，頁6–7。

226 惲鐵樵，〈先要講脈外極明顯的事情〉，《脈學發微》卷1，收入朱邦賢、王若水審閱，《歷代中醫珍本集成》第14冊，頁6。

有了完備的四診合參為前提，補上不可或缺之經驗，臟腑配位的理論就可瞭然於指下。徐大椿言：「愚按脈之為道，不過驗其血氣之盛衰寒熱，及邪氣之流在何經何臟，與所現之症參觀互考，以究其生剋順逆之理，而後吉凶可憑。」[227] 也就是說，診斷方法不偏執一方，個別經脈與臟腑的疾病，是確實可以診斷出來的[228]，與近代西醫的質疑與指陳有相當大的差距。當然，最令人回味無窮的老問題反而是經脈學假說還存在於現代科學實驗當中，而未有定論，經脈依舊無法被看見，然而，依靠它而成立的脈診行為竟已施行千年之久，至今不休，我想這也是脈診文化的特殊所在吧。

---

227 清・徐靈胎原著，劉洋主編，〈《脈經》論〉，收入《徐靈胎醫學全書》，頁150。

228 可參考馬光亞著，梁明達整理，〈神乎、忽視脈學，皆失偏頗〉，《中國百年百名中醫臨床家叢書——馬光亞》，頁 283–285 的配位討論。

第七章　羽翼仲景——唐宗海對《傷寒論》「六經」之解讀

> 余幼習舉業，即涉獵於傷寒諸書，輒掩卷嘆息曰：仲景之書何其扞格難通也。……反覆研究，參互考訂，久之，忽有了悟，始覺仲景之微言大論無一不足為後世之梯航。[1]
>
> ——劉楙勳，《傷寒三字經》，1920 年

第一節　前言——問題意識與傷寒學史的一些研究

六經是《傷寒論》的主體架構，更是中醫外感熱病三大辨證體系：六經、衛氣營血、三焦之中最早、也最重要的方法[2]。作為近代中醫發聲者的唐宗海曾言：六經辨證是「萬病之檃括也」。[3] 可見六經體系的重要性。文初劉楙勳的有感而發，其實是許多中醫的體會：初讀《傷寒論》時，總覺難以理解，就像宗海所言：讀仲景之

---

1 劉楙勳，《傷寒三字經》，「自序」，頁 10–11。

2 王正直、鄧海先、呂海江著，《熱病證治》（北京：中國中醫藥出版社，1992），頁 1–6。

3 唐宗海，《傷寒論淺註補正》卷 1，頁 38–40。

書，可不容易，要「節節對勘，層層駁辨」[4] 吧；然而，在參考諸家論述並輔以實際臨證後，卻又往往覺得《傷寒論》之理實堪稱「經典」兩字。然而，我們不妨看看近代著名中西醫匯通醫家惲鐵樵（1878–1935 年）所言：

> 我輩於六經不了了，在最初時尚耿耿於心，稍久漸漸淡忘，及為人治病稍久，則不復措意，豈但不措意，亦竟忘其所以，自以為了解，偶值後輩問難，方且多為遁辭曲說，卒至人我皆墮五里霧中，此即所謂良醫不能以其術授人也，此中情形，不可謂非自欺欺人，頭腦顢頇，幾乎不可思議，試問從成無己、龐安常，以至雍乾間諸註家，誰能逃暗中摸影之誚者哉。[5]

原來許多中醫在「扞格難通」到「融會貫通」的學習過程中，常常竟把最重要的六經定義給擱置、不予理會了，換句話說，這幾千年下來，能真正理解六經的，又有幾人？這對近代中醫來說是個值得反省的大問題。

本書在撰寫之初，研究醫史的張哲嘉就常常提出疑問：唐宗海為什麼老是認為他繼承了《內》、《難》、仲景之言？當時筆者一直鑽

4 唐宗海，《金匱要略淺註補正》卷 4，頁 124–125。

5 惲鐵樵，〈《傷寒論》六經上篇〉，《傷寒論研究》卷 1，頁 10。關於惲鐵樵的生平與著作思想，初步可參考吳云波，〈惲鐵樵生平和學術思想〉，《中華醫史雜誌》第 21 卷第 2 期 (1991) 年，頁 88–93；以及范伯群，〈從魯迅的棄醫從文談到惲鐵樵的棄文從醫——惲鐵樵論〉，《復旦學報（社科版）》第 1 期 (2005)，頁 18–26。

在唐宗海的醫書世界中，無法跳出來，也一直無法回答這個問題。形質臟腑是他看了西醫的理論後的啟發，也是近代中醫不能迴避的問題，誠如德貞所言：「近五十年，英人始解剖人屍，視其經絡，洞其臟腑，而醫學大興。」[6] 所以，唐宗海既然善以西醫形質的觀點來探討中醫的臟腑、經脈，那讓我更感到興趣的另一面向就是他如何把那玄之又玄，讓中醫初讀《傷寒論》時深感頭痛的六經理論，談出一個所以然，而不脫離他念茲在茲的經典之言呢。

〈傷寒史〉的研究何其浩瀚繁瑣。首先，僅就「史語所生命醫療史研究室」所歸納出的「傷寒書籍摘要」可以發現[7]，大部分探討《傷寒論》的研究都不外著眼於：一、《傷寒論》用藥與治療的介紹；二、有關《傷寒論》內容或版本的考證；三、《傷寒論》對後世治療的影響與其書的價值。從這裡面可以看出，本文所著重的「六經」──太陽、陽明、少陽、太陰、少陰、厥陰等，並不是以內史研究為主的過去中國大陸醫史界所著重的問題，這不能解釋為六經不重要，或是醫史家忽略了什麼現象，大概是醫史學界一般都認為：《傷寒論》的六經體系是張仲景將外感發熱病的各種症狀加以歸類，例如三陽是「熱實」，三陰是「虛寒」，這類歸納方法，使後代在進行辨證論治時，對診斷和用藥定下了依據與準則[8]；當然，似乎多數人也異口同聲、不約而同的認為《傷寒論》中的六經辨證與經絡、臟腑、八綱緊密聯繫在一起[9]。這些可以說是約定俗成的看法，也

6 德子固著，《全體通考》自序，頁 2A。

7 可參考拙著，〈探索過往，發現新法──兩岸近代中國疾病史的研究回顧〉，頁 251–278；以及李順保編著，〈歷代《傷寒論》類著作書目彙總表〉，《傷寒論版本大全》，頁 723–885。

8 趙璞珊，《中國古代醫學》，頁 53。

未必沒有檢討的空間，特別是將六經的可能演變放在醫史的變遷之中來解釋，我們將會發現許多不同且有趣的解讀，還可以加以探討。

當然，若只探討唐宗海的思想，是感覺不出這種變化的，所以我們必須敘述一些六經起源的問題與其演變的簡史，及其中凸顯的問題，如此我們才可以更立體地來看唐宗海如何「羽翼仲景」。

第二節 從《內經》時代的「六經」談起

研究古代醫學史的李建民曾引徐復觀一段發人深省的話：「嚴格的說，不瞭解兩漢，便不能徹底瞭解近代」，來說明中醫的學術基礎即是由幾本範例性的文本中派生衍變而來[10]。故在討論唐宗海的論述之前，本文有必要先初步理出古代醫學文本中六經概念的幾個看法，與其可能衍生的問題。「六經」的源頭可能是源於《易經》中的：「一陰一陽之謂道」、「道生一，一生二，二生三，三生萬物」，於是陰陽各有三，合成三陰三陽。這個「六」是指宇宙的道理所呈現的數字，用以解釋萬物，它最初的呈現與經脈和臟腑並沒有關係[11]。廖育群認為：陰陽之說在古代醫學領域中有一種特殊的表現

---

9 張志斌，〈仲景學術淵源、成就、地位及學術思想特點研究〉，收入鄭蓉、莊乾竹等編，《中國醫藥文化遺產考論》（北京：中醫古籍出版社，2005），頁314。

10 李建民，〈王莽與王孫慶——記公元一世紀的人體刳剝實驗〉，《生命史學——從醫療看中國歷史》，頁12。

11 馮世綸、張長恩主編，《解讀張仲景醫學——傷寒六經方證直解》（北京：

形式，即分三陰三陽而成太陰、少陰、厥陰和太陽、少陽、陽明，這就是從《易經》中延伸出的概念[12]。然而，正因為其理論特殊，歷來醫家或史學家都只談到「三陰三陽」之實用，而避談其歷史研究。在《傷寒論》的研究中，對於六經在實際醫療上的發揮，已有許多醫家加以申論。現代醫家大都認為六經指的就是經脈與臟腑的對應形式[13]；當然也有部分醫家認為六經無涉於臟腑、經脈，甚至可歸納出其他十三種說法，琳瑯滿目，令人感到困惑[14]。

那麼，本章希望進一步加以追問：在歷史長河中，「六經」到底，或曾經是什麼？如果從《內經》來看，它的確有許多面向，例如：《素問．陰陽應象大論篇》記載：

> 惟聖人上配天以養頭，下象地以養足，中傍人事以養五臟。天氣通於肺，地氣通於嗌。風氣通於肝，雷氣通於心，穀氣通於脾，雨氣通於腎。六經為川，腸胃為海，九竅為水注之氣。[15]

人民軍醫出版社，2006)，頁66–67。

12 廖育群引趙洪鈞的《內經時代》言：「岐伯的（三陰三陽）答話不講經脈分布處皆是搪塞，直講經脈則答非所問。」一語道出其解讀與定義的困難處。有關「六經」與《易經》之「三男三女」說，可參考廖育，《醫者意也——認識中國傳統醫學》(臺北：東大圖書，2003)，頁93–95。

13 賈秀林、賈芳，《六經辨證實用解》(北京：人民衛生出版社，2003)，頁1–4。另外，可參考王慶國，《仲景學術研究》(北京：學苑出版社，2004)，頁1–34的各篇討論。

14 參考杜雨茂，《傷寒論釋疑與經方實驗》(北京：中醫古籍出版社，2004)，頁6–9。

15 郭藹春主編，〈陰陽應象大論篇第五〉，《黃帝內經素問語譯》，頁41。

如此來看，六經應該就是人體中的道路，這個道路即「經脈」，它被譬喻為人體中的河流那般，貫通整個人體。六經所泛指的經脈同樣是指氣與血的道路，而且各有所差別，《素問．血氣形志篇》記載：

> 夫人之常數，太陽常多血少氣，少陽常少血多氣，陽明常多氣多血，少陰常少血多氣，厥陰常多血少氣，太陰常多氣少血，此天之常數。足太陽與少陰為表裡，少陽與厥陰為表裡，陽明與太陰為表裡，是為足陰陽也。手太陽與少陰為表裡，少陽與心主為表裡，陽明與太陰為表裡，是為手之陰陽也。今知手足陰陽所苦，凡治病必先去其血，乃去其所苦，伺之所欲，然後瀉有餘，補不足。[16]

從經典上的說明我們還可以清楚知道一件事：若稱太陽、陽明等六經時，其實包含、或兼指手經和足經——太陽的、陽明的，乃至厥陰的經脈，各有其生理機能上的特色，這是手、足經可以一起劃歸在某一特定經的要件。這樣的劃歸，是為了操作針灸的實際方法而設，依據這種經脈劃歸的特性，《素問．血氣形志篇第二十四》記載：「刺陽明出血氣，刺太陽出血惡氣，刺少陽出氣惡血，刺太陰出氣惡血，刺少陰出氣惡血，刺厥陰出血惡氣也。」[17]「惡」解釋為「不宜傷害」，即針刺經脈時的注意事項。在經脈理論被發現後，以針刺治病的技術更加進步了[18]，〈血氣形志篇〉還提到了灸刺、針石、熨引、按摩等法，當時藥物治療不是主要的方式[19]。

---

16 郭藹春主編，〈血氣形志篇第二十四〉，《黃帝內經素問語譯》，頁 158–159。

17 郭藹春主編，《黃帝內經素問語譯》，頁 160–161。

18 李建民，《死生之域：周秦漢脈學之源流》，第六章，特別是頁 254。

通常，我們可以粗略歸納出《內經》作者的一些筆法，像是列太陽而不說足或手經，那麼則多是指足經為主，例如《靈樞・經筋第十三》記載：「太陽根於至陰，結於命門」、「少陰根於湧泉（腎經）」[20]等等。若是經脈與臟腑相涉，則應會列出「肺手太陰之脈」或「太陽手陽明之脈」之類[21]；更何況還有「足太陽之筋」、「手太陽之筋」[22]之分別，故六經的太陽、陽明……等名詞，有時是指經脈，有時又可以是筋脈。若設想上古編寫醫書之時，編者應該會注意到將部位（手或足）、六經名稱與臟腑名稱標出，而不會只寫太陽、陽明這樣簡單的詞彙，使得經脈、經筋、主病混在一起，造成後世解讀上的困擾。

但那畢竟是後人的眼光，也許上古醫家都習慣這樣的分類法，好比李建民比喻：「術數是方技的婢女」，那個時代的數術思維今日已經被揚棄了[23]；或是像廖育群說的：「由於今本《黃帝內經》屬於醫學論著的彙編，對於一些性問題的看法與解釋不可能一致，因而對三陰三陽的理解亦有仁智所見之不同。」[24]但也正因為如此，六經真的不容易被理解，或下一完整定義。《內經》記載：「能知六經

---

19 郭藹春主編，〈血氣形志篇第二十四〉，《黃帝內經素問語譯》，頁160。

20 譚一松主編，〈根結第五〉，《靈樞經》，頁42。

21 譚一松主編，〈經脈第十〉，《靈樞經》，頁77。相似的例子還有〈寒熱病第二十一〉載：「取三陽之絡，以補手太陰」、「取三陽於下，以去其血者，補足太陰，以出其汗」等等；「下」指足經、六經名前加上手、足經，才可確切指出單一經脈和臟腑。譚一松主編，〈經脈第十〉，《靈樞經》，頁142。

22 譚一松主編，〈經筋第十三〉，《靈樞經》，頁111–114。

23 李建民，《死生之域：周秦漢脈學之源流》，頁205。

24 廖育群，《醫者意也——認識中國傳統醫學》，頁97。

標本者，可以無惑於天下。」這個「標本」透過前面的討論來看，顯然是指經脈通過之穴位或部位而言，比如說：「足太陽之本，在跟以上五寸中，標在兩絡命門，命門者，目也。足少陽之本，在竅陰之間，標在窗籠之前，窗籠者，耳也。足少陰之本，在內踝下上三寸中，標在背俞與舌下兩脈也。」[25] 我們要注意的是：此處所談，不論六經的標還是本，都不是指臟腑而言，這是專講針灸規矩時所強調的部位；當然，有時三陰三陽又是特別指臟腑而言，例如：「少陰所謂腰痛者，少陰者，腎（申）也。」[26] 少陰指的就是腎臟。

如果把經脈和臟腑放在一起看，《內經》的解說就有很多可以再討論的地方，好比手、足經一起出現的規律，有時就不那麼適用於一切六經解說，例如：「太陽臟」、「陽明臟」、「少陽臟」等六經臟有病，補瀉法均取之於下俞，下俞即指足經的俞穴[27]。若由此看，《素問》的作者有時會指出六經中「臟」的治療地位，而忽略「腑」的名稱，可是，的確也沒有「太陽臟」這種東西，因為太陽經包含了膀胱和小腸兩個「腑」，而不是「臟」，這點頗令人困惑；另一個訊息是：六經的病皆取足經的穴道來治療，是否意味著六經是以足經為主？如果按照山田慶兒的推衍，足經與其經脈系主病的被發現，

25 以上兩段引文，出自譚一松主編，〈衛氣第五十二〉，《靈樞經》，頁 258。

26 郭藹春主編，〈脈解篇第四十九〉，《黃帝內經素問語譯》，頁 293。

27 《素問》原文記載：「太陽臟獨至，厥喘，虛氣逆，是陰不足，陽有餘也，表裡當俱瀉，取之下俞」、「陽明臟獨至，是陽氣重並也，當瀉陽補陰，取之下俞」、「少陽臟獨至，是厥氣也，蹺前卒大，取之下俞。」同樣的，「三陰（之過）也，宜治其下俞。補陽瀉陰。」三陰三陽臟病皆取「下俞」。出自〈經脈別論篇第二十一〉，郭藹春主編，《黃帝內經素問語譯》，頁 143–144。

本來就在手經體系之前[28]，那麼六經最早是指足經的推論就有可能成立。

同樣的，分析《靈樞．熱病》所載，也會發現治療熱病的穴道多涉及足經，甚至奇經八脈的陰蹺脈也在刺治之列[29]。故以熱病的觀點來看，如果一定要說仲景的六經是指經脈或臟腑，那麼足經應該較手經更解釋的通；況且，如果依照撰述的習慣，通常會標示出是手經或是足經[30]，這或許是古人認為講授針灸治病法時基本上就要說清楚是手，還是足經吧。但寫至此必須提醒讀者一件事：如果六經只是足經，那麼可能會自砸「萬病之櫽括」的招牌，因為足經無法貫穿五臟六腑。

28 山田慶兒著，李建民、廖育群編譯，《中國古代醫學的形成》(臺北：東大圖書，2003)，頁111–114。山田慶兒為日本醫史研究的前輩，著作等身，其代表作《中國醫學の思想的風土》(東京：潮出版社，1995)，可說對中國傳統醫學史下了很深的研究功夫，關於是書與其他著作，可參考李建民，〈評山田慶兒著《中國醫學の思想的風土》〉，臺北，《新史學》第10卷第1期(1999)，頁177–188；以及評山田慶兒著，《古代東亞哲學與科技文化》，臺北，《新史學》第7卷1期(1996)，頁171–185。

29 譚一松主編，〈熱病第二十三〉，《靈樞經》，頁151–153。

30 像是：「人迎一盛，病在足經之少陽。若大一倍而加以躁動，則為陽中之陽，而上在手經之少陽矣。」出自〈終始第九〉，譚一松主編，《靈樞經》，頁65。或者在說明時，標明「上下」，則兼指足經和手經，例如：「太陽之陽，名曰樞持，上下同法。視其部中有浮絡者，皆太陽之絡也，絡盛則入客于經。」這個「上下」，指的就是手經和足經。這是當時人行文之習慣，應該大部分是一致的。出自郭藹春主編，〈皮部論篇第五十六〉，《黃帝內經素問語譯》，頁312–313。

第三節　六經的繼承與轉化

在整個中國醫療史的討論中，《內經》一直是學醫者奉為圭臬的寶典方針，張機也不例外。我們談《傷寒論》六經的本質時，必須要思考兩個資料，一個是仲景之自序，一個就是《素問．熱論篇》。仲景自謂他的宗族在遭受傷寒摧殘後，於是「勤求古訓，博採眾方，撰用《素問》九卷、《八十一難》、《陰陽大論》、《胎臚藥錄》，並平脈辨證，為《傷寒雜病論》，合十六卷」。[31] 也就是說，仲景所能參考的醫理著作多是《內經》以經脈、臟腑系統為主的疾病體系。

故討論張仲景所繼承的六經體系，就必須先檢視《素問．熱論》篇的文字。基本上，是篇經文中列出了「少陽主膽（足經）」、「厥陰脈循陰器而絡於肝（足經）」等字，好像意味作者之原意是指熱病的分類確實是以經脈、臟腑為主，而且主要指以足經所循行的臟腑而言。不過，曹東義認為《素問．熱論》主要是以五臟來分熱病，而不是以經脈或六腑組成之廣義的六經來分[32]，但是因為本篇仍有「少陰脈貫腎絡於肺」，肺是手經（手太陰），而且不屬「少陰」，可看出六經中每一經的主病，也可能透過經脈的「絡」，而和別的臟腑發生關係，故後段的經文才會記載：「三陰三陽，五臟六腑皆受病，榮衛不行，五臟不通，則死矣。……帝曰：治之奈何？岐伯曰：治之各

31 《傷寒論》仲景原序，引自唐宗海，《傷寒論淺註補正》，頁 8。

32 曹東義，《中醫外感熱病學史》（北京：中醫古籍出版社，2004），頁 15–16。

通其臟脈，病日衰已矣。」[33] 總結上述，我們可以作一簡單結論，《內經》中所討論的六經熱病，實際上貫穿了五臟六腑之「臟」與「脈」。故綜合整個上述《內經》時代的六經理論，指的應該就是五臟六腑與其所對應的經脈，如果沒有特別標示出手經還是足經，則應該指的是包含手、足經的系統主病[34]（表 1）。仲景能夠看到的，就是這套知識架構。

表 1　《素問・熱論》經脈系統與疾病症狀對照表

六　經	經脈之所過	症　狀
太陽經	從巔入腦，挾脊抵腰中	頭痛，腰脊強
陽明經	挾鼻絡目	目痛鼻乾，身熱不得臥
少陽經	循脇絡於耳	胸脇痛而耳聾
太陰經	布胃中，絡於嗌	腹滿而嗌乾

33 《素問・熱論》記載：「黃帝問曰：今夫熱病者，皆傷寒之類也。……岐伯曰：傷寒一日，巨陽受之，故頭項痛，腰脊強。二日陽明受之，陽明主肉，其脈挾鼻絡於目，故身熱目疼而鼻乾，不得臥也。三日少陽受之，少陽主膽，其脈循脅絡于耳，故胸脅痛而耳聾。三陽經絡，皆受其病，而未入於臟者，故可汗而已。四日太陰受之，太陰脈布胃中，絡于嗌，故腹滿而嗌乾。五日少陰受之，少陰脈貫腎絡于肺，系舌本，故口燥舌乾而渴。六日厥陰受之，厥陰脈循陰器而絡於肝，故煩滿而囊縮。」熱病之六經分證，明顯的與經脈循行、主病和臟腑有關。正文與此處引文，皆出自郭藹春主編，〈熱論篇第三十一〉，《黃帝內經素問語譯》，頁 192–193。

34 廖育群認為：「在漢人學術中，三陰三陽的概念只能追溯到經脈學說的體系。」我倒認為，從上述的分析可以證明，六經也有牽涉到臟象理論的層次，只是其矛盾之處要如何解釋的問題。出自氏著，《醫者意也——認識中國傳統醫學》，頁 97。

少陰經	絡於肺，繫舌本	口燥，舌乾而渴
厥陰經	循陰器，絡於肝	煩滿、囊縮

張仲景看到了經典，與其是否完全接受書內的理論，而將六經照本宣科的梳理成論述熱病的體系，則又是兩回事。雖然六經在《內經》中的說法有時不見得一致，但臟象與經脈理論是中醫基礎理論的兩大支柱則沒有人會否認[35]。然而，試想：作為中醫外感熱病經典——《傷寒論》中的六經辨證，可能與上述兩理論完全無關嗎？這正是後世爭論不休的問題。有關《傷寒論》中「六經」的研究與其問題，不妨談談趙洪鈞引章太炎的話，來加以評論歷史上對於《傷寒論》的研究史。章太炎原來是這麼說的：

> 自古以來解《傷寒論》者多矣，大抵可分三部：陋若陶華，妄若舒詔，僻若黃元御無與焉。依據古經，言必有則，而不能通仲景之義，則成無己是也；才辯自用，顛倒舊編，時亦能解前人之執，而過或甚焉，則方有執、喻昌是也；假借運氣，附會歲露，以實效之書變為玄談，則張志聰、陳念祖是也。去此三謬，能卓然自立者，創通大義莫如浙之柯氏，分

35 僅舉一例，從臟腑來說，著名醫家鄧鐵濤言：「西醫過去一直用止咳藥、消炎藥治療咳嗽，效果有時不明顯。中醫治咳嗽，不單單治肺，認為五臟六腑都可以引起咳嗽，就看牽扯到五臟六腑中的哪個臟腑。到目前為止，我認為中醫治療咳嗽也是走在世界前面的，因為理論有優勢。」見微知著，從鄧的話中可以讀出，中醫到目前還值得驕傲的就是以五臟六腑為主體的辨證體系。出自鄧中光、鄭洪、陳安琳主編，《鄧鐵濤寄語青年中醫》（北京：人民衛生出版社，2005），頁 83。以及廖育群，《岐黃醫道》，頁 110 與頁 120 開始的論述。

> 擘條理，莫如吳之尤氏。嗟乎，解《傷寒》者百餘家，其能自立者，不過二人，斯亦怪矣。[36]

章太炎被多數人目為是「國粹派」，非常強調傳統文化的價值[37]。在他的眼中，過去諸家論述傷寒者皆乏善可陳，唯有柯、尤兩家而已，多數人都沒有看到《傷寒論》和《內經》之論「六經」是兩個不同的傳統。從更多的討論中可以挖掘出，章氏之批評很多正是衝著「六經」的理論而來。章言：「《傷寒論》自王叔和編次，逮及兩宋，未有異言。叔和之失，獨在以《內經》一日一經之說強相附會，遂失仲景大義。」[38] 基本上，章認為所謂的「傳經」與「經脈」論述根本就是錯誤的，除去《內經》以外，仲景從來沒有說「六經」指的是經脈或臟腑，所以他說：

> 《傷寒論》所以分六部者，各有所系，名目次第雖襲《內經》，固非以經脈區分也。按《傷寒》太陽等六篇，並不加經字，猶曰太陽部、陽明部耳。柯氏《論翼》謂經為經界，然仲景本未直用經字，不煩改義。[39]

---

36 陸淵雷，《傷寒論今釋》，章太炎序。引自趙洪鈞，《中西醫比較熱病學史》（石家莊：河北中醫學院醫史教研室，1987），頁 17。

37 可參考汪榮祖對章思想的認識，《康章合論》（臺北：聯經出版，1988），特別是乙篇與結論。

38 章太炎，〈三十六、論《傷寒論》原本及注家優劣〉，《章太炎醫論》（北京：人民衛生出版社，2006），頁 83。

39 章太炎，〈二、論舊說經脈過誤〉，《章太炎醫論》，頁 2。

除此之外，又言：「(傷寒) 一經猶言一候，與病脈義不相涉」[40]、「仲景書不說經脈流注」[41]。凡此種種，皆可看出章氏對過往許多醫家解釋六經的說法感到不甚滿意。故雖章氏以珍視國粹著名，但他還是不吝批判說：「《素問》、《靈樞》、《八十一難》所說臟腑部位經脈流注，多與實驗不相應。」[42]章認為過往中醫隨意牽動十二經脈與臟腑相連之實質，根本就說不通[43]。

如果回顧一下歷代醫家所論，就可以知道章這種說法並非無的放矢。趙洪鈞認為：從魏晉至隋唐，不論是《甲乙經》還是《肘後方》，在熱病的治療上都不完全恪守《傷寒論》之法，特別是在六經方面，不是隨意僅採用寥寥數條，就是名稱不全，甚至意義不同。《諸病源候論》堪稱是自《傷寒論》完書後引用仲景條文最完整的巨著，但其所重者為每病之「源候」，而非依六經來分類症狀；《千金方》、《翼方》亦未遵六經辨證，也不視六經為經絡；甚至根據後代醫論所載，華佗曾有「六部傳變」——皮、膚、肌、胸、腹、胃，一樣有著不守六經傳變的順序與理論的軌跡[44]。總之，這個時期醫

---

40 章太炎，〈三十六、論《傷寒論》原本及注家優劣〉，《章太炎醫論》，頁83。

41 章太炎，〈三十四、論《素問》《靈樞》〉，《章太炎醫論》，頁79。

42 章太炎，《章太炎醫論》。

43 雖然章太炎基本上不認同六經即言經脈和臟腑，但必須於此交代的是：章在某些地方還是會將「六經與臟腑」放在一起看，例如他在評論日人喜多村之《傷寒疏義》時談到：「少陰則正是心臟」、「少陽病多主三焦，少指膽腑，而厥陰多指肝臟，少指心主」兩句，仍代表他在討論六經時無法忽略臟象之理論；至於以經脈來分六經，則沒有談及。出自惲鐵樵，〈章太炎先生評〉，《傷寒論研究》卷1，頁9–10。

44 曹東義，《中醫外感熱病學史》，頁49–56。

家不甚瞭解，或說不全採用《傷寒論》的六經理論，多數醫家都自創己方，而間歇採用仲景數方，足見仲景之說此時並不是高高在上地[45]。六經與經脈、臟腑有沒有關係，並不是此時被關注的醫學議題。

或說，宋以前的醫家，多不認同「六經」一定就是經脈或臟腑形質，真正以經絡與臟腑形質來羽翼仲景的六經學說，要算是宋代以下的醫家了。讓我感到疑惑的是，何以宋金元時期研究《傷寒論》時一反之前醫家對六經的看法，多認為六經是具有形質的經脈，而且是「足六經」，而非手經？粗略推測，我想和王莽解剖王孫慶的例子相同[46]，宋代極可能也經歷了如李建民所論之臟腑經典知識的再確立[47]，從殺歐希範黨人七十餘，「取五臟為圖」，到楊介的《存真圖》，史載其「介較以古書，無少異者」[48]，足見這些著述以臟腑形質以佐證經典的背後用意。從前面的分析可知，《內經》中確實有一些有關六經的記載，是專指足六經而言，這兩個條件若是放在一起談，就可能得出六經是足六經之結論。更有甚者，王安道在《醫經溯洄集》中竟完全以經絡來理解六經，若求索不得，則言是原文脫簡，曹東義且稱這種牽強附會是「過分強調仲景繼承《素問》的一面」，而不能瞭解仲景以六經作為一切外感熱病大綱的突出貢獻[49]。

---

45 可參看趙洪鈞，《中西醫比較熱病學史》，頁 48–72 的相關論述，不再細論。

46 可參考李建民，〈王莽與王孫慶——記公元一世紀的人體刳剝實驗〉，《生命史學——從醫療看中國歷史》，頁 101–125 的完整論述。

47 李建民，〈中國醫學史研究的新視野〉，《生命史學——從醫療看中國歷史》，頁 16。

48 參考趙璞珊，《中國古代醫學》，頁 146–149 的初步討論。

49 曹東義，《中醫外感熱病學史》，頁 99。

趙洪鈞也持反面意見，宣稱此種解「六經為足六經」之說法不但不實用，也非仲景的原意[50]，但足六經之理論確實被當時許多研究《傷寒論》的醫家所採用，包括龐安時、朱肱、劉完素、王好古等人[51]。

朱肱校《內外二景圖》時就曾經參考《存真圖》[52]，如果依照上面的推測，那麼，朱肱認為六經是足經經脈形質的說法也就不難理解，例如他在書中的〈經絡圖〉內只列出「足經」那樣。

朱肱解讀《傷寒論》的文字頗得後世醫家讚賞，徐靈胎曾言：「宋人之書，能發明《傷寒論》，使人所執持而易曉，大有功於仲景者，《活人書》為第一。」[53]這個「第一」，是朱和仲景經歷相同遭遇而領悟來的，他認為「陰陽經絡」四字，正是《傷寒論》的精髓[54]，所以他說：「治傷寒須先識經絡，不識經絡，觸途冥行，不知邪氣所在，往往病在太陽，反攻少陰，證是厥陰，乃和少陽，寒邪未除，真氣受斃。」[55]這裡就明確的指出六經是「經脈」。徐靈胎評論《活人書》尚言：「蓋《傷寒論》不過隨舉六經所現之證以施治，有一證而六經皆現者，並有一證而治法迥別者，則讀者茫無把握矣。

50 趙洪鈞，《中西醫比較熱病學史》，頁75。

51 趙洪鈞，《中西醫比較熱病學史》，頁73–91。

52 趙璞珊，《中國古代醫學》，頁148。

53 徐靈胎，〈《活人書》論〉，《醫學源流論》卷下，收入劉洋主編，《徐靈胎醫學全書》，頁151。

54 這段經歷與領悟，朱肱特別寫於〈傷寒十勸〉中，謂：「予每念父祖俱死于傷寒，乃取仲景所著，深繹熟玩，八年之後，始大通悟。陰陽經絡，病證藥性，俱了然于胸中。緣比年江淮之民，冒寒避寇，得此疾者頗眾。茲依仲景法隨證而施之藥，所活不啻數百人。」朱肱，《類證活人書・傷寒十勸》卷22（天津：天津科學技術出版社，2005），頁186。

55 朱肱，《類證活人書・傷寒十勸》，卷1，頁1。

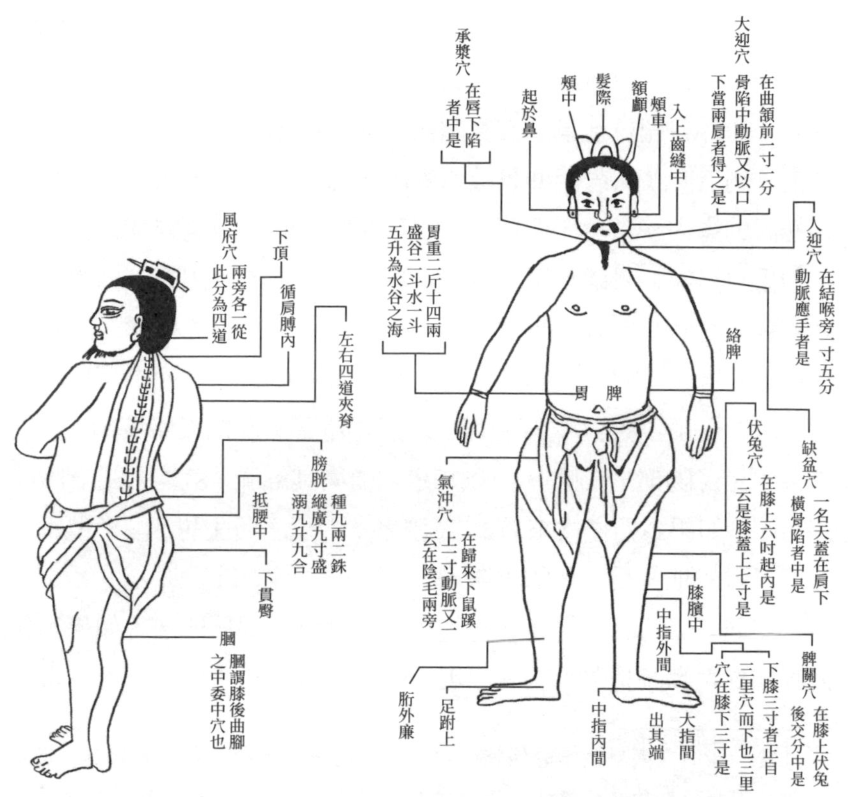

圖 24　足太陽（左）與足陽明（右）經絡圖例（朱肱，《類證活人書》，頁 2 與頁 4）

此書以經絡病因，傳為疑似，條分縷析，而後附以諸方治法，使人一覽了然，豈非後學之津梁乎？」[56] 徐雖認為朱以經絡來解讀六經是正確的，但是，徐卻最終認為六經不過是疾病症狀的歸類而已，分清症狀比釐清經絡更為重要[57]，這點倒是他不贊同朱肱之處。

---

56 徐靈胎，〈《活人書》論〉，《醫學源流論》卷下，收入劉洋主編，《徐靈胎醫學全書》，頁 151。

57 此處要加以說明的是：從字義上，「證」與「症」兩者應該是有區別的，考仲景在著述時，他特別強調五行與經絡臟腑的關係，所以說：「夫天布五行，以運萬類，人稟五常，以有五臟，經絡腑俞，陰陽會通。」仲景認為那是「玄冥幽微。變化難極」的上古群醫所演繹出的「經旨」[58]，若說仲景論六經時逾越了經絡、臟腑的路線，也很難說的過去。當然，即便有宋以下醫家贊同六經是經脈或臟腑，但如果只是說仲景繼承了《內經》理論是不夠的，因為《內經》的六經理論有時也頗讓人感到困惑：如果六經是經脈的概念，三陽經包括了膀胱、小腸、大腸、胃、三焦、膽等臟腑，然而，何以《內經》言：「三陽為經，二陽為維，一陽為游部，此知五臟終始。」[59] 如果手足三陽都是「腑」，何以知道六腑與其經脈，就能知道五臟的終始呢？如果對照後文來看：「三陰者，六經之所主也。」[60] 似乎又說明了臟的地位是六經的主體。

如同前述，若六經是經脈的概念，還可以解釋的通，如果定義六經絕對與臟腑相對，則會出現一些難以解釋的矛盾[61]。若抽離出

「證」指的是判斷疾病的證據，而「症」是病的症狀，前者是賴以作出正確診斷和治療的各種證據，而後者是為疾病臨床症象表現，因此兩者含義上應該是有不相同的。又「症」是個新字，古皆作「證」，因而傳統醫學的古醫書上只見的是「證」字，為了求精確，行文中特別指疾病症狀時才用「症」，其餘用「證」。

58 以上見《傷寒論》張仲景原序，引自唐宗海，《傷寒論淺註補正》，頁9。

59 郭靄春主編，〈陰陽類論篇第七十九〉，《黃帝內經素問語譯》，頁577。

60 郭靄春主編，《黃帝內經素問語譯》，頁578。

61 前引之《素問・陰陽類論篇》載：「雷公曰：臣悉盡意，受傳經脈，頌得從容之道。」可見六經有「經脈」的含義是絕沒有問題的，然而下文又說：「三陽為父」，若對比太陽經的腑，膀胱和小腸為何可以比喻為「父」，不但經文沒有解釋清楚，若對照整個《內經》的臟腑描述，「父」的地位也絕

整個〈陰陽類論篇〉來看，其實是在說明三陽經、三陰經主病而反映在寸口的脈象，是以解釋經脈系統的疾病為主，才是真正的敘述重點[62]，而不一定要和臟腑連結。甚至如果照後世熟悉的理論，十二經脈、臟腑的狀況可以反映在寸口，那麼古脈法也可以診斷十二經嗎？章太炎說：「診脈之法，不過三部，《傷寒論》仲景自序舉寸口、人迎、趺陽為主。寸口即手脈，人迎即頭脈，趺陽即足脈。知此三者，手足十二經何取焉？」[63]章認為仲景依靠的是古脈法，而不是後世習用的寸口脈法，因此，十二經脈應該不是仲景著書時「必須」要強調、使用的理論。

也許回過頭來看看，現在討論十二經脈很自然的就會和五臟六腑相連結，然而，每一條經脈在人體內所循行通過的臟腑也不只特定一個。好比手太陰肺經就「起於中焦，下絡大腸，還循胃口，上膈屬肺」。[64]一條經脈有時可以相連數個臟腑，在沒有找出絕對對應

難以成立，故六經對應臟腑的確會出現一些問題。郭藹春主編，《黃帝內經素問語譯》，頁579。

62 試觀本篇所載：「所謂三陽者，太陽為經，（三陽脈）至手太陰，弦浮而不沉，決以度，察以心，合之陰陽之論。所謂二陽者，陽明也，至手太陰，弦而沉急不鼓，炅至以病皆死。一陽者，少陽也，至手太陰，上連人迎，弦急懸不絕，此少陽之病也，專陰則死。三陰者，六經之所主也，交於太陰，伏鼓不浮，上空志心。二陰至肺，其氣歸膀胱，外連脾胃。一陰獨至，經絕，氣浮不鼓，鉤而滑。此六脈者，乍陰乍陽，交屬相並，繆通五臟，合於陰陽，先至為主，後至為客。」很明顯的，正是在說明以經脈系統為主的病證與脈象。郭藹春主編，《黃帝內經素問語譯》，頁578–579。

63 章太炎，〈二、論舊說經脈過誤〉，《章太炎醫論》，頁2。

64 引自滑伯仁，《校註古本十四經發揮》（臺北：自由出版社，1999），頁31–32。

關係時，放在經脈病的系統來看，並不能說明某經一定對應某臟腑，應該說一條經脈的病不見得屬於單一臟腑，所以論六經時若將經脈和單一臟腑混著討論是有問題的。相似以經脈系疾病來分類疾病的例子，還出現在《素問．厥論篇》中：

> 愿聞六經脈之厥狀病能也。岐伯曰：巨陽之厥，則腫首頭重，足不能行，發為仆。陽明之厥，則癲疾，欲走呼，腹滿不得臥，面赤而熱，妄見而妄言。少陽之厥，則暴聾，頰腫而熱，脅痛，不可以運。太陰之厥，則腹滿䐜脹，後不利，不欲食，食則嘔，不得臥。少陰之厥，則口乾溺赤，腹滿心痛。厥陰之厥，則少腹腫痛，腹脹，涇溲不利，好臥屈膝，陰縮腫。內熱，盛則瀉之，虛則補之，不盛不虛，以經取之。[65]

換句話說，六經可以是很多疾病的分類，如果是以臟腑為主的疾病概念群，反倒無法解釋俐落，而且從上引經文之敘述也很難看出每經和單一臟腑的相關性，反倒都是經脈循行部位所體現出的疾病症狀，所以不如解釋成是經脈系疾病，也比較符合上古醫生用針灸治病的實際理論需要。

那麼，是否可能是仲景脫離了經脈系統論病的傳統來討論熱病？趙洪鈞認為，《傷寒論》條文多冠以六經之語，而在這些一條條不算長的條文中，大致由四方面組成：症狀、脈象、治療方式和出方。趙認為以「脈」為綱最不宜統帥全書，要搭配脈象與症狀來看六經所本，才能看出端倪；以方藥或治法為綱，亦可以聯繫多數條文[66]。

65 郭藹春主編，〈厥論篇第四十五〉，《黃帝內經素問語譯》，頁271。

然就生產知識而言，後者的編排方式主要是闡明臨床治療的思維，所以不在本文的討論範圍。藉由這樣的分析，我想說明的是：六經是《傷寒論》中最重要的辨證體系，然而，只談條文中的脈象，是無法論清《傷寒論》的全貌，這是不是已經蘊含了仲景著書的本意呢？也就是趙認為：《傷寒論》已經在脈與臟腑之外找到六經的新定義，並超越《內經》的理論之外。而現今也有許多中醫同樣認為《傷寒論》的六經是一種八綱概念，藉六經病之提綱，來將人體分成表、裡與半表半裡等概念群，而不是特指經脈或臟腑[67]。

對於仲景六經的「新定義」，趙洪鈞解釋的很明白。他說：「仲景時代，歸納熱病規律，不可能完全拋棄《內經》中已有的理論，只是當《內經》的六經框架容不下仲景掌握的事實時，便需要對舊框架進行大膽改造。我們說《傷寒論》有《素問》六經之名，而無《素問》六經之實，就是這個意思。」[68]也就是仲景的六經繼承了《素問》六經之名稱，而其內涵完全是另一種風貌。廖育群也有類似的說法，就是仲景之六經完全脫離了經脈的體系，而成了熱病各階段、各證型的名稱，連治法也大大的不同了[69]。廖育群進一步指出：

> （三陰三陽）在《素問・熱論》尚不具備以陰陽觀念來區別病症的思想。其中，各個階段的病症都是陽性體徵，都是熱

---

66 趙洪鈞，《中西醫比較熱病學史》，頁 22。

67 馮世綸、張長恩主編，《解讀張仲景醫學——傷寒六經方證直解》，頁 67–69。本書還列舉傳變與治則等項目來比較《內經》與《傷寒論》之不同，可直接參看。

68 趙洪鈞，《中西醫比較熱病學史》，頁 25。

69 詳細的分析見廖育群，《岐黃醫道》，頁 161–166。

> 病。三陰三陽只是指「表裡」而言。……而到了《傷寒雜病論》中，雖然承襲了所謂「六經」的體系，但三陰病症全部轉為虛寒的陰性體徵，由此構成了陰陽辨證的思想體系。[70]

廖認為這種轉變正是六經概念從（經脈）循環到以對立、平衡（辨證）為重的特點。也許套一句趙洪鈞說的更白的話：「經方每進一步都須對醫經進行部份否定。」[71] 更直接點出了《內經》時代與《傷寒》時代的不同，關鍵正是在於對六經的解讀。就好像圖 24 所顯示的那樣：《素問》與《傷寒論》之六經所顯示的病狀，的確是同中有

表 2　《傷寒論》與《素問・熱論》六經系統疾病比較

六經	《傷寒論》	《素問・熱論》
太陽	脈浮，頭項強痛而惡寒，發熱	頭痛，腰脊強
陽明	身熱自汗，渴飲，便結潮熱，譫語	目痛鼻乾，身熱不得臥
少陽	口苦咽乾，目眩，胸脇苦滿，寒熱往來	胸脇痛而耳聾
太陰	腹滿而吐，食不下，自利益甚，時腹自痛	腹滿而嗌乾
少陰	脈細微，但欲寐，惡寒身倦，手足逆冷	口燥，舌乾而渴
厥陰	消渴，氣上沖心，心中痛熱，飢不知食，食即吐蛔，下利不止	煩滿、囊縮

70 廖育群，《醫者意也——認識中國傳統醫學》，頁 96–98。

71 此處經方乃專指《傷寒論》；醫經則是指《內經》而言。趙洪鈞，《中西醫比較熱病學史》，頁 21。

異。部分醫家則持「仲景遵古而不泥古」的話，迴避了仲景自創理論的尷尬學術傳承問題[72]。

有趣的是，如果張仲景真的已經擺脫了上古醫學的部分理論，脫離了經脈與臟腑是「六經」論病的主體論述，那麼，近代醫家如唐宗海，為何還在六經的問題上大做文章呢？若把六經導向經脈、臟腑來當作解釋疾病的切入點，到了近代還有什麼價值？唐宗海與其同時代、後世的醫家，又如何認同、解讀這些六經的有關文字呢？正是因為《內經》說法的差異，以及原本之《傷寒雜病論》已經過重新輯復、改定，所以上文交代的有很多都是一些想法和推論而已。然而，就像張錫純（1860–1933年）所言：「西醫謂《內經》多談十二經，按解剖實驗，實無形迹可指。……常閱滬上諸醫報中、西勢若冰炭，甚至互相謾罵，此誠醫界之大恥也。」[73]如果論病不及經脈和臟腑，那麼十二經脈的形質就沒有任何意義，所以，用「十二經脈為定義的六經」這個命題若不能與形質沾上邊，那它在醫療上的意義可真的就岌岌可危了。

第四節　《六經方證中西通解》與《傷寒論淺註補正》

1880至1884年期間，唐宗海同時起步撰寫《醫經精義》、《六經方證中西通解》（以下稱《通解》）、《血證論》等書。此時唐不過才二十九至三十三歲之時，比起他早年相繼刊行的《血證論》與《醫

72 傅貞亮、高光震等人主編，《黃帝內經素問析義》，頁475–477。

73 張錫純，〈醫話拾零〉，《醫學衷中參西錄》下冊，頁337。

經精義》，但卻遲至 1901 年（光緒 27 年），《六經方證中西通解》才重見天日，石印本第一次刊行，但這時是書已是「遺著」了。不過，即使刊行了，《通解》因為刊行量不多，現在已不常見；據學者統計，只剩下光緒 27 年的石印本和民國時少量的石印本而已，1949 年後也無任何重印本[74]。相比之下，唐宗海在辭世前三年所完成《傷寒論淺註補正》（以下稱《補正》，1894 年），顯然受到學者較多的關注。基本上，唐早年為了親人所患的血證所苦，於是積極鑽研中醫治血病之法，1884 年《血證論》作為唐刊行的第一本醫書，其來有自；至於對《傷寒論》的解讀，我想唐可能並不滿足於早期所寫的《通解》，於是在陳修園《傷寒論淺註》的基礎上加以補充說明，完成《補正》一書，從而完成他對整個六經的解釋體系。

談唐宗海對傷寒六經之解讀，則不可不談陳修園的醫書。基本上，陳修園解釋六經的體系，唐宗海是同意的。陳修園認為：「六經六氣以風、寒、熱、濕、火、燥為本，三陰三陽為標，本標之間見者為中氣。中氣如少陽、厥陰為表裡；陽明、太陰為表裏，太陽、少陰為表裏，表裏相通則彼此互為中氣。」[75] 這段話若從原本陳修園醫書內所附的這兩張圖（見圖 25）即可以發現，上面顯示人體的臟腑經脈可分為六個區塊來認知，六經與六氣彼此可以和臟腑、經脈互相對應，而下面一幅圖則將此圖加以解說，從外至內，我們可以看到「標」的部分是經脈，包括了手經和足經、「中」則是所謂的六腑，最後，「本」則為臟腑，六經的名稱與五臟六腑的名稱，都可以被找到對應的位置。由此可知，陳與唐在解釋《傷寒論》時皆延

74 唐宗海原著，王咪咪、李林主編，〈唐容川醫學學術思想研究〉，《唐容川醫學全書》，頁 664。

75 唐宗海，《傷寒論淺註補正》，頁 21–22。

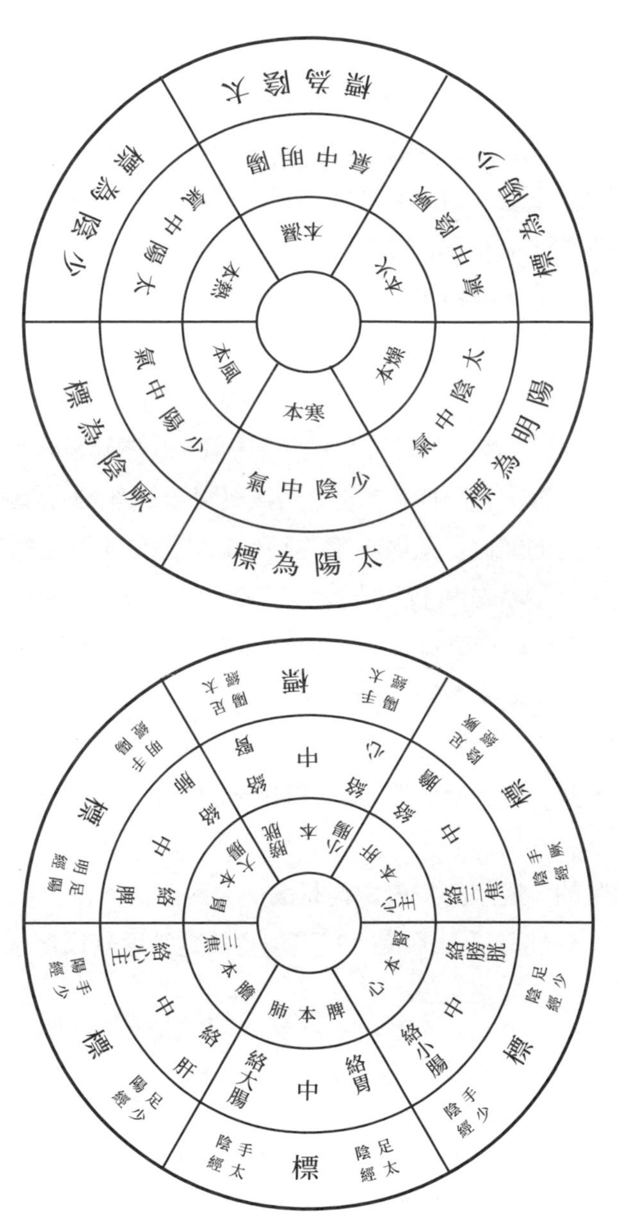

圖 25　上：上中下本標中氣圖

下：臟腑應天本標中氣圖（唐宗海，《傷寒論淺註補正》，頁 187）

續了《內經》談論六經的說法，絲毫沒有更改：這兩幅圖包含了手經和足經，十二經脈、臟腑全包括在其中。唐宗海的解說，透露了一些訊息：「六經之上，其主治者，皆其本氣也，本氣根於臟腑，是本氣居經脈之上也。由本氣循經下行。其中絡者，中之見也。由中見之下，而經脈外走手足，以成六經，又各有太少陽明厥陰之不同，則又係六氣之末，故曰氣之標也。或標同于本，或標同於中，標本各有不同，而氣化之應，亦異象矣。故六經各有病情好惡之不一，仲景《傷寒論》，全根於此，不可不詳究焉。」[76] 配合這段解說來看，圖的最外層「標」為經脈，中間「中氣」的部分是經脈所絡（牽涉）的臟腑，而「本」則有二義：六氣與臟腑。圖 25 上其實是要說明六氣與六經的關係，氣與身體的關係是解讀傳統醫學無法迴避的理論，故唐言：「先知五行以為體，又知六氣以為用，然後可以讀傷寒金匱，然後可以治男女百疾。」[77] 而圖 25 下則在說明標的經脈名稱往往與本的臟腑相對應，而「絡」則代表了臟腑「表」與「裡」的對應關係，所以一經有兩種變化：「本」與「絡」所牽涉之臟腑、經脈，和則為十二，這說明了六經體系正包含了十二條經脈與五臟六腑。

很清楚的，唐宗海對於六經是臟腑、經脈的看法可以說是相當明確。若以《通解》為出發點，就可以更清楚這種學術傳承的關係。

---

76 本句是來解釋《內經》原文：「少陽之上，火氣治之，中見厥陰。陽明之上，燥氣治之，中見太陰。太陽之上，寒氣治之，中見少陰。厥陰之上，風氣治之，中見少陽。少陰之上，熱氣治之，中見太陽。太陰之上，濕氣治之，中見陽明，所謂本也。本之下，中之見也，中見之下，氣之標也，本標不同，氣應異象。」清・唐宗海，《醫經精義》上卷，頁 64–65。

77 清・唐宗海，《醫經精義》上卷，頁 65。

《通解》之刊本現在並不容易見到，筆者於 2001 年造訪上海中醫學院時，在其圖書館發現，本書有助於我們解讀唐宗海的醫論，並瞭解他對「六經」的解讀構想。是書以手足十二經，列為十二卷，每一經下分表、裡、寒、熱、虛、實六種辨證法，隨證遣方用藥，並附上方解，是一部理論與實際臨床並重的著作。

是書之起始，唐宗海就已經說的很清楚了：「《內經》論六經標本，已在內之臟腑為本，在外之經絡為標。」[78] 唐很明確的點出《通解》是以《內經》的六經體系為主，臟腑與經絡則為其內涵。既是依從《內經》，那麼將六經實際運用於辨病之上的仲景學說呢？再從《補正》的論述來談，唐言：「仲景《傷寒論》，即《內經》所言三陰三陽，各因其臟脈之理。」[79] 同樣一如《內經》理論所闡述的，唐認定仲景的「六經」就是以經脈、臟腑為系統的理論，是不容置疑的道理。從這裡就可以看出唐宗海一直心儀的「上古醫學」，是一條系統、具有傳承意義的學術歷史，與趙洪鈞等人所指出的「創新」有很大出入[80]。故六經在唐宗海的解讀中可以這段話作為代表：「人稟五行而有五臟，然後有六腑。有五臟六腑，遂有經絡俞穴，而成三陰三陽。」[81] 故六經——三陰三陽的概念其實包含了臟腑、經脈和穴位三層概念。足見唐宗海認為《內經》與《傷寒論》所言的醫（學）（真）理是相同的，可放在一起來討論，並與人體實際運作之

78 清・唐宗海，《六經方證中西通解・足太陽膀胱經方證》卷 1，頁 3。

79 清・唐宗海，《傷寒論淺註補正》，頁 14。

80 有關醫學理論的分派與分期，不止一端，應該兼顧醫學內部傳統與各時期文化、社會的脈絡發展來加以定義。詳見李建民，《死生之域：周秦漢脈學之源流》，特別是第二章「周秦變革期」。

81 清・唐宗海，《傷寒論淺註補正》，頁 11。

形跡互證、接合。

以經脈、臟腑之氣化來看待人體之運作，本來就是唐宗海醫論中的重要理念，受到西醫形質論述影響後，這樣的傾向更為顯著了。唐宗海還將西醫的形質論述作了一個有趣比喻，他說：「西醫於六經名目，從未得知，於氣化安能夢見。乃云人是錪鐵養炭等。共十四質湊合而成。夫彼所謂十四質，皆經剖割鍛煉，然後取得其質，而人之未死者，豈止此塊然之質哉？」[82] 也就是說，脫離了氣化視角的身體形質，不過是一堆「塊然」的礦物而已，人的生命運作不止於形質而已。可是，從上面的初步分析來看，唐宗海所重視的上古經典，雖然氣化的身體觀是中醫重要的看待人體方式，但這其中其實本來就蘊含中國人對身體認知的形質論述——如果六經只是一種思考、定義疾病的方式；如果六經只是六氣，那麼就很難討論「形質」的意涵；反而是臟腑、經脈，在中醫的眼中是實際的、可見的。換句話說，在唐的看法內，西醫和中國上古經典中重視形質的相似論述，等於在近代相會了。然而，我們仍同樣要追問：唐宗海言：「疾病萬端，治法萬變，統於六經之中」[83]，當六經作為一切疾病的辨證、認知；一種規矩、一種方法時，既有的規範會受到什麼樣的挑戰呢？手足經脈共十二經，仲景只以六經為名，為何叫「六經」而不是十二經？若將手足經並列，則又與仲景最初的六經論述格格不入。

我們任舉《通解》中的一例來看，如同前述，唐在是書中依照太陽、陽明、少陽、太陰、少陰、厥陰的順序，先列足經，後列手經，六二一十二，完成十二經的解讀。以太陽經來看，涵蓋兩條經

82 清・唐宗海，〈六經六氣〉，《醫經精義》上卷，頁 65–66。

83 清・唐宗海，《醫經精義》上卷，頁 15。

脈和兩個臟腑，唐宗海自己解釋說：「小腸經表證，統治於足太陽經，蓋小腸與膀胱雖分手足，同名太陽經，故同一治法。」也就是說：唐認為在治療時兩個臟腑可以放在一起解釋，如此就等於將手、足經放在一起看了。唐接著解釋：「按六經之為病，仲景各有提綱」，但當我們將此提綱列出，有時卻很難和臟腑連在一起，好比唐宗海論太陽經提綱時談到：「脈浮頭痛，項強惡寒。」[84] 若以膀胱經之循行為例，則可以理解，但小腸之「腑」的地位則無法點出。那麼，怎麼找出小腸和膀胱在生理上的關係呢？唐宗海在《通解》中言：「觀西法以火煎水，而取輕氣（蒸汽），輪船、火車全賴此氣，以氣運動，是火交於水則化為氣之一證。」基於此，唐是這麼解釋的：人體最主要的火臟是心、水臟則為水，水火相交，身體就會有「氣」的產生[85]；然而，在太陽經的論述中，腎與膀胱和心與小腸則各是「臟」對「腑」的概念，膀胱和小腸構成了太陽經的足經和手經，於是唐宗海就推論成：「但有膀胱之水，而無小腸之火。則水不化氣，何以成其太陽之功用哉。吾於總論，已言小腸導心火，下交膀胱，蒸動水氣之理。」[86] 這種臟與腑的對應與身體內運作的同理轉化，是唐宗海論述六經時的重點之一。可是，這種現今看來頗為模稜兩可的論述，在唐宗海的概念中卻是想當然耳的、最自然而不過的身體觀。只是以「但知膀胱之水，而無小腸之火，則水不化氣，何以成太陽之功用哉？」[87] 來說明手、足經的關係，這樣的說法實

---

84 清・唐宗海，《傷寒論淺註補正》，頁 27。

85 以上論述、引文參照清・唐宗海，《六經方證中西通解・足太陽膀胱經方證》卷 1，頁 2。

86 清・唐宗海，《傷寒論淺註補正》卷 1，「太陽篇上」，頁 44。

87 清・唐宗海，《傷寒論淺註補正》卷 1，「太陽篇上」，頁 44。

在太過籠統，而且缺乏他最在意的形質證據。

唐宗海在討論疾病時曾說：「凡十二經實證，皆主邪氣立論。」[88] 以經脈系為主的疾病，最重要的就是要釐清氣在人體中，包括於經脈、臟腑之間互相傳遞的通路為何。唐宗海認為：「人身臟腑、經脈、經絡各有部居，而所以聯絡貫通者，全賴乎周身之膈膜。」[89] 這個膈膜，就是三焦，已如前言。依據唐的理論，「氣」或「病」可以透過三焦與全身的連結，而有各種不同形態；另外，在傳統中醫的經脈理論中，經脈細分為絡脈，而絡脈又分為孫絡[90]，若依據唐宗海的分類：「絡也者，絮也。《急救篇》：絡即今之綿綢，人身之膈膜油網，象綢成片，而又纏繞上下。」[91] 也就是經脈可以透過絡、三焦、膈膜油網等身體組織來連結，於是，就算是以形質來檢驗，臟腑的連結也不成問題。我們不妨看看下列以太陽經為例，依照《通解》所整理的：

表 3　以太陽經為例之臟腑對應圖

經名	太陽經	
臟腑		
與辨證相關之臟腑	（足）膀胱	（手）小腸
表	肺、脾胃、腦、肝、腎	膀胱

88 清・唐宗海，《六經方證中西通解・足少陰腎經方證》卷 9，頁 229。

89 清・唐宗海，〈足太陽膀胱經方證〉，《六經方證中西通解・足少陰腎經方證》卷 9，頁 10。

90 可參考拙著，〈中西醫脈學理論在近代史上的初遇——以唐宗海 (1851–1897) 的醫學觀點為例〉（臺北：臺灣師範大學歷史所碩士論文，2004），頁 133–174。

91 清・唐宗海，《六經方證中西通解・手厥陰心包絡方證》卷 12，頁 280。

裡	略（三焦）	略
寒	心肺	脾、肝、膽
熱	肺、小腸、腎、肝	心、肝、膽
虛	肺、腎	脾、肝、膽
實	三焦、大腸	本*

*本：僅臟腑自病，則以「本」字代替。「略」的部分：「裏證分寒、熱、虛、實治之，固凡裏證，均歸入下四條（寒、熱、虛、實）。」

若照《通解》將每一經所牽涉的臟腑，依據是書中：表、裏、寒、熱、虛、實等辨證法列出，則可以發現，所謂太陽經牽涉到小腸、膀胱兩個臟腑的問題，真是不勞宗海筆墨，因為光是太陽經就可以和很多臟腑發生關係，根本不用爭論是足經還是手經所代表的經脈或臟腑，事實上這些經脈經過的臟腑也不可能只限於一個，所以與六經「不是經絡、臟腑」、或「只是足六經」的理論相比，我自己姑且稱唐宗海的論述為「六經解釋的極大值」——與經絡、臟腑全部相關，凡具形質，無所不包。

上表只著眼在提綱下的正文搜索，在用藥部分（方義）的理論並不深究，因為論及方劑時唐宗海又常常與六經體系分離，而和提綱所論的相關臟腑關係也不盡相同，有時一種症狀內雜牽數個臟腑，也很難做統一歸納，並無特殊規則可循。故以用藥而論，「六經解釋的極大值」更是漫無邊界：每一經的經界已經不存在，經脈所代表的臟腑，分屬十二經的嚴格定義根本不存在，若硬要解釋，怎麼解釋也能橫通，唐宗海沒有說出這一點，是因為他希望透過這樣的解釋來展現對中醫經典之象徵性遵循。這是唐在擴充用藥時，新理論和本有之六經體系無法謀和之最大原因。

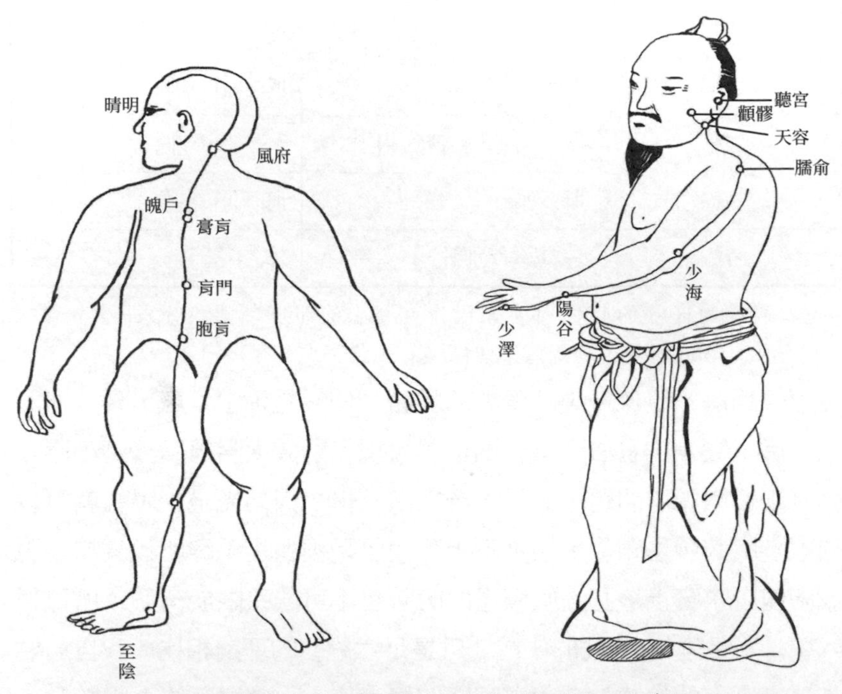

圖 26　足太陽與手太陽經絡圖例（唐宗海，《醫經精義》，頁 33）

第五節　六經問題之終？繼承者與反對者

謝利恆在《中國醫學源流論》中談到：「自明末盛於有清，為主張復古之期，此一切學術皆然，而醫學亦莫能外也。」[92] 唐宗海生於清末，自不能外於復古風潮，然而，此一時期略以西醫眼光來加

92 謝利恆、尤在涇，〈醫學大綱〉，《中國醫學源流論．校正醫學讀書記》，頁 1。

入復古元素者，亦不乏其人，唐宗海也可以歸類於其中。據學者研究，從 1840 至 1949 年研究傷寒學的醫家，就有一百五十餘家，可以算是醫史上第三波《傷寒論》研究之風潮，其中略參以西醫學者，更不在少數[93]。雖然本文重點不在討論這些醫家，但若能稍稍理解一下唐宗海之後的傷寒研究，則更能映射出唐的醫學思想在其時代之意義。

筆者閱讀了一些近代相關的《傷寒論》著作，最認同唐宗海六經理論的，應該算是張錫純了[94]，他說：「蓋人之足經長、手經短，足經大、手經小，足經原可以統手經，但言足經而手經亦恒寓其中矣。彼解《傷寒論》者，謂其所言之六經皆系足經，是猶未明仲景著傷寒之深意也。」[95]所以張的看法幾乎和唐的是一樣的，為何能達到這個極大值，唐宗海靠的是三焦的聯繫解釋，張同樣繼承宗海之論，發表透過「三焦之脂膜」傳達氣的軌跡[96]；再加上張所言：「經者，氣血流通之處，人之臟腑與某經相通，即為某經之（臟）腑，其流通之氣血原由腑發出，而外感之內侵遂多以腑為歸宿。」[97]要在經脈是氣與血共同道路的前提下，這個極大值就能成立。

就好像何廉臣 (1861–1929) 在《增定通俗傷寒論》也認同唐宗海所言之論，特別是「上下往來之氣，均從膈膜行走」。等於為

93 吳文清，〈近代仲景學術思想的研究〉，收入鄭蓉、莊乾竹等編，《中國醫藥文化遺產考論》，頁 332–338。

94 詳見王咪咪、李林主編，〈唐容川醫學學術思想研究〉，《唐容川醫學全書》，頁 640。

95 張錫純，〈六經總論〉，《醫學衷中參西錄》下冊，頁 205。

96 張錫純，〈六經總論〉，《醫學衷中參西錄》下冊，頁 206。

97 張錫純，〈六經總論〉，《醫學衷中參西錄》下冊，頁 205。

「氣」在臟腑、經脈間的流轉，下了一個形質的註腳[98]。1920 年劉梾勳撰寫《傷寒三字經》，書中多採陳修園、唐宗海之言，特別是在六經形質方面，多以唐的三焦脂膜、油網來聯繫解釋位置甚遠的兩個表、裡臟腑，這是依循臟腑形質來解說六經的方式[99]。

當然，以形質之眼光來看待《傷寒論》之六經，也未必就為所有近代中醫所贊同，惲鐵樵就是個最顯著的例子。他認為六經問題是研究《傷寒論》最要緊的一件事，他說：「《傷寒論》第一重要之處為六經，而第一難解之處亦為六經，凡讀《傷寒》者無不致力於此，凡註者，亦無不於此致力，卒之能得真義者竟無一人，此處不解，全書皆模糊影響，有何醫學可言。」[100] 故其大談《傷寒論》之六經定義，首先就開宗明義說：「古人已知人身有臟腑，何以不言臟腑而言六經？」[101] 直言之，惲認為六經根本不能用臟腑或經脈這樣「有形質」的東西來檢視。那麼，六經到底怎麼看？惲認為六經是由六氣而來，而六氣是由四時之溫、涼、寒、暑而來，試觀其推論：

> 人處四時之中，每一時期有一時期特殊之感覺，春夏和煦，秋冬凜冽，此其常也，反常則病。……問六氣為何物？則逕直答曰：六氣者，人體感氣候之變化而著之病狀，六經之三陰三陽，非與臟腑配合之謂也，……六經者，就人體所著之

98 何廉臣，〈六經關鍵〉，《增定通俗傷寒論》上卷（福州：福建科學技術出版社，2004），頁 25–26。

99 劉梾勳，《傷寒三字經》，頁 27–28。

100 惲鐵樵，〈《傷寒論》六經上篇〉，《傷寒論研究》卷 1，頁 6。

101 惲鐵樵，〈《傷寒論》六經上篇〉，《傷寒論研究》卷 1，頁 10。

> 病狀為之界說者也，是故病然後有六經可言，不病直無其物。[102]

惲認為六經是一種疾病的病狀界說，沒有病則沒有六經可言；而六經是一種「天人相合而後見者。」[103] 換句話說，病的概念與臟腑形質沒有關係，而是與四時自然之氣相結合，而成為六經的本質。其實，唐宗海也認為六經是秉於天之六氣而來的，故言：「天有六氣，人秉之而有六經，六經出於臟腑，臟腑各有一經脈，游行出入，以布其化。」[104] 從這裡我們看到了以氣來追溯六經源頭的軌跡；然而，唐宗海還論述到六經的可能形質，而惲則論到氣化為止，至於經脈，惲認為《傷寒論》中所言六經疾病若與經脈循行人體的路線配對，「不過十之四五」相合，故也不能完全說六經是經脈[105]。

近代中醫反對六經為形質之臟腑、經脈之論述，百家爭鳴，還不止此一端。也有像經方派大師曹穎甫（1866–1937 年）編輯仲景《傷寒論》時不談經脈、臟腑或六經實質，而注重以湯液為主的證型來編排全書，好比以桂枝湯證、麻黃湯證等來代替太陽病這樣的思路[106]。葉橘泉在 1936 年為《經方實驗錄》作序時談到，中醫學今後的發展不在拾取一、二科學名詞來硬湊五行、氣化、經絡等腐說，中醫可貴之處在藥物之療效，特別是傷寒論中的藥物，必須好好研究證候與藥物的正確配對，此乃中醫改進之一帖良藥[107]。換句話說，

---

102 惲鐵樵，〈《傷寒論》六經上篇〉，《傷寒論研究》卷 1，頁 10–11。

103 惲鐵樵，〈《傷寒論》六經上篇〉，《傷寒論研究》卷 1，頁 11。

104 唐宗海，《醫經精義》上卷，頁 64。

105 惲鐵樵，〈《傷寒論》六經下篇〉，《傷寒論研究》卷 1，頁 12。

106 鄧鐵濤主編，《中醫近代史》，頁 389–390。

一直拿西醫的解剖形質來說明六經、《傷寒論》中的道理，永遠也難配科學二字。呼應葉氏所言。曹的高徒姜佐景尚言以《內經》之舊說來解釋《傷寒論》是不合理的，特別是牽涉經絡、臟腑的理論，他說：「夫處處本《內經》之說以釋《傷寒論》，無異御錦繡之衣，行荊棘之途，將無往而不制肘。」[108] 這等於完全否定了唐宗海所言「一脈相傳」的上古醫學知識傳統了。

在某些中醫的眼裡，唐宗海的醫論畢竟已成為昨日黃花。就好像另一位為《經方實驗錄》作序的吳凝軒所言：「降至近年，西學東漸，又有人焉，不自量力，謬以陳腐不經之說，與西醫相搏，其被摧枯拉朽，固在意中，……蓋中醫之長不在乎理論，而重在辨證。」[109] 從時間上來看，惲鐵樵前面發表的言論是刊載於《傷寒論研究》中，此書之理論應於 1935 年完成[110]，與《經方實驗錄》成書時代相仿，其重形質之傾向已經不甚明顯，而融入西醫理論的嘗試，更是一再受挫，故揚棄「非驢非馬」的西醫科學化，而轉求中醫自身之科學化，就像惲鐵樵說的：「可以借他山之石，不能援儒入墨。」[111] 如此，中醫本位的味道，反而比宗海所處的時代更濃了。

---

107 收入曹穎甫，《經方實驗錄》（福州：福建科學技術出版社，2004），「葉序」，頁 6–7。

108 曹穎甫，〈第一一案：麻黃湯證其五〉，《經方實驗錄》，頁 57。

109 曹穎甫，《經方實驗錄》「吳凝軒序」，頁 15。

110 惲鐵樵，〈脈之研究〉，《傷寒論研究》卷 4，頁 91。

111 鄧鐵濤主編，《中醫近代史》，頁 72。

小結——近代中醫的徬徨與躊躇

即便孜孜探求，又以文筆喋喋不休，六經之問題也終無定論。

自宋代後研究《傷寒論》者日多，張仲景的歷史地位亦開始提升，至明清而到達顛峰。然而，因《傷寒論》解讀有一定的困難度，所以歷代醫家不斷試著用各種角度來詮釋仲景之論，羽翼仲景之醫史地位，並在方藥上加以擴充，使傷寒學不至於落入末流。從文初的分析可知，《內經》與《傷寒論》的體系的確有某些學者認為是相異的，在上古醫經理論上的某些矛盾，也確實導致了論六經時經脈與臟腑的地位如何標明的解答，常為歷代醫家所避談。

雖然趙洪鈞等人皆認為：《傷寒論》論疾病的傳變有六經之論，但是這個六經並不是「經脈」的意思，更與臟腑沒有任何關係；初病不必自太陽，疾病傳變也不一定要順著六經次序[112]。但拋棄次序不談，經脈和臟腑是唐宗海最重視的中醫形質論述，即便古代醫家有所謂的「分派」，但在近代面對西醫學的時候，中醫卻是一體的，而可以概略化約成中、西醫兩個醫療團體。唐宗海自言其中西醫融合的功夫可以達成「合中西、《內》、《難》之法，而一匯其通，乃得氣化之實，熟讀予書者，庶可以入軒岐、仲景之室耳」。[113]也就是上古之岐伯、黃帝、扁鵲與張仲景，他們都是一脈相傳、同根共生的

112 趙洪鈞，《中西醫比較熱病學史》，頁 20。

113 清・唐宗海，《六經方證中西通解・足太陽膀胱經方證》卷 1，頁 18。

學術傳承體系，這一點不可被打破，若言《內經》與《傷寒論》的六經是不同的體系，在唐的想法中是很難成立的。

當然，僅就眾人對《傷寒論》的「創新」來著眼，我倒認為仲景還是繼承了某部分的經脈學說。仲景的學說應該不完全像章太炎等人所指陳的：「以為十二經分在手足，內連臟腑，上連頭，不可也。且夫人之病也，發熱則周身肌膚皆熱，厥冷則四肢五指皆冷，曷嘗有手足六經之限制哉。」[114] 舉例來說：章說的話在學過中醫的趙洪鈞眼中，特別是推崇柯琴、尤怡研究《傷寒論》的觀點[115]，「基本上為近代傷寒學家接受。」[116] 柯、尤兩家史稱「世以《貫珠集》與柯琴《來蘇集》並重焉」確是事實[117]，在國學大師（章）和精通內史的研究者（趙）眼中，柯、尤兩家注解傷寒相當受到近代醫家的肯定，然而，即便是柯、尤兩家之論，也不可能完全脫離經脈來解讀《傷寒論》。在《清史稿．藝術一》中記載著柯琴：「以證明篇，彙集六經諸，各以類從。」[118] 就是在說明柯琴解說傷寒以「病證」為依歸，而不以經脈為主線，不過，另一家尤怡則雖立下許多新治法，但在討論時仍著眼於經脈與臟腑，好比他就注意到：「太陰有臟病、經病法，經、臟俱病法。」[119] 甚至，尤怡在撰述之始就開門見

---

114 章太炎，〈二、論舊說經脈過誤〉，《章太炎醫論》，頁 2。

115 相同討論還可見章太炎，〈三十六、論《傷寒論》原本及注家優劣〉，《章太炎醫論》，頁 86–87。

116 趙洪鈞，《中西醫比較熱病學史》，頁 18。

117 清史稿校註編纂小組編纂，〈卷五百九．列傳二百八十九．藝術一〉，《清史稿校註》第 15 冊，頁 11535。

118 清史稿校註編纂小組編纂，〈卷五百九．列傳二百八十九．藝術一〉，《清史稿校註》第 15 冊，頁 11543。

山的說：「人身十二經絡，本相聯貫，而各有畔界。是以邪氣之中，必各有所見之證與可據之脈。」[120] 因此，經脈與臟腑在解讀傷寒六經時絕對佔有重要地位，否則歷代注家應該完全無法從經脈或臟腑的角度切入來認識《傷寒論》。重要的應該是《傷寒貫珠集》內說明的：「太陽病從外入，是以經病多於腑病。若陽明則腑病多於經病，以經邪不能久留，而腑邪常聚而不行也。」[121] 故從尤怡的解讀出發，應該是說每一經各有經脈、腑、臟之各別所重吧，雖不一定要指出一經脈病對應一特定臟腑，但也絕非可以當成「仲景脫離了經脈、臟腑論述」的註腳。

有趣的是，唐宗海總是認為唐、宋以下之醫書是中醫理論墮落的開始，為什麼近代總是有人會對中醫提出批判，那是因為唐宋後「無人親見臟腑」，故導致後代醫家在論述上侃侃而談，卻對形質一知半解的窘況[122]。雖然唐宗海曾言：「《內經》言氣化不言形質，亦曰此形質之粗迹，不待言者也。」[123] 似乎是說明身體之氣化比形質更為重要，但他對唐宋以下醫家的批評，不是更像以「形質」為標準去批判嗎？他自己大談上古醫學對形質的認識：

---

119 清史稿校註編纂小組編纂，〈卷五百九・列傳二百八十九・藝術一〉，《清史稿校註》第 15 冊，頁 11535。

120 尤怡著，張慧芳校注，〈卷一・太陽篇上・太陽正治法第一〉，《傷寒貫珠集》(北京：中醫古籍出版社，1998)，頁 2。

121 尤怡著，張慧芳校注，〈卷三・陽明篇上・辨列陽明條例大意〉，《傷寒貫珠集》，頁 82。

122 清・唐宗海，《傷寒論淺註補正》，頁 17。

123 清・唐宗海，《六經方證中西通解・手太陽小腸經方證》卷 2，頁 30。

> 夫西醫及王清任尚於剮割罪人，親見臟腑，豈有神農、軒轅皆上古神聖之主，欲立萬世醫法，乃反未親見臟腑耶？今必言其反觀內照，洞見五臟，恐涉夸誕，不足以破俗見，而釋疑案。且即以剮割論之，軒黃板泉、涿鹿，殺戮維多，以得位乘權之主，欲立千古醫法，何難剖割數人，細視臟腑。是以軒黃之書，不但臟腑了然，而經脈穴道尤為詳備，非西醫割視之所能及也。[124]

經脈是不能被「看見」的，那麼促使六經臟腑、經脈之連結的機制，古人又怎麼看到呢？應該是唐宗海藉西醫之眼看到了經典的形質吧[125]，故言：「此等意義，非通西醫不及知。」[126] 換一個角度來看，依照前面所談，相對於唐以前醫家不去考究六經的經脈、臟腑特性，宋以下至少還有朱肱或尤怡肯將仲景之六經與經脈、臟腑結合；那麼，從形質眼光出發，唐宗海應該更心儀唐宋以下的醫家才對吧，而不應該說：「晉唐以後漸失真傳，宋元以來尤多紕謬。」[127] 由這點

---

124 清・唐宗海，《六經方證中西通解・手少陽三焦經方證》卷6，頁119。

125 在《史記・扁鵲倉公列傳》《漢書・王莽傳》都有相關的解剖史事可供爬梳，廖育群談到：「當時解剖技術尚未達到剝離脈管系（血管與淋巴系統）的本貌。在初步的解剖水平與當時的認識水平上，將所看到的和所感覺的揉和在一起加以敘述，誤以為這些管道的幹支及其連續就是深而不見的『十二正經』，套用術數的理論，用意會的方式，『看到』了『伏行分肉之間，深而不見』的身體運作」。出自廖育群，《岐黃醫道》，頁119–120；以及李建民，〈王莽與王孫慶──記公元一世紀的人體刳剝實驗〉，《生命史學──從醫療看中國歷史》。另外還可參考譚一松主編，〈經脈第十〉，《靈樞經》，頁83的原文。

126 清・唐宗海，《六經方證中西通解・手太陽小腸經方證》卷2，頁39。

來看，唐宗海對醫史的發展認知實有倒反之誤。

隨著時間的推移，儘管唐宗海的形質理論還有賣點，但經脈與臟腑的問題，不再是討論六經時唯一被重視的面向。漸漸的，如何解釋《傷寒論》對疾病的解釋，已成為中醫學術發展中另一個受矚目的焦點。如何解讀「經典的話語」，新時代的中醫必須試著去尋求一種學術語言的轉化，試圖從聖人的經典之言，轉化成一般人們易於接受的概念。這是一個緩慢轉變的過程，自王清任開始，到唐宗海、再到隨後的張錫純、惲鐵樵等人的醫論，都有類似的軌跡可以追尋，實際的解釋，還是為了解釋氣在人體內流動的合理路線，解決了舊問題，反而帶來了新問題，就好像曹穎甫與葉橘泉等人所吶喊的，引用西醫的話語，例如形質等等，西醫也不會認為中醫科學化了，還不如固守「療效」比較實際。

各種學說百花齊放，看似豐富多元，但也難逃中醫學術千年來仍流於六經理論玄虛探討的罵聲[128]。本文之目的並不在確立六經一定是指什麼而言，而是希望揭露一種心態：看不見的依舊看不見！但以形質之觀點羽翼仲景，正是中醫在近代醫療中賦予傳統醫學理論一新的身體觀：將六經在身體上的意涵從上古術數冥想世界拉出，放到形質的身體內佇立。六經問題在近代乃至在整個中醫發展史中的重要性，就本文所談唐宗海研究之一隅來說，近代傷寒學所展示的新根基，就在於將六經所賦予的辨證論治規範，把原來玄之又玄

---

127 清・唐宗海，《醫經精義》，頁1。

128 中西醫論戰是一種「價值取向」的問題，中醫在新時代的尷尬處境，一部分是民初西化風潮、抨擊傳統文化心態之緒餘，幾成不可逆之勢。可參考文庠，〈試從中西醫論爭看近代知識界的價值取向〉，《南京中醫藥大學學報（社科版）》第6卷第3期（2005年9月），頁147–151。

的氣化道理，賦予形質的概念。經脈與臟腑在近代醫療的意義，就是它們是可見的，被需要用於診斷上的參考意義，而有其真實價值，乃不至於被排山倒海的西醫學說給淹沒。

現在反思章太炎當時反六經是經絡、臟腑形質的理念，忽而想起章太炎曾被視為「瘋子」，這個「瘋」指的是不追隨流俗言論，而有一股不計成敗利鈍的幹勁[129]；也許，在這個中醫重視經脈與臟腑形質的年代中，章氏敢發此豪語，不管對不對，這「瘋子」的稱號還真非他莫屬。

回到中醫來看，最發人深省的「反面」，莫過於在經過唐宗海那樣重形質的呼籲，惲鐵樵的話卻還是代表著某些對中西醫融合方向有心得的醫家，他們對追求形質論述的困惑。就好比何廉臣所言：「陸九芝曰：『六經之病以證分，於讀書時，先明何經作何證，則於臨證時，方知何經為何證。病者不告以我病在何經也，故必先讀書而後臨證，乃能明體達用。』誠哉是言！」[130]那麼，可見形質並不是臨證所必備，釐清六經是那一臟、那一腑、或是那條經脈出了問題，顯然不是讀醫書時必須弄清楚的第一要務。行文至此，欲擱筆而休，但看到氣化與形質的理論一併呈現於民初的中醫界，各抒己見，各有千秋，又讓我感到近代中醫在追尋發展願景時的徬徨與躊躇，好像又沒有結論似地絮語不止。

---

129 吳相湘，〈章炳麟自認瘋癲〉，《傳記文學》第42卷第4期（1983年4月），頁23–32。解讀的部分參考汪榮祖，《康章合論》，頁9–12。

130 何廉臣，〈六經總訣〉，《增定通俗傷寒論》上卷，頁58。

第八章　身體文化歷史的衝突與交會
——當中醫心遇上西醫腦

第一節　心與腦

一、基本問題與定義

前面討論了許多臟腑與其連結，那麼，這些臟腑與機能，有無存在什麼力量來操控全體（局）呢？這個問題牽涉到中西醫對生命中樞的看法。

從我們日常生活的用語中，細心的讀者可以發現什麼呢？請大家細讀下面的敘述：

> 我今天真開心，因為我拋棄了一些令我煩心的事。前天我的愛人說我不懂她的心，其實是她傷了我的心；我也希望心想事成，只是感情的不順遂卻讓我的心更加脆弱。不過，我相信公道自在人心，總有一天我可以找到和我心靈契合的女朋

友吧！這是在我心深處一個小小的願望。

大家也許都發現了，漢語中的「心」字，往往帶有感受、思考的意義，在這一點的論述上，就與中醫理論有雷同之處，但卻和現今西醫所認可的身體觀不同。現在大家比較知道的是：腦才是感受與思考的主體，而非我們的心。

在討論這個議題時，我們首先將現代知識與定義敘述清晰。就現代醫學的神經功能觀點來看，一個人的思想、記憶和學習都和意識有關；人在意識清醒時，不但瞭解自身目前狀況，知道過去的經驗，能計畫將來，並能對環境的改變做出恰當的反應[1]。「意識」這個名詞包含兩個獨立的觀念：意識狀態 (state of consciousness) 及意識經驗 (conscious experience)。前一個觀念指的是一個人正處於清醒、睡著還是想睡等狀態；而「意識經驗」則是指一個人處於任何一種的意識狀態下，所清楚知道的事情，像是思想、感覺、知覺、創意、夢境、推理等[2]。

所有的意識經驗都經常歸諸於「心智」的活動，而「心智」一詞給人一個非神經性「我」的假象，存在於輸入與輸出的神經衝動之間，好像不單只是神經活性而已。但是，絕大多數的神經科學家都同意：「心智」代表的是任何一個時候，大腦所有神經活動總和，並不需要任何腦以外的東西[3]，這就是現代西醫所認同的看法。為

1 周先樂編著，《人體生理學》上冊（臺北：藝軒圖書出版社，2001），頁200–201。

2 Arthur J. Vander, James H. Sherman, Dorothy S. Luciano 原著，潘震澤等譯，《人體生理學》上冊，頁 352。

3 生理學家定義：「心智」一詞代表著像思考、感受、決策、感覺以及想像等

求論述上的統一，以下除了原典所載的專有名詞外，一律以「心智活動」來代表人的一切意識行為，不包含病態與潛意識的討論。本章從唐宗海的醫論出發，探討之焦點放在中西醫各自對人體的心腦論述，以及尋找由心，抑或是腦，主導心智活動的中西醫療文化中，對身體認知的種種差異。

最早關注人的心智活動中心是在心還是在腦的人，並不單是醫家而已，還有哲學家和心（理）學家。我們來簡單回顧一下：古希臘時代就有 Kroton Alkmäon （約西元前 500 年） 施行動物解剖研究，發現腦髓是一切精神作用的中樞器官；但是西方醫學之父希波克拉底斯（Hippokrates, 約 460–377 B.C.）卻認為人的精神中樞是在心臟。西方醫學後來仍有「自然力」、「靈氣」、「精神」等闡述意識狀態不在大腦而產生的意見分歧[4]。

真正用實驗證據揭示心智活動與腦有密切關係的是蓋倫（Galen, 129–? 年）。他作了一些觀察與實驗來證明他的看法，被認為是足以「推翻心臟主導思考地位」的有力論述。雖然西方仍有人相信：行為是由一個看不見、摸不著、非肉體的靈魂來主宰——這個觀點，從希臘羅馬時代到中古時期、文藝復興以來都沒有改變；十七世紀以後，因為研究成果的豐富，使得人們更有信心認定心智活動的確和腦有關係[5]。不過，莎士比亞（William Shakespeare,

活動。不過必須強調一點：目前生理學者對於產生心智或意識經驗的腦部機轉所知仍非常有限。Arthur J. Vander, James H. Sherman, Dorothy S. Luciano 原著，潘震澤等譯，《人體生理學》上冊，頁 352。

4 杜聰明，《中西醫學史略》，頁 14、19、118–120。

5 梁庚辰，〈從腦傷看心靈的運作〉，收入徐嘉宏等著，《心與腦》（臺北：心理出版社，1998）年，頁 4–5。

1564–1616 年）仍曾經吶喊：「告訴我，想像力在那裡？在心？在頭？」一直到 18 世紀，心臟才被真正放棄[6]。

哥爾（Franz J. Gall, 1758–1828 年）是西方第一個堅持頭腦是心靈器官的人。他所創立的腦相學 (Phrenology)[7]，促進了西方大腦生理對心理學的影響。不過，當時並非每位神經學家都相信這種看法[8]；即使到了今天，仍有人認為：頭腦或多或少有整體性的功能，但是大腦某部位所存有的資訊也可能存在於人體其他的部位[9]。這類論述的存在可能是基於大腦過於精密，以致於有許多謎底尚未解開而提出的假說；但如此猜想爭論不休，本書的論述是沒有辦法展開的。現在可以肯定的是：今天已經沒有人會懷疑「腦是精神活動的場所」這一事實[10]。從腦的研究歷史來看，在唐宗海著書立說的年代，西方除了腦解剖學的精確外，包括神經傳導、感覺運動、反射、電流刺激甚至腦波的發現等等，都顯示腦科學逐漸在成長進步中；而當時西醫的文獻也顯示，醫生們對於腦是人類意識行為的中樞大多沒有疑義，在這一點上的中西認同差異，正是我們想知道的。

心與腦的問題與爭論，自古以來也是哲學家關心的議題，又叫

---

6 梁庚辰，〈從腦傷看心靈的運作〉，收入徐嘉宏等著，《心與腦》，頁 39。

7 對腦相學的介紹，可參考唐鉞著，《西方心理學史大綱》（北京：北京大學出版社，1994），頁 138–140；以及張肖松編著，《心理學史》（臺北：巨流圖書公司，1981），頁 98–99。

8 梅錦榮著，《神經心理學》（臺北：桂冠圖書出版，1994），頁 1–5。

9 Thomas Hardy Leahey 著，陳仁勇譯，《心理學史：心理學主流思潮的發展》（臺北：野鵝出版社，1987），頁 205–207。

10 （日）二木宏明原著，陳成福譯，《腦與心理學》（臺北：東方出版社，1990），頁 1–31。

「本體論」(ontological problem)。即使科學發達到足以證明大腦可以主宰一切的時候，1938 年心理學行為學派大師施金納 (Skinner) 仍認為神經科學無法解決「心」的問題，甚至連人的行為也無法解釋[11]。但是如果我們將哲學或心理學中不完全等於心臟的「心靈」也拉進來討論的話，將會失去焦點[12]；所以本章所論述的心與腦問題，仍以醫家所論的範圍為主，而其要仍將擺在中西醫形質和氣化的爭議點上。

事實是，如果中醫們或唐宗海所論，就已經認定了中醫的腦與西醫所討論的腦是一樣的，功能與形質皆同，那麼就不會有任何值得分析的意義。相對於西醫對人體中樞的認識，中醫即展現了另一套認知方式。從栗山的研究可以知道，西方早自古希臘時期開始，就已經在思考身體的主導原則 (archê) 以及控制者 (hegemonikon) 在人體何處等問題。後來的西醫解剖學研究將這個問題的焦點放在大腦和心臟上，欲釐清身體結構的「控制層級」。栗山也加以強調：西方在看待人體臟腑之時，「大腦作為理性的基礎，依然居於最高的地位。」此「地位」一詞代表一個器官在人體所占主導的位階高低，

---

11 徐嘉宏等著，《心與腦》序文，頁 1–2。

12 如中國哲學的「形神觀」，也在討論形（人體）與神（心性、性理、思考、意志）的關係，哲學的討論，有時可能與中國醫家互有相通之處，例如提出：「形體的那一個部分與心理活動關係最為密切而直接，是心呢？還是腦？」這樣的問題；而醫家的臟器說，可使形神論的關切焦點由大範圍的形體縮小成人體內特定的臟器，而被認為使形神論更具體而深化。不過，唐宗海針對的是西醫實質的臟腑，所以正文內除須解釋說明的以外，不討論個別哲學家的想法。可參考燕國材主編，《中國古代心理學思想史》(臺北：遠流出版，1999)，頁 33–59；楊鑫輝主編，《心理學通史》(濟南：山東教育出版社，2000)，頁 268–281。

它在西醫生理學史中是存在的；栗山拿此來與中醫的心臟相比，中醫稱心臟為「君主之官」，但心臟卻不是主導一個人心理狀態的主宰，其餘的臟腑依舊能分擔人體意志、思考的工作[13]，所以，欲找尋單一的生命中樞，在中醫學裡是困難的，這是栗山的看法。

栗山的研究點出了中西醫學在認知人體生理中樞時看法之不同，但就中醫的臟腑觀點來看，我們仍可將研究的焦點縮小在心腦對比上。即便中醫的臟象學說中存在著心藏神、主喜；肝藏魂、主怒；肺藏魄、主悲（憂）；脾藏意、主思（慮）；腎藏志、主驚恐等似乎平等的臟器分工狀態；但實質上，中醫仍把一個人的精神、意識、思維活動統歸於心所管。心除了有著「君主之官，神明出焉」[14]的重要功能外，也是「五臟六腑之大主，精神之所舍也」。[15]所以有「主明則下安」、「主不明則十二官危」的說法[16]；其他臟腑是站在輔佐君主（心）以治天下（身體）的角度來行使各自的功能，所以周振武在《人身通考》中明言心是「君臟」[17]。

故理論上雖存在中醫的五臟將西醫大腦的功能分工了，但就如蘊含在文化中的語言，不約而同的表示：如「心為之主」、「五臟能屬於心而無乖，則悖志勝而行不僻矣。悖志勝而行不僻，則精神勝而氣不散矣。」[18]另外，在治療上處處可見中醫將類似西醫所說的

13 此段見解，參考（日）栗山茂久著，陳信宏譯，《身體的語言——從中西文化看身體之謎》，頁 173。

14 此「官」字之意，即代表「職守」，意即「心」就是人體的君主。郭藹春主編，〈靈蘭密典論第八〉，《黃帝內經素問語譯》，頁 56。

15 譚一松主編，〈邪客第七十一〉，《靈樞經》，頁 320。

16 郭藹春主編，〈靈蘭密典論第八〉，《黃帝內經素問語譯》，頁 56。

17 清・周振武著，楊維益點校，〈心〉，《人身通考》，頁 39。

精神疾病用「熱入心包」、「熱邪擾心」、「痰迷心竅」等的術語來形容[19]。故本章的展開，在唐宗海的部分，可依循心為主，旁參其他臟腑的軌跡來展開中醫的論述。

而西醫腦說的部分，自明末清初以來，相關知識就已開始輸入中國；到了近代，一些西醫文獻大量傳入中國，闡明心只是個抽血的肉體機器，並無法主導思考，這對中醫學理是一個新的挑戰——因為在傳統中醫的臟象理論中，心不但主導思考；其他臟腑，如栗山所言，也各有其所轄之「個性」，它們的協調，跟一個人的思考、記憶、意志、膽量、機靈等心智活動都互相影響[20]，也與氣在體內的充足與調和相關，卻與大腦無關。

而本章所要解決的問題，即唐宗海面對腦主思考、記憶的知識體系，促使唐如何對傳統中醫學做出另一種詮釋。他如何融合兩方面的說法，說明主導人身全體的是心還是腦的問題；那麼，其它的臟腑，又占了什麼樣的地位。這都牽涉到醫學體系交會時對人體認知的多樣面貌。

二、近代以前心腦問題回顧

有關近代以前中西心腦問題之研究，成果相當豐碩。祝平一在〈身體、靈魂與天主：明末清初西學中的人體生理知識〉[21]一文中

18 陳廣忠註釋，《淮南子譯注》（長春：吉林文史出版社，1996），頁 304、306。

19 張俊龍、郭蕾，《中醫臟象學》（北京：科學出版社，2001），頁 206。

20 （日）栗山茂久著，陳信宏譯，《身體的語言——從中西文化看身體之謎》，頁 173–174。

的研究焦點是放在明清之際西方傳教士輸入中國的人體生理知識。當時西醫的人體解剖學知識是在宗教的脈絡下傳入中國的；其相關身體討論，主要是根據蓋倫的醫學理論作發揮[22]。在當時傳播的生理知識中，記憶由腦來主宰已是當時解剖學者認為最精要部分，是人從世界進而認知天主的主要器官；而細筋（神經）則為認知的連繫孔道，腦、脊髓與神經系統對於人的精神活動與感官認知都有所影響[23]。

祝文的背景是基於當時的宗教情境需要下而展開論述的，但另一方面，我們也可以知道：腦與神經和記憶、感覺相關的生理知識至少在清初已經傳至中國了。在醫界，第一個比較完整對腦說提出正面回應的正是祝平一文章內的主角：王宏翰。他以中國醫生的立場和對傳統醫學的認知，融匯並探討他如何理解當時傳入的西方醫學知識[24]。王宏翰對人的記憶、思考的討論，吸收了傳教士記憶在腦的理論[25]。王與唐宗海一樣的地方，在於他們都只談身體功能，對於治療，還是必須回歸到中醫，以致於他們解讀人體時，採用了中醫的傳統知識體系來解讀西醫的生理知識，前幾章所討論的內容

21 祝平一，〈身體、靈魂與天主：明末清初西學中的人體生理知識〉，頁 47–95。

22 祝平一，〈身體、靈魂與天主：明末清初西學中的人體生理知識〉，頁 87。

23 祝平一，〈身體、靈魂與天主：明末清初西學中的人體生理知識〉，頁 58、63。

24 詳見祝平一，〈通貫天學、醫學與儒學：王宏翰與明清之際中西醫學的交會〉，臺北，《中央研究院歷史語言研究所集刊》第 70 集（1999 年 3 月），頁 165–201。

25 祝平一，〈通貫天學、醫學與儒學：王宏翰與明清之際中西醫學的交會〉，頁 172、173。

也顯示出這樣的趨勢。

另外，醫史學者夏互輝 (Hugh Shapiro) 在他的論文中也注意到了心智、精神疾病的問題，強調中國的病理名詞「腎虧」與西醫新名詞「神經衰弱」為主的比較論述。神經衰弱是在西方醫學理論傳入後才產生的疾病概念，因為受到中國人自身醫療、身體觀念之影響，故賦予耳鳴、失眠、疲勞、遺精等症狀，與人體的解剖位置腦、腎、脊骨的連結、想像、解釋後而得來「神經衰弱即腎虧」的結論。一直要到 1949 年以後，中國才將神經衰弱視為心智或精神的疾病而非將之歸類為「腎虧」[26]。夏的論文中談到中國古代的心智疾病多與心、腎相關，而非實質解剖的腦[27]。

回到心智活動主宰的問題上。在心與腦的論爭上，可以輕易地發現中國人在近代以前討論心智活動時，主心（為心智主宰）說是占絕對優勢的，不論是醫家或哲學家皆同。如孟子云：「心之官則思，思則得知，不思則不得也。」此官即指器官，臟腑而言[28]。而醫家討論的部分，則遵從《內經》中的：「所以任物者謂之心，心有所憶謂之意」的論述大方向而各顯神通[29]。雖然這些論述明顯指向

26 詳見 Hugh L. Shapiro: *The view from a Chinese asylum: defining madness in 1930s Peking*, Ph. D. Harvard University, 1995, p. 376、225 and Fig 15, 16.

27 Hugh L. Shapiro: *The view from a Chinese asylum: defining madness in 1930s Peking*, p. 225 and Fig15, 16.

28 引文出自《孟子‧告子上》。收入賴明德、陳弘治、劉本棟註釋，《四書讀本》(臺北：黎明文化事業出版，1987)，頁 646。另外，就朱沛文之考證：「《經》云：『所以任物者，謂之心。』《白虎通義》云：『心之為言任也。任於思也。』《釋名》云：『心纖也。所識纖纖無物不貫心也。』」皆在說明心為心智活動之中心。詳見清‧朱沛文，〈心臟體用說〉，《中西臟腑圖像合纂》卷上，頁 6A。

古人以主心論占優勢[30]，不過可以肯定的是，至少從《內經》撰書的時代開始，醫家已經認識到腦這個臟器了。只是這種論述是很粗淺的認識，如《內經》所載：「腦滲為涕。」[31] 其中並沒有明顯論述腦和心智活動有任何的相連性，一直要到明末才開始有醫家或思想者提出腦（為心智主宰）說的根據與論述[32]。

推動腦說最有力的推手是傳教士們。明末西方傳教士利瑪竇（Ricci, Metteo, 1552–1610 年）就以腦為心智活動的中心來解讀身體知識。他說：「記含有所，在腦囊」、「蓋凡記識，必自目耳口鼻四體而入。當其入也，物必有物之象，事必有事之象，均似以印入腦。」[33] 利氏又以人腦的「大柔」、「稍剛」、「充實」、「乾硬大剛」、

---

29 《靈樞・本神第八》曰：「所以任物者謂之心，心有所憶謂之意，意之所存謂之志，因志而存變謂之思，因思而遠慕謂之慮，因慮而處物謂之智。」（見譚一松主編，《靈樞經》，頁 61）此言心智活動皆歸心所管，將心歸為一「任物」的器官。

30 雖有人以「思」字之義來說明古代主腦說可能占優勢，但從各方面來檢視醫家和一般文人、思想家的觀點，此說都經不起嚴格的考驗。出自薛其暉，〈中國古代對腦功能認識拾零〉，臺北，《大眾心理學》第 2 期 (1984)，頁 2–3。

31 郭藹春主編，〈解精微論篇第八十一〉，《黃帝內經素問語譯》，頁 589。

32 有關心腦問題的爭論，還可參考燕國材，《中國心理學史》（臺北：臺灣東華出版社，1996），頁 594–604。而有關明末以來腦說的傳入，可參考李經緯主編，《中外醫學交流史》（長沙：湖南教育出版社，1998），頁 262–264；馬伯英、高晞等著，《中外醫學文化交流史——中外醫學跨文化傳通》（上海：文匯出版社，1993），頁 474–499。

33 朱維錚主編，鄧志峰等編校，《利瑪竇中文著譯集》（上海：復旦大學出版社，2001），頁 143。

「腦清」、「腦乾」等狀態來說明大腦狀態、記憶強弱與年齡增長的關係[34]。

而腦說在中國初出時所引起的若干迴響，例如在方以智的學說中[35]，他認為人體與心智活動最為相關的是心、肝、腦三臟腑[36]。方言：

> 脾也、膽也、腎也，雖皆成血之器，然不如肝獨變結之，更生體性之氣，故肝貴也。心則成內熱與生養之氣，腦生細微動覺之氣，故並貴也。……又變為愈細愈精，以為動覺之氣，乃令五官四體動覺，得其分矣。[37]

體性之氣、生養之氣、動覺之氣正分屬肝、心、腦三者所生成，腦的功能完整需靠其他兩臟腑「氣」的推動與引導，腦的「動覺之氣」才能發揮效用。若腦的功能正常，則無疑的，方認為：「人之智愚，係腦之清濁」[38]是正確的看法；當然，方也說：「我之靈台（指心），包括縣寓（指懸念、想像），記憶今古，安置此者，果在何處？質而稽之，有生之後，資腦髓以藏受也。髓清者，聰明易記而易忘，若印版之摹字；髓濁者，愚鈍難記亦難忘，若堅石之鐫文。」[39]與思

34 朱維錚主編，鄧志峰等編校，《利瑪竇中文著譯集》，頁 143–145。

35 有關方以智的著作與影響，可參考丁玨，〈方以智——中西醫學匯通思想的啟蒙者〉，《中華醫史雜誌》第 24 卷第 2 期 (1994)，頁 85–90。

36 方言：「血以為養，氣以為動覺，其在身內，心肝腦為貴，而餘待命焉」一語，詳於正文。明・方以智，〈身內三貴之論〉，《物理小識》卷 3，頁 75。

37 明・方以智，〈身內三貴之論〉，《物理小識》卷 3，頁 75。

38 明・方以智，〈身內三貴之論〉，《物理小識》卷 3，頁 75–76。

考記憶有關的臟腑中，腦只是一個人聰慧與否、記憶強弱的決定者，心的重要地位在於運作此等知識。

還有清初回族學者劉智，被譽為「既精西學，又通諸家中西異同」。[40] 他融合程朱心性學說、伊斯蘭宗教教義、佛教道教理論、阿拉伯醫學的解剖知識以及中醫學說，寫成《天方性理》一書[41]。書中不乏對西洋醫學的認識[42]，我們著重的是他對腦的討論——劉智已清楚說明腦為人體「總司」的地位了，其著作中載到：

> 夫一身之體竅，皆臟腑之所關合，而其最有關合於周身之體竅者，惟腦。蓋臟腑之所關合者，不過各有所司，而腦則總司其所關合者也。腦者，心之靈氣與身之精氣，相為締結而化焉者也。其為用也，納有形於無形，通無形於有形，是為百脈之總原，而百體之知覺運動皆賴焉。……即心為靈明之府，而亦不能不有資於腦，腦得其養而心之靈明加倍，腦失其養而心之志氣亦昏，是之謂通無形於有形也。[43]

從上可以知道，腦為總司之地位。不過，劉雖極言「通身表裏，皆

---

39 明・方以智，〈人身營魄變化〉，《物理小識》卷3，頁81。

40 劉介廉，〈黑鳴鳳序〉，《天方性理》（臺北：黎明文化事業出版，1978），頁23。

41 楊鑫輝主編，《心理學通史》，頁703。

42 如西洋醫學的四液說，劉自言：「予閱西洋書亦有四液之說。」以及「會通東西之文而漢譯之」兩語，可見他也曾參閱過西洋醫書。詳見劉介廉，〈四本分著〉，《天方性理》卷3，頁6–8以及「袁序」頁18。

43 劉介廉，〈四本分著〉，《天方性理》卷3，頁12–13。

關係乎腦」[44]，但謂「靈明之府」和「靈氣」之所出仍是一個人的心臟；其論與現代認知的腦論有相當程度的差異，而這也引申出另一個視角：劉的腦論已開始將腦的功能分類，定於腦前、腦中、腦後等功能分工[45]，論者以劉智的大腦機能定位論要比哥爾的定位觀還要早上兩百年[46]，但這種褒揚的背後，還有值得我們思考的問題。

當中西醫理交會之初，腦說被接受的程度到底有多少？即使當時已有西方文獻展示許多證據說明心智活動的中樞在腦，但被中國學者吸收融合以後的成果卻又不是如此呈現。劉智的腦論逐漸接近將腦視為人體心智活動的中樞，他說：「性有十德，五為外照，五為內照。曰視、曰聽、曰言、曰臭、曰觸，是為五覺，分於心而發之於表，曰憶、曰慮、曰記、曰悟、曰總覺，是為五力，分於智而寓之於腦。」[47] 其論顯示種種心智活動雖然「寓之於腦」，但卻還是要「分於心」。照分工來看，心是心智活動的連接點，而腦是最後儲存之所在。與前述「靈明之府」與「靈氣」之所出一致，心的功能仍不容忽視。

論及腦主心智活動的西醫知識吸收過程，心的影響仍處處可見。劉言：「心為室、腦為堂。凡室之所籌畫者，未有不於其堂而顯露者也。腦蓋承心之所施而施之於百竅也，體竅全而人之形成矣。」[48] 腦的存在與功能的完整仍須心的接濟與整合，所以「自心升腦，而知覺具，是為覺性。」[49] 腦絕非單一存在的主宰，人體各種「覺」

44 劉介廉，〈四本分著〉，《天方性理》卷 3，頁 13。

45 劉介廉，〈四本分著〉，《天方性理》卷 3，頁 24。

46 楊鑫輝主編，《心理學通史》，頁 703–704。

47 劉介廉，〈大成全品〉，《天方性理》卷 1，頁 31。

48 劉介廉，〈內外體竅〉，《天方性理》卷 1，頁 13。

的產生，必須透過心的媒介才能彰顯其功能。

相類似的論述，清末學者鄭光祖（字梅軒，江蘇虞山人，1776–？年）的腦論也同樣夾雜著心腦融合的態勢。他在《一斑錄》（1845 年）中曰：「心主思、腦主記。」[50] 而另一面卻肯定人對外界事物變化之察覺，是心的功用。所以他強調：「色嗅味之外，物又各有寒熱溫涼之性，人似無官覺察，然人能察其宜忌以知之，古聖人嚐百草，心之官主之也。」[51] 究其腦說的內涵來說，則和劉智、方以智所論雷同，都是指儲藏之所，不是絕對的主導器官；要與外界事物作聯繫，則缺心不可。

而受了明末信奉天主教的學者金聲（字正希，1598–1645 年）之影響，汪昂（1615–？年）在他的《本草備要》中言：「吾鄉金正希先生嘗語余曰：『人之記性皆在腦中，小兒善忘者，腦未滿也，老人善忘者，腦漸空也。凡人外見一物，必有一形影留於腦中。』昂思今人每記憶往事，閉目上瞪而思索之，此即凝神於腦之意也。」[52] 汪昂的見解，也僅能代表腦說被某種程度的吸收了，但卻對傳統中醫理論沒有太大的影響。

像是清末的王有忠，他在《簡明中西匯參醫學圖說》中一方面介紹腦說的重要：「凡百體中最要而最靈者，厥惟一腦。」[53] 似乎肯

---

49 劉介廉，〈總述小世界身性顯著之由〉，《天方性理》卷 1，頁 3。

50 鄭光祖，〈物理・人身〉，《一斑錄》卷 3（臺北：文海出版社，2003），頁 31B。

51 鄭光祖，〈物理・人身〉，《一斑錄》卷 3，頁 30B。

52 汪昂，《增批本草備要》，頁 124–125。

53 王有忠，〈全身腦氣筋論略〉，《簡明中西匯參醫學圖說》，收錄於《續修四庫全書・子部・醫家類》第 1026 冊，頁 507。

定了腦的地位，但他接著卻又說：「心者，君主之官，神明出焉。人身知覺運動，吾一不本於心。故百體皆臣，而心為君也」[54]、「心屬火，其色赤，居胸下歧骨陷處，得血養之，能運慧思，用才智，為君主之官。」[55]這些論述又對心的主體地位大加宣揚。雖言他的著作已算是中西醫匯通思想中比較後期的，其吸收的知識可能比其他諸家更為廣泛，包括「神經」一詞的出現、各處神經分布以及「灰質」、「白質」等敘述[56]，不過，王似乎只有將西醫書中的知識擷取抄錄，並不置可否，也沒有加以說明。

所以，思考醫史研究者馬伯英所言：「記性在腦之說已普知於士林。腦說為西方醫學傳入之初影響最大，接受最快，匯通最為成功者。」[57]腦說似乎早已被接受、匯通了？但若同樣加以檢視，劉智與方以智一直到王有忠等人其實從未對主心說提出批評。他們只對主腦說提出回應，卻都對傳統醫學所載心的功能不加以批判，並存在一定的模糊之語；而且他們的論述是一種心腦混和的說法，沒有確切有力的單一論述中心，加上當時西醫理論並未深入中國，所以腦說並沒有造成中醫理論的大翻轉。

54 王有忠，〈心肺合說〉，《簡明中西匯參醫學圖說》，頁509。

55 王有忠，〈手少陰心經主治〉，《簡明中西匯參醫學圖說》，頁527。

56 王有忠，〈神經圖〉與〈全身腦氣筋論略〉，《簡明中西匯參醫學圖說》，頁504與507。

57 馬伯英、高晞，《中外醫學文化交流史——中外醫學跨文化傳通》，頁485。

第二節　唐宗海面對心腦並論時的歷史課題

一、王清任對心與腦的看法

從以上的回顧看來，腦與思考記憶的關係在唐宗海所處的清末思想界，不會是很新穎的知識體系。前述方以智有關腦的論述，後來也被醫家趙晴初（1832–1895 年）所吸收，在他的《存存齋醫話稿》（初刊於光緒 7 年（1881 年））中，他曾將方對腦的主要看法都抄錄其中，並言：「其（方以智）說與泰西所著《全體新論》等書所言略同。而泰西諸書，與王勛臣所著《醫林改錯》所論亦略同。」[58] 足見當時腦說這個體系的知識風行；而王清任之說與西醫所論也有若干相同的軌跡可尋。由王清任詮釋的腦說，更可視為是對傳統中醫理論的另一個挑戰。梁啟超讚言：「（清任）乃據所實睹者繪成臟腑全圖而為之記，附以腦髓說，謂靈機和記性不在心在腦」，其作為是「中國醫界之極大膽的革命論」。[59] 梁任公此說，正可代表王的腦說對中醫界的震撼。

王清任是近代中國第一位對心與腦論述提出整體看法的醫家，而且他的論述沒有模糊地帶，一口咬定心智活動與腦有關。簡單的

58 趙彥暉撰，董建華、胡玉珍校注，《存存齋醫話稿》，收入劉更生主編，《醫案醫話醫論名著集成》（北京：華夏出版社出版，1997），頁 766。

59 以上引文見梁啟超，《中國近三百年學術史》，頁 494。

說，他認一切有關思考、意志、記憶等功能都歸腦所管；舊說心臟為人身心智活動的主體，其他臟腑為輔助的理論是錯誤的。清任首先對傳統臟腑理論中，關於思考靈機的種種錯誤點出。他說：

> 其論心，為君主之官，神明出焉。意藏於心，意是心之機，意之所專曰志，志之動變曰思，以思謀遠曰慮，用慮處物曰智，五者皆藏於心。既藏於心，何得又云脾藏意智，腎主技巧，肝主謀慮，膽主決斷？據所論處處皆有靈機，究竟未說明生靈機者何物？藏靈機者何所？若用靈機，外有何神情？其論心如此含混。[60]

王清任的批評，論者有謂他是受了近代西洋醫學有關腦說的影響，也有人認為王並沒有直接看過西醫書籍[61]。不論如何，王的論述都與近代西醫的方向是一致的，即心主思考是不對的，是腦才對。王心中已有一個一元論的看法，換句話說，靈機記性只能以一個臟腑為重心，不能含混分屬數個臟腑。

辨別心腦的功能為什麼重要，王清任就是在追本溯源正確的生理知識，人的「靈機記性」就是存在於腦中，而非心中。伴隨著心腦問題而來的，就是王清任認為，過去妄談「性理」的思想家與傳統中醫根本不知道心臟的功能究竟是什麼，才會產生錯誤的心主靈機記性說[62]。王認為：「靈機記性在腦者，因飲食生氣血，長肌肉，精汁之清者，化而為髓，由脊骨上行入腦，名曰腦髓。」[63]而舉凡

---

60 清・王清任，〈醫林改錯臟腑記敘〉，《醫林改錯》卷上，頁2。

61 見本書第2章。

62 清・王清任，〈腦髓說〉，《醫林改錯》卷上，頁22。

人體「所聽之聲歸於腦」、「所見之物歸於腦」、「所聞香臭歸於腦」等看法[64]，肯定了人的聽覺、視覺、嗅覺等機能皆由腦所主導；它們的中樞是腦，而腦是由髓接受人體精華物質所生化的，心臟與這些都沒有任何關係，已經很清楚了。王清任認為腦的氣是人體能夠機靈轉動的媒介，若沒有腦氣，人就會生出毛病，舉凡癇症、抽搐氣厥等症，都與腦氣有關，而與心臟無關——心臟不過是氣的一條通路而已，腦才是主宰一切身體機能的中樞[65]。

二、近代西醫的腦功能說

近代西醫的腦說並不難瞭解。合在一起論就是腦主思考、脊髓主反射、神經主傳導三條重點而已。合信言：「知覺運動，外而燭照事物，內而主宰官骸者，腦之功也。」[66]人體中樞是腦，脊髓與腦筋（神經）則是腦傳遞訊息的中繼站，《體用十章》載：「脊髓為腦之支派，亦為腦筋總匯之區。」[67]此總匯之區，西人加以實驗、觀察，也一併介紹至中土來。凡此種種，皆證明了：「百體交行，莫不為腦脊所司也」以及「腦脊為元神之府」[68]的道理，腦與脊髓同稱

---

63 王清任力舉前人之說法證實自己的腦說成立。他說：「李時珍曰：腦為元神之府。金正希曰：人之記性皆在腦中。汪訒庵曰：今人每記憶往事，必閉目上瞪而思索之。腦髓中一時無氣，不但無靈機，必死一時，一刻無氣，必死一刻。」清・王清任，〈腦髓說〉，《醫林改錯》卷上，頁 23。

64 清・王清任，〈腦髓說〉，《醫林改錯》卷上，頁 23。

65 清・王清任，〈腦髓說〉，《醫林改錯》卷上，頁 23–24。

66 合信、管茂材，〈總論子宮精珠〉，《婦嬰新說》，頁 1A。

67 哈烈撰，清・孔慶高譯，〈論脊髓之功用〉，《體用十章》卷 4，頁 20A。

也是常使用的名詞，都代表人的心智活動中樞。

當時傳入醫療文獻新知的西醫們，透過中文翻譯者與親身體驗生活在中國的醫療文化經驗，也發現到主心說在中國所占的優勢；故在當時西醫文獻中，除了傳播腦說之外，也力闢主心說的誤謬。例如：

> 假使心有所傷，則足未必盡失其力，縱週身不能動，兩腿遇癢痛則必知之；更試以電氣，放其脊則令兩腳激動不已。然若脊髓受傷，則雖加重電，而兩足亦置若罔聞，故細察之，則知腦為人之靈府，一切知覺物性，及自主運動，皆為腦所司。[69]

這是以人體外在動作的刺激源與身體的感應來做說明，腦是人之「靈府」而不是心。而且，腦、脊髓和神經有一定的隸屬關係，神經可以將外界訊息傳至腦，腦也可以將命令傳至神經，而產生人體的各種反應，所以西醫言：「細考心體之內有腦筋三條。」[70] 以此來說明心臟是在腦的控制下而跳動，所以《體用十章》一書又載：

> 或問心體亦為腦筋所管束乎？夫心之動，非人所能主，且其跳動，非只因乎一事，凡七情六慾，皆能動之，是觀人遇極

---

68 哈烈撰，清・孔慶高譯，〈論腦脊為元神之府〉，《體用十章》，卷 1，頁 8A–B。

69 哈烈撰，清・孔慶高譯，〈論腦脊為元神之府〉，《體用十章》卷 1，頁 8A。

70 哈烈撰，清・孔慶高譯，〈論心之動用亦司於腦筋〉，《體用十章》卷 1，頁 34B。

> 憂極喜之事，常有過情而致昏迷，甚或不能稍緩，以致心亦停絕，如時表之法條不走，餘皆停息，理亦同也。[71]

西人如此解釋，很自然的說明腦的思考、情緒反應會透過上述的神經而影響到心臟的跳動。這種例子還有很多，醫書中有載錄不少西人之實驗，大凡都在交待腦為中心這一論點。

清末的譚嗣同是近代第一個接觸並應用到西方心理學理論的學者，他吸收了西醫有關腦的生理知識，包括大腦、小腦、腦橋、腦蒂、腦脊等名詞，都已可散見於他解釋思想的篇章中。譚嗣同認為人腦能產生知覺，是主導思維的重要器官；他試著瞭解並闡述一些生理學知識的意向，與近代醫家開始逐漸重視形質的焦點一致[72]。譚言：「謂知出乎心，心司紅血紫血之出納，烏覩所謂知耶？則必出於腦，剖腦而查之，其色灰敗，其質脂，其形窪隆不平，如核桃仁。」[73] 譚嗣同的「知」是出自於腦，心臟在他的定位中，沒有超出心血運動論的範疇，這是以解剖形質來做論述。

然而，譚嗣同卻認為中醫的心主思與西醫的腦主思其道理可以融通，是彼此解釋上的不同，而非對立的兩個理論。心是靠著血液中氧氣的獲得，供養腦部生命的泉源，故中西論思考的醫理是殊途同歸的。他說：

---

71 哈烈撰，清・孔慶高譯，〈論心之動用亦司於腦筋〉，《體用十章》卷 1，頁 34B。

72 趙莉如、林方、張世英等編，《心理學史》（北京：團結出版社，1989），頁 192、195–196。

73 清・譚嗣同，〈仁學界說〉卷上，《譚嗣同全集》，頁 26。

> 今先言心：中國言心主思，西國則謂心不能思，而思特在腦。……夫中西論心，不同如此，余謂其理實亦相通。思故專在腦，而腦之所以能思者，全賴心能變血以養腦，是心與腦交相為用也。故思字從囟，從心。腦之主思，古人蓋已知之矣。[74]

譚提出以心腦醫理為例的折衷說法，建立於「腦功能的健全必須依賴心血滋養」這樣的基礎上，故「心之所以變血」是為「生命之本矣」[75]。心腦仍有一個依存關係在，只是在譚發表論述的時代，腦說更加深刻，也更被中國人接受了。

就像譚嗣同一樣，從近代醫家的言論來談，心腦為心智中樞的二元論調，是當時這類知識的主體。劉鍾衡在《中西匯參銅人圖說》中歸納、贊同汪昂、李時珍、金正希、王清任、合信等人之腦主記憶的說法，並敘述在清高宗時，有一「神童」在圓明園中自馬上墜落而遭巨石撞擊腦部，結果「純皇帝命蒙古醫以牛腦易髓而愈。然自腦裂後，從前學問即不能省記。」[76]就從此點推論，劉認為腦主記性說的論理是可以通的。不過，他仍提出質問說：「若謂知覺運動，均在腦而不在心，何以人遇拂逆事，則心忽怒焉如擣，而腦自若也？人遇驚險事，則心即跳動不休，而腦如故也？凡人破一皮、拔一毛，祇與心關痛癢，而腦不關痛癢也。」[77]所以他認為確切的說法應該是：「人身知覺運動，無一不本於心，故百體皆臣而心其君

---

74 清・譚嗣同，〈論全體學〉，《譚嗣同全集》，頁 134。

75 清・譚嗣同，〈論全體學〉，《譚嗣同全集》，頁 134。

76 清・劉鍾衡，《中西匯參銅人圖說》例言，頁 2B–3A。

77 清・劉鍾衡，《中西匯參銅人圖說》例言，頁 3B。

也。」[78] 腦說是正確的，但心為一身之主，這就是近代存在於中西醫融合中的心腦二元論述。只有王清任一人，對主腦說完全認同。

第三節　唐宗海醫論中的心腦關係

一、心腦的聯繫

在中醫的傳統論述中，心不但重要，而且其本身就是一個擬人化的主體，自身就有情緒的展現。人有喜樂，心臟也有感受喜樂之能力。好比「心包絡」（膻中），就是負責心臟「喜樂」的臟器。例如唐宗海言：「心憂者，包絡之火不宣也；心過喜者，包絡之火太盛也。」[79] 包絡的火（氣）與心臟的情緒就很有關係，這類語感的描述，賦予了心一個生命力、擬人化的表徵，明顯與西醫的心只是負責推動血液的機械化描述有差別。因此，心在中醫的生理學定位以及其所牽引出的身體觀，與西醫學的迥然不同。

唐宗海是位崇信傳統醫理的中醫，存在於腦說的普及與中西醫交會這兩個客觀的背景下，這位醫生仍堅信人的知覺與思考，全部是心所主導；腦的生理地位，在他的說理之下，只是受制於心的一個臟腑而已。他說：

---

78 清・劉鍾衡，《心肺合圖說》，頁 6A。

79 清・唐宗海，《醫經精義》上卷，頁 48。

> 人身知覺運動，無一不本於心，故百體皆為之臣，而心為君主也。西醫言：「人心只是頑然一物，不能司知覺運動；其司知覺運動者，全在腦髓。嘗割兔腦，剜其腦之後筋，則身縮，可知司運動者是腦後筋。剜其腦之前筋，則叫號，可知司知覺者是腦前筋，以此擬人，亦無不然。」予謂西醫此說，非也。人身破一毛，拔一毛，無不痛縮叫號者，何必剜其腦氣筋，而後身縮叫號哉？……即如西醫所云，腦後筋剜之，亦不知叫號，必其筋不與心通故也。西醫又言腦有筋通於心，當是彼所謂腦前筋司知覺者也。夫因其與心通，故司知覺，則司知覺者，仍是此心。設以知覺為腦所司，何以不通心之腦筋，剜之亦不叫號哉？即彼之說，刺彼之謬，可不辨而自明矣。[80]

心是人身的君主，能主持一個人的知覺，與西醫的心只是「頑然一物」，差別甚大。唐對於西醫神經傳導的認識，明顯有錯誤，上引「拔毛」的比喻，正說明了唐對西醫的神經（腦筋）傳導只是一知半解。唐用反面的說法來解釋心也有腦筋分布，藉以說明心主知覺之論，以今日眼光審之，似乎誤認心是神經傳導的中心；而此論顯示唐只知神經傳導之道路，卻不明白其方向（應該是腦影響心）。這樣的邏輯，是他用以解釋心主思考的出發點。

從另一面來看，唐宗海為何可能會將一個人的神智、意識、情緒等歸類為心或其他臟腑所管轄，而不是像西醫一樣完全歸為腦所控制呢？基本上，傳統中醫認為腦髓疾病就很少與情治、意識、動

---

80 清・唐宗海，《醫經精義》上卷，頁 45–46。

作等相關。《靈樞．大惑論第八十》載到：「邪中於項，因逢其身之虛，其入深，則隨眼系以入於腦，入於腦則腦轉，腦轉則引目系急，目系急則目眩以轉矣。」[81] 腦僅是介於目、精氣與疾病中間的一個聯繫站，發生目眩的主因是「腦轉」，這是早期典籍對腦病的記載；其他類似一個人力氣多寡、耳鳴、脛足酸痛的討論，也不會將腦的功能往情治、記憶等方面導引[82]。這可能是唐一開始的主觀思考就比較傾向思考、記憶、情緒等心智活動與大腦較無直接關係的緣由。不過，近代解釋心與腦知識如何成立的問題癥結，已經顯現出來了。

腦在西醫論述中的主導地位是靠著神經的聯繫而與全身相通，那麼中醫的心又是如何發送命令至全身以行君主之職呢？這可能是唐吸收了西醫重視形質的觀點後，第一個要回答的問題。從唐對神經的認知就可以知道，他完全引用西醫「腦筋」的說法，但一方面又錯誤地理解神經傳導的方向，以致會有「心是神經中心」這種想像的論述。唐對於腦筋的錯誤理解，可能是基於他對「形質」的粗淺認識而有的解讀。例如他曾把腦氣筋說成是「經」與「絡」。他說：「不知《內經》，只名（腦氣筋）為經，名為絡，言其在三焦膈膜中，有絲條管竅，上入於腦也。此皆在內之膜，上中下，無所不周者也。」[83] 唐將腦氣筋解釋成是存在於三焦膜中的形質，腦氣筋又稱「經」或「絡」，與「經脈」、「脈絡」又有所不同。這是很含混

---

81 譚一松主編，《靈樞經》，頁 382。

82 例如《靈樞．口問第二十八》記載：「上氣不足，腦為之不滿，耳為之苦鳴，頭為之苦傾，目為之眩。」《靈樞．海論第三十三》：「髓海有餘，則輕勁多力，自過其度。髓海不足，則腦轉耳鳴，脛痠眩冒，目無所見，懈怠安臥。」譚一松主編，《靈樞經》，頁 172–173、187–188。

83 清．唐宗海，《傷寒論淺註補正》卷 3，頁 209。

的論述，說明唐對腦筋的形質一知半解。

唐沒有任何實驗解剖學知識的基礎，甚至不像王清任曾經看過剖割之屍體，他對腦氣筋的認識完全來自翻譯的西醫書籍。在傳統中醫的理論之中，並沒有類似的名詞。要談中西醫融合，在腦的部分，唐第一個要處理的問題就是「腦筋」分布與傳導功能的問題。也許中西醫可以各為其主，解釋心或是腦的重要性；但要談不同體系知識的匯通，唐不能去忽視這樣的知識。而不可否認的，西醫書籍中的確存在類似：「腦筋之由腦網散出者，每多分於血脈管」[84] 這類比喻，有「網」又分之於「血脈」，足以讓唐宗海存有想像的解釋空間，認為腦氣筋是血脈或三焦網膜。但這畢竟是對身體的討論，唐的主觀認知和對西醫腦筋認識的不周全，使得他在醫論中無法對腦筋形質有更深的認識。

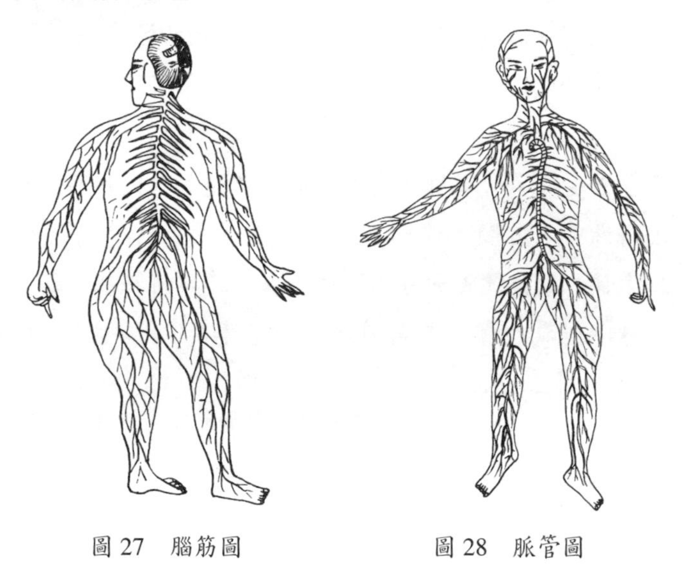

圖 27　腦筋圖　　　　圖 28　脈管圖

84 哈烈撰，清・孔慶高譯，〈論腦網〉，《體用十章》卷 4，頁 30A。

現代生理學之「神經」算是我們相當熟悉的名詞，但在當時，「神經」的代稱卻很多，有腦（氣）筋、筋絲之名。如《體用十章》載：「心跳過速，則是自和腦筋發力。」[85] 前加「自和」，應是指現代醫學所稱的自主神經 (Autonomic nervous)，當時又稱為「腦網」[86]。而「凡腦筋有不舒，則其筋絲必有所變動，而凡與此筋相連，亦皆有所感焉。」[87]「筋絲」一名，可能就是末梢神經，屬於較細微的、離腦較遠的神經。另有「司動」或「運動」、「覺悟」或「知覺」之腦筋[88]，都是當時醫書常出現的專有名詞，皆泛指神經而言。可以知道西醫傳入的神經概念很完整，是一完整、形質化的知識。

而反觀中醫之理論，則無這些形質化的描述與分類；所以用傳統醫學的概念來解釋西醫之「腦筋」，絕對難得其真相。類似的混淆狀態並非僅出現在唐的論釋中。像方以智在吸收西人腦說後，也採用「筋」來說明西醫的「神經」。他說：

> 腦散動覺之氣，厥用在筋。第腦距身遠，不及引筋以達百肢，復得頸節、膂髓，連腦為一，因遍及焉。……又從膂髓出筋三十偶，各有細脈旁分，無膚不及，其與膚按處，稍變似膚，始緣以引氣入膚，充滿周身，無弗達矣。[89]

---

85 哈烈撰，清・孔慶高譯，〈論心之動用亦司於腦筋〉，《體用十章》卷1，頁34B–35A。

86 哈烈撰，清・孔慶高譯，〈論腦網〉，《體用十章》卷4，頁30A。

87 哈烈撰，清・孔慶高譯，〈論知覺與運動腦筋皆主於腦〉，《體用十章》卷4，頁18B。

88 哈烈撰，清・孔慶高譯，《體用十章》卷4，頁18B、19A–B。

方的書中沒有運用神經一詞，而是用「筋」、「細脈」稱之。方採用西人之說，但說理卻不甚明確，這點倒是與唐論如出一轍。「脈絡」和「細脈」到底是神經還是中醫所言的「脈」，概念相當模糊。而方在〈脈考〉[90]一篇文章中始終沒有談到與腦脊或神經相關的議題，可見他是用中醫的意涵去解釋，而忽略了名詞定義的關鍵。另外，他曾說：

> 筋之體瓤其裡，皮其表，類於腦，以為腦與周身連結之要約。即心與肝所發之脈絡，亦肖其體，因以傳本體之情於周身。蓋心腦與肝三者，體有定限，必藉筋脈之勢，乃克與身相維相貫，以殫厥職。……是《靈》、《素》所未發，故存以備引觸。[91]

足見他認為神經應該是「筋脈」，但不知是不是「筋脈」之語意與「脈絡」相似，或是中國無此說法，而使方這樣解讀。正是因為《靈》、《素》等經典不載，故中西醫學在初會時的心腦問題上，其延伸出來的正是神經形質的匯通。

這場氣化對形質的爭論與融合，中醫一開始既談不出形質的道理，回到氣化來看看，是否有什麼方式可以將神經的問題談清楚呢？

第一個用人體流動的氣來詳細說明類似神經功能的應該是劉智。他說：「運動者，因其知覺之所致而運動以應之。運之於臟腑之間者，氣之事也；動之於四肢百骸者，氣與血兼行之事也。有督力

89 明．方以智，〈血養筋連之故〉，《物理小識》卷3，頁74。

90 詳見侯外廬主編，《方以智全書．通雅》第2冊，〈脈考〉一文。

91 明．方以智，〈血養筋連之故〉，《物理小識》卷3，頁74。

焉、有役力焉，督寓於心，所以起運動者也；役寓於身，所以應督而成其運動者也。」[92] 前面已經談過劉智的腦論是心腦融合的說法；而由此論可以發現：促使人身運動發力的就是「氣」。氣作為中國傳統認知人體的一個概念，它可以「運之於臟腑之間」，有著類似神經的功用，可達於全身。前述王清任則運用「腦氣」一詞來說明腦傳達對外界事物反應的媒介。在他的論述中，並無類似唐宗海之「腦氣筋」或替代神經功能的名詞出現，但他仍可藉由氣在人體內的傳輸，來說明腦的功能。夏互輝的研究也說明在近代中國醫界的確有著將虛無氣化逐漸轉為神經傳導功能的過程論述[93]。

現在西醫生理學中的神經傳導是以「電位」或「離子」的改變來說明傳導的媒介[94]。但在當時，西醫文獻中對傳導媒介的說明卻多採用中醫的「氣」來做陳述。例如說明人體中物質的傳導以及「餘液真火，出入得宜」，皆為腦所主使[95]。這個「火」即為一種氣；腦傳達命令於身體，靠的就是氣。另外，《體用十章》載：「譬之一手麻痺，係因該手之腦筋受壓迫，阻其氣不能通連於腦如此。該手既不能舞動，亦不知痛癢，必使腦筋之氣能通達，乃可漸復其氣力。」[96] 西醫文獻中也指出腦氣筋是靠「氣」來作為媒介，這種

92 劉介廉，〈知覺顯著〉，《天方性理》卷 3，頁 24。

93 Hugh L. Shapiro, *The view from a Chinese asylum: defining madness in 1930s Peking*, Ph. D. Harvard University, 1995, p. 223.

94 周先樂編著，《人體生理學》上冊，頁 224–226。

95 哈烈撰，清・孔慶高譯，〈論各經運用得宜皆主於腦〉，《體用十章》卷 1，頁 11B。

96 烈撰，清・孔慶高譯，〈論知覺與運動腦筋皆主於腦〉，《體用十章》卷 4，頁 19A。

論述可能使當時中國醫家也採用文化語言中常用的「氣」來做融合解釋。

時代稍微後期的譚嗣同，在他的理論中，明顯受到氣論的影響，所以其論述中也存有「腦氣」一詞。他說：「虛空乙太顯諸仁，絡定閒浮腦氣筋。何者眾生非佛性，但牽一髮動全身。」[97] 譚也充分吸收了西醫的腦說，「腦氣筋」的存在，能與人之外在行動互相影響，發揮「牽一髮動全身」的功用。「腦氣一動」即可產生「意識」，這就是「大腦之用」。譚的腦主靈性思考的機制與理論，實受了西方科學實驗與中國氣論的雙重影響；神經的功能，是一種透過腦氣筋，而由類似「電氣」的物質來運送信息。他說：

> 乙太之用之至靈而可征者，於人身為腦。其別有六：曰大腦，曰小腦，曰腦蒂，曰腦橋，曰脊腦；其分布於四支及周深之皮膚，曰腦氣筋。於虛空則為電。而電不止寄於虛空，蓋無物不彌綸貫徹；腦其一端，電之有形質者也。腦為有形質之電，是電必為無形質之腦。人知腦氣筋通五官百骸為一身，及當知電氣通天地萬物人我為一身也。……一有所切，電線即傳信於腦，而知為觸為癢為痛。其機極靈，其行極速。惟病麻木痿痹，則不知之，由電線已摧壞，不復能傳信至腦。[98]

乙太（又譯作「以太」）是來自音譯 ether 一字。這個字代表 19 世紀西方科學一個重要概念——科學家相信它不但瀰漫所有的空間，也

97 清・譚嗣同，〈贈梁卓如四首〉，《譚嗣同全集》，頁 477。

98 清・譚嗣同，〈仁學界說〉卷上，《譚嗣同全集》，頁 10–11。

是光、熱以及其他能量傳播的媒介[99]。即使融合西說後，譚在討論電氣、腦氣筋和以太等問題時，卻仍難脫離「氣一元論」的傾向。在中國傳統思想中，氣是兼為質體和力量的一個觀念[100]；在中醫理論中，氣在人體內的重要性更是不言可喻。從前幾章內唐宗海的論述可知：肝有肝氣，又對應四時生發之氣，足以使中國醫家將氣化的肝臟和形質的肝臟分開來看；又如融入了西醫理論的三焦，也是闡明氣在人體中的道路而已。譚嗣同所言「電氣」一詞，仍有受中國氣論影響之痕跡，但譚已將之視為是「有形質」的物質，可以透過科學方法來證明，這和腦及腦氣筋的形質論述是一致的，我們可以清楚的看到譚的想法與傳統中醫論述的不同。

唐宗海與上述諸家比較，唐同樣很堅持氣論，雖然他同樣吸收了「腦筋」的相關知識，但從他的論述中可知，他並不著重腦筋在人體內的功用，也對其形質有主觀的臆想，這說明唐心中的氣論，與西醫所說形質的「腦筋」及其所代表的傳導方向等理論，都存在很大的分歧。而這種分歧，就是唐以「心」為中心的氣論和以「腦」為中心的神經論最大的不同。

二、臟腑氣化的本源——「心」與「神」

深究唐的醫書後即會發現，相對於譚的「電氣」傳導於人體各處，唐認為人身整體的思考傳導和「神」相當有關係。

在唐的理論中，神是潛藏於五臟之中的，五臟都有其神。唐認

99 A. N. Whitehead, *Science and the modern world*, Cambridge, Cambridge University Press, 1953, p. 163.

100 張灝，《烈士精神與批判意識》，頁 105。

為：「天地之大，不外五行」，人秉「五行靈秀之氣，非空無所寄而已，實則藏於五臟之中，是為五臟之神」。[101] 古典醫學中「神」[102] 在人體中的功能非常重要，宗海受其影響而加以解釋說：「人死則其神脫離五臟，人病則五臟之神不安，知五神之所司，而後知五病之情狀。」[103] 所以五臟的「神」，皆可影響人體的生理運作，有著類似「腦氣」的作用。如醫家朱沛文所言：「蒙按心感也，與百體相感通，與萬事相感應也。」[104] 這種心與其他臟腑「感應」之論述，可以用「神」來作為論述的依據。

當然，唐宗海的論述並非自創。考究他所宗法的上古經典《內經》中，有一段話與「神」和心腦相關的記載，其內容談到：

> 人之五臟，一臟不足，又會天虛，感邪之至也。人憂愁思慮即傷心，又或遇少陰司天，天數不及，太陰作接間至，即謂天虛也，此即人氣天氣同虛也。又遇驚而奪精，汗出於心，

---

101 清・唐宗海，《醫經精義》上卷，頁 31。

102 神在人體是一種「不見其事而見其功」的特殊機能。《易・說卦》言：「神也者，妙萬物而為言也。」《荀子・天論》言：「萬物各得其和以聲，各得其養以成，不見其事而見其工，夫是之謂神。」而張載言：「凡氣，清則通」、「清極即神」，故神就是一種「氣」。另外，中醫的理論對「神」的描述極多，例如《靈樞・平人絕穀》載：「神者，水穀之精氣也。」《靈樞・營衛生會篇》載：「血者，神氣也。」《素問・八正神明論》載：「血氣者，人之神，不可不謹養。」故人體內之神，可以解讀為是由水穀轉化而成的血中之氣。參見賈得道、賈念民，《中醫的科學研究》（太原：山西科學技術出版社，2002），頁 106、150。

103 清・唐宗海，《醫經精義》上卷，頁 31。

104 清・朱沛文，〈心臟體用說〉，《中西臟腑圖像合纂》卷上，頁 6B。

> 因而三虛，神明失守，心為君主之官，神明出焉，神失守位，即神游上丹田，在帝太一帝君泥丸宮下，神既失守，神光不聚，卻遇火不及之歲，有黑尸鬼見之，令人暴亡。[105]

此處所言「三虛」是指天氣虛、人氣虛、心氣虛。大意是指人體遇此三虛合至，神不守於心，遊走於「上丹田」、「泥丸宮」，就容易產生疾病。此處經典肯定兩件事，其一，神是守於心內的，其二，「上丹田」、「泥丸宮」皆是道家術語，指的就是人腦。而這段話相當簡單，其著眼的是神以心為統，但神也能自在遊走於人體中。正所謂：「人氣不足，天氣如虛，人神失守，神光不聚，邪鬼干人，致有夭亡。」[106]神應該是統於心的，雖然上古時人們已認識腦的存在，但神不守於心而上遊於腦並不是正常之生理狀態，所以「一切邪犯者，皆是神失守位故也。此謂得守者生，失守者死，得神者昌，失神者亡」。[107]經典中一再強調的就是神的重要性與其所應在之位置。「神」在此是身體功能運作正常與否之主體[108]。

一般中醫的說法，「神」是身體外在表現及內在精神思維活動之

---

105 傅貞亮、高光震等人主編，〈本病論篇第七十三・第三，神明失守與疫癘發生的關係〉，《黃帝內經素問析義》，頁 1211。

106 傅貞亮、高光震等人主編，〈本病論篇第七十三・第三，神明失守與疫癘發生的關係〉，《黃帝內經素問析義》，頁 1210。

107 傅貞亮、高光震等人主編，〈本病論篇第七十三・第三，神明失守與疫癘發生的關係〉，《黃帝內經素問析義》，頁 1212。

108 熊十力（1884–1968 年）解釋到：「按神者，精神之簡稱。以其主乎吾身言之，亦名為心。」詳見熊十力，《明心篇》（臺北：臺灣學生書局，1979），頁 31。

統稱，以身之「形」為依附，所以又稱「形神學說」，皆是診斷一個人健康與否的標準。中醫內重氣、外重神；於診斷時常重視病人之「有神」、「失神」等反應。換句話說，「神」是中國文化中一種精良、充足、豐富的展現，也是人體正氣充足的外在表現[109]。

研究道教醫學的林富士也注意到了「神」的問題。他談到《太平經》中的記載，除了人有其形體外，也有「神」的存在，如「精神」、「神明」、「精氣」。人體中的每個部位或器官，如頭、腹、四肢、五臟等都有「神」駐守，若神離開了形體，人就會生病[110]。這種普遍存在於中國人對身體的感知，代表了與氣一樣，是活力、精神的來源。

若如唐宗海所言，神是一種「秀靈之氣」，存在於五臟之中，那麼何謂五臟的「五神」呢？廣義的來說，「神」之本體藏在心，是最主要的部分；其餘如「魂」藏在肝、「魄」藏在肺、「意」藏在脾、「志」藏在腎[111]。五神是指廣義五臟所藏之「秀靈之氣」。唐定義時說到：「西法名為電氣，中國只名為陽氣。」[112]說明了神是一種氣，

---

109 中醫鑑別病人病情還著重「得神」、「假神」、「神采」、「神情」、「神氣」、「神智」、「神意」、「神爽」、「神俊」、「神勇」、「神姿」、「神秀則佳」、「神傷」、「神魂顛倒」、「神不守舍則兇」。其影響所及，藝道也重「神」，有「傳神」、「神韻」、「神品」之說；兵法也重「神兵」、「神勇」、「神機妙算」、「神通廣大」、「神出鬼沒」等道理，此皆深植於文化語言中。詳見王君主編，《中國醫道》（北京：中國醫藥科技出版社，2003），頁63。

110 林這種說法很接近醫家的身體觀，不過此「神」帶有宗教意味，後來魏晉時期問世的《黃庭經》已由「五神」擴充為「二十四神」了。詳見林富士，《疾病終結者——中國早期的道教醫學》（臺北：三民書局，2001），頁68–69。

111 清・唐宗海，《醫經精義》上卷，頁31–34。

類似西醫的「電氣」一樣，可被歸類與人的種種心智功能有關係；而狹義則是專指心臟主思考、記憶的功能。

唐宗海用形質來加以說明神的定義。神雖有名無形，但真要指出其形質，就是「心中的一點血液」。他說：

> 心者，君主之官，神明出焉。蓋心為火臟，燭照事物，故司神明。神有名而無物，即心中之火氣也。然此氣非虛懸無著，切而指之，乃心中一點血液，湛然朗潤，以含此氣，故其氣時有精光發見，即為神明，心之能事，又主生血，而心竅中數點血液，則又血中之最精微者。[113]

這裡的神被指為一種火氣，與血放在一起比照，用以說明中醫的神。事實上，五行中「心」對應的就是「火」，以五行的眼光來看，神就是一種火氣。而心主人體生血之功能，神又出於心，於是，唐自然的將神與血的關係連在一起說明。

唐宗海常將氣血合論，也是伴隨氣論的另一現象，他會如此解釋「神」，其實是有跡可尋的。如唐言：「又見心神藏於血中，血脈乏竭，則神不可復，故死；血脈流利，則神可歸宅，故不死。」[114] 神是心中的一點血液，神也存在於血脈中，這是談「血」的一面，不過，唐宗海是重視氣血一體的，正如《人身通考》所載：「有神明之心神也，氣血所化生之本也。萬物由之盛衰，不著色象，謂有何有，為無復存，主宰萬事、萬物，虛靈不昧者是也。」[115] 神明就是

---

112 清・唐宗海，《本草問答》卷上，頁 11。

113 清・唐宗海，《血證論》卷 1，頁 10。

114 清・唐宗海，《傷寒論淺註補正》卷 2，頁 181。

氣血所化，雖無形質，但可以主宰萬物。這種以氣血論為主的身體認知，並非唐個人的獨自創見。劉智也認為心能發揮主導人身心智活動之能力，靠的就是心火——存在於心的先天之氣，這個氣是一個人才智的根本與靈明的基礎[116]。若比照唐宗海的說法，這個火氣就是神。雖然氣在中醫對人體的認知理論中占了如此重要的地位，不過廣義的氣絕不是愈多愈好的[117]。例如唐言：「心氣實，則神煩亂，而言語多妄，故為譫語。」[118]所以氣在人體內要充足，但也要適當，過多過少都是不好的[119]，這是神氣的另外一種面貌。

若將前述五神分開並舉例來說，肝可以藏魂的部分是最值得討論的，因為「魂」是中西醫融合時常被運用、解釋的概念；也是深植於宗教與醫療文化中的無形身體語言。

余英時認為，魂、魄等概念是中國人特有的二元靈魂觀，可以代表一種「人與天地萬物為一體」的生死觀延展[120]。而魂、魄的概

---

115 周振武著，楊維益點校，〈心〉，《人身通考》，頁 39。

116 劉介廉，〈內外體竅〉，《天方性理》卷 3，頁 12。

117 氣作為一種影響身體生理運作的物質，講究的是一個「平」字，過多、過少都不好。詳見王玉川著，張年順整理，《運氣探秘》，頁 147。

118 例如唐言：「燥火相併，而神明被其熒惑，故煩妄多言。」火氣過多，神就會受到威脅，兩者必須平衡才行。清・唐宗海，《傷寒論淺註補正》卷 2，頁 180–181。

119 「譫語」指患者在病中胡言亂語，症屬危候，像是腦猝中（中風）、流行性乙型腦炎、溫病發痙等都有可能。參考孟永利等主編，《傷寒論現代研究與臨床應用》（北京：學苑出版社，1998），頁 292–298；與聶惠民主編，《傷寒論與臨證》（廣州：廣東科技出版社，1993），頁 417–419。

120 余英時，《中國傳統思想的現代詮釋》（南京：江蘇人民出版社，2003），頁 30–31。

念也被融入身體內在的想像中，就臟腑生理來論，什麼是身體的「魂」？對魂的解釋，唐宗海說到：「魂者，陽之精、氣之靈也。人身氣為陽，血為陰，陽無陰不附，氣無血不留。肝主血而內主陽氣，是之謂魂。」所以「魂」作為五神之一，同樣也是沒有形質的一種「陽氣」，依附在肝，而連結這個概念的還是基於陰陽相生的概念——即人體的血（肝藏血為陰）和氣（陽）必須相依存以維持生命的本質。

而每一臟腑都主導著一部分的心智活動，乃五神之所旁分。肝本身又稱為「將軍之官」，是主一個人的謀慮，所以「肝氣橫者，敢為狂亂；肝氣虛者，每存懼怯。」[121] 另外，與肝互為表裡的臟腑即為膽，膽除了前章所言的消化功能外，它還有一個在人體中居「中正之官」的名稱，是主導一個人的決斷力。「謀慮」和「決斷」是一體兩面的功能，包括遇到事情的思考與判斷、行為之產生等。唐宗海言：

> 惟西醫言人之懼與不懼，不關於膽，而又不能另指一所，實未知膽為中正之官故也。蓋以汁論，則膽汁多者，其人不懼，以氣論，則膽火旺者，其人不懼。……以肝膽二者合論，肝之陽藏於陰，故主謀；膽之陽出於陰，故主斷。[122]

上言「膽火」也是一種氣，唐比之於「汁」，端視西醫的形質來立論，它能使肝臟的陽氣發動；所以膽火充足，肝臟就能發揮「謀慮」

---

121 清・唐宗海，《醫經精義》上卷，頁 47。

122 清・唐宗海，《醫經精義》上卷，頁 47。

之功，故言肝膽互為表裡；「決斷」與「謀慮」是一體兩面的臟腑生理，可影響到一個人的思考與行為。

談到心智疾病，唐宗海的看法和他對氣化臟腑的認知是一致的。像第三章所討論的「肝氣」，曾主導了中醫論述疾病的因子，也主導肝臟位置之論述；此處唐仍用肝的氣化來反駁西醫的腦病。他說：

> 西醫謂目眩惑、昏花、痙、癇、抽搐，皆腦髓筋為病，謂目系通腦，故昏眩。腦氣用力太過，則肉縮抽搐。究問腦氣何故病？此則西醫茫然。豈知肝脈通於腦，開竅於目，而主筋。凡西醫所謂腦氣，皆肝脈所司；而脈筋所以致病，則又肝風為政也。[123]

所以就臟腑病機而論，一切昏眩抽筋等病，都是肝出了毛病，而非西醫所言腦或腦氣筋的問題。正是因為傳統醫理中肝是主導全身的「筋」，我們再對照《儒門醫學》（1876 年）[124] 中說的心智疾病表現為「全身之腦氣筋不平安，其人無故煩惱」[125] 後就可以瞭解：西醫著眼的是「腦氣筋」的問題，而唐所著眼「筋」的問題卻是放在臟腑上，要論「腦筋」之病還必須談到本源——肝臟。唐認為這樣的對比適足以說明「肝藏魂」之義，代表著大腦一部分的功能。

---

123 清・唐宗海，《醫經精義》下卷，頁 119–120。

124 可參考黎維秋，〈趙元益與西方近代醫藥學的傳入〉，《中華醫史雜誌》第 3 期 (1983)，頁 175–176。以及鄧鐵濤、程之范主編，《中國醫學通史：近代卷》（北京：人民衛生出版社，1999），頁 503 之介紹。

125 海得蘭撰，傅蘭雅口譯，趙元益筆述，《儒門醫學》中冊，清光緒間上海江南製造總局刊本，頁 5A。

必須指明的是：唐宗海所論的「魂」與明末清初傳教士所謂的「靈魂」有不同之處[126]。例如利瑪竇所言之靈魂，實兼宗教與形體（萬物）雙重意義的解釋名詞，與臟腑所轄之靈魂不全相同；而相同的部分是：中西的「魂」都與人的心智活動有部分相關，而且皆非肉眼所能視見，而代表一種形而上、無法確切證明的超然概念[127]。像是利瑪竇在《天主實義》中說的：「魂乃神也，一身之主，四肢之動，宗焉。」他可能受中國觀念影響，用「魂」這樣的翻譯名詞來解釋宗教上的意涵；再者，他雖然有引用「神」、「魂」的概念來作為解釋之語言，但在科學上他仍堅信大腦的功用[128]。只是「魂」經常被視為是有靈性的，所以「靈魂」有宗教的意涵，同樣也代表心智活動的意思。

對比「神」被稱為「秀靈」之氣，「靈」也同樣是一種在人體內的氣。方以智認為心是「靈氣之主」，人的全身都有靈氣存在，他接著說：「人肉自靈，不專恃心矣。故觸之即覺，有故先跳，皆靈之在膚者。」[129]所以在這種身體語言的運用範疇內，「靈」氣也有類似

126 祝平一，〈身體、靈魂與天主：明末清初西學中的人體生理知識〉，頁59–61。

127 利瑪竇曾言：「上品名曰靈魂，即人魂也。此兼生魂、覺魂，能扶人長養，及使人知覺物情，而又使之能推論事物，明辨義理；人身雖死，而魂非死，蓋永存不滅者焉。凡知覺之事，倚賴於身形。身形死散，則覺魂無所用之，故草木禽獸之魂，依身以為本情，身歿而情魂隨之以殞。若推論明辨之事，則不必依據於身形，而其靈自在；身雖歿，形雖渙，其靈魂仍復能用之也。」故上品之靈魂，與人的心智活動有關，是一形而上的概念。詳見（義）利瑪竇原著，《天主實義．論人魂不滅大異禽獸》上卷第3篇，收於朱維錚主編，鄧志峰等編校，《利瑪竇中文著譯集》，頁26。

128 朱維錚主編，鄧志峰等編校，《利瑪竇中文著譯集》，頁32。

「神」氣的傳導功能，而被採用在身體認知上。如譚嗣同曾表明了「腦氣」即「靈魂」的說法[130]；近代醫家張錫純更直接認為西人所謂「性靈」就是中醫的「神明」[131]，語言不同，但其代表人體中氣的功能卻相當雷同。

像醫家鄭光祖歸納的更為簡略，他直言：「人身之魂即神也。」[132]神、魂代表的是一種看不見的物質，而可以將人體正常功能展現於外在。故言：「心之思則運於虛。」[133]意味著心的功能不能用單一形質去解釋，而是一種看不到的無限「靈性」在主導。

故不論是主心說還是主腦說，唐宗海所談的神或（靈）魂的概念都可能被拿來做解釋，被視為是一種運用心智的無形功能[134]。當時介紹最新生理學知識的醫書《身理啟蒙》（1898年）也談到：

> 腦筋絲並將本身四肢百體之所行所為一應情形，達知腦髓；腦髓內有神魂為一身之主宰，詳細妥籌方略，俾周身各支體內，應時宜若何語言，若何行動坐臥，並竭力扶持其長養，防範其受害，使上下各支各體，皆得隨分而安適。[135]

---

129 明・方以智，〈血氣自靈〉，《物理小識》卷3，頁81。

130 李澤厚，《中國近代思想史論》，頁235。

131 張錫純，〈論中醫之理多包括西醫之理溝通中西原非難事〉，《醫學衷中參西錄》中冊，頁176。

132 鄭光祖，〈物理・人身〉，《一斑錄》卷3，頁31A。

133 鄭光祖，〈物理・人身〉，《一斑錄》卷3，頁30A。

134 就像利瑪竇所言：「人受造物主所附之神魂，視萬物最為靈悟，故遇萬類悉能記識，而區別以藏之，若庫藏之財貨然。」神、魂概念也常被拿來作為是大腦或心主導心智功能的統稱。詳見（義）利瑪竇原著，《西國記法・原本篇第一》，朱維錚主編，鄧志峰等編校，《利瑪竇中文著譯集》，頁143。

可見「神魂」一詞也常被西人拿來作為解釋大腦功能的語言，這種形而上的名詞不只深植於中醫文化，也可以在近代西醫的著作中找到歷史的軌跡。

細究唐所言之「神」、「魂」，實代表著與西醫肉眼和當時科學無法解釋的細部功能統稱。一直到西人《體用十章》在中國刊行後（1884年），醫學上無法解釋的大腦功能仍舊歸於「靈性」一詞，例如西人言：「即如動心、立意與思慮、營謀等，皆人之靈性也。然何為靈性？吾人亦莫從而知，且緣何人之靈性，乃因腦筋受抑，感觸而來。此理之奇絕微渺，誠令人未易盡明，而推原於造化之深功耳。」[136] 西醫之主腦說在當時同樣也有無法形質化的盲點，以形質之眼光來看待身體，那麼只有腦的本體、脊髓和腦筋可以分辨而已，無法具體化的事項，只好使用像「神」這樣無形質的「靈」、「魂」等概念來解說。

另一個值得注意的側寫面向，例如合信在其醫書中談到「癲狂」疾病之源頭時，也常以「靈性」來說明無法具體描述、視而難見的腦功能。他說：「癲與狂病原一也。……其故同在腦，然非腦體自病也，是靈性之病，累及於腦。蓋腦為靈性所宅，有時腦病致亂靈性，此則靈性先病而腦為之不安也。」[137] 合信認為此「靈性之病」，發病時會產生「妄疑魔鬼纏繞」或「妄語不休」的症狀，而且「死後割視腦體，不必損壞，故知病在靈性，不在腦體也。」[138] 所以證實當時合信也認為心智問題不見得完全牽涉在腦體形質之本身。

---

135 艾約瑟譯，《西學啟蒙十六種——身理啟蒙》，頁 56A。

136 哈烈撰，清・孔慶高譯，〈論感動〉，《體用十章》卷 3，頁 36B。

137 合信，〈癲狂論〉，《內科新說》卷上，頁 26B。

138 合信，〈癲狂論〉，《內科新說》卷上，頁 26B–29A。

關於此「靈性」之意涵，合信言：「人之靈性，功能甚廣，有謀慮之用、有決斷之用、有分別是非之用、有主宰官骸之用。」[139]故知其所言「靈性」一詞，實言器官功能的發揮，而不完全是指腦的形質。故合信在《西醫略論．頭腦傷論》中說：「凡百體有病，或以形察、或以聲辨，惟腦則無形無聲。凡人別處有病，能自道其病狀；腦之靈性知覺也，腦既自病，思慮言語，昏妄錯亂，問所患苦不能自言，辨症頗難。」[140]合信認為腦之形質，就當時肉眼或科學儀器所知，皆不足以清楚說明腦的全部功能；但就當時西醫學的範疇來看，靈性似乎還是應該歸於腦所掌管的。換到疾病的論述來說，從當時的文獻來解讀，西醫認為會發生心智功能障礙的原因，雖不一定是腦的問題，也有可能是肺發炎、包膜發炎、身體虛弱或酒類引起；但足以導致心智功能障礙的原因，最終卻都指向病因傳至腦中而起[141]。所以大體而言，講沒有形質的「靈魂」、「性靈」、「靈明」等，西醫至少是將之歸於大腦所管轄。

相對的，中醫談到心智功能障礙，唐宗海言：「心神飛越，無所依歸，故發譫妄之言也。」[142]主要原因還是在心神；而且「神」本身就是一種氣，以各個臟腑為依歸，神氣在人體各處的衰廢、受創，才是導致心智障礙的主因[143]。像是明代醫家王肯堂（1549–1613年）

139 合信，〈癲狂論〉，《內科新說》卷上，頁26B。

140 合信，〈頭腦傷論〉，《西醫略論》卷中，頁34A。

141 嘉約翰撰，〈論譫語〉，《內科闡微》，頁23A–B。

142 清．唐宗海，《傷寒論淺註補正》卷5，頁233。

143 清．唐宗海，《傷寒論淺註補正》卷2，頁200的討論。就如同第二章所論之教案，中國人認為被迷昏，是身體的「神」受到迷藥之影響。鄭光祖言：「小說記盜賊拐騙兒童婦女，合妖藥拍人頭頂，或咒餅餌與食，人即昏迷。

在《證治準繩．神智門》中詳細論述了各種心智疾病，包括癲、狂、癇、煩躁、虛煩、躁、譫妄、尋衣摸床、喜笑不休、怒、悲、善太息、驚悸、恐、健忘等[144]。雖然王也曾與西洋傳教士利瑪竇結識，但表現在他的醫書中也只有「腦者髓之海，髓不足則腦為之痛」[145]一句而已，看不出任何腦論的影響。而王肯堂與唐宗海論心智疾病的本質都是一樣的：這些疾病從《內經》時代就已經開始與五臟之「神」繫在一起，腦論並未加入形成一套理論體系；故唐雖吸收了腦的相關知識，仍認為西醫有著「瞭解腦病，卻無法醫治」的感想[146]。

綜合以上所論，可以發現「神」的概念有許多地方是可以相通的。「神」在中西都有部分概念是指形質所無法瞭解的功能；也可以分開成數個概念，包括魂、靈性、靈明等說詞，皆與心智活動有關，而且皆無形質可考。再者，當時中西醫家都不否認大腦之外還有更高級的無形控制意識，中西只是論述各為其主，主形質的西醫認為藏在腦，而主氣化的中醫認為藏在心的差別而已。即使到了民國，腦說的影響更為深刻，張錫純仍認為「神明」有其關鍵作用，可以

隨之可知，人身之神，不難使之迷亂，當亦必有鎮定之藥解之。」此語可以解釋「神志（智）」這個語言在文化術語中所代表之意涵。出於鄭光祖，〈物理．人身〉，《一斑錄》卷 3，頁 31B。

144 清．王肯堂，《證治準繩．雜病．神智門》，收入陸拯主編，《王肯堂醫學全書》，（北京：中國中醫藥出版社，1999），頁 174–190。另可參考 Hsiu-fen Chen （陳秀芬）, *Medicine, society, and the making of madness in imperial China*, Ph. D. Thesis, University of London, U.K., 2003.

145 清．王肯堂，《郁岡齋醫學筆塵．腦病》卷上，收入陸拯主編，《王肯堂醫學全書》，頁 2592。

146 清．唐宗海，《醫經精義》下卷，頁 91。

用來解釋心腦問題。他在《醫學衷中參西錄》內談到：

> 《素問・脈要精微論》曰：「頭者，精明之府。」夫精明即神明也。頭即腦之外廓，腦即頭之中心點也。國家之貨財藏於府，茲則名之為府者，確定其為神明所藏也。又《素問・靈蘭秘典論》曰：「心者，君主之官，神明出焉。」細譯經文，蓋言神明雖藏於腦，而用時實發露於心，故不曰藏而曰出，出者即由此發露之謂也。[147]

張的論述比之於唐已有不同。人身體的神明已是藏在腦中，而非心中。但張的論述不免啟人疑竇，其「藏」和「出」之解釋，給吾人一種玩弄文字解釋之感受；不過神明之用仍須由心主導，張認為此說是中西醫在心腦說上可以融合解釋之處。

再從張錫純的論述中來看：神是一種行於人體中的氣，可以藉由自我意志讓其導引至全身。張說：「人之神明固可由腦至心，更可以誠意導之而行於全身，是以內煉家有凝神入氣穴之語。誠以孟子謂志能帥氣，即神能帥氣，神明照臨之處，即真氣凝聚之處。」[148]就像人的意志可以控制一部分腦筋那樣，神也可以到達人體各處，同時，氣也能通達神所致之處。這和腦氣筋以及氣的傳導之理論頗能相通。

很多人都以「思」字來談心腦融合論，如前述譚嗣同。張錫純也同樣注意到這個論述的起點，他說：「夫神明之用在思，思古文作

---

147 張錫純，〈人身神明詮〉，《醫學衷中參西錄》中冊，頁181。

148 張錫純，〈人身神明詮〉，《醫學衷中參西錄》中冊，頁182。

恖，囟者腦也，心者心也，蓋言心與腦神明貫通而後可以成思也。此與腦為元神，心為識神之義相符合，即與《內經》神明藏於腦而發於心之義相符合也。」[149] 談法各有不同，然而張是以「神明」來做論述，強調的是傳統「神」的氣化身體論述。比較合信用臟腑形質來解釋「思」，我們會更清楚中西論述的差異。他說：「腦為百體之主，尤賴心血以培養之。心與腦互相應用，華文『思』字，古文作恖，從囟從心，當即此義。務使無過不及，乃為無病。若接血太多，則腦體被逼；接血不足，則腦體虛弱。」[150] 合信的論述中也有心腦融合論，不過在他的論述中，心腦功能之存在完全是肉眼可見的形質論述，這個出發點就與氣化臟腑的認知不同。張錫純與唐宗海都強調氣與神在人體中的作用，雖然對主腦說的認知有所不同，但他們在面對西醫大腦形質功能時，也都一再強調臟腑氣化的一面。

再者，在唐的論述中相對於「魂」的理論是「肺藏魄」。在唐的描述中，「魄」是一種藏於肺的氣；唐解釋這個物質時說到：

> 西醫所謂肺中只有膜沫是也。惟其有此沫，則散為膏液，降為精血，陰質由是而成矣。魂主動而魄主靜，百合病，恍惚不寧，魄受擾也。魔魘中惡，魄氣所掩也。人死為鬼，魄氣所變也。凡魂魄皆無形而有象，變化莫測，西醫剖割而不見，遂置弗道。夫談醫道而不及魂魄，安知生死之說哉！[151]

唐的解釋中不時透露出他想以折衷的形質來說明中醫氣化的道理，

---

149 張錫純，〈人身神明詮〉，《醫學衷中參西錄》中冊，頁 182。

150 合信，〈頭腦傷論〉，《西醫略論》卷中，頁 34A–35B。

151 清・唐宗海，《醫經精義》上卷，頁 33。

魄就是西醫所謂的「膜沫」所化，是「無形而有象」的物質；魄氣受擾將導致罹患「百合病」（精神恍惚狀）[152]。要加以注意的是，古人有時探討真理之「道」時不見得一定要和形質扯上邊，最好的例子就是《淮南子．說山訓》中載：「魄問於魂曰：『道何以為體？』曰：『以無有為體。』」[153]故若追尋上古醫經以魂、魄來說明人體運作之真相，就可以知曉為什麼唐如此堅持西醫之剖割與器具無法測量與證實中醫的真理，「蓋魂非剖割所能採取」[154]，而「魄」之質又何嘗不是如此？而宗海言：「心主神，神強則足以御魂魄。」[155]則說明了心的主導地位。

五臟之神還有脾與腎。唐說明的基調是秉於脾藏意、腎藏志這兩條來申論的。唐言：

> 脾腎二者，一主先天，一主後天，為人生之本也。腎藏志，志定則足以御腎精、御心神，使不得妄動；志定則足以收肝魂、收肺魄，使不得妄越。脾藏意，主思慮，故能令寒溫適其宜，喜怒合其節。志之與意，不綦重哉！西醫但以知覺全歸於腦，而七情不分，性命不辨，彼之志意，與中國同，而

152 古時「百合病」一詞，根據現在研究，這是一種發熱性疾病的後期，餘熱未清，身體虛弱而產生精神恍惚的狀態。詳見何東燦，《金匱要略內科疾病之研究》，頁 282–291。引文參見清．唐宗海，〈百合狐惑陰陽毒病脈證治第三〉，《金匱要略淺註補正》卷 2，頁 40–42。

153 陳廣忠注譯，《淮南子譯注》，頁 761–762。

154 清．唐宗海，《醫經精義》上卷，頁 32。

155 清．唐宗海，〈五臟風寒積聚病脈證治第十一〉，《金匱要略淺註補正》卷 4，頁 137。

何嘗知志意所思哉！[156]

脾臟是一個人後天之氣的根本，根本強盛了，人體生理機能自會正常，所以脾的功能與心神、腎精、肝魂、肺魄幾個物質有相依存的關係[157]；這就很像《內經》中所描述的君主與臣下的比喻，「在志為思」指的就是「脾主運用，故其志在思」。[158] 雖心神統一切，但臣下（脾）的工作仍須分工下去，而又存在互相依存的關係，這種臟腑有統合、有分工的關係與當時西醫單論統於腦的觀點有極大的不同，此又為一例。

最後，腎臟為先天之本，這是前面所沒有深入論述的。中醫的腎對於理解中醫所論心智活動之所出至關重要，與神藏於心一樣，這也是唐宗海認為足以解釋所有西醫腦、脊髓等功能的另一關鍵論述。

---

156 此段即唐申論：「志意者，所以御精神，收魂魄，適寒溫，和喜怒者也」一句而來。詳見清・唐宗海，《醫經精義》下卷，頁 109–110。

157 脾的功能可以「御心神」，而依五行生剋，心（屬火）又可以生養脾（屬土），故唐言：「舊註心之所憶謂之意。心火生脾土，故意藏於脾。按脾主守中，能記憶也。又主運用，能思慮也，脾之藏意如此。脾傷不足則思慮短少，脾陰不足則記憶多忘。」清・唐宗海，《醫經精義》下卷，頁 33。

158 清・唐宗海，《醫經精義》下卷，頁 21。

第四節　精氣的流動——腎與心、腦、髓

一、「氣主形輔」的腎臟精氣

Hugh 的研究顯示，在民初時中國人普遍相信腎臟中有精氣[159]，而且這個精氣還可以補養頭腦，就是所謂的「還精補腦」[160]。精神上的壓力會造成心臟的負擔，最終導致腎臟精氣的喪失、遺洩，而造成許多疾病症狀，包括心智疾病在內，但這些疾病皆與腦體沒有直接的關係[161]。那麼，腎精與心、腦功能在理論上的聯繫是如何成為中國人認知自我身體的語言呢？在西醫的解剖形質挑戰下，我們來檢視一下唐宗海是怎麼說明這個認知的。

首先，如同唐宗海強調的：「心神不與腎精交合，精離神散，不能御魂魄，以致魂魄妄行，不安其宅。」[162]從此敘說中可知，唐的

159 這個說法可以參考李建民，〈督脈與中國早期養生實踐——奇經八脈的新研究之二〉，臺北，《歷史語言研究所集刊》第 76 本第 2 分 (2005)，頁 249–314。

160 Hugh L. Shapiro, *The view from a Chinese asylum: defining madness in 1930s Peking*, Ph. D. Harvard University, 1995. p. 246.

161 Hugh L. Shapiro, *The view from a Chinese asylum: defining madness in 1930s Peking*, pp. 247–248.

162 清・唐宗海，〈五臟風寒積聚病脈證治第十一〉，《金匱要略淺註補正》卷

身體觀中「心神」與「腎精」同等重要；即使其間存在心主神，其他四臟各統精、魂、魄、志的平行心智活動統御關係；但「腎精」在論述的用語上仍有著與「心神」同樣重要的臟腑地位，而這個論述是長久存在於中國文化中的。

先來談談經典是如何詮釋心、腦、腎的關係。《靈樞．經脈第十》記載：「人始生，先成精，精成而腦髓生。」[163]又《素問．脈要精微論第十七》載：「頭者，精明之府。」由此可知，此「精明」就是指精氣聚集的處所[164]。故傳統中醫理論認為一個人的腦是腎氣上注而聚集生成的，中醫談腦，往往與腎的關係相連結。如同融合思想醫家朱沛文在《中西臟腑圖像合纂》中所言，他說：

> 故一切血病，華洋皆知治心，其一切神病，洋但知治腦，豈知心為藏神之舍，腦為運神之機，緣腦由腎所生，心與腎有表裡交通之意，病則相連，故凡神病者，心腎間療為允。[165]

在傳統醫學的理論的用語結構中，心腎間的功能連結是說明心智活動最好的例子；在腦說傳入之際，它也是說明、辯駁心腦關係孰為主體的另一個思考角度。從中醫心與腎的關係來看，腎與人體的心智活動範疇有相當大的關係[166]。中醫常言一個人「心腎不交」，其治

4，頁137–138。

163 譚一松主編，《靈樞經》，頁77。

164 郭藹春主編，《黃帝內經素問語譯》，頁100。

165 清・朱沛文，〈心臟體用說〉，《中西臟腑圖像合纂》卷上，頁10A–B。

166 《理虛元鑑・心腎不交論》記載：「夫心主血而藏神者也，腎主志而藏精者也。以先天生成之體質論，則精生氣，氣生神；以後天運用之主宰論，則

療上講究「交通心腎」，就是著眼於心和腎的密切關係[167]。心是思考、記憶、知覺中樞，只是，心在功能運作上，傳統醫學認為需要靠腎臟的參與運作，才能發揮正常機能。唐宗海言：「心是火臟，而受制於腎水，是腎乃心臟生化之主，故其主腎也。」五行之中，心屬火、腎屬水，人身中的「火」氣太強，就會往心臟聚集，使心臟受損，出現神智不清、胡言亂語的現象[168]；腎水若能與心中之火交融，人的思考記憶才能正常運作，不會出問題。故腎臟的功能在於「以水濟火，而火之功用乃成，故心血虛者，必兼補腎水」。[169]其心腎相依的連結大致如此，此乃中國醫療文化的特殊的身體觀。

根據前述，神是一個人有知覺存在的前提。那麼，藏於腎中的「精」是什麼？唐宗海認為過去中醫習於解釋「兩精相搏謂之神」、「變化不測謂之神」，這都是語焉不詳的理論。關於（腎）精與（心）神的關係，他認為「神」是腎中的精氣，上歸於心；心是火臟，得腎精之助才能光明燭照事物，心智活動的正常即取決在心、腎可不可以交會，密切合作[170]。一個人產生知覺的前提「神」——需要靠腎臟的「精」才能發揮燭照事物之功。

神役氣，氣役精。精、氣、神，養生家謂之三寶，治之原不相離。」中醫論心智活動時，精、氣、神同樣重要。詳見陸九芝、傅青主、戴天章原著，秦伯未、林直清校定，《世補齋醫書全集》，頁759。

167 張俊龍、郭蕾編著，《中醫臟象學》，頁206。

168 即唐所言：「胃絡通心，故胃中燥火，入心亂神，則為譫語。」大部分人體的火，都與心有關。過量的火（氣）會使心臟正常的思考與記憶出現問題。清・唐宗海，《傷寒論淺註補正》卷1，頁166。

169 清・唐宗海，《醫經精義》上卷，頁35。

170 清・唐宗海，《醫經精義》上卷，頁35。

方以智曾在《物理小識》中考證：神與精皆為一種氣。他說：「精、神皆氣也，精足乃氣足而神足；若言統理，則神運精氣，道歸靜正，享其中節。」[171] 精、神皆為人體中好的氣，反映在人外在形體的，是一個健康、順暢的身體機能。此說與時人的議論：「腦之功用，非精氣神三者相輔而行，則腦亦不靈」[172] 的說法符合若節；這種論述即在傳達中醫看待精、氣、神三者在身體內的作用，有著類似西醫的腦功能。

只是，經過近代解剖學的形質檢驗後，古人言之鑿鑿的腎精、腎氣的形質完全被否定。首先對腎精之說提出質疑的中醫即王清任，諸如心腎相交與人的思考、記憶的相關性這一傳統中醫理論，自然不會為其所採信。王親眼觀察腎臟的構造後認為：「兩腎凹處有氣管兩根，通衛總管，兩傍腎體堅實，內無孔竅，絕不能藏精。」[173] 此論代表王根本不信任腎精之說。腎藏精之說受到的質疑，還不止於此。近人陳垣的抨擊，等於是承續了王的說法[174]，在解剖學更進步的時代，對腎藏精之說提出更深刻的反駁。陳認為腎能氣化、生精、藏精諸說皆屬荒謬，難逃解剖學的檢驗。他說：「未有以腎為藏精

171 明・方以智，〈亢制〉，《物理小識》卷 3，頁 73。

172 中央研究院近代史研究所編，《近代中國對西方及列強認識資料彙編》，頁 809–810。

173 清・王清任，〈親見改正臟腑圖〉，《醫林改錯》卷上，頁 9 圖左上。

174 陳垣認為王清任的抨擊甚有道理，所以接著王的論述他說到：「如是尚有腎虧、滋腎、補腎之說乎？以言滋腎，則猶之利小水耳。以尿為精，誠天下之奇事哉。……然則勛臣『腎不藏精』一言，未嘗不是；而以為腎無孔竅，則其陋不足諱也。此亦所謂談言微中，而非真知灼見者歟？凡百學問，皆古疏今密，豈獨醫學哉！」此為延續清任所論，再證之於解剖學而論。陳垣，〈說腎〉，《陳垣早年文集》，頁 171–172。

者。此蓋實驗諸解剖學者也。」[175] 從臟腑形質來解釋，腎臟只是泌尿系統的一部分，沒有「精」的存在，「腎臟精氣」更是子虛烏有之談，因為從膀胱孔竅來論，古人氣化之理完全不能成立，他說：「膀胱雖能出尿，尿何由入膀胱，亦有路焉，不由氣化也。氣化云者，古人解剖屍體時尋尿入膀胱之路不得，故以為氣化。」[176] 經過解剖形質的檢驗後，腎至膀胱的管竅中實無任何「氣」的存在，更無「氣化」之理；腎臟的功能只在泌尿一項，腎臟沒有藏任何「精」、「氣」在裡面。

既然腎臟只是一個濾尿器，也無腎精之說，故陳垣認為，所謂「腎虧」、「補腎」、「滋腎」與腎臟精氣有關的傳統醫理也應是無稽之談，他陳述到：

> 腎，濾尿器也。世人乃以為精窟，……自有精窟之說出，而腎虧、補腎、滋腎等名詞遍市矣。精神不足則以為腎虧，夜不安睡又以為腎虧，記性不好又以為腎虧，雖至眼矇耳聾，腰酸腳軟，無不以為腎虧。其內腎耶？其外腎耶？以言內腎，則所謂濾尿器也，非世人所謂腎虧之意也。[177]

也就是說，陳垣認為在西醫的解剖形質之下，腎藏精之說已經不攻自破，並說明中醫過去的論述是在解剖學未發達之時，現在應該要作修正了，不能泥古，陳的言論完全是以形質的解剖臟腑來做基點，他也具備眼見為憑的信念。

---

175 陳垣，〈說腎〉，《陳垣早年文集》，頁 169。

176 陳垣，〈說腎〉，《陳垣早年文集》，頁 169。

177 陳垣，〈說腎〉，《陳垣早年文集》，頁 168–169。

Hugh 的研究說明：中國人對於精氣的流失將會造成身體虛弱與腎（氣）虧等毛病是堅信不移地。民國初年，「神經衰弱」傳入中國時，也有醫生從病人的症狀來分析，認為神經衰弱就是中醫說的腎虧[178]。不過細分出來，仍有些許差異，「腎虧」是腎氣虧損，也就是人體精、氣、神三者的損失或外洩；但西醫多將神經衰弱歸於腦所主導的心智疾病[179]。這種單一形質器官與氣的不同，導致疾病認知的差異，現在仍存在於中國人的身體觀念裡。

雖然腎精一說曾引起如此的批評與質疑，但唐宗海在當時仍相當堅信腎精之說，他還舉西醫的實例來說明腎精之存在，他說：「西醫謂睪丸主生精，非也。內宮太監無睪丸，友人王東樵覿面問過太監，亦有精能洩出，可知睪丸非生精之物」，乃是性器上有「精竅通於腎」的關係，故性器可同時「出精行溺」[180]。由此論可知，唐認為「精」可以從人體出，也有形質的「精竅」可見；而其意義，乃是「精」依附於腎的功能下，並非西醫所謂「睪丸主生精」可以完全說明。

同時代醫家劉鍾衡也堅持「腎精」確有其事。他說：「《內經》云：『腎生髓。』髓者，腎精所生。髓經由腦入心，以水濟火，真精內含，斯真光外發。腎與心原互為功用，西人以腎司溺而不司精，詳言髓而不溯源於腎，故力詆中醫五臟所藏，皆子虛之論也。」[181]

---

178 Hugh L. Shapiro, *The view from a Chinese asylum: defining madness in 1930s Peking*, Ph. D. Harvard University, 1995, pp. 249–250.

179 鐘識齡，〈怎樣叫做腎虧症？〉，《腦腎所引起各種慢性病的根治療法》（臺北：惠華出版社，1986），頁 29。

180 清・唐宗海，《醫經精義》下卷，頁 100。

181 清・劉鍾衡，《中西匯參銅人圖說》「例言」，頁 3B。

鍾衡之論則又是在西醫解剖生理學大行其道，而發議論為傳統醫學辯護之一例。若否定了上古經典的說法，則所謂腎精生心神、心腎相交、腎氣生（腦）髓等理論，只怕都無法成立，這是從醫療來看，而據此而大行其道的身體觀，已根深蒂固地紮在中國人心中，一時尚無法改變。

二、精生腦與髓

腎精如果是這麼重要，它與心腦、脊髓、腦氣筋還有著什麼關係，是唐宗海汲汲欲為其說辯護的？

合信曾對中醫不知「腦」這個臟腑提出質疑，他認為從脈診來看，「腦舍元神，竟無所屬」[182]，意指中醫在診斷上並沒有注意到腦這個臟器。研究醫史的李建民老師還常開玩笑的說：「中醫是沒有大腦的學問。」指的就是這個在古典醫學中被忽視的臟器。還好，就中國醫學而論，腦的病也不見得一定要將診治焦點放在腦上，探索臟腑之本──腦之生成源頭，是古典醫學比較重視的一個側面。

打從《內經》時代就已經建立起這樣的身體觀：人身上所有的「髓」，包括骨「髓」、脊「髓」、腦「髓」之中，所潛藏的精氣都是從腎而來[183]。故言：「腎藏骨髓之氣也。」[184]推廣而言之，人身上的

182 合信，〈血脈運行論〉，《全體新論》，《叢書集成新編》第47冊，頁214。

183 《人身通考》載：「《素問》有形藏四，腦、髓、骨為一臟，藏而不瀉之論。填精益髓，以蓋其根本。」其內藏即為「精氣」，是腎臟所生。另外，「五穀之津液和合而為膏者，內滲入於骨空，補蓋腦髓。」這個「精」的概念，若化為形質，就是食物的營養精華，可以助「髓」生長。周振武著，楊維益點校，〈腦髓〉，《人身通考》，頁4。

一切骨頭、髓（包括腦）的健康與完好，都與五臟中的腎相關，所以有「腎主骨」、「腎生骨髓」、「腎之合骨也」諸多歸類[185]。骨頭或骨髓的疾病，也多與腎相關，例如：「腎氣熱，則腰脊不舉，骨枯而髓減，發為骨痿。」[186]這都在說明髓、骨與腎的密切關係。

故傳統中醫認為，腎精氣不足時，會出現智力減退、生殖功能衰退、骨骼發育不良等病症。又可說是「精髓不足」、「髓海空虛」之症[187]。這個論述的基礎，早已記載於唐宗海所信服的《內經》中，在此，腦並不是五臟六腑之一，它屬於「奇恆之府」[188]，與人身上的骨頭、（脊）髓有相當大的關連，所以腦又稱為「腦髓」、「髓海」[189]，是諸「髓」所聚集之處。所以當唐宗海欲以臟腑為主體的形質來論述時，他尋找的就是傳統典籍中將腦、髓與腎精關係結合在一起的軌跡。

從唐宗海的論述來看，中西最大的差異在於中醫認為腦髓是腎臟所生。像周振武考查「髓」的實際形質言：「髓者，水也，又隨

---

184 郭藹春主編，〈平人氣象論第十八〉，《黃帝內經素問語譯》，頁111、264。

185 郭藹春主編，〈宣明五氣篇第二十三〉、〈陰陽應象大論篇第五〉、〈五臟生成篇第十〉，《黃帝內經素問語譯》，頁157、37、67。

186 郭藹春主編，《黃帝內經素問語譯》，頁264。

187 馬建中，《中醫診斷學》，頁177。

188 出於〈素問・五臟別論篇第十一〉：「腦髓、骨、脈、膽、女子胞，此六者地氣之所生也，皆藏於陰而象於地，故藏而不寫，名曰奇恆之府。」馬建中，《中醫診斷學》，頁75。「奇恆」有「異乎尋常」的意思。奇恆之腑形體類似腑，作用又類似臟（因為有貯存精氣的作用），似臟非臟，似腑非腑，在人體中與一般臟腑的作用有所不同。李如輝，《發生臟象學》（北京：中國中醫藥出版社，2003），頁235–236。

189 譚一松主編，《靈樞經》，頁187–188。

也。為骨內精水灌注孔竅。」[190] 髓是一種「精水」所灌漑生成，包括脊髓與腦髓。唐宗海則說：「西醫云：『人之才智，均出於腦髓；人之筋力，均出於腦氣筋。』究問腦髓何物？西醫不知也。蓋髓者，腎精所生，精足則髓足，髓在骨內，髓足則骨強，所以能作強而才力過人也。」[191] 唐說的「髓」，可以是腦髓、脊髓、骨髓，範圍很大，他認為諸髓皆腎所生；既然是腎所生，所以腎與人身體的思考、知覺等就有所關連。這樣的說法使腎精加入了心智體系中[192]。傳統的醫學觀念無疑的會主導中西醫匯通之論述方向。再舉鄭光祖對腦的形容為例，他說：「精又凝而成髓，充實骨中髓，又結而成腦一條，從命門兩腎貫脊而上入額中，結八大塊為人身之至寶。」[193] 他的概念就是中醫的腎（精）生腦（髓）的聯想。又如羅定昌認為：腦髓、睪丸與腎臟在人體內都是一對的，剛好「妙應三才」，他相信腦與腎有連結的管道，而「精」這種物質可以上通至腦，以此來說明「腎為精囊」的正確性[194]，他們都不約而同地贊同唐宗海的論述。

在唐宗海的分析中，西醫所言的腦雖詳細，有前大腦、後小腦、中有中腦，而且「有裂有迴，分歧疊積」，但其實西醫所論腦中的「腦汁」，就是「腎精」，可以透過脊髓管道上達腦體[195]。唐言：「西

190 周振武著，楊維益點校，〈髓〉，《人身通考》，頁 11。

191 清・唐宗海，《醫經精義》上卷，頁 49。

192 唐宗海將所有的「髓」都視為同一物。清・唐宗海，《醫經精義》上卷，頁 38。

193 鄭光祖，〈物理・人身〉，《一斑錄》卷 3，頁 29A–B。

194 清・羅定昌，〈附錄中西醫士臟腑圖說〉，《中西醫粹》卷中，頁 23B–24A。

195 唐宗海謂：「背脊一路髓筋，乃是髓入腦之來路也。」清・唐宗海，《醫經精義》下卷，頁 94。

醫治腦無藥，不知臟腑經脈，皆交於腦，源流出入，豈無其路耶？」[196] 唐認為溝通腎生髓、髓生腦、腎主腦這樣的論述，靠的就是經脈的運行。

再從中醫理論中的「腎藏志」來探討腎與心智的關係。唐認為：「腎生精，為五臟之本；精生髓，為百海之主，精髓充足，伎巧出焉。」當時西醫文獻記載人的記憶為大腦所主，唐宗海是接受的。但是，由大腦分出的髓，卻是腎的精氣所化而藏於腦中，當事物從耳朵、眼睛、心臟等輸入大腦後，腦中的事物必須靠腎的精髓來加強「記憶」，並依賴心火燭照光明，才能將記憶顯示出來，唐說這就像照相機的原理一樣，西人「剖割千萬人」，卻不知此理[197]。況且，神能夠發揮作用在人的知覺上，還需靠著形質的「髓」加以傳導，才能上達於心，化精成神。所以唐宗海說：「《內經》又言曰：『心藏神』，然神雖以心為主，而實合髓，以為用者也。西洋醫言，人知覺運動，皆腦髓筋用事，心是頑物，不主知覺，其說非也。西醫所謂腦髓筋，通於心，而不知心能用髓，而髓不能用心。」[198] 心與髓來做比較，心居於主控的地位，髓是心之所用，是傳導的工具。

而且就腦筋傳導方向來看，西醫將知覺的主宰歸於大腦和腦髓筋的作用，因為周身皆有腦髓筋分布，心臟也不例外。唐認為這個

196 清・唐宗海，《醫經精義》下卷，頁 91。

197 清・唐宗海，《醫經精義》上卷，頁 33–34。

198 清・唐宗海，《傷寒論淺註補正》卷 5，頁 230。與劉鍾衡所謂相同：「蓋腰為腎系所貫，脊為髓筋所通，腎精足則入脊化髓，上循入腦而為腦髓。髓足則精氣能供五臟六腑之驅使，故知覺運動無不捷應。是髓能為各臟所用，非髓能使各臟也。」主從關係的主是五臟，而非腦。詳見清・劉鍾衡，《中西匯參銅人圖說》「例言」，頁 1B–2A。

理論只說對了一半，因為西醫不知骨髓是腎臟所管，但卻是「心之所用」，由心來發號施令[199]。西醫言各臟腑、肢體皆有「腦髓筋」，可主知覺和運動[200]，其論是建構在腦髓筋的存在；但在唐論中一方面髓是腎所生，而髓又聽命於心之命令而動，所以西醫所言大腦的功能就被取代了。

必須指出的是，唐宗海曾於醫書中表明：西醫的「腦筋」就是十二經脈的「經」，他說：「西醫言人，別有自和腦筋，隨各臟腑而異用。或包筋、包骨、包血管、包氣管，或散、或和。西醫此說，似即《內經》所言之經道。惜西人不通華文，於《內經》未深考也。」[201]唐論中的「經道」可以行氣兼行血，但是應該如何加以分辨「經道」與「腦筋」，他並沒有加以交待，就如唐對「腦筋」的粗淺認識一樣，這是他語焉不詳處。要言之，他是以氣血的產生與運化來解釋腦筋的生理現象。

所以談到傳導的物質，唐宗海認為「腦筋」要有氣的媒介才能發揮功能。關於「脊髓」，唐也用傳統醫學中與之平行的督脈來說明氣在腎、髓、腦之間的遊走。唐宗海言：「腎之督脈，交顛會厥陰經，以入於腦，故主頭中腦髓之病。西洋醫斥中國不知腦髓，其時古聖詳之，特後人昧之耳。」[202]而這個氣的優劣、強弱，也關乎傳導之品質，這是唐在氣論上的發揮[203]。張錫純的話也可以用來解讀

---

199 清・唐宗海，《醫經精義》上卷，頁 32。

200 清・唐宗海，《醫經精義》下卷，頁 90。

201 清・唐宗海，《醫經精義》下卷，頁 111。

202 唐宗海認為腎的「脈」有通上至腦，並藉之以為傳導氣之道路。清・唐宗海，《醫經精義》上卷，頁 28。

203 清・唐宗海，《醫經精義》上卷，頁 28–29。

唐的腦筋生成理論。他說：

> 西人於腦氣筋虛者，但知用藥補腦，而卒無一效，此誠昧乎《內經》腦為髓海及上氣不足則腦為之不滿之理，西人生理之學雖精，較之《內經》，不又迴不如哉。吾人臨症遇有腦氣筋虛而欲培養補助之者，尚能究其本源與其功用之所以然乎。[204]

張認為此論是經過他臨床治療而得，絕非「出於想像而憑空擬議也」。他將具有臨床意義的醫案「實驗」載於書中，而得出這樣的結論：大意是指腦和腦氣（髓）筋的生成，都有賴於腎中精氣上充才能健全。這個治療的思考與唐「西醫無治腦之藥」的道理是如出一轍的。

終歸精、髓、神與心腎主導心智活動的關係，就是唐宗海所言：「蓋腎足則髓足，髓筋入心，以水濟火。真精內含，則真光外發，神明於是出焉。蓋心屬火有光，髓屬腎水，能收引光氣，心神上注於腦髓，則光氣相照，而事物曉然。」[205] 唐宗海強調腦中的記憶，需要靠著精、氣、神加上形質的「髓」作用，記憶才能從腦中被取出，最終我們可以大致推定這個時代的心腦論述，就唐宗海所言，有「部分」肯定腦主記憶的功能，但腦只能算是參與其中而已，談不擔當人體的中樞。

---

204 以上兩段引文，張錫純，〈腦氣筋辨（腦氣筋亦名腦髓神經）〉，《醫學衷中參西錄》中冊，頁193–194。

205 清・唐宗海，《醫經精義》上卷，頁46。

小結——近代中西醫心腦融合論的可能

回顧中國歷史上的心腦問題時，我們可以發現：從漢字來推斷中國人對心腦功能的看法，呈現的就是心腦融合的結果；最有趣的就是「惱」這個字，有心又有腦[206]。不過，依附兩個醫學體系的文化、身體觀之差異，造成近代中醫在形成心腦融合論述時的特殊經歷與差異，卻遠非一「惱」字可以概括之結果。

從清末醫科考題中的一條：「《說文》恖字，兼心與腦言，與西醫知覺屬腦有合說。」[207]可以發現和「惱」字一樣的聯想，似乎是在說明中國早已知道腦主知覺；就像唐對「肝在左」的描述一樣，對於腦的形質，就文獻分析來看，古人不可能對腦的形質和功能一無所知。差別在於，文中所揭示的中醫，重視的是基於氣化理論的身體的功能，而不只是對腦形質的重視。

那麼，為什麼又會延伸出中醫心主心智活動的知識呢？關鍵可能與常用的語言、身體認知、醫學知識、治療經驗之累積有關係。

---

206 附帶一提：有學者做出粗略統計，「頁」這個部首是「頭」（與腦相關）的象形，如「頑」、「頽」、「顳頊」、「願」、「煩」等都代表一定程度的心理狀態或心智活動，與腦有關；而屬於「心」這個部首的，與情緒相關的字有93個（忐忑、怒、懼、怕等），與心智相關的有13字（忘、悟、憶等），與思考相關的15字（思、想、惑等），與心理狀態有關的60字（怒、恍、惚、惰、懇等）。徐嘉宏等著，《心與腦》，頁38–39。

207 陳智超主編，〈江南又考試醫生〉，《陳垣早年文集》，頁310。

中醫觀察人體內部的臟腑，靠的不是肉眼對形質的精密確認，而是用解剖看不到的神、氣、靈、魄、魂、精等氣化用語，來解釋人的整體生理功能。所以近代醫家惲鐵樵才會發出：「心為君主之官，神明出焉，就解剖講，不可通；驗之事實，卻甚真確」[208]的看法。氣的相關用語也深深根植在身體認知的文化語言結構中。故各家論述在文獻中都指出腦氣筋是靠「氣」來作為媒介，而當時中國醫家也普遍採用文化語言中常用的「氣」來做融合解釋。

我們也不能忽略實際治療在確立學說上的幫助，為什麼中國人對形質臟腑的認知不如氣化臟腑的強烈呢？就像前幾章所論，唐宗海總是認為西人雖「剖割千萬人」，但經過剖割的身體，氣已經消散，如何能得真理[209]。而從本章來看，他的論述都是循著伴隨特殊生理功能而存在的臟腑之氣而論的。如廣義的「髓」，它的本源是腎臟之精氣，又可以通於各臟腑，而為各臟腑所利用。故唐說的治療本體都隨五臟之氣存在於臟腑之中，而非看到那個人身體之主宰——西醫所論的腦。

究其所論，唐的論述中誤謬之處仍多。例如腦筋的傳導方向，不是由各臟腑傳向外界，而是從腦出發（運動），或以腦為終點（感覺）。另外，唐對「腦筋」的粗淺認知，導致他混淆腦筋與「筋」、「經道」的形質為同一物，應該加以分辨的地方，但卻沒有加以交待。不過，他的錯誤認知，也反映出廣義氣的流走[210]，在人體內並

208 惲鐵樵，〈擬五藏中風分治方〉，《金匱翼方選按》卷1「心風」條，頁22。

209 清・唐宗海，《醫經精義》上卷，頁33–34。

210 除了特定營衛氣的流走與臟腑之氣的位置以外，氣的周流是周身的，可以由內而外，也可以由外而內，可以透過飲食，也可以藉由導引改變；可以往外消散，也可能在內部因臟腑所病而自損。另外，也有人歸結氣的特性，

沒有嚴格的方向限制，人體到處都有氣，它可以是往各臟腑流動，也可以往身體外顯現出來。

在腦說上，唐之所以仍能成一家之言的原因還在於當時西醫對大腦功能仍不完全明白。就像文初所說，仍有人認為心智主宰在大腦之外；而西醫也不時用「心」或「魂」這樣的語言來解釋心智活動的運作。熊十力說：「神經系統只是心作用之所憑藉以發現」、「人類猶保留動植物的生活機能與知覺、本能等作用。在此等範圍內，故實測術之所得施，然亦止此而已。若夫高級心靈，如所謂仁心，則惟有反己體認而自知之耳，誠非實測術所可及也。」[211] 實際解剖實驗室裡是無法發現「靈明」的，只能看到形質而已。這個解剖的「盲點」，致使西醫也會用「氣」或「靈明」來解釋大腦功能，可能給了一些模糊地帶作為唐論述的著力點，或說是錯誤的語言引導，使得唐堅信他的氣論在西醫理論中也可以說的通。

而此章所論與三焦、消化系統之不同，在於唐只須堅持氣在人體的論述，試著解釋其傳導道路，而不用大費周章去拿形質來比附，就像各種髓、骨骼、肌肉等肉眼所能見的形質，都不是敘述身體時的重點，它們的源頭，各臟腑之氣所代表之功能與意義才重要。而從唐對形質論述的一些誤謬可以反映，他認為形質只是他辯說的根據；真實的形質與真實的道理根本無法劃上等號。

例如氣是一種「內部沒有空隙、外部沒有邊界的連續性物質」。而氣自身就有運動特性，在人體廣義的氣分界中，只有陰陽二字可以概括氣之方向與存在，不過，陰陽也是無形之物，是指原則，而不是部位。詳見李如輝，《發生臟象學》，頁 84；以及印會河，《中醫基礎理論》（上海：上海科學技術出版社，1984），頁 122。

211 熊十力，《明心篇》，頁 91。

時序直到民國，惲鐵憔雖已確切認為腦為心智活動之所出；但即使腦的功能已如此清楚，惲氏仍認為「靈魂」之說是不可廢棄的。他說：

> 吾嘗謂人身之神經系，以電池電線為喻，最能得其近似，不過有精神之辨耳，腦可以比之蓄電池，中樞神經有如總線，神經纖維，則分線也。腦為知識所居之府，神經為知識所行之路，然謂知識出於大腦，則此語容有未當。蓋蓄電池儲藏電氣，不是能發生電氣，電氣當另是一物，然此說近乎兩元學說，即腦為知識所居之府，並非知識出於頭腦，知識為另有一物，是即靈魂說。[212]

換句話說，惲氏認為西醫長於科學，但是以科學驗之於大腦功能之事，卻仍有許多未能講明之處，所以他認為心智活動除了大腦外，還有另一元之說法，就是形而上的靈魂。惲原以此說來引申說明《內經》中一些學理的重要性，有醫學也有一些哲學的內涵，是不可以廢棄的。

隨著時代推移，腦說已被納入正規的生理學，成了一般人的常識了，中醫們也不例外的必須加以介紹敘說[213]。像時逸人說的：「主明則安，養生則壽；主不明則危，使道閉塞，形乃大傷。足見臟腑之外，另有主宰者，非腦神經而何？」[214] 在腦說不斷翻新的狀況下，

212 惲鐵樵，〈人生意味〉，《論醫集》，頁 46–49。

213 時逸人，《時氏生理學》（臺中：昭人出版社，1980），頁 3–14；以及朱鶴皋、陸奎生纂輯，《中醫科學化講義》（臺北：新文豐，1987），頁 1。

214 時逸人，《時氏內經學》，頁 49。

此時身體之「主」已成了「腦神經」了。但是，時逸人更有：「古醫所謂氣，多指神經之功用而言。」[215]氣仍是維持一個人生存、活動的基礎；唐宗海強調的氣反映了中醫科學化後仍存在重視「氣」論傳統的歷史脈絡。所以即使腦說被接受了，也還是會出現心腦融合論這樣的東西，說穿了，那是對形質臟腑與不同於「氣」文化的排斥感在發酵，也是唐一再強調的：氣化才是在說明道理的本源，而形質只是跡象之談而已，這就是主導心智活動的中西醫療文化中，對身體認知的差異。

最後，栗山曾言，中國人對於身體的看法，並沒有類似臟腑位階高低的問題，他是指傳統醫學中臟腑的總體主導地位而言[216]，我覺得仍有可修正之處。從唐宗海所論述的精、氣、神三者就是在說明人主導身體最重要的概念，而其所代表的心、腎，的確有著類似西醫腦的主宰功能，而中醫認為腦髓的生成和腎比較有關係，故論及人身中樞時，腎被拉進來與心並論，地位似乎也提高了。最後，連帶回答文初的問題：中國傳統醫學到底存在什麼力量來操控全體（局）呢？我的答案是臟腑，這只是表面之論；有個別氣化功能的臟腑，才是真正的主宰。

---

215 時逸人，《時氏內經學》，頁 42。

216 （日）栗山茂久著，陳信宏譯，《身體的語言——從中西文化看身體之謎》，頁 173。

第九章　結論——新中醫的歷史與現實困境

文化自大，固是一種病。文化自卑，亦非正常心理。我們能發揚自己文化傳統，正可對將來世界文化貢獻。[1]

——錢穆

中醫歷史不僅是實用的醫學科目而已，在近代中國，它更代表一種傳統學術、身體認知文化受到西化衝擊後，播放適應性思想變遷的底片。讀完全書，我們終於又可以回到現實，來歸納、找尋它的歷史意涵。

1876年《格致彙編》中的一篇文章，說明了醫學發展的時代動向。其記載到：「中西之學無不可通。前人所已通者，為算學而已。異日者傅（蘭雅）、趙（元益）兩君將西醫諸書譯成，而會通之，則中國醫學必有突過前人者，余將拭目視之。」[2] 似乎預言「中西醫融合匯通」將會是新醫學的時代思潮[3]，而且經過融合後的中國醫

1 錢穆，《中國歷史研究法》（臺北：東大圖書，1988），頁126。

2 徐雪村來稿，〈醫學論〉，《格致彙編》頁70。

3 梁啟超言：「凡文化發展之國，其國民於一時期中，因環境變遷，與夫心理之感召，不期而思想之進路，同趨於一方嚮。」又言：「凡『思』非皆能成『潮』者，能成『潮』者，則其『思』必有相當之價值；而又能適合於其

學將會精進不已。

以史家的後見之明而下定論：怎麼融合？本身所具有的傳統又要如何轉型？可能才是當時中醫感興趣的課題，唐宗海就是在這條西方文化衝擊下的荊棘小徑中尋尋覓覓出路的探險者。從唐論的各種身體內功能運作之角度來檢視，他的醫論給人「會而不匯」[4]的感受，各個角度之所謂「中西醫融合」身體觀，是完全為中醫理論來背書的。他的自圓其說，顯示中西醫療文化交會時可能會發生的特殊現象，以臟腑為主的身體認知更讓我們知道，當中西醫匯通之初，其遭遇之問題豈止一端，然而，卻難以逃脫「中醫臟腑生理遇上西醫解剖形質」這樣的學術課題。文中所論，皆為唐宗海有獨到見解之處，可以看見，他亟欲找出一條過去中醫所不知道的解釋方式——用西醫的臟腑形質，來詮釋中醫本身的傳統。

我們著眼的身體，不只是肉眼所及的身體，臟腑也不會只是狹隘的、生理的臟腑而已，就如同栗山茂久所說的：「身體若僅是指一種可以直接看得到、摸得著的東西，則在醫學史中，身體便不會是知識追求的目標，就如同紙上的文字不是閱讀的最終目標一樣。文字之所以引起讀者的興趣，是因為文字是無形意義的有形承載者；同樣的，醫生測量脈搏或切脈、解剖肌肉或觀色時，所著重的是要理解身體所表達的意義。」[5]從唐宗海習醫過程與他對身體與臟腑

時代之要求者。」參考梁啟超，《清代學術概論》（臺北：水牛出版社，1971），頁1–3。

4 祝平一，〈通貫天學、醫學與儒學：王宏翰與明清之際中西醫學的交會〉，頁174、177、178都有討論到中西醫學匯通的客觀困難。

5 （日）栗山茂久著，陳信宏譯，《身體的語言——從中西文化看身體之謎》，頁291。

生理的認知來看，不論是他心中所嚮往的醫學真理，還是他賴以醫病的治療方式，其實完全代表中醫文化的思維，這從他反對王清任為始的一些醫論中就可看出端倪。他主觀的認為：抨擊或質疑中醫臟腑理論的見解都是有問題的，並不斷堅持肝在左、三焦有形、心與腎主記憶思考等等傳統醫學中的臟腑知識，反映出他對西醫臟腑形質的態度，並非完全否定，只是西醫沒有看到人體更深一層的功能運作。這個功能運作，還是靠著傳統醫學理論建立起來的：中醫的氣化與臟腑理論。透過唐自己的說明，人體生理運作並不用僵化的形質來背書，西醫學本身的貢獻，對唐而言只是解釋人體與臟腑的工具；西醫之解剖技巧，對中醫也是沒用的。

造成唐宗海這樣論述的原因，我想還是基於近代中醫對自身危機的體認吧！從文中可以發現，近代中醫所面對的狀況就是用「看」的身體逐漸被大家討論並加以信任；然而，「氣化」的身體卻屢屢遭受質疑——這分危機是來自於西醫臟腑形質的挑戰，而且隨著時代推移，西醫傳入的知識日趨廣博，挑戰愈來愈強，中醫們感受到的危機感只會更加強烈而已。

氣化的臟腑有什麼值得強調的？栗山從中醫的身體圖像切入，發現中醫的身體觀「首要目的是標明部位和名稱，像不像實物是次要的」。[6] 故靠解剖形質所建立的臟腑理論，對唐宗海來說可能也是不重要的知識；他強調的身體觀，其實是紮根於中國傳統對真理探求的方式，例如《淮南子．說山訓》中載：「凡得道者，形不可得而見，名不可得而揚。」[7] 隱含在身體裡的真理，不是肉眼就可以輕

---

6 （日）栗山茂久，〈身體觀與身體感——道教圖解和中國醫學的目光〉，臺北，《古今論衡》頁 153。

7 陳廣忠注譯，《淮南子譯注》，頁 762。

易解析的，又好像熊十力所言：「宇宙大生命，不是科學時測知術所可施。分析術，只可用之以窮物理，斷不可以分析而見真生命。」[8] 一旦「剖析，則物死，誠不可得生命」。[9] 故臟腑形質是可以強調的，只是死人是沒有氣的，寓含於其內的「身體真理」也隨之而逝，所以唐認為解剖形質再怎麼精良也無法研究出身體的真正意義。

不過，西醫的臟腑形質仍對唐宗海有參考價值。從唐費心解釋這些臟腑功用的言論就可推知，解剖形質仍可能助唐突破古代中醫「用臆想來補充缺少的事實，用純粹的想像來補充現實的空白」[10] 這樣觀察身體的方式。當然，醫學不全是哲學，真的只靠「內視而自返」[11] 的內心察照來讓身體真理恢復原貌，畢竟是緣木求魚。那麼，要用什麼方式來促使原來的傳統醫論轉型呢？2004 年第一次聽到李建民認為中醫多以具有解釋力的「反溯論證」來推理古代經典看法[12]，讓我恍然大悟，唐宗海所走的路子也正是如此。當然，這份具有解釋力的論證，也可以說成是「轉化辨證」或「依附辨證」，依附、轉化西醫的解剖知識，來對中醫傳統經典書籍加以誇大解釋，從而達到「經典解釋」與「身體觀解釋」的兩個極大值（最廣泛的定義，the maximum of the canon and body）。舉例來說，第七章所言

8 熊十力，《明心篇》，頁 71。

9 熊十力，《明心篇》，頁 71。

10 賈得道，〈略論中醫的臟腑經脈學說〉，《中醫研究論文集》（太原：山西科學技術出版社，2002），頁 126。

11 陳廣忠注譯，《淮南子譯注》，頁 762。

12 李建民，〈如何讀圖？——《類經附翼・內景圖》的秘密〉。又可參考李建民，〈追尋中國醫學的激情〉，收入《思想 4——台灣的七十年代》，頁 252 提的「反溯證據」與「歷史證明法」。

之「六經解釋的極大值」——就與經絡、臟腑全部相關，凡身體內所具形質，傳統醫論無所不包，難以定義其邊界[13]。並依據此，推及至臟腑，到氣化道路、三焦等整體生理作用與功能（消化、思考、脈理與循環），這樣既可以解釋舊知識，也轉化了可能出現的，對氣化臟腑不信任的感受。中西醫匯通時代之初給吾人的感受，有似中醫身體論述經過新解釋後，脫離了一部分原來的傳統，開始尋求類似西醫形質的解釋；也就是即使中醫傳統的本質不變，藉以解釋的工具與方法（形質）也必須略作一些層次上的改變（膜、胰、血管竅、腦髓筋），以適應當時新說法的挑戰。

先有這樣的主觀存在於心中，那麼中西醫初次融合的侷限也就出現了。西醫未發現的，或西醫書中未詳細寫明的醫理，唐一律視為「西醫不知」；但是他卻沒有解釋，為何他口中晉唐以來失傳的仲景之學、至理名言會在他的發現中復興。就像孔建民說的：「唐常常強調的軒岐仲景之法，晉唐後已漸失傳；那麼，他何以在晉唐失傳後歷千數百年，又忽然能將《內經》與仲景之書一一勘出精義，而且與西人的形跡完全相合？」[14] 故唐雖然旁徵博引，並比較中西醫臟腑的異同，實未能解決《內經》與西法的匯通問題，究其所為，則為「匯而不通」，雖跨出了第一步，但離現在意義的「中西醫結合」理想，仍有很長的路要走。

---

13 很清楚的，這個極大值還是有邊界，是依據西醫的論述來劃界，西醫解剖之形質論述至何處，中醫經典就可以解釋到何處。當然，這是當時中醫的一種思想狀態、解釋身體觀的基本態度；若回到現實面，則又有失於過度膨脹之缺失。

14 孔建民，《中國醫學史綱》，頁 227。

本文所著重的結論，也正在此。如果唐宗海只是抱著「彼（西醫）以刀割治病，不得不詳其形迹。然用心則苦，而操術實粗」這樣的觀念，那麼中醫並不「以刀割為能」的結論就自然能被歸結出來[15]。如此的排拒感可能導致唐的總體醫論無法吸收西醫外科學的長處；又如果唐堅決的認為：「古今本草，已言之義，既賅舉而無遺。」那他所說：「解《靈》《素》不傳之秘，而西藥之得失，亦可舉此以訂證焉」[16]中既有的「不傳之秘」，也已把最後的真理拖出。這些都說明唐根本不會想去瞭解西藥的藥理，自然當時中西醫匯通範圍與廣度也就窄化了。如黎伯概所說：

> 巴豆與咖啡，截然兩物。一為毒物，一為無毒物。巴豆只可入攻下藥劑，咖啡則為嗜好品，泡為飲料。巴豆產於中國及各國，咖啡產於南洋熱帶地域，氣味不同，形狀更異。唐容川著《本草問答》，為巴豆炒焦即咖啡，為西人善用巴豆。不知何所見而云然？倘信其說而用之，則誤人甚矣！二十年前余閱唐氏書，深滋不安，茲不得已辯正之。……唐氏著書在四十年前，援引西說，亦算開通。其實譯本尚少，舶來產料，亦無如今日之備，偶爾臆說，或所不免。然其天資聰敏，努力發揮，固可敬也。[17]

黎以巴豆與咖啡為例，說明唐在藥物學上的知識仍屬蒙昧；但因時代限制，其「臆說」也屬可以理解的範疇。另外，唐屢舉西人的實

15 清・唐宗海，《醫經精義》下卷，頁94。

16 清・唐宗海，《本草問答》，頁88。

17 黎伯概著，許雪樵校注，《醫海文瀾》，頁116。

驗與形質來作為說服讀者的證據，包括三焦、膏膜、腦筋中氣的形質道路，以及脈可以是血管，也是氣管的問題，唐都進行理論上的加工。他說：「西法用數倍顯微鏡，照見毛形如樹，其下有坑，坑內有許多蟲，或進或出，其實皆氣之出入也。」[18] 其論事實上也可以算是另一種「心眼引導肉眼」的現象吧，唐（認為）看到了氣與臟腑在身體內的形質。趙晴初在他的《存存齋醫話稿》中發表了他對清末新醫學的種種看法，他說：

> 按泰西諸書與《醫林改錯》，為醫家所當參閱，以目稽勝於懸揣也。然其言臟腑之功用與氣機之流行，不無可議處。《重慶堂隨筆》評泰西書，信其可信，闕其可疑，兩言韙矣。仁和徐然石書《醫林改錯》後曰：「《易》云：天地定位，山澤通氣。人身軀殼以內，物位之定也。飲食之化精、化液、化血、化大小便，氣之通也。信先生明位之定而執之，竊疑先生未能擴氣之通而充之也。」此數言亦中肯。[19]

氣的重要性，是醫家在面對西醫解剖形質時仍堅持的，這一點不會改變，在唐的醫論中得到了證實。

唐宗海的志業在整個中醫史中又該占著什麼位置呢?他既開「匯通」風氣之先，其思想的重要性自然不言而喻。但陳邦賢在《中國醫學史》中曾言：「王氏（清任）訂正古書的錯誤，頗具功績，和唐容川、鄧笠航等假中西會（匯）通的美名，倡嚮壁騎牆的謬說，不

---

18 唐宗海，《醫經精義》上卷，頁 35。

19 趙彥暉撰，董建華、胡玉珍校注，《存存齋醫話稿》，收入劉更生主編，《醫案醫話醫論名著集成》，頁 766。

可同日而語。」[20] 此「騎牆的謬說」之嚴厲批評，宗海何足堪當？陳邦賢好像忘了王清任挑戰了中醫傳統的臟腑知識，他的言論之激烈甚至較唐氏有過之而無不及，一如西醫對中醫臟腑生理知識的懷疑，將導致人們對整體中醫學的不信任。唐宗海雖然生於西醫解剖學所帶來實質臟腑挑戰的時代，但他立場堅定，主動做出回應，為中醫傳統臟腑知識辯護，陳錯估了唐的醫論，唐不是那種耍「瞭解西醫」來向其他中醫證明自己能力的人。

本書各章節內所闡述與唐宗海同時代的醫家們，對西醫形質也作了些許回應，而且和宗海的意見大同小異，他們不約而同地都在追尋中醫學的「極大值」，既是極大，則漫無邊界，而最終端看醫家如何定義他們的醫學知識，雖然箇中有方法論上的不同，但最終這種心態卻是殊途同歸；隨後的中西醫匯通者，在西醫形質理論的瞭解上做出更大的努力，並將研究觸角延伸至藥物學與疾病解釋上，而中西醫融合的工作遂燦然大備，邁向另一個新時代，但是他們仍和唐宗海一樣，難以遺忘中醫臟腑理論帶給他們的薰陶。就如謝利恆在重校唐氏的《中西匯通醫書五種》的序文中談到：「中西匯通為今後醫家之大業，然其人必深通西洋醫術，又真能讀中國之古書，詳考脈證，確知中國古所謂某病者，即西洋所謂某病；或某與某病確有相同之處，而又能精研藥物之學。」疾病與藥物的匯通工作，唐著墨較少；但這整個歷史發展動向，其實在唐宗海的醫論中就已經顯示了。所以謝在評論宗海的醫書時說到：其書「不無牽強附會，然能參西而崇中，不得新而忘舊」，的確是「吾道中之先知先覺者也」。[21] 謝的結論，可說是肯定了唐宗海的醫論在醫史上的開創地

20 陳邦賢，《中國醫學史》，頁 184。

位。而關於唐宗海個人的歷史評價上，秦伯未（1900–1970 年）也曾補充說：

> 其生前正當醫學復古之時，而能肆力西說，辣手為文，破空洞浮泛之積習，作剴切詳明之指示，開自新之路，樹今日衷中參西之先聲，目光之遠大，洵不可及。而摘錄《醫經精義》，證以生理解剖，尤非迷新之徒。[22]

可見在一些中醫的評論中，唐宗海也絕非「嚮壁騎牆之徒」[23]一語所能承受，唐的一些見解，仍為後來的中醫所繼承；即使有臟腑理論解釋上層次之不同，但一致趨向中醫本位理論的初衷，卻被不斷拿出來強調。

梁啟超曾於《清代學術概論》中描述光緒年間知識分子對追求西學的「學問飢渴」態度。當時客觀的環境是：「固有之舊思想既深根固蔕，而外來之新思想，又來源淺觳，汲而易竭；其支絀滅裂」[24]，而最終成了一種「不中不西即中即西之新學派」[25]。梁的話說明清末學術發展的形勢，因受環境的影響，所以當時所謂的新學派都是以混雜中西的方式出現，難以定義是中是西。其實，在晚清以至民初的學人，包括中醫在內，又何嘗不被這不中不西的年代所困惑，回眸過往，整個中國文化該如何發展下去呢？錢穆先生說，

---

21 唐宗海著，王咪咪、李林主編，《唐容川醫學全書》，頁 640。

22 唐宗海著，王咪咪、李林主編，《唐容川醫學全書》，頁 640–641。

23 陳邦賢，《中國醫學史》，頁 184。

24 梁啟超，《清代學術概論》，頁 161。

25 梁啟超，《清代學術概論》，頁 160–161。

他一生都被困在中西文化的爭論之中。但是，他把自己的思想追求定位為：「余之所論每若守舊，而余持論之出發點，則實求維新。」余英時認為，錢穆先生的基本立場是要吸收西方的新文化而不失故我的認同，更與陳寅恪先生所言：「一方面吸收輸入外來之學說，一方面不忘本來民族之地位。」是完全一致的[26]。

在某些部分，唐宗海的思想展現了復古與創新的思考理路，他不斷的以他個人所瞭解的西醫解剖形質，來解釋中醫的身體觀；但對西醫在用藥、治法與科學精神方面卻沒有足夠的認知與介紹。但他開創了「參西」的轉型中醫身體觀，而又不失去他對傳統知識的鍾愛與信任，這正是他思想價值之所在，也是「中西醫匯通思想」初起時要注意的醫史動向：「匯通」思想的初衷，是被定位為重新詮釋中醫傳統身體論述的。

胡適（1891–1962 年）在民初端倪過西洋「新醫學」面貌後說：「回頭想想我們家裡的陰陽五行的『國醫學』在這個科學的醫學史上能夠站一個什麼地位。」[27]新時代的新中醫，是不是讓胡適感到安慰呢？現代的中醫大部分拋棄了傳統中所謂不合時宜的理論，並在傳統與創新的結合之下，一方面遵循古法製藥；一方面使用科學儀器來作藥物分析，再結合西醫之長，適當運用注射、X 光檢查、超音波等技術。近年來人們更漸漸瞭解化學藥物對人體的傷害，並注意到傳統中醫學將「自然」與人類身體與藥物結合在一起的好處，逐漸使中醫學脫胎換骨，並躋身於世界醫學之林。只是，胡適沒想到，中醫能否繼續生存並發展下去的疑問，每每被提出來討論，根

26 余英時，《歷史人物與文化危機》（臺北：東大圖書，1995），頁 211。

27 出自西格理斯 (Sigerist, Henry S.) 著，顧謙吉譯，胡適校，《人與醫學》（臺北：臺灣商務，1967），序言，頁 4。

本還沒找到出路。如果單純的披上「現代」與「科學」的外衣，一心只想追求「中醫科學化」或「中西醫統一」的轉型方式，那麼中醫發展的自主性自然要受到質疑，而不免令人憂心忡忡。

有一位高中老師拿了他父親的健康檢查表來請問我的看法。有意思的是，他父親在某家大醫院中醫部所做的檢查，叫做「經絡能量分析儀」，在報告中顯示，他父親的「三焦經」能量不正常，他問我：「我父親的三焦怎麼了，是身體的哪一個部分出了問題？」我看了報告、聽了他的問題後當場愣住，因為我實在是對我的專業醫學知識沒什麼信心，應該說我不是醫生吧！但是，經過我「不專業」的判斷，我很認真的跟他說：「中醫靠的是望、聞、問、切，不是科學儀器。」接著，我把三焦論那一章的論述說給他聽，告訴他「三焦」的含義很廣，甚至每個中醫的解釋都不同，怎麼可能用「科學儀器」檢測出三焦的問題呢？隨後，我思索了一些問題，並去請教具有中西醫資格的專業醫生，那位醫生打趣的對我說：「當成打電動玩具就好，不用（對報告）太認真。」

回頭仔細看看那張檢查報告，上面大意寫著：「若有任何疑問，請攜帶報告至中醫門診諮詢。」我後來覺得，這個科學檢查背後的目的還是為了吸引病患吧，用科學檢查來營造出一個病人無法解讀的醫學專業，吸引交集於「相信中醫」與「相信科學」這兩類光譜中的病家掏錢上門，才是這項檢查背後之「陽謀」。如果中醫都憑科學檢查來判斷疾病，而拋棄傳統中醫的四診辨證，那我真是對中醫的未來感到憂心——氣化身體的意義，至少到目前為止還無法用科學來全面驗證，取得西方醫學界的認可；那麼，中醫、甚至是病家，是不是應該反思相信科學化中醫的觀念呢？

對於中西與古今之間碰撞發生的「二重現代性難題」[28]之解讀，有助於我們瞭解此一問題的本質。中醫在現代化的轉型過程中所面對的困難就是同時要處理「古今」與「中西」這兩個二重性難題，貼近了任何一個光譜的對向極端，皆可能戕害中醫的可能未來。這個懸而未解達一個世紀的難題，應該試著去化解而非單一的只是用科學來裝飾中醫。問題是怎麼化解？中醫們追求現代化的過程中，現在連身為中醫博士的教授們都很少去閱讀、咀嚼、反覆思量中醫學的經典著作，每天只忙著在實驗室餵小老鼠吃中藥、打針，一有成果就立刻發表論文[29]，深怕落於人後。可是，這種獲取知識的方式是古典中國傳統醫學的精神嗎？有一位中醫對我說，人是人造出來的，不是機器造出來的，中醫以「人」為本，實驗室和科學工具根本造就不出一位道地的好中醫；這倒是和唐宗海認為「西醫的器具精良，對臟腑形質的瞭解也夠透徹，但永遠無法知道身體氣化真相」的見解雷同。

換個層次來解讀，西方人已不再將「科學」一詞看做是等同於「正確」和「唯一」了；但從民初開始，中醫就一直在追求具有現代意義的「科學化」，不，應該是西醫化吧。中醫愈科學，思考就愈

---

28 此一概念來自李建民老師的提醒，此論點對本書啟發甚大，特此感謝之。另外，古、今中醫與中、西醫學相互比較的議題，本就是中醫們關切的議題，如此二重性的交鋒，是歷史的對話，也是文化交流議題內學者關切的焦點。可參考的一般性著作：張大釗主編，《中醫文化對談錄》(香港：三聯書店，2000)；以及區結成，《當中醫遇上西醫——歷史與省思》(香港：三聯書店，2004)。

29 朱彤、朱時中，〈中醫——正在失落的文明〉，《中國國家地理》第28期(2003年9月)，頁69。

西醫，而西醫打從唐宗海時代開始到現在都不相信有氣、陰陽、經絡等概念[30]，故不斷有人憂心「中西醫融合」將導致中醫理論的滅亡，急著去檢討所謂「結合」的策略[31]。不過，適度吸收西醫知識仍有其一定貢獻，在上層醫學知識的建構上，唐宗海的醫論凸顯了將西醫的某些專有名詞與中醫經典知識結合的可能，讓現今中醫可以繼續透過「參西法」去瞭解西醫所講的膽固醇、血脂、尿酸等古典醫學所沒有之醫理；在下層社會的部分，這種解釋的方法，也能讓西化的民眾可能去認識傳統中醫經典內的身體論述。事實上，我們現在所具有的身體觀，也正是如此：一方面相信解剖形質，另一方面又堅信身體有許多氣與精力的存在，一如中西醫並存於當今中國社會一樣。若拋開中醫或西醫的二分法，唐宗海的解釋模式仍有助於中西醫學與身體知識的匯通，也不必因噎廢食，完全不理會西醫或科學。

檢視唐宗海的醫論，他除了解讀西醫的說法過於主觀外，但他仍相信千年來累積治療經驗的那一套傳統。是不是中醫本身應該去除單一信仰西醫方法的誤區，並反思傳統[32]，思考要如何加以詮釋

---

30 部分參考胡碧玲，〈一個加拿大學者眼中的中醫〉，《中國國家地理》第28期，頁4。

31 王振瑞，《中國中西醫結合史論》，頁78–93。

32 朱彤、朱時中，〈中醫——正在失落的文明〉，《中國國家地理》第28期，頁63–69。最後有一段發人深省的話：「北京中醫藥大學的圖書館西側有一尊張仲景的塑像，也許有些諷刺的是，從初見到它的中醫學生，到這些學生最終離開它時，這些中國醫學的後繼者們也許並沒有能學會如何去熱愛它，因為在他們心裡不得不裝有另一種心態：如何在西醫學生面前淡化自卑，並找到一份工作。」存有這種心態的中醫傳人們，又何來自信改革中醫呢？若不對傳統有一分敬意，要怎麼找到立足點，這實在值得中醫界來

讓一般人易於接受傳統醫論，而不是去將傳統束之高閣[33]，這可能是解決中醫二重現代性難題的一道良方吧。也可以解讀唐宗海為何被一些學習正統中醫出身的醫史家視為是中醫學新時代的開創者之一，因為他在著作中述先聖之學，開時代之先，而有其摸索探路的真實貢獻。

最後，面對西醫的理論衝擊，中醫究竟要如何繼續維持發展的自主性？近代著名哲學家梁漱溟有言：西方喜「新」，而東方「好古」；西方文化以「向前為根本精神」，而中國則以「意欲自為調和折衷為其根本精神」。[34]一百年前的唐宗海，已經在建構這種「調和折衷」的論述，摸索歷史新路了。在守舊與融合西說天秤的兩端，唐選擇了融合的支點站立。這個支點即中西醫匯通的形象，當然還包含了他自導自演的「尊經」與「崇古」之傳統。幸好在近代，某些「中國的知識份子大體是在理智方面選擇了西方的價值，而在情感方面卻丟不開中國的舊傳統」。[35]如果唐宗海曾經能夠在中醫臟腑

做深入思考。

33 吳變本，〈中西醫結合之我見〉，收入《南方醫話》（北京：北京科學技術出版社，2000），頁657–658。

34 出自梁漱溟，《東西文化及其哲學》（北京：商務印書館，1999），頁47–56。另外一個有趣的側寫：民初周樹人（1881–1936年）帶著諷刺的口吻說：「中國人的性情是總喜歡調和，折中的。譬如你說這屋子太暗須在這裡開一個窗，大家一定不允許的。但如果你主張拆掉屋頂，他們就會來調和，願意開窗了。沒有更激烈的主張，他們總連平和的改革也不肯行。」如果周的觀察夠犀利，至少我們就可以看出近代以來中醫面對來自於西醫的壓力是相當大的。引文出自陳漱渝主編，〈無聲的中國——二月十六日在香港青年會講〉，《魯迅論爭集》（北京：中國社會科學出版，1998），頁21。

35 余英時，《史學與傳統》（臺北：時報出版，1982），頁103–104。

生理與西醫解剖形質中間，找到一個醫家評價認為還算合理的支點，也許就能給予後來的中醫良多感觸與啟發，在那中西醫交匯之初的堅持，難免牽強，但卻是他在面對中醫知識不得不轉型時，一份維持自主性的初衷。

唐宗海年譜簡編[1]

1851 年（咸豐元年十月二十九日）：唐宗海出生。

1861 年左右（清咸同年間），十歲：唐從李本生習文，後從新都王利堂學習理學。

1862 年（同治元年），十一歲：考中秀才。

1863 年（同治二年），十二歲：入泮。

1868 年（同治七年），十七歲：唐鑑於其父瑞麟「體羸善病」，始涉獵醫學書籍。

1869 年（同治八年），十八歲：唐宗海著《醫柄》一冊，現已佚失。

1873 年（同治十二年）：六月，二十二歲：宗海父瑞麟驟得吐血，繼復轉為下血，宗海查照各書，施治罔效，延請名醫，眾醫也無確定一致的意見，「大約用調停之藥，以俟病衰而已。」其父延六年而卒。

1878–1879 年（光緒四年至五年），二十七歲：接觸鄉先輩楊西山先生，並讀其所著《失血大法》，得血證不傳之秘；後再習內經仲景之書，遂醫技日增。

1879 年（光緒五年），二十八歲：宗海荊妻馮氏妻患血證，宗海親治而癒。

約 1880–1884 年間（光緒六年至十年間），二十九至三十三歲：唐撰寫《六經方証中西通解》。

---

1 醫書出版年份以第 1 版為先，若不清楚，則以現存最早版本以定之。

1884 年（光緒十年），三十三歲：《血證論》出版。

1885 年（光緒十一年），三十四歲：考中舉人。

1888 年（光緒十四年），三十七歲：遊學江南，是秋經滬，與鄧氏兄弟交好，醫名顯於滬中。

1889 年（光緒十五年），三十八歲：考取進士，其妻馮氏卒，宗海告假歸鄉。

1890 年（光緒十六年），三十九歲：《醫學一見能》出版，並同鳳樓書院呂調陽學習天地陰陽萬物氣化之理。

1892 年（光緒十八年），四十一歲：出版《醫經精義》（一說於 1880–1884 年出版）並與其子共同合力完成《醫易通說》並刊行。而 1892 年左右，唐往來於北京、上海與廣東之間，後來在北京時與「戊戌六君子」之一的劉光第交好。是年冬天，唐復遊歷廣東，並與張士驤詳談醫理，計畫出版有關本草學的著作。

1893 年（光緒十九年），四十二歲：《金匱要略淺註補正》、《本草問答》出版。

1894 年（光緒二十年），四十三歲：《傷寒論淺註補正》出版。同年《中西匯通醫書五種》出版。

1895 年（光緒二十一年），四十四歲：《痢症三字訣》出版。

1896 年（光緒二十二年），四十五歲：宗海三月上奏，請求由禮部主事改歸進士知縣，後被朝廷授予廣西來賓縣知縣一職。

1897 年（光緒二十三年），四十六歲：宗海逝世。

1900 年（光緒二十六年）：傳說庚子事變後受嫌，離開北京，到達上海[2]。

1901 年（光緒二十七年）：《六經方証中西通解》石印本第一次刊行。

---

2 此為唐重岳回憶之語，當時唐應該已經過世。見陳先賦，《訪唐容川親族故里記》，頁 59。

徵引文獻

一、中西醫典籍著作（包括點校、譯註、輯譯、景印醫籍）

王士雄，《潛齋醫學叢書十種》，臺北：自然療法雜誌社，1987 年。

王叔和，《脈經》，臺南：大孚書局，1999 年。

王清任，《醫林改錯》，臺北：力行書局，1995 年。

王有忠，《簡明中西匯參醫學圖說》，《續修四庫全書．子部．醫家類》第 1026 冊，上海：上海古籍出版社，1997 年。

王宏翰，《醫學原始》，上海：上海科學技術出版社，1997 年。

王肯堂，《證治準繩》，陸拯主編，《王肯堂醫學全書》，北京：中國中醫藥出版社，1999 年。

王燾著，高文鑄主編，《外臺秘要方》，北京：華夏出版社，1993 年。

尤怡著、張慧芳校注，《傷寒貫珠集》，北京：中醫古籍出版社，1998 年。

朱沛文，《中西臟腑圖像合纂》，宏文閣石印，光緒丁酉 (1897) 年版，出版地不詳。

朱鶴皋、陸奎生纂輯，《中醫科學化講義》，臺北：新文豐出版社，1987 年。

朱震亨撰，浙江省中醫藥研究院文獻研究室編校，《丹溪醫集》，北京：人民衛生出版社，2001 年。

朱肱，《類證活人書》，天津：天津科學技術出版社，2005 年。

江涵暾，《筆花醫鏡》，《續修四庫全書 · 子部 · 醫家類》第 1025 冊，上海：上海古籍出版社，1997 年。

合信，《博物新編》，上海墨海書館刻本，咸豐乙卯 (1855) 年版。

合信，《西醫略論》，上海墨海書館刻本，咸豐丁巳 (1857) 年版。

合信，《內科新說》，上海墨海書館刻本，咸豐戊午 (1858) 年版。

合信，《婦嬰新說》，上海墨海書館刻本，咸豐戊午 (1858) 年版。

合信，《全體新論》，《叢書集成新編》第 47 冊，臺北：新文豐出版社，1984 年。

英 · 艾約瑟譯，《西學啟蒙十六種——身理啟蒙》，光緒 24 年上海圖書集成印書局印行，現藏郭廷以圖書館。

何夢瑤，《醫碥》，上海：上海科學技術出版社，1982 年。

何廉臣，《增定通俗傷寒論》，福州：福建科學技術出版社，2004 年。

沈李龍，《脈訣秘傳》，《歷代中醫珍本集成》第 14 冊，上海：上海三聯書店，1990 年。

沈括、蘇軾撰，楊俊杰、王振國點校，《蘇沈良方》，上海：上海科學技術出版社，2003 年。

沈頲原著，馬俶增定，《病機彙論》，北京：人民衛生出版社，1996 年。

李時珍著，北京中醫學院中醫系中醫基礎理論教研室編，《瀕湖脈學白話解》，北京：人民衛生。出版社，1997 年

李時珍原著，柳長華主編，《李時珍醫學全書》，北京：中國中醫藥出版，1999 年

李順保編著，《歷代《傷寒論》類著作書目彙總表》，《傷寒論版本大全》，北京：學苑出版社，2000 年。

李中梓，《內經知要》，臺北：立得出版社，1997年。
李中梓，《醫宗必讀》，北京：人民衛生出版社，1995年。
汪昂，《增批本草備要》，臺中：瑞成書局，1980年。
李杲，《脾胃論》，臺北：臺灣商務，1966年。
李杲，《蘭室秘藏》，臺北：進學書局，1970年。
李時珍，《重訂本草綱目》，臺北：文化圖書公司，1994年。
吳瑭原著，楊東喜編著，《溫病條辨解析》，新竹：國興出版社，1999年。
吳謙主編，《醫宗金鑑》，臺北：臺灣第一書店，1978年。
吳謙，《刺灸心法要訣》，臺北：志遠書局，1999年。
吳錫璜，《衛生學講義》，臺北：新文豐出版，1985年。
吳有性原著，鄭重光補注，《瘟疫論補注》，北京：人民衛生出版社，1995年。
虎伯撰，哈來等參訂，舒高第口譯，趙元益筆述，《內科理法》，上海江南製造總局光緒刊本，出版時間不詳。
吳瑭原著，李宗一、郭莉莉校注，《吳鞠通醫案》，北京：中國中醫藥出版社，1998年。
周振武著，楊維益點校，《人身通考》，北京：人民衛生出版社，1994年。
俞樾，《內經辨言》，《歷代中醫珍本集成》第1冊，上海：上海三聯書店，1990年。
哈烈撰，孔慶高譯，《體用十章》，羊城博濟醫局原刻本，光緒庚申(1884)年版。
哈來著，傅蘭雅口譯，《西藥大成補編》，江南機器製造局，光緒三十年（2004年）本。
皇甫謐，《黃帝針灸甲乙經》，臺南：綜合出版社，2000年。

唐宗海原著，王咪咪、李林主編，《唐容川醫學全書》，北京：中國中醫藥出版社，1999 年。

唐宗海，《醫易通說》，臺中：瑞成書局，1974 年。

唐宗海，《傷寒論淺註補正》，臺北：力行書局，1993 年。

唐宗海，《金匱要略淺註補正》，臺北：力行書局，1993 年。

唐宗海，《中西醫判》，臺北：新文豐，1985 年。

唐宗海，《醫經精義》，臺北：力行書局，1998 年。

唐宗海，《血證論》，臺北：力行書局，2000 年。

唐宗海，《本草問答》，臺北：力行書局，2000 年。

高士宗原著，于天星按，《黃帝素問直解》，北京：科學技術文獻出版社，2001 年。

秦越人著，張登本撰，《難經通解》，西安：三秦出版社，2001 年。

海得蘭撰，傅蘭雅口譯，趙元益筆述，《儒門醫學》，上海江南製造總局光緒刊本，出版時間不詳。

徐靈胎、劉洋主編，《徐靈胎醫學全書》，北京：中國中醫藥出版社，1999 年。

時逸人，《時氏生理學》，臺中：昭人出版社，1980 年。

時逸人，《時氏內經學》，臺北：力行書局，1987 年。

時逸人，《中醫傷寒與溫病》，臺北：力行書局，1995 年。

孫一奎原著，韓學杰、張印生主編，《孫一奎醫學全書》，北京：中國中醫藥出版社，1999 年。

孫思邈著，朱邦賢等校注，《千金翼方校注》，上海：上海古籍出版社，1999 年。

孫思邈，《備急千金藥方》，臺北：新銳出版社，1996 年。

曹穎甫，《經方實驗錄》，福州：福建科學技術出版社，2004 年。

浙江省中醫管理局《張山雷醫集》編委會編輯，《張山雷醫集》，北京：

人民衛生出版社，1995 年。
張介賓，《類經》，北京：人民衛生出版社，1995 年。
張介賓，《景岳全書》，上海：上海科學技術出版社，1996 年。
張琦著、王洪圖點校，《素問釋義》，北京：科學技術文獻出版社，1998 年。
張錫純，《醫學衷中參西錄》第 3 冊，石家莊：河北科學技術出版社，1999 年。
巢元方原著，丁光迪主編，《諸病源候論校注》，北京：人民衛生出版社，2000 年。
陳念祖原著，王屢康校注，俞長榮審閱，《醫學三字經》，福州：福建科學技術出版社，1993 年。
陳修園、林慧光主編，《陳修園醫學全書》，北京：中國中醫藥出版社，1999 年。
陳言著，吳灡堂評著，《吳灡堂評著——陳無擇三因方》，臺北：臺聯國風出版社，1991 年。
陸九芝、傅青主、戴天章，《世補齋醫書全集》，臺北：五洲出版社，1996 年。
陸以湉，《冷廬醫話》，臺北：五洲出版社，1998 年。
章太炎，《章太炎醫論》，北京：人民衛生出版社，2006 年。
郭藹春主編，《黃帝內經素問語譯》，北京：人民衛生出版社，1996 年。
程國彭著，費伯雄批注，《醫學心悟》，安徽：安徽科學技術出版社，1998 年。
惲鐵樵，《內經講義》，《歷代中醫珍本集成》第 2 冊，上海：上海三聯書店，1990 年。
惲鐵憔，《脈學發微》，《歷代中醫珍本集成》第 14 冊，上海：上海三聯書店，1990 年。

惲鐵樵，《群經見智錄》，臺北：華鼎出版社，1988 年。

惲鐵樵，《臨證筆記》，臺北：華鼎出版社，1988 年。

惲鐵樵，《論醫集》，臺北：華鼎出版社，1988 年。

惲鐵樵，《傷寒論研究》，臺北：華鼎出版社，1988 年。

惲鐵樵，《金匱翼方選按》，臺北：樂群文化事業出版，1991 年。

傅貞亮、高光震等編，《黃帝內經素問析義》，銀川：寧夏人民出版社，1997 年。

傅蘭雅主編，《西藥大成藥品中西名目表》，江南機器製造局，光緒 13 年（1887 年）本。

傅蘭雅主編，《西藥大成》，江南機器製造局，光緒 13 年（1887 年）本。

傅蘭雅主編，《西藥新書——中西藥名目錄》，江南機器製造局，1912 年本。

隋．楊上善撰注，廖平補證，《黃帝內經太素四診補證》，《歷代中醫珍本集成》第 14 冊，上海：上海三聯書店，1990 年。

楊百茀主編，《金匱集釋》，沔陽：湖北科學技術出版社，1984 年。

滑伯仁，《校註古本十四經發揮》，臺北：自由出版社，1999 年。

趙彥暉撰，董建華、胡玉珍校注，《存存齊醫話稿》，《醫案醫話醫論名著集成》，北京：華夏出版社出版，1997 年。

趙獻可撰，陳永萍校注，《醫貫》，北京：學苑出版社，1996 年。

嘉約翰撰，《內科闡微》，羊城博濟醫局原刻本，同治癸酉年 (1873) 年版。

劉鍾衡，《中西匯參銅人圖說》，上海江南機器製造總局，光緒廿五年（1899 年）本。

劉廷楨，《中西骨骼辯正》，上海：上海廣學會，光緒 29 年（1904 年）版。

劉building勳，《傷寒三字經》，臺中：文興出版社，2006 年。

德子固著，《全體通考》，清光緒 12 年（1886 年）刊本，出版地不詳。
鄭欽安著，唐步祺闡釋，《鄭欽安醫書闡釋》，成都：巴蜀書社，1996 年。
魏荔彤，《金匱要略方論本義》，北京：人民衛生出版社，1997 年。
譚一松主編，《靈樞經》，北京：中國醫藥科技出版社，1996 年。
羅定昌，《中西醫粹》，上海：上海孚華書店，光绪八年（1882 年）版。

二、傳統文獻與史料（包括點校、譯註、輯譯、景印書籍）

中央研究院近代史研究所編，《近代中國對西方及列強認識資料彙編》，臺北：中央研究院近代史研究所，1972 年。
中央研究院近代史研究所編，《教務教案檔》，臺北：中央研究院近代史研究所，1974 年。
不著編者，《文獻叢編》，臺北：臺聯國風出版社，1964 年。
中國第一歷史檔案館編，《宮中檔光緒朝珠批奏摺》，北京：中華書局，1995–1996 年。
方以智，《物理小識》，臺北：臺灣商務，1978 年。
呂不韋撰，羅愛萍主編，《百子全書 · 呂氏春秋》第 20 冊，臺北：黎明文化出版，1996 年。
利瑪竇原著，朱維錚主編，鄧志峰等編校，《利瑪竇中文著譯集》，上海：復旦大學出版社，2001 年。
俞正燮，《癸巳類稿》，臺北：世界書局 1961 年。
紀昀等總纂，《文淵閣四庫全書》，臺北：臺灣商務，1983–1986 年。
侯外廬主編，《方以智全書》第 1 冊，上海：上海古籍出版社，1988 年。
秦國經主編，《清代官員履歷檔案全編》第 28 冊，上海：華東師範大學出版社，1997 年。

陳廣忠註釋，《淮南子譯注》，長春：吉林文史出版社，1996 年。

國立故宮博物院故宮文獻編輯委員會編，《宮中檔光緒朝奏摺》，臺北：國立故宮博物院, 1973–1975。

荀況撰，羅愛萍主編，《百子全書．荀子》第 2 冊，臺北：黎明文化出版，1996 年。

張元濟，《戊戌六君子遺集》，臺北：文海出版社 1986 年。

清史稿校註編纂小組編纂，《清史稿校註》第 15 冊，臺北：臺灣商務，1999 年。

曹雪芹著，《紅樓夢》，臺北：大中國圖書公司，1984 年。

陳智超主編，《陳垣早年文集》，臺北：中央研究院中國文哲研究所，1992 年。

葉步榮編纂，《黃庭經解》，臺北：金多利彩色印刷有限公司印行，1989 年。

馮桂芬，《校邠廬抗議》，臺北：文海出版社印行，光緒丁酉歲聚豐坊校刻版。

清，陳夢雷，《古今圖書集成》，臺北：鼎文書局，1977 年。

楊伯峻主編，《春秋左傳注》第 1 冊，臺北：漢京文化事業公司，1987 年。

齊．管仲撰，羅愛萍主編，《百子全書．管子》第 10 冊，臺北：黎明文化出版，1996 年。

劉介廉，《天方性理》，臺北：黎明文化事業出版，1978 年。

鄭光祖，《一斑錄》，臺北：文海出版社，2003 年。

鄭觀應，《盛世危言》，臺北：中華雜誌社，1965 年。

賴明德、陳弘治、劉本棟註釋，《四書讀本》，臺北：黎明文化事業出版，1987 年。

戴震撰，《孟子字義疏證》，收入張岱年主編，《戴震全書》第 1 冊，合肥：黃山書社，1994 年。
譚嗣同，《譚嗣同全集》，臺北：華世出版社，1977 年。
顧廷龍主編，《清代硃卷集成》，臺北：成文出版社，1992 年。

三、近人（1911 年後）專書著作

（日）二木宏明原著，陳成福譯，《腦與心理學》，臺北：東方出版社，1990 年。
丁福保，《四部總錄——醫藥篇》，臺北：新文豐，1985 年。
（日）山田慶兒著，廖育群、李建民編譯，《中國古代醫學的形成》，臺北：東大圖書，2003 年。
王治心，《中國基督教史綱》，臺北：文海出版社重刊，1940 年。
干祖望，《干祖望醫話》，北京：人民衛生出版社，1996 年。
小野沢精一、福永光司、山井湧編，李慶譯，《氣的思想——中國自然觀和人的觀念的發展》，上海：上海人民出版社，1999 年。
文士麥著，馬伯英譯，《世界醫學五千年史》，北京：人民衛生出版社，1983 年。
王玉川著，張年順整理，《運氣探秘》，北京：華夏出版社，1993 年。
王立新，《美國傳教士與晚清中國現代化——近代基督新教傳教士在華社會文化和教育活動研究》，河北：天津人民出版社，1997 年。
王先明，《中國近代社會文化史論》，北京：人民出版社，2000 年。
王君主編，《中國醫道》，北京：中國醫藥科技出版社，2003 年。
王孝先，《絲綢之路醫藥學交流研究》，烏魯木齊：新疆人民出版社，

1994 年。
王洪圖主編，《黃帝內經研究大成》共 3 冊，北京：北京出版社，1997 年。
王振瑞，《中國中西醫結合史論》，石家莊：河北教育出版社，2002 年。
王正直、鄧海先、呂海江著，《熱病證治》，北京：中國中醫藥出版社，1992 年。
王懷義編著，《醫林改錯發揮》，太原：山西科技出版社，1999 年。
王慶國，《仲景學術研究》，北京：學苑出版社，2004 年。
王復旦撰，《人體解剖學》，臺北：維新出版，1968 年。
王晴佳，《臺灣史學五十年 (1950–2000)，傳承、方法、趨向》，臺北：麥田出版，城邦文化發行，2002 年。
王爾敏，《水手的話》，臺北：世界文物出版社，1977 年。
王爾敏，《上海格致書院志略》，香港：中文大學出版社，1980 年。
王爾敏，《中國近代思想史論》，臺北：臺灣商務，1995 年 2 月。
王爾敏，《晚清政治思想史論》，臺北：臺灣商務，1995 年 2 月。
王樹崎、李經緯、鄭金生，《古老的中國醫學，中國醫學編年史研究》，臺北：緯揚文化，1990 年。
卡斯蒂廖尼 (Arturo Castiglioni) 著，程之范主譯，《醫學史》，桂林：廣西師範大學出版社，2003 年。
中國近代史叢書編寫組編，《戊戌變法》(中國近代史資料叢刊)，上海：上海人民出版社，1972 年。
孔建民，《中國醫學史綱》，北京：人民衛生出版社，1989 年。
包振遠、馬季凡編著，《中國歷代酷刑實錄》，北京：中國社會出版社，1998 年。
史仲文、胡曉林等人合編，《中國清代科技史》，北京：人民出版社，1994 年。

史蘭華主編，《中國傳統醫學史》，北京：新華書店，1992 年。
石川光昭著，沐良譯，《醫學史話》，臺北：臺灣商務，1968 年。
史仲序，《中國醫學史》，臺北：正中書局，1997 年 6 月第 5 版。
皮國立，《當中醫臟腑生理遇上西醫解剖形質——唐宗海，1851–1897）的中西醫折衷身體觀析論》，臺北：國立臺灣師範大學歷史研究所碩士論文，2003 年。
皮國立，《國族、國醫與病人：近代中國的醫療和身體》，臺北：五南，2022 年。
江一平、儲水鑫、沈桂祥主編，《古醫籍各家証治抉微》，北京：中醫古籍出版社，2000 年。
印會河，《中醫基礎理論》，上海：上海科學技術出版社，1984 年。
任應秋，《中醫各家學說》，上海：上海科技出版社，1986 年。
曲峰著，《中醫臨床理論思維探討》，北京：中國醫藥科技出版社，1992 年。
任秀玲，《中醫理論範疇：《黃帝內經》 建構中醫理論的基本範疇》，北京：中醫古籍出版社，2001 年。
仲富蘭主編，《圖說中國百年社會生活變遷——文體．教育．衛生》，上海：學林出版社，2001 年。
呂實強，《中國官紳反教的原因》，臺北：中央研究院近代史研究所，1974 年。
呂芳上，《革命之再起——中國國民黨改組前對新思潮的回應 (1914–1924)》，臺北：中央研究院近代史研究所，1989 年。
何東燦，《金匱要略內科疾病之研究》，臺北：正中書局，1994 年。
何時希，《近代醫林軼事》，上海：上海中醫藥大學出版社，1997 年。
何小蓮，《西醫東漸與文化調適》，上海：上海古籍出版社，2006 年。
李如輝，《發生藏象學》，北京：中國中醫藥出版社，2003 年。

李志平，《中西醫學史》，北京：人民衛生出版社，1999 年。

李廷安，《中外醫學史概論》，北京：商務印書館，1947 年。

李松良、葉海濤編著，《陳立夫與中醫藥學》，廈門：廈門大學出版社，1993 年。

李約瑟 (Joseph Needham) 著，陳立夫譯，《中國古代科學思想史》，江西：江西人民出版社，1999 年 9 月。

李約瑟 (Joseph Needham) 著，李彥譯，《中國古代科學》，上海：上海書店出版社，2001 年 1 月。

李經緯、鄢良，《西學東漸與中國近代醫學思潮》，武漢：湖北科技出版社，1992 年。

李經緯主編，《中外醫學交流史》，長沙：湖南教育出版社，1998 年。

李寬淑，《中國基督教史略》，北京：社會科學文獻出版社，1998 年。

李志剛，《基督教早期在華傳教史》，臺北：臺灣商務，1998 年。

李孝悌，《清末的下層社會啟蒙運動 1901–1911》，臺北：中研院近史所，1998 年。

李約瑟 (Joseph Needham) 著，陳立夫主譯，《中國之科學與文明》第 2 冊，臺北：臺灣商務，1989 年。

李建民，《方術．醫學．歷史》，臺北：南天書局，2000 年 6 月。

李建民，《死生之域，周秦漢脈學之源流》，臺北：中研院史語所，2001 年 4 月。

李建民主編，廖育群著，《醫者意也——認識中國傳統醫學》，臺北：東大圖書，2022 年。

李建民，《生命史學——從醫療看中國歷史》，臺北：三民書局，2022 年。

李國祁主編，《近代中國思想人物論——民族主義》，臺北：時報出版，1985 年。

李澤厚，《中國現代思想史論》，臺北：三民書局，1996 年 9 月。
李澤厚，《中國古代思想史論》，臺北：三民書局，1996 年 9 月。
李澤厚，《中國近代思想史論》，臺北：三民書局，1996 年 9 月。
杜聰明，《中西醫學史略》，臺北：中華大典編印會，1965 年 4 月。
杜建主編，《台灣中醫藥縱覽》，北京：中國醫藥科技出版社，1993 年。
杜雨茂，《傷寒論釋疑與經方實驗》，北京：中醫古籍出版社，2004 年。
汪榮祖，《康章合論》，臺北：聯經出版，1988 年。
余英時，《史學與傳統》，臺北：時報出版，1982 年。
余英時，《歷史人物與文化危機》，臺北：東大圖書，2022 年。
余瀛鰲，《中華文化通志．科學技術典——醫藥學志》，上海：上海人民出版社，1998 年。
余英時著，李彤譯，《十字路口的中國史學》，上海：上海古籍出版社，2004 年。
余英時，《中國傳統思想的現代詮釋》，南京：江蘇人民出版社，2003 年。
克洛德．貝爾納 (Claude Bernard) 原著，夏康農、管光東譯，《實驗醫學研究導論》，北京：商務印書館，1991 年。
貝特曼 (Bettmann Otto L.) 著，李師鄭編譯，《世界醫學史話》，臺北：民生報社，1980 年 7 月。
利瑪竇著，劉俊餘、王玉川、羅漁譯，《利瑪竇全集》第 1 冊，臺北：光啟出版社，1986 年。
許爾文．努蘭著 (Sherwin B. Nuland)，潘震澤譯，《器官神話——一位外科醫生的奇遇》 (*The Mysteries Within: A Surgeon Reflects on Medical Myths*)，臺北：時報文化，2002 年。
吳車，《「病入膏肓」之文獻解析及其針灸療效研究》，臺北：志遠書局，1996 年。

吳展良，《中國現代學人的學術性格與思維方式論集》，臺北：五南，2000年。

吳國定輯著，《內經診斷學》，臺中：昭人出版社，1998年。

吳國定，《內經解剖生理學》，臺北：國立中國醫藥研究所，1999年4月。

周先樂編著，《人體生理學》，臺北：藝軒圖書出版社，2001年4月。

周德程編譯，《解剖生理學，為瞭解人體之基本構造和生理功能》，臺中：昭仁出版社，1981年。

周學勝，《中醫基礎理論圖表解》，北京：人民衛生出版社，2001年。

林富士，《疾病終結者——中國早期的道教醫學》，臺北：三民書局，2001年11月。

林昭庚、鄢良，《針灸醫學史》，北京：中國中醫藥出版社，1995年。

（日）和田行一監修，古耀秋譯，《胃腸病，醫療與食療》，臺南：王家出版社，1992年。

范行準，《明季西洋傳入之醫學》共4冊，1943年由中華醫史學會所出版。

尚智叢，《傳教士與西學東漸》，太原：山西教育出版社，2000年10月。

彼得・柏克 (Peter Burke) 著，姚朋等譯，《歷史學與社會理論》上海：上海人民出版社，2001年。

孟永利等主編，《傷寒論現代研究與臨床應用》，北京：學苑出版社，1998年。

柯文 (Paul Cohen) 著，林同奇譯，《在中國發現歷史——中國中心觀在美國的興起》，北京：中華書局，1989年。

洛伊斯・N・瑪格納 (Lois N. Magner)，《生命科學史》，河北：百花文藝出版社，2002年。

侯明邦、桑木崇秀，《漢醫糖尿病學》上冊，臺灣，大眾中西合一醫院出版，1975 年。
孫廣德，《晚清傳統與西化的爭論》，臺北：臺灣商務，1995 年。
馬建中，《中醫診斷學》，臺北：正中書局，1999 年。
馬光亞著，梁明達整理，《中國百年百名中醫臨床家叢書——馬光亞》，北京：中國中醫藥出版社，2001 年。
馬伯英、高晞等著，《中外醫學文化交流史——中外醫學跨文化傳通》，上海：文匯出版社，1993 年 10 月。
馬伯英《中外醫學文化史》，上海：上海人民出版社，1994 年。
馬祖毅，《中國翻譯史》，武漢：湖北教育出版社，1999 年 9 月。
徐海松，《清初士人與西學》，北京：東方出版社，2000 年 12 月。
徐唐鉞著，《西方心理學史大綱》，北京：北京大學出版社，1994 年。
徐嘉宏等著，《心與腦》，臺北：心理出版社，1998 年。
（日）栗山茂久著，陳信宏譯，《身體的語言——從中西文化看身體之謎》，臺北：究竟出版社，2001 年。
區結成，《當中醫遇上西醫——歷史與省思》，香港：三聯書店，2004 年。
桑兵，《清末新知識界的社團與活動》，北京：三聯書店，1995 年。
陶御風、朱邦賢、洪丕謨編著，《歷代筆記醫事別錄》，天津：天津科學技術出版社，1988 年。
陶文釗、梁碧瑩，《美國與近現代中國》，北京：中國社會科學出版社，1996 年 12 月。
張珍玉主編，《中醫學基礎》，北京：中國中醫藥出版社，1999 年。
張俊龍、郭蕾編著，《中醫藏象學》，北京：科學出版社，2001 年。
張贊臣，《中國歷代醫學史略》，上海：醫界春秋社，1933 年。
張大釗主編，《中醫文化對談錄》，香港：三聯書店，2000 年。
張肖松編著，《心理學史》，臺北：巨流圖書公司，1981 年。

張灝，《烈士精神與批判意識》，臺北：聯經出版社，1988 年。
張灝，《梁啟超與中國思想的過渡 (1890–1907)》，南京：江蘇人民出版社，1997 年。
陳元朋，《兩宋的「尚醫士人」與「儒醫」》，臺北：臺灣大學出版委員會，1997 年。
陳存仁，《中醫師手冊》，臺北：宏業書局，1991 年。
陳邦賢，《中國醫學史》，臺北：廣文書局，1979 年 5 月。
陳邦賢，《中國醫學史》，臺北：臺灣商務，1992 年。
陳勝崑，《中國傳統醫學史》，臺北：時報文化，1979 年。
陳勝崑，《醫學、心理與民俗》，臺北：健康世界雜誌，1985 年。
陳勝崑，《陳勝崑醫師全集．近代醫學在中國》，臺北：橘井文化事業公司，1992 年。
陳小野，《中醫學理論研究》，北京：中醫古籍出版社，2000 年 8 月。
陳新謙、張天祿，《中國近代藥學史》，北京：人民衛生出版社，1992 年。
陳樂平，《出入命門——中國醫學文化導論》，上海：三聯書店，1991 年。
陳廣忠注譯，《淮南子譯注》，長春：吉林文史出版社，1996 年。
郭正昭、陳勝崑、蔡仁堅，《中國科技文明論集》，臺北：牧童出版社，1978 年 1 月。
郭廷以，《近代中國史》，臺北：臺灣商務，1971 年。
曹東義，《中醫外感熱病學史》，北京：中醫古籍出版社，2004 年。
曹增友，《傳教士與中國科學》，北京：北京宗教文化出版社，1999 年。
曹穎甫，《經方實驗錄》，福州：福建科學技術出版社，2004 年。
盛增秀主編，《溫病學派四大家研究》，北京：中國中醫藥出版社，2000 年。

黃文雄著，《中國吃人文化 101 謎》，臺北：前衛出版社，1993 年。
黃金麟，《歷史、身體、國家，近代中國的身體形成 (1895–1937)》，臺北：聯經出版社，2001 年。
黃維三，《針灸科學》，臺北：正中書局出版，1997 年。
黃侖、王旭東，《醫史與文明》，北京：中國中醫藥出版社，1993 年。
梅錦榮著，《神經心理學》，臺北：桂冠圖書出版，1994 年。
梁啟超，《清代學術概論》，臺北：水牛出版社，1971 年。
梁啟超，《中國近三百年學術史》，北京：東方出版社，1996 年。
梁漱溟，《東西文化及其哲學》，北京：商務印書館，1999 年。
彭英毅主編，張月蘭協編，張丙龍校閱，《解剖生理學，人體構造與功能》，臺北：南山堂出版社，1990 年。
彭縣志編纂委員會，《彭縣志》，成都：四川人民出版社，1989 年。
喬治．福斯特 (George M Foster) 等著，陳華、黃新美譯，《醫學人類學》(Medical Anthroplogy)，臺北：桂冠圖書出版，1992 年。
傅維康等人主編，《醫藥史話》，上海：上海科學技術出版社，1982 年。
傅維康主編，《針灸推拿學史》，上海：上海古籍出版社，1991 年。
傅維康，《醫藥文化隨筆》，上海：上海古籍出版社，2001 年。
傅維康、李經緯、林昭庚主編，《中國醫學通史．文物圖譜卷》，北京：人民衛生出版社，2000 年。
斐正學主編，《《血證論》評釋》，北京：人民衛生出版社，1986 年。
程之范編，《世界醫學史綱要》，哈爾濱：黑龍江科學技術出版社，1984 年。
馮客 (Frank Dikotter) 著，楊立華譯，《近代中國之種族觀念》，南京：江蘇人民出版社，1999 年。
馮契，《中國近代哲學史》上冊，上海：上海人民出版社，1989 年。
馮世綸，張長恩主編，《解讀張仲景醫學——傷寒六經方證直解》，北京：

人民軍醫出版社，2006 年。

愛新覺羅．溥儀，《溥儀自傳》，臺北：長歌出版社，1976 年。

（美）費正清 (John King Fairbank) 著，《費正清論中國》，臺北：正中書局，1994 年。

楊念群，《再造「病人」：中西醫衝突下的空間政治 (1832–1985)》，北京：中國人民大學出版社，2006 年。

楊百茀主編，《金匱集釋》，武漢：湖北科學技術出版社，1984 年。

楊鑫輝，《中國心理學思想史》，南昌：江西教育出版社出版發行，1994 年。

楊鑫輝主編，《心理學通史》，濟南：山東教育出版社，2000 年。

路易絲、麥克尼 (Lois Mcnay) 著，賈湜譯，《福柯》，哈爾濱：黑龍江人民出版社，1999 年。

溫瑞書主編，《王清任醫方精要》，石家莊：河北科學技術出版社，2002 年。

賈得道、賈念民，《中醫的科學研究》，太原：山西科學技術出版社，2002 年。

賈得道，《中醫研究論文集》，太原：山西科學技術出版社，2002 年。

賈秀林、賈芳，《六經辨證實用解》，北京：人民衛生出版社，2003 年。

熊十力，《明心篇》，臺北：臺灣學生書局，1979 年。

熊秉真，《幼幼——傳統中國的襁褓之道》，臺北：聯經事業出版，1995 年。

熊秉真，《近世中國兒童的疾病與健康》，臺北：聯經出版社，1999 年。

趙洪鈞，《近代中西醫論爭史》，石家莊：中西醫結合研究會河北分會，1983 年。

趙洪鈞，《中西醫比較熱病學史》，石家莊：河北中醫學院醫史教研室，1987 年。

趙璞珊，《中國古代醫學》，北京：新華書店，1997 年。

趙莉如、林方、張世英等編，《心理學史》，北京：團結出版社，1989 年。

溫長路，劉玉瑋，溫武兵編著，《醫林改錯識要》，北京：中醫古籍出版社，2002 年。

廖育群，《岐黃醫道》，瀋陽：遼寧教育出版社，1991 年 11 月。

廖育群、傅芳、鄭金生，《中國科學技術史——醫學卷》，北京：科學出版社，1998 年。

鄧鐵濤，《鄧鐵濤醫集》，北京：人民衛生出版社，1995 年。

鄧鐵濤、程之范主編，《中國醫學通史．近代卷》，北京：人民衛生出版社，1999 年。

鄧鐵濤主編，《中醫近代史》，廣州：廣東高等教育出版社，1999 年。

鄧中光、鄭洪、陳安琳主編，《鄧鐵濤寄語青年中醫》，北京：人民衛生出版社，2005 年。

燕國材，《中國心理學史》，臺北：臺灣東華出版社，1996 年。

燕國材主編，《中國古代心理學思想史》，臺北：遠流出版事業股份有限公司，1999 年。

劉棣勳，《傷寒三字經》，臺中：文興出版社，2006 年。

劉伯驥，《中國醫學史》下冊，臺北：華岡出版部，1974 年。

龍伯堅，《黃帝內經概論》，上海：上海科學技術出版社，1984 年。

霍布斯邦 (Eric Hobsbawm) 等著，陳思文等譯，《被發明的傳統》，臺北：貓頭鷹出版社出版，2002 年。

錢穆，《國史大綱》，臺北：臺灣商務，1995 年。

錢穆，《中國歷史研究法》，臺北：東大圖書，1988 年。

錢超塵、溫長路編著，《王清任研究集成》，北京：中醫古籍出版社，2002 年。

謝利恆、尤在涇，《中國醫學源流論・校正醫學讀書記》合刊本，臺北：新文豐，1997 年。

蕭公權，《中國政治思想史論》下，臺北：聯經出版社，1994 年。

蕭春雷，《我們住在皮膚裏：人類身體的人文細節》，天津：百花文藝出版社，2006 年。

韓健平著，《馬王堆古脈書研究》，北京：中國社會科學出版社，1999 年。

戴新民發行，《中醫學基礎》，臺北：啟業書局，1994 年。

鄺賀齡著，《消化系統》，臺北：牛頓出版社，1989 年。

顏元仲，《解剖生理學——生理學之部》，臺北：中央圖書出版社，1981 年。

魏子孝，聶莉芳，《中醫中藥史》，臺北：文津出版社，1994 年。

薛化元，《晚清「中體西用」思想論 (1861–1900)》，臺北：稻鄉出版社，1991 年。

鄭蓉、莊乾竹等編，《中國醫藥文化遺產考論》，北京：中醫古籍出版社，2005 年。

鄭曼青、林品石編著，《中華醫藥學史》，臺北：臺灣商務，2000 年。

麗莎・賈汀 (Jardine, Lisa) 原著，陳信宏譯，《顯微鏡下的科學革命，一段天才縱橫的歷史》，臺北：究竟出版社，2001 年。

鐘識齡，《腦腎所引起各種慢性病的根治療法》，臺北：惠華出版社，1986 年。

嚴世芸，《中醫學術史》，上海：上海中醫學院出版社，1989 年 5 月。

羅志田，《近代中國的思想、社會與學術》，武漢：湖北人民出版社，1999 年 7 月。

羅依・波特 (Roy Porter)，《劍橋醫學史》，長春：吉林人民出版社，2000 年 10 月。

顧頡剛，《當代中國史學》，上海：上海古籍出版社，2002 年。

顧衛民，《基督教與近代中國社會》，上海：上海人民出版社，1996 年 5 月。

蘇萍，《謠言與近代教案》，上海：上海遠東出版社，2001 年 12 月。

Ackerknecht 著，戴榮鈴譯，《醫學史概論》，新店：國立中國醫藥研究所，1983 年。

Arthur J Vander, James H. Sherman, Dorothy S. Luciano 原著，潘震澤等譯，《人體生理學》，臺北：合記圖書出版社，2002 年。

Felix Marti-Ibanez 原著，葉頌壽、葉頌熙合譯，《西方醫學史》，臺北：當代醫學雜誌社，1978 年。

L. T. Woodward 撰，盧象誠譯，《外科發展史》，臺北：廣文書局，1969 年。

Thomas Hardy Leahey 著，陳仁勇譯，《心理學史：心理學主流思潮的發展》，臺北：野鵝出版社，1987 年。

Willim H. McNeill 著，楊玉齡譯，《瘟疫與人——傳染病對人類歷史的衝擊》，臺北：天下文化出版，1998 年。

黎伯概著，許雪樵校注，《醫海文瀾》，新加坡：新加坡中華書局，1976 年。

四、期刊論文

丁玨，〈方以智——中西醫學匯通思想的啟蒙者〉，《中華醫史雜誌》第 24 卷第 2 期，1994 年 4 月。

王濤鍇，〈「社會文化視野下的中國疾病醫療史」國際學術研討會綜述〉，

《中國史動態》第 11 期，2006 年。

王旨富，〈唐容川著作二題〉，《中華醫史雜誌》第 3 期，1984 年。

王孟俠，〈唐容川傳聞瑣記〉，《成都中醫學院學報》第 4 期，1982 年。

王治浩，揚根，〈格致書院與《格致彙編》——紀念徐壽逝世一百週年〉，《中國科技史料》第 2 期，1984 年。

王揚宗，〈江南製造局翻譯書目新考〉，《中國科技史料》第 16 卷第 2 期，1995 年。

王揚宗，〈《格致彙編》與西方近代科技知識在清末的傳播〉，《中國科技史料》第 17 卷第 1 期，1996 年。

王道還，〈論《醫林改錯》的解剖學——兼論解剖學在中西醫學傳統中的地位〉，臺北，《新史學》第 6 卷第 1 期，1995 年 3 月。

中國中醫研究院中國醫史研究所編 ，〈中國醫學史研究四十年 (1949–1989)〉，《建國 40 年中醫藥科技研究——醫史文獻篇》，北京：中醫古籍出版社，1989 年。

文庠，〈試從中西醫論爭看近代知識界的價值取向〉，《南京中醫藥大學學報（社科版）》第 6 卷第 3 期，2005 年 9 月。

石正桓，〈王清任及其著作《醫林改錯》之研究〉，臺中：中國醫藥學院碩士論文，1989 年 12 月。

皮國立，〈中西醫脈學理論在近代史上的初遇——以唐宗海 (1851–1897) 的醫學觀點為例〉，臺北，《中國歷史學會史學集刊》第 37 期，2005 年 7 月。

皮國立，〈圖像、形質與臟腑知識——唐宗海三焦論的啟示〉，臺北，《古今論衡》第 15 期，2006 年。

皮國立，〈西醫知識在中國的傳播——以《格致彙編》(1876–1892) 為討論中心〉，臺北，《史耘》第 11 期，2005 年。

朱彤、朱時中，〈中醫——正在失落的文明〉，臺北，《中國國家地理》第

28 期，2003 年 09 月。
朱建平，〈五年來中國醫學史研究之概況〉，《中華醫史雜誌》第 29 卷第 1 期，1999 年。
朱建平，〈關於我國疾病認識史研究的思考〉，《中華醫史雜誌》，第 28 卷第 1 期，1998 年。
朱肱，〈類證活人書・傷寒十勸〉第 22 卷，天津，天津科學技術出版社，2005 年。
江華鳴，〈中西醫匯通派著述瑣談〉，《中華醫史雜誌》第 15 卷第 4 期，1985 年。
艾爾曼，〈從前現代的格致學到現代的科學〉，《中國學術》第 2 輯，2000 年 4 月。
辛夫，〈唐容川生平置疑〉，《中華醫史雜誌》第 2 期，1981 年。
杜正勝，〈形體、精氣與魂魄——中國傳統對「人」認識的形成〉，臺北，《新史學》第 2 卷第 3 期，1991 年。
杜正勝，〈作為社會史的醫療史——並介紹「疾病、醫療與文化」研討小組的成果〉，臺北，《新史學》第 6 卷第 1 期，1995 年。
杜正勝，〈醫療、社會與文化——另類醫療史的思考〉，臺北，《新史學》第 8 卷第 4 期，1997 年 12 月。
李建民，〈禹鑿山川知脈絡〉，臺北，《古今論衡》第 5 期，2000 年。
李建民，〈追尋中國醫學的激情〉，收入《思想 4——台灣的七十年代》，臺北：聯經出版，2007 年。
李建民，〈王莽與王孫慶——記公元一世紀的人體刳剝實驗〉，臺北，《新史學》第 10 卷 4 期，1999 年 12 月。
李建民，〈督脈與中國早期養生實踐——奇經八脈的新研究之二〉，臺北，《歷史語言研究所集刊》第 76 本第 2 份，2005 年。
李建民，〈如何讀圖？——《類經附翼・內景圖》的秘密〉，宣講於臺北，中研院史語所生命醫療史研究室，2004 年 5 月 27 日。

李貞德，〈從醫療史到身體文化的研究——從「健與美的歷史」研討會談起〉，臺北，《新史學》第 10 卷第 4 期，1999 年 12 月。

李任先、劉小斌，〈中醫近代史述評，1840–1949〉，《中華醫史雜誌》第 22 卷第 1 期，1992 年。

李素楨、田育誠，〈論明清科技文獻的輸入〉，《中國科技史料》第 14 卷第 3 期，1993 年。

李經緯，〈中國著名醫史學家——陳邦賢〉，《中華醫史雜誌》第 16 卷第 4 期，1986 年。

李經緯，〈東西方醫學交流與中西醫結合〉，J Chin Med 7，4 月，1996 年。

李經緯、張志斌，〈中國醫學史研究 60 年〉，《中華醫史雜誌》第 26 卷第 3 期，1996 年 7 月。

李經緯，〈21 世紀的中國醫史學研究展望〉，《中華醫史雜誌》第 29 卷第 1 期，1999 年 1 月。

李經緯、張志斌，〈開拓中醫學思想史研究領域〉，《中華醫史雜誌》第 31 卷第 1，2001 年 1 月。

邱仲麟，〈不孝之孝——唐以來割股療親現象的社會史初探〉，臺北，《新史學》第 6 卷第 1 期，1995 年 3 月。

邱仲麟，〈人藥與血氣——「割股」療親現象中的醫療觀念〉，臺北，《新史學》第 10 卷第 4 期，1999 年 12 月。

呂實強，〈近代中國知識份子反基督教問題的檢討〉，收錄於林治平主編《基督教入華一百七十年紀念集》，臺北：宇宙光出版社，1977 年 12 月。

汪滬雙，牛淑平，〈試述新安醫學的「學派」與「流派」〉，《中醫文獻雜誌》第 67 期，2000 年。

何愛華，〈王清任是否中西醫匯通派〉，《中華醫史雜誌》第17卷第4期，1987年。
吳云波，〈張錫純中西匯通思想述評〉，《中華醫史雜誌》第14卷第1期，1984年。
吳云波，〈惲鐵樵生平和學術思想〉，《中華醫史雜誌》第21卷第2期，1991年。
吳云波，〈試論中醫史研究重心的轉移〉，《中華醫史雜誌》第22卷第3期，1992年。
吳云波，〈正確認識和評價中西醫匯通醫家的業績〉，《中華醫史雜誌》第23卷第3期，1993年。
吳變本，〈中西醫結合之我見〉，收入《南方醫話》，北京：北京科學技術出版社，2000年。
吳相湘，〈章炳麟自認瘋癲〉，臺北，《傳記文學》第42卷第4期，1983年4月。
金仕起，〈古代醫者的角色——兼論其身份與地位〉，臺北，《新史學》第6卷1期，1995年3月。
周佳榮，〈中國醫學史研究述評〉，臺北，《歷史與文化》第1卷，1998年。
林崇熙、傅大為，〈歷史中的台灣科學——關於「臺灣科學史」研究的回顧與檢討〉，臺北，《新史學》第6卷第4期，1995年。
林功錚，〈醫史研究方法芻議〉，《中華醫史雜誌》第17卷第2期，1987年。
尚智叢，〈1886–1894年間近代科學在晚清知識份子中的影響——上海格致書院格致類課藝分析〉，《清史研究》第3期，2001年8月。
胡碧玲，〈一個加拿大學者眼中的中醫〉，臺北，《中國國家地理》第28期，2003年9月。

（日）栗山茂久，〈身體觀與身體感——道教圖解和中國醫學的目光〉，臺北，《古今論衡》第3期，1999年。

祝平一，〈身體、靈魂與天主，明末清初西學中的人體生理知識〉，臺北，《新史學》第7卷第2期，1996年6月。

祝平一，〈通貫天學、醫學與儒學，王宏翰與明清之際中西醫學的交會〉，臺北，《中央研究院歷史語言研究所集刊》，1999年。

祝平一，〈展望臺灣的科技與醫療史研究 ，一個臺灣當代知識社群的分析〉，臺北，《中央研究院臺灣史研究所集刊》第4卷第2期，1999年。

茅曉，〈通絡法歷史沿革剖析〉，《中醫雜誌》第43卷第7期，2002年。

范伯群，〈從魯迅的棄醫從文談到惲鐵樵的棄文從醫——惲鐵樵論〉，《復旦學報，社科版月》第1期，2005年。

柯文，〈變動中的中國歷史研究視角〉，《二十一世紀》第78期，2003年8月。

馬伯英，〈中國近代醫學衛生事業的先驅者伍連德〉，《中國科技史料》第16卷第1期，1995年。

馬克鋒，〈中西匯通與近代文化〉，《近代史研究》第4期，1990年。

馬堪溫，〈歷史上的醫生〉，《中華醫史雜誌》第16卷第1期，1986年。

馬堪溫，〈一個值得開拓的醫史研究領域〉，《中華醫史雜誌》第17卷第3期，1987年。

馬繼興，〈雙包山西漢出土經脈漆木人型的研究〉，臺北，《新史學》第8卷2期，1997年6月。

唐宗海學術研究會，陳先賦等人月，〈唐宗海傳〉，《成都中醫學院學報》第3期，1983年。

郝葆華等，〈先秦社會時空方位觀對中醫理論的影響〉，《中華醫史雜誌》第30卷第4期，2000年。

張哲嘉，〈為龍體把脈——名醫力鈞與光緒帝〉，收入黃東蘭主編，《身體．心性．權力，新社會史》集 2，杭州：浙江人民出版社，2005 年。

張哲嘉，〈「疾病的歷史」研討會會議報導暨近代史相關論文簡介〉，《近代中國史研究通訊》第 30 期，臺北：中央研究院近代史研究所，2000 年 9 月。

張慧良，〈拖瑪斯坤與中國醫學的方法考察〉，《大同中醫》第 3 卷第 5 期，1989 年。

張大慶，〈中國近代解剖學史略〉，《中國科技史料》第 15 卷第 4 期，1994 年。

張文、賀惠芳、韓中平、朱自賢，〈張錫純匯通中西醫的思想〉，《中華醫史雜誌》第 15 卷第 4 期，1985 年。

張瑞麟，張勇，〈略論《難經》人體解剖學的成就與貢獻〉，《中醫文獻雜誌》第 68 期，2001 年。

張志斌，〈仲景學術淵源、成就、地位及學術思想特點研究〉，收入鄭蓉、莊乾竹等編，《中國醫藥文化遺產考論》，北京：中醫古籍出版社，2005 年。

張欽城，〈漫談中國醫學史與西方醫學史書中文譯本〉，臺北，《臺灣醫界》第 36 卷第 9 期，1993 年。

曹育，〈我國最早的一部近代生理學譯著——《身理啟蒙》〉，《中國科技史料》第 13 卷第 3 期，1992 年。

陳永生、張蘇萌，〈晚清西學文獻翻譯的特點及出版機構〉，《中華醫史雜誌》第 27 卷第 2 期，1997 年。

陳先賦，〈訪唐容川親族故里記〉，《成都中醫學院學報》第 4 期，1982 年。

陳先賦，〈唐宗海生卒著述考〉，《成都中醫學院學報》第 2 期，1983 年。

陳先賦，〈唐宗海生卒新考〉，《中華醫史雜誌》第 1 期，1987 年。

陳新謙，〈中國近代藥學書刊的出版工作〉，《中國科技史料》第 9 卷第 1 期，1988 年。

常存庫，〈中西醫解剖思想中的價值觀比較〉，《中華醫史雜誌》第 19 卷第 1 期，1989 年。

華原輔，〈中國古代的醫學——一個外國人對中國醫學的研究〉，臺北，《春秋》第 14 卷，1971 年。

費俠莉，Charlotte Furth 月，蔣竹山譯，〈再現與感知——身體史研究的兩種取向〉，臺北，《新史學》第 10 卷第 4 期，1999 年 12 月。

雷祥麟，〈負責任的醫生與有信仰的病人——中西醫論爭與醫病關係在民國時期的轉變〉，臺北，《新史學》第 14 卷第 1 期，2003 年。

許金川主編，〈肝病防治〉第 26 期，2004 年 4 月。

葉顯純，〈張山雷年譜暨生平考證〉，《中華醫史雜誌》第 17 卷第 1 期，1987 年。

葉顯純，〈張山雷年譜暨生平考證〉，《中華醫史雜誌》第 17 卷第 1 期，1987 年。

第一屆全國醫史學術會議籌備組，〈醫史研究工作的回顧與前瞻〉，《中華醫史雜誌》第 10 卷第 1 期，1980 年。

程之范，〈21 世紀應該注重中西醫學史的比較研究〉，《中華醫史雜誌》第 31 卷第 2 期，2001 年 4 月。

甄志亞，〈關於我國醫史學研究目的和任務的回顧與探索〉，《中華醫史雜誌》第 21 卷第 2 期，1991 年。

甄志亞，〈試論中國近代醫學的文化背景、特點與趨勢〉，《中華醫史雜誌》第 25 卷第 1 期，1995 年 1 月。

甄志亞，〈60 年來中國近代醫史的研究〉，《中華醫史雜誌》第 26 卷第 4 期，1996 年 10 月。

熊月之，〈1843–1898，上海與西學傳播〉，《檔案與歷史》第 1 期，1989

年 2 月。

趙洪鈞，〈張錫純年譜〉，《中華醫史雜誌》第 21 卷第 4 期，1991 年。

趙洪鈞，〈中西醫匯通思想初考〉，《中華醫史雜誌》，1986 年 3 月。

趙璞珊，〈西洋醫學在中國的傳播〉，《歷史研究》第 3 期，1980 年。

趙璞珊，〈合信《西醫五種》及在華影響〉，《近代史研究》第 2 期，1991 年。

趙璞珊，〈趙元益和他的筆述醫書〉，《中國科技史料》第 12 卷第 1 期，1991 年。

廖育群，〈古代解剖知識在中醫理論建立中的地位〉，《自然科學史研究》第 6 卷第 3 期，1987 年。

黎云，〈早期中西解剖活動初探〉，《中華醫史雜誌》第 20 卷第 3 期，1990 年。

黎維秋，〈趙元益與西方近代醫藥學的傳入〉，《中華醫史雜誌》第 3 期，1983 年。

鄢良、張志斌，〈儒學與中國醫學的發展〉，《中華醫史雜誌》第 17 卷第 3 期，1987 年。

劉美文，〈王清任學有淵源〉，《中華醫史雜誌》第 17 卷第 1 期，1987 年。

鄧鐵濤，〈對近代中國醫學史研究的幾點意見〉，《中華醫史雜誌》第 2 期，1992 年。

鄧鐵濤，〈對中國醫學史研究的幾點意見〉，《中華醫史雜誌》第 22 卷第 2 期，1992 年。

鄧文初，〈「失語」的中醫——民國時期中西醫論爭的話語分析〉，《讀書》第 3 期，2004 年。

聶菁葆，〈蓋倫與近代西方醫學〉，《中華醫史雜誌》第 19 卷第 4 期，1989 年。

鄭志敏，〈略論民國以來台灣與大陸隋唐五代醫學史的研究〉，臺北，《新史學》第 9 卷第 1 期抽印本，1998 年 3 月。

鄭金生、李建民，〈現代中國醫學史研究的源流〉，臺北，《大陸雜誌》第 95 卷第 6 期，1997 年。

潘光哲，〈追索晚清閱讀史的一些想法——「知識倉庫」、「思想資源」「概念變遷」〉，臺北：《新史學》，2005 年 9 月。

劉澄中，〈大陸經脈史學研究的新檢討——從經脈現象、出土脈書與經脈木人說起〉，臺北，《新史學》第 11 卷第 2 期，2000 年 6 月。

薛其暉，〈中國古代對腦功能認識拾零〉，《大眾心理學》第 2 期，1984 年。

五、報紙期刊

格致新報館編，《格致新報》，臺北：文海出版社印行，1987 年。

傅蘭雅主編，《格致彙編》，1992 上海圖書館影印本，共 6 冊。

六、辭典、索引

方賓觀等編，《中國人名大辭典》，上海：商務印書館，1925 年。

李茂如、胡天福、李若鈞編著，《歷代史志書目著錄醫籍匯考》，北京：人民衛生出版社，1994 年。

李盛平主編，《中國近現代人名大辭典》，北京：中國國際廣播出版社，

1989 年。
李經緯主編，《中醫人物辭典》，上海：上海辭書出版社，1988 年。
徐有春主編，《民國人物大辭典》，石家莊：河北人民出版社，1991 年。
趙法新、胡永信、雷新強、丁紅戰等人主編，《中醫文獻學辭典》，北京：中醫古籍出版社，2000 年。
謝利恆，《中國醫學大辭典》，北京：商務印書館，1995 年。
臺灣中華書局編輯部主編，《辭海》，臺北：臺灣中華書局，1974 年。
柏楊著，《中國歷史年表》，臺北：星光出版社，1977 年。
臧勵龢等編，許師慎增補，《中國人名大辭典》，臺北：臺灣商務，1990 年。

七、西文著作

A. Wear, R. K. French and I. M. Lonie. (ed.), *The Medical Renaissance of the Sixteenth Century*. Cambridge, Cambridge University Press, 1985.

Andrews, BridieJ, “The Making Of Modern Chinese Medicine, 1895–1937.” PhD. Dissertation, History and philosophy of Science, University of Cambridge, London, 1996.

Armstrong, David, “Bodies of Knowledge: Foucault and the Problem of Human Anatomy,” in Graham Scamber, ed., *Social Theory and Medical Sociology*.

Chang, Che-chia （張哲嘉）, “The Therapeutic Tug of War: The Imperial Physician-patient Relationship in the Era of Empress Dowager Cixi (1874–1908),” Ph. D. Dissertation, University of Pennsylvania, January

1998.

Chen, Hsiu-fen （陳秀芬）, "Medicine, society, and the making of madness in imperial China," Ph. D. Thesis, University of London, U.K., 2003.

Hanson, Marta, "Inventing a Tradition in Chinese Medicine: From Universal Canon to Local Medical Knowledge in South China, The Seventeenth to the Nineteenth Century." Ph. D dissertation, University of Pennsylvania, 1997.

Hsu, Elisabeth, ed., *Innovation in Chinese medicine*. Cambridge: New York: Cambridge University Press, 2001.

Hsu, Elisabeth, *The transmission of Chinese medicine*. Cambridge, New York: Cambridge University Press, 1999.

Keiji, Yamada, "Anatometrics in Ancient Chinese," *Chinese Science 10*, 1991.

Kuriyama, Shigehisa, "Between Mind and Eye: Japanese Anatomy in the Eighteenth Century," in Charles Leslie and Allan Young, ed.: *Paths to Asian Medical Knowledge*, University of California Press, 1992.

Lei, Hsiang-lin（雷祥麟）, "When Chinese Medicine Encountered the State: 1910–1949." Ph D. University of Chicago, 1999.

Lei, Hsiang-lin （雷祥麟）, "How Did Chinese Medicine Become Experiential? The Political Epistemology of Jingyan," *Positions: East Asian Cultures Cririque* 10.2, 2002.

Nancy G. Siraisi, *Medieval and Early Renaissance Medicine: An Introduction to knowledge and Practice*. Chicago, University of Chicago Press, 1990.

Nathan Sivin, *Traditional Medicine in Contemporary China, Vol. 2, Science, Technology, and Medicine in East China*, Ann Arbor, Center for

Chinese Studies, The University of Michigan, 1987.

Reiser, Stanley Joel, *Medicine and The Reign of Technology*, Cambridge, Cambridge University Press, 1981.

Rossi, Paolo, translated by Cynthia De Nardi Ipsen, *The birth of modern science*, Oxford, Malden, Mass., Blackwell Publishers, 2001.

Shapiro, Hugh L., "The view from a Chinese asylum: defining madness in 1930s Peking." Ph. D. Harvard University, 1995.

Wang, Zhenguo, *History and Development of Traditional Chinese Medicine*. Beijing, Science Press; Amsterdam: IOS Press; Tokyo, Ohmsha, 1999.

Whitehead, Alfred North, *Science and the modern world*. Cambridge, Cambridge University Press, 1953.

國家圖書館出版品預行編目資料

晚清身體診療室：唐宗海與中西醫的對話／李建民主編;皮國立著.——初版一刷.——臺北市：東大，2023
面；　公分.——（養生方技叢書）

ISBN 978-957-19-3353-5（平裝）
1. (清)唐宗海 2. 中醫 3. 比較研究

413.1　　112009929

養生方技叢書

晚清身體診療室——唐宗海與中西醫的對話

主　　編｜李建民
作　　者｜皮國立
責任編輯｜楊奕臻
美術編輯｜康智瑄

發 行 人｜劉仲傑
出 版 者｜東大圖書股份有限公司
地　　址｜臺北市復興北路 386 號（復北門市）
　　　　　臺北市重慶南路一段 61 號（重南門市）
電　　話｜(02)25006600
網　　址｜三民網路書店 https://www.sanmin.com.tw

出版日期｜初版一刷 2023 年 7 月
書籍編號｜E410620
ISBN｜978-957-19-3353-5

東大圖書公司